국제의료관광 코디네이터

보건의료 관광마케팅

Healthcare Tourism Marketing

나 승 권 저

감 수

• 윤 형 로 •
공학박사/연세대학교 의공학부 교수

• 황 락 훈 •
공학박사/세명대학교 전기공학과 교수

• 김 종 탁 •
이학박사/상지영서대학교 의료시스템정보과 교수

• 남 삼 극 •
의학박사/삼육서울병원 의무원장

• 김 선 일 •
관광학박사/한국폴리텍대학 호텔관광과 교수

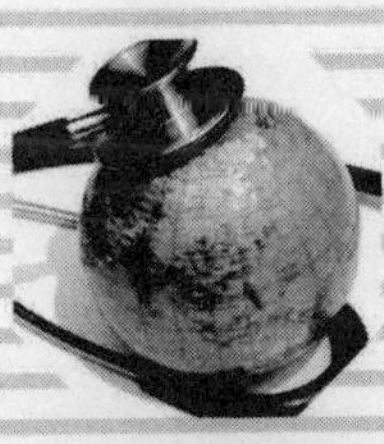

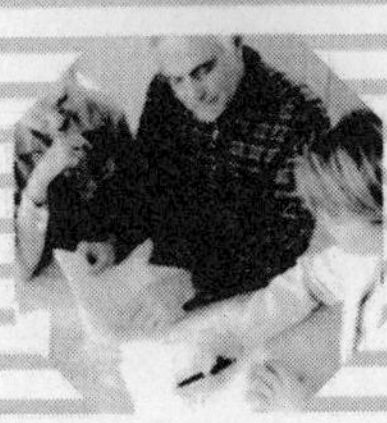

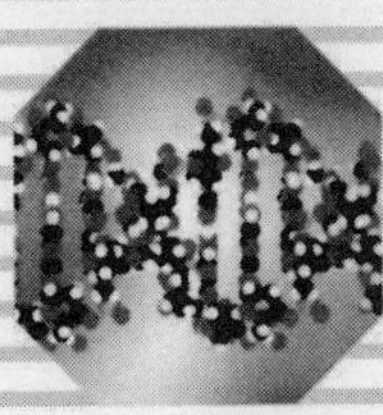

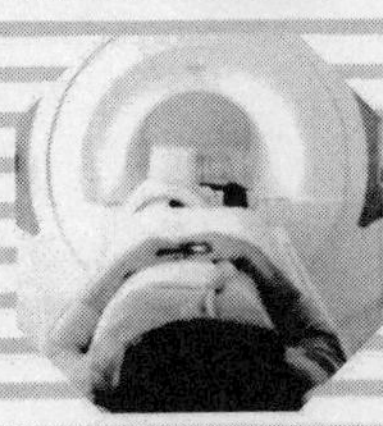

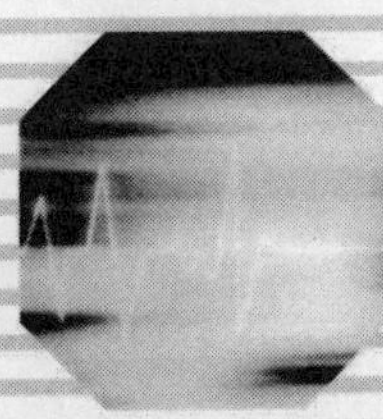

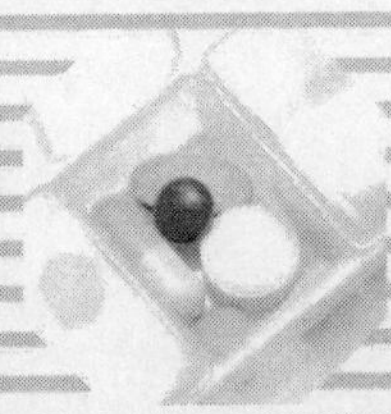

도서출판 상 학 당

欲爲大者 當爲人役

크고자 하거든 남을 섬기라

머리말

Preface

현대에 들어 환자들의 소득수준 향상과 의료기술 발달의 영향으로 의료관광은 새로이 각광받는 신사업으로 주목받고 있다. 이러한 추세에 발맞춰 국내의 의료관광사업도 시장의 흐름에 맞게 발전을 도모하고 있고, 또한 의료법이 개정된 이후로 의료관광분야에서 활동하는 국제의료관광코디네이터 인력에 대한 수요가 늘었을 뿐 아니라 그 역할이 높아지고 있다.

국제의료관광코디네이터는 의료분야뿐만 아니라 호텔 및 관광분야에 걸쳐 마케팅의 이해, 상품개발하기(의료, 관광), 가격 및 유통관리, 통합적 커뮤니케이션, 고객만족도 관리 등 다양한 분야를 수행할 수 있는 능력이 필요하기에 고급 인력으로 인정받는 직업으로 한국을 찾는 해외 환자들의 기대에 부응할 수 있는 수준 높은 서비스를 제공하기 위해서 국제의료관광코디네이터 국가자격시험이 시행되었다. 시간이 흐를수록 정보 · 통신 및 교통의 발달로 국가라는 지리적 경계의 제한이 많이 사라지고 전 세계가 통합되는 시대가 열릴 것이다. 언어능력을 겸비한 국제의료관광코디네이터는 그 어느 때보다 중요시 될 수밖에 없다.

국제의료관광코디네이터 국가자격시험은 ①《보건의료 관광행정》, ②《보건의료서비스 지원관리》, ③《보건의료 관광마케팅》, ④《관광서비스 지원관리》, ⑤《의학용어 및 질환의 이해》 등 5과목으로 이루어져 있기에 이론과 문제의 범위가 방대하므로, 진입의 장벽이 높다고 할 수 있지만 이러한 어려움을 최소화하기 위하여 수험생의 눈높이에 맞추어 이해가 쉽도록 구성하였다.

의료관광이라는 분야를 처음 접하는 이들에게는 막연하게만 느껴지는 것이 사실이다. 단순히 의료서비스에 관광서비스를 접목시킨 분야라고 정의하기에는 각 분야의 전문성 및 특성이 단순히 융화되기 어려운 부분이 많다. 이러한 의료관광만의 특성을 고객(환자)들에게 이해시키고 전문성을 부각시켜 환자를 유치하기 위해서는 무엇보다도 마케팅이 우선되어져야 한다.

의료관광에서의 마케팅은 기존의 상품을 판매하기 위한 마케팅과는 본질적인 면에서부터 다르다. 의료관광에서의 상품은 환자가 의료서비스를 받기 위한 모든 외부적인 요인까지 포함한 무형의 형태를 지니고 있다. 기존 유형의 상품의 경우 소비자에게 제품의 판매가 이루어지면 제품의 품질에 국한되어 평가가 이루어진 반면 의료관광의 경우 서비스를 판매하는 개념이기 때문에 고객의 평가 또한 단순하지가 않다. 또한 국내 의료관광 서비스의 어려움은 기업의 이익을 위한 의료행위를 인정하지 않는 의료인들 그리고 국내 소비자들의 가치관 형성에 있다. 이러한 난관을 해쳐나가기 위해서도 의료관광마케팅은 새로운 개념의 기준을 세워 보다 섬세하고 전문적인 태도로 임해야 한다.

학과 공부와 병행하며 《보건의료 관광마케팅》 교재를 위해 평일에는 늦은 밤까지 고생하고 주말도 할애하여 자료의 수집과 정리 및 그래픽 작업을 함께한 학생들에게 고마움을 표하며, 특히 많은 시간을 자료수집과 문서작업을 위해 수고한 김남호 학생에게 고마움을 표한다.

끝으로 국제의료관광코디네이터 자격증을 취득하려는 사람들에게 도움이 되는 책이 되길 바라며, 집필 중 많은 고심에도 불구하고 손길이 미치지 못한 곳은 앞으로 계속 보완할 것이다. 출판과정에 도움을 주신 도서출판 상학당의 남승우 사장님과 이 책에 관심과 애정을 주신 모든 분들께 감사의 말씀을 전한다.

공학박사 나 승 권 씀

차 례 Contents

제2장 상품개발하기(의료, 관광) · 161

제3장 가격 및 유통관리 · 185

제4장 통합적 커뮤니케이션 · 251

제5장 고객만족도 관리 · 327

부 록 · 381

제1장

마케팅의 이해

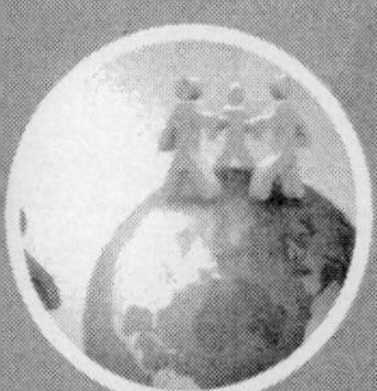
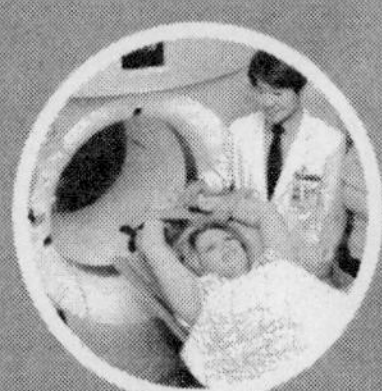
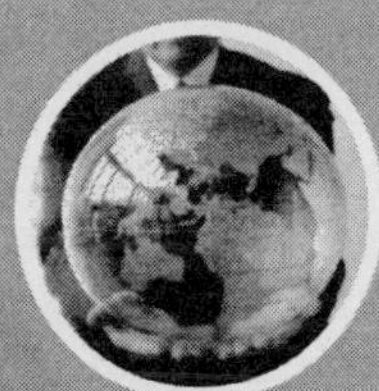

01 의료관광마케팅의 이해

현대사회에서 마케팅의 중요성은 점점 증가하고 있다. 기업은 재화나 서비스의 공급자로서 어떤 제품이나 서비스를 누구에게 어떤 가격과 유통경로를 통해서 판매할 것이며, 어떠한 방법으로 알릴지를 결정한다. 소비자들은 필요와 욕구를 충족하기 위해 어떤 제품이나 서비스를 얼마나, 어디에서, 어떠한 가격에 구매할지를 결정한다.

제품이나 서비스의 공급자와 소비자를 연결하는 마케팅 활동은 주로 영리를 추구하는 기업이 수행하지만 마케팅의 적용범위는 관광이나 병원 등 비영리기관에 이르기까지 매우 넓게 확대되고 있다.

의료관광은 의료서비스와 관광상품을 연계한 적극적 마케팅을 바탕으로 추진되는 산업으로 일반 관광산업보다 이용객의 체류기간이 길고 비용이 높기 때문에 고부가가치 산업으로 부각하고 있다. 우리나라의 의료관광은 2009년 5월과 2010년 1월 의료법 개정 후 병원에서의 외국인환자 유치와 의료법인 부대사업으로 숙박을 해결할 수 있는 법적 근거가 마련된 후 본격화되었다. 더불어 의료관광 비자가 도입되어 병원에서 외국인환자를 치료하는 일이 쉬워졌다.

국제적인 수준에서 국내의 의료서비스는 합리적인 의료단가, 높은 수준의 의료기술, 다양한 인프라 등으로 국내의 의료서비스에 대한 국제적인 수요가 급증하고 있는 추세이다. 이러한 수요를 최대한 흡수하고, 양질의 의료서비스를 제공하기 위해서는 국내의 의료서비스에 대한 정보를 보다 체계적이고 전문적으로 제공할 수 있는 수준 높은 의료마케팅이 선행되어져야 한다.

1. 의료서비스 마케팅의 이해

의료마케팅은 마케팅의 목적인 소비자의 목적달성과 생산자의 생산목적을 가장 효율적으로 달성시키는 것과 의료서비스를 접목시켜 궁극적으로 모든 고객들에게 양질의 서비스를 제공하는 것이다. 따라서 윤리적인 병원경영 원칙을 준수하고 치료의 방법과 원칙이 분명하고 모든 고객에 대한 이해와 서비스가 매우 중요하다.

하지만 전문적이지 못하고, 과장이나 허위가 포함된 객관적이지 못한 의료마케팅으로 인해 고객에게 만족스런 의료서비스를 제공하지 못하여 고객의 불만이 제기될 수도 있고, 고객의 기대치를 만족시키지 못해 마케팅 단계에서부터 고객의 불만이 제기된다.

전 세계적으로 의료관광이 탄생하게 되고, 진화하는 과정에서의 기본적인 배경은 의료서비스의 **접근성**(access to care), **질**(quality) 그리고 **비용**(cost) 등 세 가지 측면이 있다. 이는 각국의 보건의료제도를 평가하는 주요 구성요소로서 이를 철의 삼각형(the iron triangle)*이라고 한다. 세계 각국은 오랜 기간 동안 자국의 국민의 건강유지 및 증진을 위해 적은 비용으로 양질의 의료서비스 및 접근성 향상을 위한 보건의료제도를 마련하고, 이들 사이의 상호 균형적인 발전을 위해 노력해 왔으나, 아직도 많은 나라에서 완벽한 의료서비스제도를 마련하지 못한 실정이다.

전 세계적으로 많은 사람들이 자국의 부족한 요소로 인해 자국을 떠나 국경을 넘어 자신의 질병치료를 위해 이동하게 된다. 이러한 비합리적인 마케팅은 내부적인 커뮤니케이션에서도 발생하는데 고객들이 합리적으로 기대할 수 있는 서비스 기대치와 관련하여 운영 및 마케팅 부서 사이의 커뮤니케이션 부재로 인해 발생되기도 하고, 광고주와 마케터가 판매를 목적으로 과장된 광고를 하면서 발생되기도 하는데, 이는 비합리적인 마케팅 활동으로 기대치를 높게 함으로써 발생하게 된다.

또한 과도한 마케팅으로 인해 고객들의 사생활이 침해되는 경우이다. 이러한 고객들의 민감한 생각을 감안하여 윤리적인 의료서비스와 의료마케팅 활동이 필요하며 지속적인 고객만족과 앞으로의 발전을 위해서 꼭 지켜져야 한다.

(1) 의료산업의 경우

미국에서는 1970년대 후반까지 각 병원에 홍보부서를 두어 운영하였으나, 그 이후 병원간 경쟁이 심해지면서 병원홍보 부서를 마케팅 부서로 바꾸어 운영하기 시작했다.

① 우리나라에서는 아직 마케팅 부서를 운영하고 있는 의료기관이 거의 없으며 일부 의료기관에서 홍보담당 부서를 운영하고 있을 뿐 의료기관의 마케팅에 대한 인식은 전반적으로 낮은 실정이다.

㉠ 과거에 마케팅은 영리를 추구하는 기업에서만 적용되어 왔다. 그러나 최근 마케팅은 대학, 박물관 심지어는 교회와 같은 비영리 조직의 전략에서도 중요한 요소가 되고 있다.

㉡ 미국의 한 산부인과 병원은 치솟는 진료비와 입원비 때문에 환자가 줄어들자 임산부 유치경쟁을 벌이고 있다. 그들은 새로 부모가 된 부부에게 촛불이 은은한 식탁에서 스테이크와 샴페인을 곁들인 저녁식사를 제공하고 있다.

㉢ 마케팅의 개념이 영리를 목적으로 하는 기업의 전유물이 아니며 우리나라 의료기관에서도 마케팅 개념이 도입될 시기가 되었다. 의료관광산업의 발전을 위해 전문인력과 각 지역들이 관광유치를 위해 노력하고 있다.

* 철의 삼각형 : 트라이앵글과 같이 균형이 잡혀있다는 의미이다.

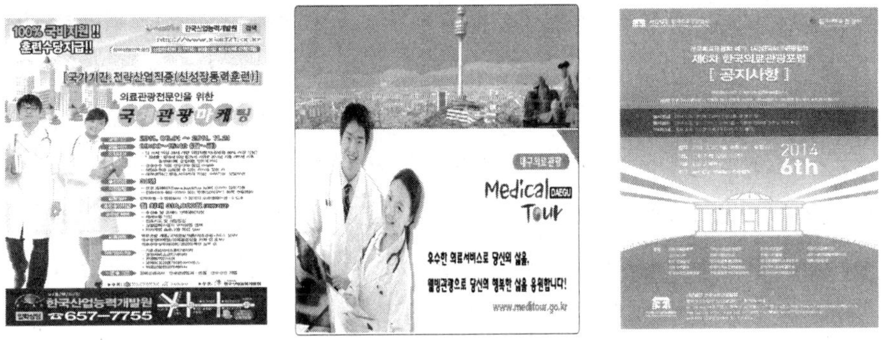

(a) 의료마케터 모집광고 (b) 의료관광 지역홍보 (c) 의료관광 포럼

[그림 1-1] 의료관광의 역할과 효과

② 오늘날 의료관광은 새로운 산업으로 각광받고 있으며 기존의 포화된 시장을 탈피하기 위한 신성장 동력산업으로 성장하고 있다(그림 1-1).

㉠ 전반적인 소득수준의 향상에 따른 의료이용자들의 의료에 대한 높은 기대와 고급화 성향, 의학지식의 대중화와 권리의식의 향상에 따른 의료이용자들의 능동적인 역할 변화는 의료서비스에 있어서도 고객의 욕구와 선택이 중요하다.

㉡ 고객들은 자신들이 이용하는 의료기관에서 자신들이 원하는 첨단 의료기술과 친절하고 쾌적한 의료서비스를 제공받기를 기대한다. 의료기관에서는 의료서비스에 대한 고객의 요구를 파악하여 고객이 원하는 의료서비스를 제공해야 하고 고객만족을 주어야 한다.

(2) 고객의 요구를 파악

서비스를 개발하여 제공하는 것은 마케팅의 가장 기본적인 활동으로 의료기관에서도 이러한 활동의 필요성이 대두되고 있다.

① 의료기관의 수적, 양적 증가로 인하여 의료기관간의 경쟁이 심화되고 있다. 과거 의료수요에 비하여 의료공급이 부족했던 시절에는 환자를 유치하기 위하여 특별한 노력을 기울이지 않아도 넘치는 환자들로 인하여 별 어려움 없이 의료기관을 운영할 수 있었다.

㉠ 의료산업인력의 증가와 의료기관의 수적 증가, 대형 종합병원의 설립으로 인한 의료공급의 과잉현상은 환자들로 하여금 보다 양질의 의료서비스를 제공하는 의료기관을 알 수 있게 하였다. 또한 의료서비스 분야에 대한 시장개방으로 외국 의료산업의 진입이 예상되어 의료기관간의 경쟁은 더욱 심해질 것이다.

㉡ 의료기관의 경쟁력은 고객만족으로 형성되고 고객이 원하는 서비스를 제공해야

고객만족과 경쟁적 우위를 점할 수 있다. 고객만족과 경쟁력 확보를 위해서는 고객 중심의 사고, 즉 마케팅 개념의 도입이 필연적으로 요구된다.

ⓒ 의료기관의 역할과 기능이 과거 단순히 환자를 진료하던 개념에서 지역사회 주민의 건강회복과 유지, 나아가 증진에 이르기까지 그 영역이 점차 확대되고 있으며 의료기관의 규모도 커지고 구조도 복잡하게 변화하고 있다.

ⓓ 최근에는 이러한 다양한 역할과 기능을 수행하고 복잡한 조직을 관리하기 위해서 과학적인 경영의 필요성이 대두되고 있다.

② 세계 경제불황과 인구고령화*의 가속화로 의료산업에서도 서비스와 마케팅의 개념이 대두되기 시작하였으며, 영리기업과 마찬가지로 의료기관(병원)들도 다양한 서비스를 개발하고 마케팅 전략을 수립하게 되었다.

③ 2009년 정부는 신(新)성장 동력 산업을 선정하고 의료법을 개정하여 해외환자 유치사업을 합법화하였다. 국내 의료기관은 국외에 거주하는 외국인환자를 유치하는 해외환자사업을 할 수 있게 되었으며, 국내 의료기관은 의료관광산업에 참여하기 위해 본격적인 마케팅 활동을 시작하게 되었다.

ⓐ **의료관광산업 마케터****는 마케팅 활동계획을 수립하고 어떠한 업무를 해야 할지를 파악하여 고객의 욕구를 충족시키고, 지속적으로 환자와 커뮤니케이션 관계를 지속해야 한다. 이를 위해 마케터는 올바른 커뮤니케이션 채널을 선택하고 정확한 메시지와 광고, 판매, 판촉, 시장조사와 같은 최적의 미디어를 선택하는 것도 모두 마케팅에 해당된다. 이러한 측면에서 의료관광마케팅은 의료기관에서 무엇을 추구해야 하는지 병원에서 제공할 수 있는 의료서비스상품은 무엇이 있는지 개념부터 파악해야 한다.

ⓑ **의료관광마케팅**은 단순히 의료서비스 판매활동이 아니라 고객이 원하는 의료관광서비스를 제공하고 의료기관과 유치기관 사이에서 접목한 의료관광상품을 개발하고, 서로 상생할 수 있는 마케팅 방안을 모색하며 해외환자 유치까지도 활동영역을 높여나가야 한다.

ⓒ **의료관광산업**은 국가간 의료서비스 경쟁으로 심화되고 다양한 의료서비스가 개발됨에 따라 소비자를 대상으로 정부부처 기관과 의료기관들이 협력하여 다양한 프로모션이나 광고 등 마케팅 활동에 노력하고 있다.

ⓐ 앞으로 고령화가 가속화되고 국내 의료기관의 병상수 증가와 대형화, 집중

* 고령화 : 오늘날 전 세계적인 고령화가 급속도로 진행되고 있으며 이에 대비한 마케팅 수립이 필요하다.

** 의료관광산업 마케터 : 의료관광마케터는 국내외 의료관광서비스의 공급과 수요를 상호연결하고 교환이 일어나도록 하여 상품개발 및 홍보 등 의료관광서비스의 가치를 창출하는 활동에 참여하게 된다. 의료관광마케터는 여행사, 의료컨설팅 업체에서부터 메디컬센터, 종합병원 및 대학병원을 포함한 의료기관까지 폭넓게 활동하고 있다.

화가 나타나면서 중소 의료기관의 경영난이 심화되고 이를 해결하기 위해 다양한 의료서비스와 해외환자 유치사업에 참여하고 있다(그림 1-2).

ⓑ **의료관광마케터**는 고객의 욕구를 파악해서 충족시킬 수 있는 의료서비스 상품을 개발하여 고객에게 제공하고 서비스의 질을 측정하면서 의료관광상품에 접목시켜야 한다. 병원의 경영난은 오늘날 점점 심화되어 가고 점점 의료기관들이 대형화 되고 있으며, 영세규모의 중·소병원들이 폐업하는 등 문제가 심각해지고 있다.

ⓒ **의료관광마케터**는 세계 경제의 불황을 인식하고 고령화시대에 맞는 의료관광상품을 개발하고 정부 및 유치기관들과의 상호협력관계 속에 한국의 의료관광산업을 발전시켜 나가야 한다.

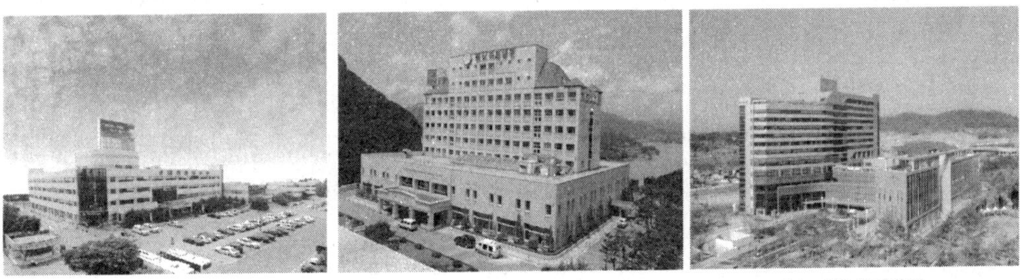

(a) 대전종합병원 (b) 청심국제병원 (c) 서울시립병원

[그림 1-2] 병원의 외부 전경

(3) 의료서비스 마케팅의 장점과 단점

기업의 존립은 소비자와 연계되고 의료기관도 환자가 없으면 선진 의료기술이나 의료진, 의료장비들이 무의미하다. 전 세계적인 고령화의 가속화는 미래 의료기관의 존립과 형태에 영향을 미칠 것이다.

① **의료계에 마케팅 개념**이 도입된 것은 그리 오래되지 않았다. "의사는 무조건 치료만 잘하면 된다."라는 예전 사고방식에서 이제는 환자의 입장에서 배려하는 의료서비스의 중요성을 인식하게 되었다.

㉠ 병원은 본래 상류층에서 기부금을 받아 하위계층을 무료로 치료해주는 목적으로 설립이 되었다. 환자를 소비자의 관점에서 보기보다는 **박애주의 관점**에서 보는 것이 일반적인 시각이었다.

㉡ 이제는 사회적 책임과 공공성을 유지하는 기관으로서 역할을 하기 때문에 의료기관이 환자를 대상으로 마케팅 활동을 하는 것은 아직도 공공성에 위배되는 부정적인 시각이 남아있는 부분은 마케팅의 단점이다.

② **비영리조직인 병원이 의료마케팅 활동**에 큰 비용을 지출하면서 환자들은 광고비에 대한 투자로 인해 의료서비스의 수가도 동시에 비싸질 것을 염려하고 있다.

㉠ 의료행위의 실질적인 마케팅 활동이 의료인들에 관한 정보를 제공함으로써 서비스 질을 전반적으로 향상시키는 것임에도 불구하고 의사의 품격을 손상시키는 행위로 보고 있다.

㉡ 마케팅이 의료서비스의 질을 저하시킬 것이라는 소비자들은 광고를 하는 의료서비스 제공자들을 믿을 수 없는 광고를 하며 의학적으로 무능하다는 생각을 한다.

③ **마케팅은 항상 부정적인** 의미를 가진다. 자본주의의 꽃이라고 할 수 있는 광고도 소비를 조장하거나 가격인상을 부추긴다고 많은 비난을 받고 있다. 아직까지도 이러한 비난을 면하지 못하고 있다.

일정한 자격시험을 거쳐 자격증을 취득한 사람 외에는 서비스를 행할 수 없는 전문직은 이윤동기 보다는 **서비스 동기**를 가진다. 의료인들은 **윤리적인 양심에 따라 의료서비스**를 행하며 이윤적인 목적으로 행하는 것은 아니다.

④ 의료시장이 개방되고 외국 의료기관과의 경쟁력을 키우기 위해서라도 마케팅 활동이 허용되어야 한다. 〈표 1-1〉은 의료관광의 장점과 단점이다.

〈표 1-1〉 의료관광의 장점과 단점

구 분	단 점	장 점
의료관광 마케팅	의료관광마케팅은 비용낭비를 가져온다. 마케팅 비용의 투자에 대한 비용부담이 가중된다.	고객들의 욕구를 충족시키고 의료활동과 연계된 부가가치를 창출시킨다.
	마케팅 본래의 목적으로 인해 환자의 수를 늘리고 불필요한 의료를 조장할 우려가 있다.	의료관광마케팅에 관한 필요한 인력이나 시설 등을 증대시킬 수 있으며 이는 직업창출의 기회도 많아진다.
	마케팅은 곧 수익과 관련하므로 의료기관은 서비스의 질적 측면보다는 마케팅 비용에 더 투자하는 경향이 있다. 이는 서비스의 질적 하락을 가져온다.	고객의 욕구수준을 파악하여 4P*에 입각한 정확하고 효과적으로 조합을 통해 합리적인 의사결정이 이루어질 수 있다.
	의료기관들 사이의 경쟁을 야기시킨다. 가격인하나 덤핑 등 과다한 경쟁으로 불필요한 수요를 조장한다.	관광과 마케팅의 조합으로 고객은 휴식과 치료를 받을 수 있으며 다양한 서비스를 선택할 수 있는 폭이 넓어진다.
	환자를 소비자로 파악하여 의료의 숭고한 목적이 변질될 수 있다.	소득수준에 따라 환자에게 적합한 의료서비스를 받을 수 있으며 선순환 구조를 갖출 수 있다.

* 마케팅 믹스의 4P : Product(상품), Price(가격), Place(유통), Promotion(판매촉진)이다.

(4) 글로벌화 하는 의료관광시장

선진국가의 과다한 의료비용 부담감 급증, 국가간 접근의 용이성, 제3세계의 급속한 의료기술의 질적 향상 및 적당한 의료비용, 표준화된 세계적 의료시설수준, 선진국 의료기술을 습득한 의료진 포진 등으로 의료관광객은 급증하고 있고, 의료관광은 급속한 확산과 더불어 50개국 정도가 유치경쟁에 있는 등 경쟁이 심화되고 있다. 한편 전 세계 의료관광시장 규모는 2005년 200억 달러에서, 2007년 270억 달러, 2010년에는 500억 달러 등 점점 규모가 증가하고 있으며 의료관광객수도 가파르게 증가추세를 보이고 있다.

① 지역별로는 아시아에서는 태국 외에 인도, 한국, 대만 등이 의료관광에 뛰어들었으며, 필리핀, 브라질, 멕시코 등이 성형수술*과 치과부문의 의료관광객 유치에 열을 올리고 있다.

㉠ 국제의료관광의 급속한 성장배경에는 아시아 국가들의 의료인프라의 급속한 발전과 저렴한 의료비와 빠른 대기시간 이외에 인터넷 시스템의 발달, 국제적인 병원 인증제도, 진료비를 감소시키기 위한 보험사와 병원 간 연계 휴양 및 스파를 중심으로 웰니스 투어리즘(wellness tourism)**에 대한 선호 증대가 주요 요인이다.

㉡ 향후 건강 및 웰빙, 관광 및 문화체험에 대한 소비자들의 수요를 바탕으로 전 세계적인 의료관광수요가 더욱 증대될 것으로 예상되며, 의료서비스와 관광산업의 연계 및 결합을 바탕으로 한 의료관광산업의 발전이 가속화될 것이다.

② 전 세계적으로 의료관광의 수요가 증가하는 배경에는 자국에서 고가 치료비용과 장시간의 대기에 따른 불만, 경제적인 국제항공운임과 환율변동의 혜택, 그리고 풍요로운 베이비붐 세대의 등장을 들 수 있다. [그림 1-3]은 세계적인 통합과 글로벌화를 통한 의료관광시장의 변화 홍보를 나타낸 것이다.

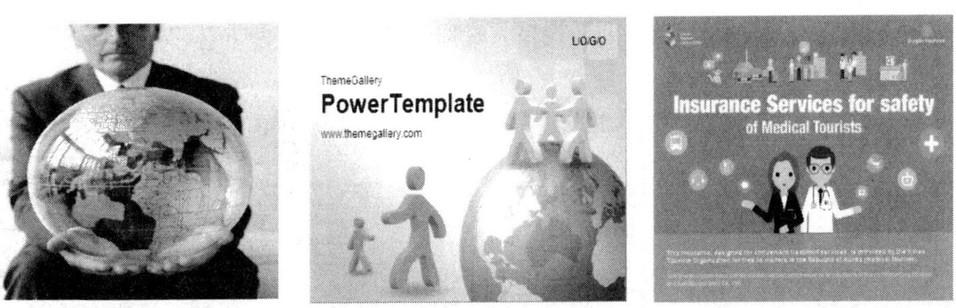

(a) 세계의 글로벌화 (b) 의료시장의 글로벌화 (c) 한국의 의료시장 글로벌 홍보

[그림 1-3] 글로벌화 하는 의료관광시장

---

* 성형수술 : 최근 우리나라와 아시아 국가들을 중심으로 성형수술 관광이 확대되고 있다.

** 웰니스 투어리즘(wellness tourism) : 일반 고객의 건강을 더욱 증진시켜 주는 의료서비스가 주요 목적이다.

㉠ 기존의 폐쇄적인 의료시장에서 교통 및 통신 인프라의 발달은 점점 세계를 하나로 통합하고 있다.

㉡ 의료관광은 자국에서 받기 어려운 양질의 의료서비스를 해외여행 과정에서 저렴한 가격에 신속하고 편리하게 받을 수 있게 함으로써, 세계적으로 새로운 의료관광 이동을 창출하고 있으며, 의료관광은 의료서비스와 휴양, 레저, 문화활동 등 관광활동이 결합된 새로운 관광형태이며 주로 비용이 선진국과 비교하여 저렴하면서 동시에 선진국 수준의 의료서비스와 휴양시설을 갖춘 아시아 지역의 관광지에서 활발한 특징을 가지고 있다.

㉢ 의료관광은 환자가 진료, 휴양과 관광활동을 병행하는 것뿐 아니라 의료기술이 뛰어나고 가격경쟁력이 있는 국가에서 진료받기 위해 여행하는 것까지 포함한다.

③ 의료관광은 질병의 치료부터 건강과 휴양 프로그램을 포함하는 폭넓은 의미로 건강치료를 위해 다른 장소를 방문하고 여행하는 것, 다소 포괄적으로 정의한다.

㉠ 국제관광과 의료서비스의 결합은 해외여행과 현지국가의 의료서비스가 결합하는 형태로 자국에서 받기 어려운 양질의 의료서비스를 해외여행 과정에서 저렴한 가격에 신속하고 편리하게 받을 수 있게 함으로써 세계적으로 새로운 의료관광이동을 창출하고 있다.

㉡ 워싱턴 포스트는 의료관광의 대상은 관광을 중심으로 일정 중에 의료 및 건강관리, 미용 등과 연계되거나 또는 경증 수술 후 관광 및 휴양과 연계되는 **의료관광객**과 중증 수술 및 처치를 주요 목적으로 국가 간 이동을 추구하는 해외환자 중심의 **치료여행객**으로 구분하고 있다.

④ 의료관광에 대한 논의가 사실상 치료여행에 집중되어 왔으며 의료관광에 대한 논의는 상대적으로 미흡했고 향후 관광, 레저, 웰빙 등과 폭넓은 연계 및 결합 가능한 관광객을 대상으로 의료관광의 잠재시장이 더욱 확대될 것이다.

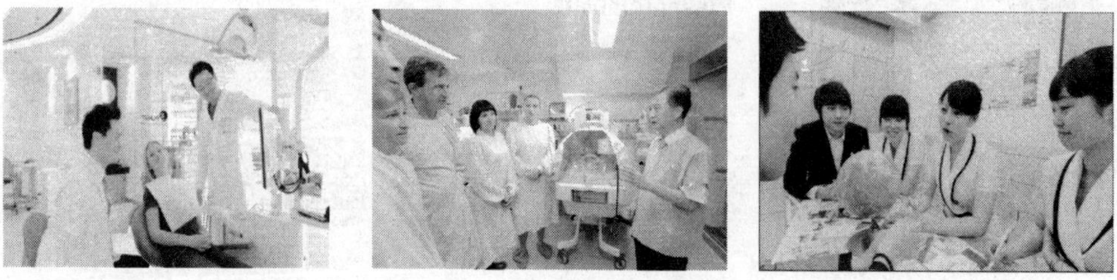

(a) 외국인환자의 진료모습 (b) 외국인의 의료관광모습 (c) 환자의 상담모습

[그림 1-4] 외국인환자의 진료모습

㉠ 외국인환자의 증가로 인해 의료관광마케터의 능력이 더 중요시 된다. [그림 1-4]는 우리나라 의료시장에 점점 증가하고 있는 외국인 관광객들의 모습을 나타낸 것이다.

㉡ 현재 우리나라의 의료기술은 세계적으로 인정받고 있으며, 선진 의료기술 및 다양한 관광환경과 문화는 앞으로 해외환자들을 유치하는데 있어서 좋은 밑거름이 될 것이다.

(5) 의료관광마케팅의 용어

의료관광마케터는 의료관광에서 쓰이는 용어에 대해 파악하고 숙지해야 한다. 의료관광시장에서 쓰이는 대표적인 용어들이다.

1) 의료관광 소비자의 필요(Needs)와 욕구(Wants)

의료관광마케팅은 **의료기관**과 **유치기관**(에이전시, 보험사 등)이 **소비자**(고객, 환자)를 위해 의료관광상품을 개발하여 제공하고, 소비자는 필요에 따라 상품을 찾아 선택하고 그 상품에 대한 대가를 지불함으로써 욕구를 충족시킬 수 있는 과정을 의미한다.

① 소비자의 입장에서 필요는 **어떠한 기본적인 만족이 결핍된 상태**이며, 욕구는 필요를 만족시켜 줄 수 있는 수단에 대한 구체적인 바람이다.

㉮ 건강한 아름다움을 추구하고자 할 때 필요한 것이 미용성형시술 또는 수술이라면 그 미용성형시술 또는 수술을 레이저 시술, 보톡스 시술, 성형수술 등으로 구체화한 것을 욕구라고 한다.

② 의료관광마케팅에서는 의료기관이 설정한 목표시장에 따라 해당 국가의 의료제도와 수준, 의료서비스 문화의 차이, 발병률, 경제수준, 접근성 등을 감안하여 타국가 소비자(환자)의 필요와 욕구를 파악해야 한다.

2) 소비자의 수요(Demand)

의료관광마케팅 전략을 수립하고 활동을 하기 위해서는 이를 필요로 하는 소비자의 수요를 파악해야 한다.

① 수요는 소비자(환자)가 필요로 하고 구매능력과 가지고 싶은 욕구가 있는 것이다.

② 소비자가 의료관광상품에 대한 욕구와 구매능력을 가지고 있어도 소비자의 구매의지(willing to buy)가 부족하여 구매결정으로 연결되지 않는다면 수요라고 할 수 없다.

③ 의료관광마케팅은 소비자(환자)로 하여금 의료관광상품에 대한 구매욕구와 충동이

생겨 실제로 구매로 연결시킬 수 있어야 성공적인 마케팅이다.

④ 수요가 있음에도 불구하고 의료관광은 비자발급 등의 다른 변수에 영향을 받기도 한다.

3) 의료관광시장

의료관광시장(market) 은 크게 2가지 개념으로 설명할 수 있다. 가상적인 개념의 의료관광시장은 의료관광상품에 대한 강력한 소비자의 욕구와 구매력, 구매의지가 있어 의료관광상품에 대한 수요를 가지고 있는 소비자가 모여 있는 것을 의미한다.

① 의료관광시장은 소비자로 구성되어 있다. 그러나 모든 소비자가 고객이 될 수는 없다. 다만 소비자로 구성된 고객, 구매자 또는 환자들이 의료관광서비스를 필요로 하고 이용하는 **실제 소비자시장**(actual consummer market)과 현재는 이용하고 있지는 않으나, 어느 정도의 관심을 가지고 있어 미래에 소비자가 될 수 있는 **잠재 소비자시장**(potential consumer market)으로 구분할 수 있다.

② 의료관광시장에 관심있는 소비자가 있어도 의료관광시장이라고 할 순 없다. 그것은 의료관광시장의 규모가 구매소비자의 경제수준에 따라 결정되기 때문이다. 결론적으로 특정 의료관광서비스를 구매하고 소비할 수 있는 **구매력이 있는 소비자를 의료관광시장**이라고 할 수 있다.

㉈ 소비자가 의료상품인 건강검진 프로그램의 필요성을 인지하고 관심을 갖고 구매할 능력을 가지고 있는 경우 실제로 병원을 이용할 가능성이 있으면 의료관광시장이라 할 수 있으며, 이러한 시장의 규모를 파악할 수 있어야 의료관광마케팅 측면에서 실질적인 의료관광시장의 규모와 성장가능성을 예측할 수 있다).

4) 의료관광상품(Product)

제조업에서의 상품은 유형과 무형의 상품으로 구분되는 데 의료관광상품은 특성상 무형의 서비스 상품이라 할 수 있다.

① 마케팅 측면에서 상품은 제조업에서 생산하는 제품부터 의료서비스와 관광서비스 상품 모두를 포함한다. 제품을 상품으로만 인식했던 것과 달리 서비스 자체를 상품으로 인식하고 그 가치를 존중하기 때문이다.

② 치료와 관광의 목적뿐만 아니라 다양하게 파생될 수 있는 상품들을 개발하고 발전시켜야 한다(그림 1-5).

③ 소비자 입장에서 의료관광상품은 소비자가 건강한 삶이라는 욕구충족을 위해 구매하는 것이며, 의료관광상품에 국한되기 보다는 상품을 구입함으로써 얻게 되는 좋은 점(㉈ 아름다움, 건강한 삶, 젊음 등)도 포함하여 구매하는 것이다.

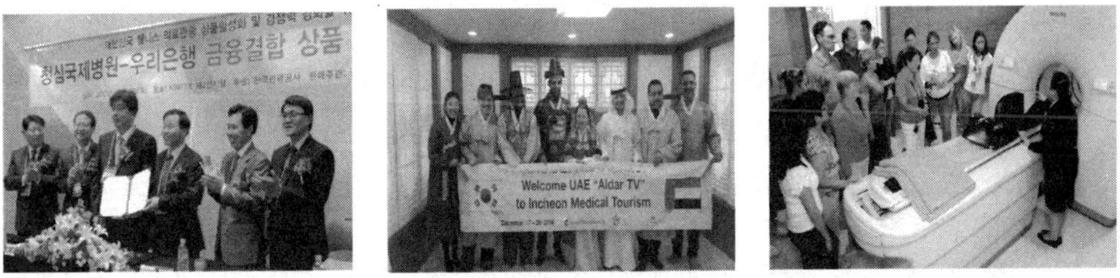
정심국제병원-우리은행 금융결합 상품
Welcome UAE "Aldar TV"
to Incheon Medical Tourism

(a) 금융과 결합한 의료관광상품 (b) 문화관광상품과 결합한 의료관광상품 (c) 외국인환자들에게 시연 중인 모습

[그림 1-5] 의료관광과 결합한 다양한 상품들

④ 고가의 명품 백을 구입하는 소비자가 고비용을 지불하고도 명품 백을 통해 본인의 가치와 사회적 지위를 과시하려는 것과 마찬가지로 성형수술을 받은 소비자(환자)는 아름다움을 추구하고자 하는 필요에 의해 성형수술이라는 의료서비스를 받는다.

(6) 의료관광산업의 마케팅 개념의 변화

의료관광산업에서 마케팅은 고령화 및 인구추이 변화, 의료제도 및 환경, 의료기관의 경쟁과열과 산업화, 소비자 요구도와 삶의 패턴 및 문화의 변화 등에 의료서비스가 영향을 받는 것과 마찬가지로 개념이 변화하고 발전해 왔다.

1) 의료서비스의 생신적인 측면

의료서비스를 받고자 하는 수요가 공급을 초과하게 되면 고객의 입장에서 우선적으로 질을 따지기보다는 서비스를 제공받고자 한다. 이에 의료기관은 최대한 생산성을 증대시킬 수 있도록 의료서비스 제공, 즉 진료예약제, 의료 IT 개발, 장비 및 시설확충, 의료인력 충원 등 경영효율화를 위해 노력해야 한다.

① 대학병원 내 건강증진센터의 1일 수진자*수는 장비, 공간, 의사 및 간호인력수에 의해 결정되는데, 대학병원 내 건강증진센터는 대체적으로 직원수 대비 수진자수는 1 대 1.5 이내 비율로 유지해야 질 높은 서비스를 제공할 수 있다. 고가검진 프로그램을 선호하는 고객이 많을수록 검사항목이 복잡하고 다양하여 소요시간이 길며, 서비스를 제공하는 데 투여되는 장비 및 인력이 많아 1일 검사건수에 제한이 있을 수밖에 없다.

② 건강증진센터의 수용능력을 감안하지 않고 검사를 진행한다면 수진자에게 질높은 서비스를 제공할 수 없게 된다. 의료서비스는 서비스 상품의 특징인 경험이 중요

* 수진자(受診者) : 환자가 아닌 건강증진센터의 고객이다.

한 서비스이다.

③ 의료와 관광의 결합으로 수요가 증가함에 따라 다양한 형태의 서비스가 개발되고 있으나, 현장의 상황을 고려하지 않고 수용하면 결국 고객의 불만을 초래하게 된다.

㉮ 2009년 초창기 국내 의료기관에서 실적 올리기에 급급하여 건강검진 프로그램을 덤핑으로 제공하여 외국인을 유치하였고 통역부족, 서비스 인프라 불충분 등 다양한 서비스 인프라와 운영시스템의 문제가 있었다. 외국의 의료진들의 기술습득을 위한 방문 및 해외관광객들의 방문이 점차 늘어나고 있는 추세이다(그림 1-63).

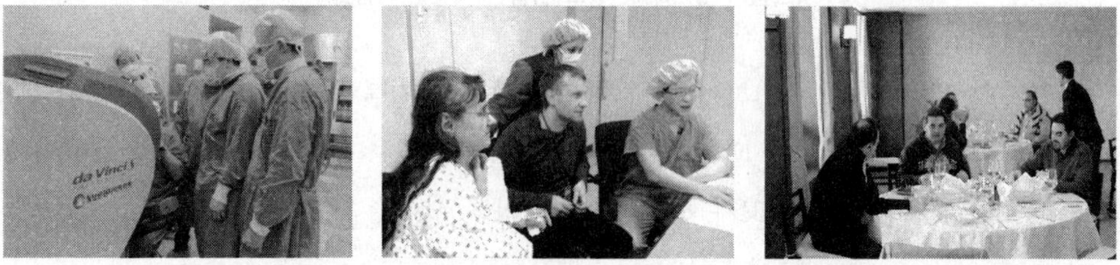

(a) 카자흐스탄 관계자의 방문 (b) 러시아인의 의료관광 (c) 안동병원의 해외의료관광객

[그림 1-6] 한국의 발전된 의료관광현황

참고 의료관광의 분류방법

1) Mckinsey & Company*에 의한 분류
   ① Western Value-seekers : 미국 · 영국 · 캐나다 등 선진국에서 자국의 높은 의료비와 긴 대기시간으로 인해 심혈관계질환이나 인공관절치환술 등 일부 정형외과 질환의 치료를 위해 의료관광을 떠나는 유형으로 대개 충분한 의료의 질이 보장되는 곳을 선호한다.
   ② Asian Quality-seekers : 아시아 개도국을 중심으로 자국의 열악한 의료환경을 피하여 높은 수준의 의료서비스를 찾아 심혈관계질환이나 종양 등 중증질환의 치료를 위해 의료관광을 떠나는 유형이다.
   ③ Cosmic : 성형외과와 피부과를 중심으로 아름다움의 추구를 위해 여행을 떠나는 유형으로 의료의 질에 '적정한 가격'을 면밀히 비교하여 의료관광을 떠나게 된다.
   ④ Leisure : 휴양을 겸한 건강검진의 목적으로 의료관광을 떠나는 유형으로 가격과 여행의 편의성에 관심이 높다.
2) 워싱턴 포스트지(2007년)의 분류
   ① 치료여행(Medical Travel) : 자국에 비해 상대적으로 치료비가 저렴한 국가를 찾아 여행하는 것으로 경제적 이유가 주된 동기가 되는 의료여행이다.
   ② 의료관광(Medical Tourism) : 피부미용이나 간단한 미용성형 등의 시술이나 수술 등의 의료목적 및 상당기간의 휴양관광을 겸하는 의료관광이다.
3) 지역에 따른 의료관광 분류
   ① 인바운드(In-bound) 의료관광 : 다른 나라로부터 의료관광을 위해 자국을 방문하는 의료관광이다.

* 맥킨지 앤 컴퍼니 : 미국에 본사를 둔 세계적인 경영컨설팅 회사이다.

② 아웃바운드(Out-bound) 의료관광 : 치료 및 관광을 위해 자국을 떠나 다른 나라를 방문하는 의료관광이다.

③ 인트라바운드(Intra-bound) 의료관광 : 치료 및 관광을 위해 자국 내 다른 지역으로 이동하는 의료관광이다.

4) 핸드슨(John C. Henderson, 2004년)의 분류

핸드슨은 의료관광을 긴급성이 덜한 성형수술·온천 및 대체요법과 대조되는 형태로 구분하였다. 의료관광을 일반적으로 소비자의 요구에 따라 3가지 유형이 있다.

① 생명과 직결되는 수술, 즉 암수술, 심장수술, 골수이식, 장기이식 등과 같은 의료서비스 유형이다.

② 가슴확대술, 얼굴주름살 제거, 지방흡입술 등과 같은 의료서비스 유형이다.

③ 온천 및 대체요법, 침술, 방향요법, 한방치료, 피부관리, 운동 및 다이어트, 동종요법, 마사지, 명상, 스트레스 관리, 해수요법, 요가 등으로 치료하고 건강증진을 위한 전통의학을 체험하고 온천을 즐기는 유형이다.

5) Smith & Puczko(2009년)의 분류

보건관광의 유형을 웰니스 관광과 의료관광으로 구분하여 그 상품 및 시설의 범위를 포괄적으로 설명하였다.

① 웰니스* 관광 : 보건관광의 한 부분으로 레저와 레크리에이션 및 전체적인 기능치료이다.

② 의료관광 : 외과수술(성형수술, 치과 및 제반 수술)이나 질병과 관련한 치료 및 회복을 위한 의료서비스이다.

2) 의료서비스의 상품적인 측면

의료기관수가 증가하고 의료서비스가 다양화 되면서 고객은 보다 우수한 서비스 품질을 선호하게 되었고, 의료기관에서는 의료서비스 상품인 질높은 의료기술을 개발하고 제공하는 데 집중하게 되었다.

① **의료서비스 상품적인 측면**에서의 마케팅으로 다양한 상품이 경쟁적으로 개발되고 제공하게 되었다.

㉠ 의료기관은 경쟁적으로 상품판매에 집중함으로써 고객의 필요와 욕구를 파악하여 의료상품을 개발하기보다 단기적인 관점에서 **의료상품개발** 자체에 국한하여 경쟁자를 제대로 파악하지 못하는 **마케팅 근시**(marketing myopia)의 오류[레빗(Theodore Levitt)의 주장]를 범하지 않도록 주의해야 한다.

㉡ 국내 의료기관의 모든 시스템은 국민건강보험을 기반으로 구축하고, 모든 **의료서비스 상품은 건강보험 수가체계에 맞춰 설계**되어 있다.

② 의료관광산업 추진을 위해 의료관광서비스 상품을 고객의 입장에서 개발하기 보다는 기존 상품의 수가를 별도로 책정하여 국외 고객에게 제공할 수 있는 상품으로

* 웰니스 : 사전(辭典)적으로 보면 well-being과 fitness의 합성어이다. 웰니스는 기존의 헬스클럽에서 유래가 시작되었으며, 사회적·문화적 흐름과 맥을 같이 하면서 현재 웰니스란 이름으로 일반화되었다고 보면 되나, 웰빙이 전반적인 의식주의에서 소비전반을 범주로 한 트랜드라 보면 웰니스는 '체력'이란 부문에 국한되어 있다.

국외 고객을 찾아 마케팅을 하는데 주력하고 있으며, 충분한 사전조사와 니즈 분석 없이 상품을 개발하고 마케팅을 실시하는데 현지현황 및 의료문화를 이해하지 못해 국내 실정에 맞는 상품을 권유하게 되는 실수를 하고 있다(예 의료관광산업 초기 개발된 산후조리 상품의 경우 서양에서 온 산모들에게는 한국적인 산후조리 서비스가 부적합하여 상품으로서 큰 성과를 얻을 수 없었다).

③ 체질이 다르고 산후조리 문화가 다른 서양인 산모들에겐 상품으로써 매력을 줄 수 없었기 때문이다. 최근 들어 아시아를 중심으로 산모들이 한국식 산후조리에 관심을 갖기 시작하였으나, 특화된 일부 의료기관에 국한된 상품이라 할 수 있다.

3) 의료서비스의 판매적인 측면

의료서비스에서 마케팅은 의료의 공공적인 측면을 고려할 때 어려움이 있다. 즉, 환자를 대상으로 질환을 치료하기 위한 상품을 판매하는 것이 고객에게 질병을 권유하는 오해를 불러일으킬 수 있다.

① **판매적인 측면**은 의료기관이 소비자에게 경쟁 의료기관의 의료상품보다 더 많이 구매하도록 설득해야 하며, 효과적인 판매활동을 위한 촉진도구를 활용해야 하는 개념으로써 판매 자체를 목적으로 한다. 구매 후 고객만족 등에 비교적 관심이 적어 잠재고객의 필요와 요구를 파악하기보다는 이미 가지고 있는 의료상품(기술)만 제공하려는 것을 의미한다.

② 한의학의 경우 한국의 전통의료로 전통적인 치료법이 한방상품의 특징이므로 한의학에 관심이 있는 소비자를 대상으로 판매하는 데 그 목적을 가지고 접근한다. 그러나 한의학에 대한 이해도가 낮은 고객은 한의학에 관심이 있어도 실질적으로 구매까지 연결하기에는 역부족인 것이 현실이다.

㉠ 의료관광시장에서는 한의학보다 보편화되어 있는 중의학을 동양의학의 전통으로 인지하고 있는 외국인이 많아 한의학을 상품화 하는 데는 많은 노력과 시간이 필요하다.

㉡ 특화된 상품으로 한약을 차의 개념으로 접근하여 TEA 테라피 상품을 개발한 한의원의 경우 일본인 고객에게 큰 인기를 얻고 있으나, 이는 일부에 국한되어 있고, 국내에서도 전통차를 다양하게 상품화한 프랜차이즈가 개발되었으나 커피전문점에 밀려 국내 고객에게도 큰 인기가 없다.

4) 의료서비스의 고객지향적인 측면

고객의 입장에서 필요와 욕구에 초점을 두고 어떻게 고객을 만족시킬 것인가에 대한 활동을 효율적으로 달성하고 의료기관의 목표달성 여부에 달려 있다.

① 고객지향적인 의료서비스는 의료기관이 환자(고객)의 입장에서 고객만족과 가치를 위해 지속적으로 노력하여 의료기관의 이익을 창출하는 것을 의미한다. 시대가 변하면서 의료기관의 관점 변화는 의료기관의 프로세스와 시스템이 의사 중심에서 고객중심으로 바뀌는 것을 알 수 있다.

② 세계적인 의료관광국가인 태국의 경우 병원에서 제공하는 서비스가 의료를 넘어 비자연장 서비스, 인근 관광지 할인서비스, 마사지 서비스, 고객 개인별, 국가별 전담 코디네이터 서비스, 호텔식 서비스 등 다양하게 제공하는 것이 특징이다. 태국이 의료관광 강국으로 성공한 원인은 의료관광서비스를 받고자 하는 고객의 입장에서 최대한 배려하고, 다양한 서비스를 개발하고 제공한 노력의 결과이다.

③ 의료에 국한하기보다는 의료를 서비스의 관점에서 고객에게 제공하는 것이 마케팅 전략의 성공요인이라 할 수 있다.

5) 의료서비스의 사회적 책임 측면

사회가 급속도로 발전하고 경쟁이 심화됨에 따라 의료기관도 사회적 책임기업으로서 역할을 수행하고, 의료기관이 속해 있는 사회, 정치, 환경 등에 의해 책임을 요구받고 있다.

① 사회적 책임기업으로서 추구하는 사회적 마케팅 중에는 **희귀병환자 치료지원** 등이 있다.

㉠ 의료기관에서도 사회적 책임의 역할 수행으로는 무료시술, 의료봉사 등을 수행해 왔다(그림 1-7).

㉡ 의료관광산업이 활성화되기 이전부터 의료기관은 능력에 따라 중앙아시아, 동남아시아, 아프리카 등의 지역에 의료봉사나 심장병수술 또는 무료수술 등의 의료봉사활동을 수행해 왔다.

② 의료기관의 사회적 책임활동은 기업보다 앞서 이뤄졌으며, 이는 의료기관의 마케

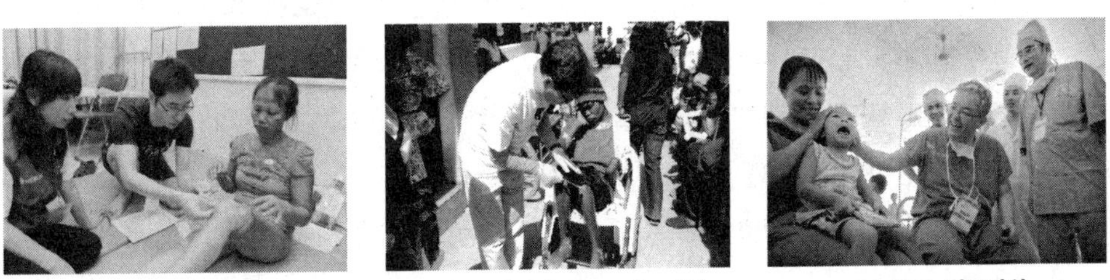

(a) 베트남에 무료 의료봉사 (b) 아프리카에 무료 의료지원 (c) 무료 의료지원

[그림 1-7] 한국 의료봉사의 의료관광현황

팅 개념을 넘어 의료기관의 미션수행의 일환으로 이루어졌다. 이러한 활동은 고객 만족을 통한 이윤극대화 목표에 초점을 맞춘 것이 아니라 **사회기여와 책임을 통해 사회발전에** 기여하는 것이다.

(7) 의료관광의 역사

의료관광의 개념이 일반화되고 의료산업화 형태로 발전된 것은 최근의 일이지만 의료관광의 역사을 보면, 기원전 3세기경 고대 로마에 위치한 **사이프러스**(Cyprus)*와 **알렉산드리아**(Alexandria)**는 그리스인들이 가장 선호하는 의료관광지였다. 이 지역들은 정치적·기후적으로 무척 안정적이며 좋은 의료시설로 알려져 있었다.

① 19세기 고대 영국 남부에 살던 켈트족인 브리튼인들은 독일의 깨끗한 물을 경험하기 위해 독일 스파(Spa)리조트로 여행을 했다.

② 당시에는 의료관광이 하나의 산업으로 인식되지 않았지만 특별한 목적이 있는 특정 상류층이나 특수 이익집단은 끊임없이 욕구를 충족시킬 수 있는 여행지를 선택하여 아름다운 자연경관을 감상함과 동시에 의료서비스를 받는 의료관광 형태의 여행을 즐겼다.

(8) 의료관광의 유형

의료관광은 의료소비자들이 적기에 적절한 장소에서 최적의 의료서비스를 받기 위해 자국을 떠나 다른 나라를 방문하고 여행하는 것으로 **헬스 투어리즘**(health tourism)의 하나의 유형으로 구분한다. 소비자의 의료관광 목적에 따른 분류는 질병치료, 선택적 진료, 질병예방관리, 대체의학 체험이 있는데 다음과 같다.

① 질병치료 : 순수질병치료만을 목적으로 하는 유형으로 관광의 요소가 배제된 의료서비스만 제공받기 원하는 형태이다. **암 또는 심장수술 및 기타 수술을 목적으로 타국을 방문하는** 환자의 경우이다.

② 선택적 진료 : 치료이지만 질병치료 개념이 아닌 **선택진료를 목적**으로 하고 간단한 **미용수술이나 개인의 심리적 만족**을 위한 의료서비스를 받는 형태이다. **성형수술 혹은 안과 및 치과진료와 현지여행**을 겸해 타국을 방문하는 환자의 경우이며, 수술 및 시술 후 현지의 문화를 체험한다.

③ 질병예방관리 : **예방의학을 목적**으로 하고, 현지의 문화체험을 우선적으로 선호하

* 사이프러스(Cyprus) : 키프로스라고도 한다. 지중해상에 위치한 키프로스는 지중해에서 세 번째로 큰 섬으로 면적은 한반도의 1/24, 남한의 1/10 정도이다.

** 알렉산드리아(Alexandria) : 이집트 북부 알렉산드리아주의 주요 도시이다.

는 차원에서 건강검진 · 체질감별 · 식이요법 등의 예방의학 차원의 의료관광이다.

④ 대체의학 체험 : 지역 고유의 대체의학 체험을 목적으로 하고 순수한 문화관광 체험을 위주로 하면서 현지 고유의 대체의학 및 정신수련 등의 서비스를 제공받기 원한다.

2. 관광마케팅의 이해

관광의 본질적인 의미는 다른 지방이나 다른 나라의 경치, 유적, 풍속, 풍물 등을 구경하는 것이다. 관광산업과 이동수단의 발전으로 단독여행이 제도화 되고, 동시에 저렴하며 대중화된 관광이 실현되었다. 그것과 병행하여 관광의 행동과 대상이 세계화되고 다양화되어 관광현상이 다면적으로 확대되고 있다.

관광의 대중화로 관광이 가져오는 경제적 효과도 매우 커서 관광개발이 산업으로서의 의미가 높아짐으로써 관광에 대한 관심도 매우 높아졌다. 한편에서는 안전하고 확실한 관광의 실현을 위해 관광 여러 부문에 대해 관광산업의 발전을 위한 국제적인 광고활동을 촉진하기 위해 각국 정부는 관광에 대한 정책을 세우고 있다.

(1) 관광마케팅의 의미

관광마케팅은 예정된 이익을 목표로 하여 고객들의 욕구를 최대한 만족시키기 위해 공사의 관광정책 및 관광기업정책을 체계적으로 조정해서 지향하는 것이다.

① 관광조직의 목표를 달성하기 위해 제품개발 및 다양한 서비스 아이디어를 개발하여 가격결정, 유통촉진을 계획 · 수립하는 전략적 조직활동이라고 정의한다. 관광마케팅은 각 관광기업이 현재와 잠재 관광객의 필요와 욕구를 탐색하고 이를 바탕으로 관광서비스 기획에 반영하고, 개발한 상품을 홍보하여 고객의 구매력을 유도하는 활동으로 관광객의 만족을 통한 관광기업의 이윤을 극대화하는 것이다.

② 관광서비스는 서비스의 특징인 저장할 수 없는 무형적인 경험이 판매되고 여러 재화와 서비스가 결합된 혼합물이며, 관광업이나 관광목적지의 자원 그리고 관광기반시설 등이 가변적이지 못한 점, 중간업자가 많은 영향력을 행사할 가능성이 있는 점이 특징이다.

③ 관광조직은 국가 지방자치단체, 지역단체, 사기업 등 모든 집단이며 현대는 각 기관들이 상호 협력하고 정보를 공유하여 새로운 형태의 시너지 효과를 발생시키는 것에 중점을 두고 있다.

④ 의료관광마케터는 의료소비자와의 커뮤니케이션과 같은 친밀감을 조성할 수 있는 수단을 이용해야 한다. 의료관광마케터의 가장 큰 역할이 커뮤니케이션이다(그림 1-8).

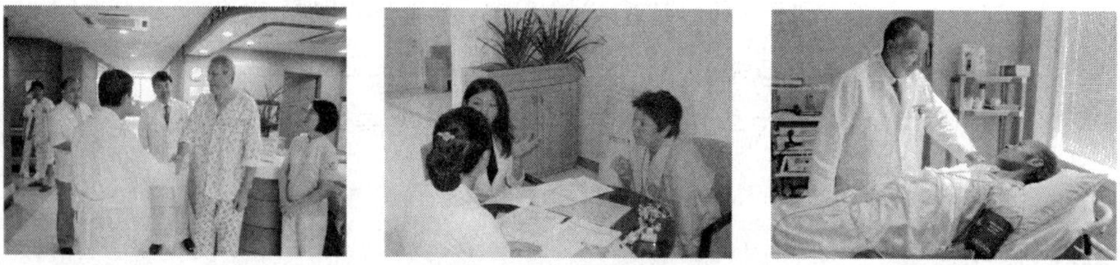

(a) 환자와의 커뮤니케이션 (b) 외국인 통역 서비스 (c) 환자와의 대화 및 상태점검

[그림 1-8] 마케팅은 커뮤니케이션이 제일 중요하다

㉠ 환자와의 대화를 통해 안정감을 느끼게 하면 구매행동으로 연결될 수 있기 때문에 커뮤니케이션은 마케팅의 첫 걸음이라 할 수 있다.

㉡ 의료관광마케터는 의료관광의 특성을 이해하고 장점과 단점을 분석해서 대안을 수립해야 한다. 〈표 1-2〉는 의료관광의 특성과 대안에 관한 설명이다.

〈표 1-2〉 의료관광의 특성과 대안

특 징	단 점	극복방안
무형성	• 상품 제시의 어려움 • 특허로부터 아이디어 보호불가 • 체험 전 서비스 품질의 사전평가 불가	• 유형적 단서 강조 • 구전효과 촉진과 평판의 개발 • 상표명 브랜드화 및 사용확대 • 차별화된 서비스의 명칭과 상품화 • 선의적인 이미지 구축(㉨사회적 책임) • 의사소통수단의 효율적 활용
소멸성	• 저장 불가능	• 예약시스템의 선진화 • 외적 마케팅 환경의 분석 및 서비스의 차별화 • 패키지 상품의 개발과 관련 사업의 운영 • 다양한 네트워크의 구축과 촉진활동의 강화
시한성	• 수요와 공급의 불일치	• 동시적 마케팅의 전개 • 시장 세분화 및 타깃 고객의 설정 • 변동적인 수요에 대처하기 위한 마케팅 전략수립
이질성	• 상품(서비스)의 특성(변동성)에 따른 품질의 균등화 및 표준화의 어려움	• 기관 및 정부 차원의 홍보 및 상품 관련 유관기관과 협력체계 구축 • 자원가치를 높여 상품화 할 수 있는 리스트의 작성으로 품질의 균등화 및 표준화 확립

참고 미국 JCI의 역사

원래 Joint Commission International은 미국 의료기관의 의료수준을 평가하는 비영리 민간단체이다. JACHO(Joint Commission on Accreditation of Health Organizations Joint)가 1994년에 설립한 국제적인 기관으로 세계 여러 나라의 의료기관 평가기준 중에서 현재 국제적으로 제일 신뢰를 받고 있다.

① Joint Commission Resouces의 국제 부서로서 1994년부터 전 세계 80개국 이상에 있는 보건의료기관, 보건국 및 국제기관과 협력해 오고 있으며, 인증(accreditation)과 증명(certification)을 통해 환자진료의 안전을 향상시키고 자문과 교육을 통해 의료기관들이 실질적이고 지속적인 해결책을 채택할 수 있도록 돕고 있다.
② 2007년 9월 JCI는 의료질을 위한 국제의료 QA협회(ISQua)로부터 인증을 받았다. 이러한 ISQua (International Society for Quality in Health Care)의 인증은 JCI가 의료기관 인증에 사용하는 기준, 교육, 과정이 세계 최고 수준임을 증명한 것이다.
③ JCI는 병원, 외래 치료설비, 임상병리 검사실, 진료연결 서비스, 의료운송기관 및 1차 의료서비스에 대한 인증만이 아니라 질병 또는 증상특정진료(CCPC)에 대한 증명도 발급하고 있다.
④ JCI의 기준은 국제보건의료 전문가에 의해 만들어졌기 때문에 성취가능하고 공평하며, JCI의 인증과 증명을 받은 보건의료기관들은 세계 각국에 있는 자원과 서비스로 연결될 수 있다. 즉, 측정치의 목표를 세우는 데 도움을 줄 수 있는 국제 질측정 시스템, 위해감소방안 및 선진의료 과정 등이 이에 포함된다.
⑤ JCI는 보건의료의 질과 환자안전에 있어 세계 최고로 인정을 받고 있으며, JCI의 자문위원 및 조사단은 고도의 교육을 받은 임상전문가로서 환자의 안전을 위해 일하고 있다. 감염관리경험, 의약품안전, 설비안전 및 인증준비 등을 통해 보건의료 질향상과 환자안전을 제공함은 물론 국제보건의료 전문가에 의해 개발되었고 세계 각 지역에서 인정을 받고 있다.
⑥ JCI 인증 결정은 보건의료 전문가로 구성된 국제위원회에서 내리게 되며 유럽, 중동 및 아시아, 태평양에 있는 JCI 자문위원회는 환자안전 및 질과 관련된 주요 사안에 대한 지침을 제공하는 보건의료 지도자로 구성되어 있다. 아울러 고도의 경험을 가진 직원들은 혁신적이면서도 실질적인 해결책을 도입하여 의료원이 직면한 환자의 안전문제를 돕고 있다.
⑦ 2005년에 설립된 세계보건기구 협력센터(WHO Collaborating Centre for Patient Safety Solutions)는 환자 안전 해결책 발견을 목적으로 Joint Commission(공동위원회)과 함께 세운 기구이기도 하다.

(2) 관광마케팅과 관련된 개념

관광마케팅과 관련된 개념으로 이용자들의 욕구, 시설 및 장비, 이용자들의 만족을 들 수 있다. 관광마케팅과 관련된 개념은 3가지이다.

1) 관광객 욕구

관광마케팅의 기본으로 모든 인간은 휴식을 취하길 원하고 방식 또한 다양하다. 사람과 상황에 따라서 휴식을 만족시켜줄 특정 수단에 대한 욕망을 관광객 욕구라 한다.

2) 관광서비스

호텔, 여행지의 편의시설, 교통수단 등 고객들에게 제공되는 다양한 유형적인 서비스를 포함한다. 또한 사람에 의한 무형적인 서비스도 포함된다.

3) 효용 · 가치 · 만족

관광객의 필요를 만족시켜줄 수 있는 서비스의 전반적인 능력에 대한 관광객의 평가이다.

(3) 관광마케팅의 특성

일반산업에서의 마케팅 환경과 의료관광산업에서의 마케팅 환경을 비교한 것이다. 〈표 1-3〉은 일반마케팅과 관광마케팅의 특성과 차이점이다.

① 의료관광마케터는 일반산업과 다른 의료관광산업의 특성을 잘 이해하고 그에 맞는 마케팅 전략을 수립해야 한다.

〈표 1-3〉 일반마케팅과 관광마케팅의 특성 비교

마케팅 믹스	제품마케팅	관광마케팅
상품	재료(유형물)	가치(무형물)
가격	일정(기간내 동일)	변동성이 크다(기간별 차이가 남 : 주중/주말, 성수기/비성수기).
유통	생산 → 유통 → 소비	판매 → 생산, 소비 동시 발생
촉진	품질과 편의, 이익강조, 이성적 접근	무형적 가치(이미지) → 유형화에 주력, 감성적 접근
패키징	불필요	여러 구성상품의 취합 → 가격의 단일화
프로그래밍	불필요	프로그램(스케줄)에 따른 관광목적지에서의 활동

② 관광상품의 다양한 특성을 분석하고 파악하여 의료산업에 맞게 결합시키는 일이 마케터로서의 중요한 과제라고 할 수 있다(그림 1-9).

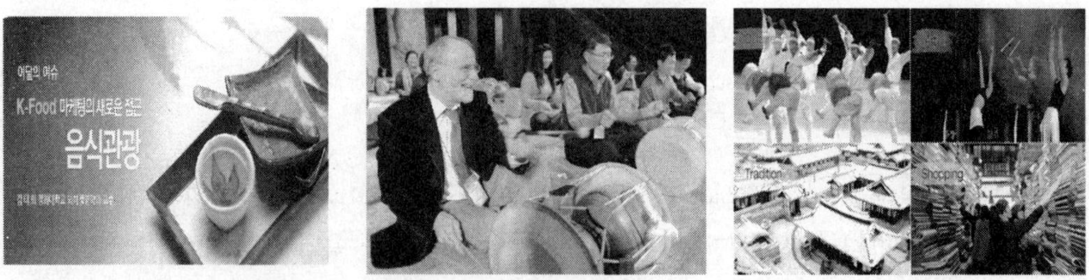

(a) 음식과 결합한 관광상품 (b) 전통문화체험과 결합한 관광 (c) 서울의 다양한 문화체험

[그림 1-9] 관광상품의 다양함 및 결합의 가능성

(4) 관광마케팅의 믹스

마케팅의 전략을 수립하기에 앞서 시장의 동향 및 추이를 파악하고, 시장의 현 상황에 맞게 마케팅 전략을 수립해야 한다. 이러한 측면에서 마케팅 믹스의 의미를 이해하고 파악하는 것이 중요하다.

1) 마케팅 믹스의 정의

시장에 대한 STP*에서 나타난 결과에 따라 판매 목표를 세운 후 이를 달성하기 위해 해당 기업에서 이용할 수 있는 모든 수단의 결합을 의미한다. 일반적으로 마케팅 믹스는 상품(Product), 가격(Price), 유통(Place), 촉진(Promotion)의 4P를 의미한다.

2) 제조업의 마케팅 믹스

맥카시의 4P는 상품(Product)을 개발하고, 가격(Price)을 결정하며, 제품을 판촉(Promotion)하고, 장소(Place)를 마련하게 되는 일련의 과정을 설명하는 마케팅 학문의 배경이다.

3) 서비스 마케팅 믹스

서비스업의 마케팅 기능은 제조업과 차이를 가진다. 붐스(B.H. Booms)와 비트너(M.J. Bitner)는 맥카시의 4P를 수정하고 새로운 믹스 요소로써 **참여자**(Partcipants), **물리적 증거**(Physcial Evidence), **서비스의 조립과정**(Process of Service Assembly)의 3P를 추가하였다.

4) 의료상품 서비스 믹스

의료상품과 서비스 믹스는 표적시장의 욕구를 충족시키기 위한 상품과 서비스의 결합이다. 이는 교통, 숙박, 음식서비스와 여흥, 유람활동의 모두 상품과 서비스의 부분으로 고려된다.

5) 관광유통 믹스

관광유통 믹스로는 유통기구, 판매경로 등이 있다.

① 유통기구 : 일정시점에 있어서 기업이 이용할 수 있는 유통경로 전체를 의미한다.

② 판매경로 : 기업이 자사의 상품을 최종 소비자 혹은 수요자에게 유통시키기 위하여 선택하는 판매업자를 의미한다.

* STP 전략 : 마케팅 전략과 계획수립 시 소비자행동에 대한 이해에 근거하여 시장을 세분화(Segmentation), 이에 따른 표적시장(Targeting)의 선정, 그리고 표적시장에 적절하게 제품을 포지셔닝(Positioning)하는 일련의 활동이다.

6) 관광판매조건의 믹스

관광객이 그들의 구입상품과 서비스에 대한 지불을 위해 이용 가능한 대안적 지불방법으로서 현금 · 수표 · 여신 · 후불 및 환율 등 가격 믹스를 신중히 고려한다. [그림 1-10]은 4P를 이용한 마케팅 수립방법들을 나타낸 것이다. 4P를 고려한 마케팅의 수립은 안정적이고 발전적인 방향으로 이끌 수 있다.

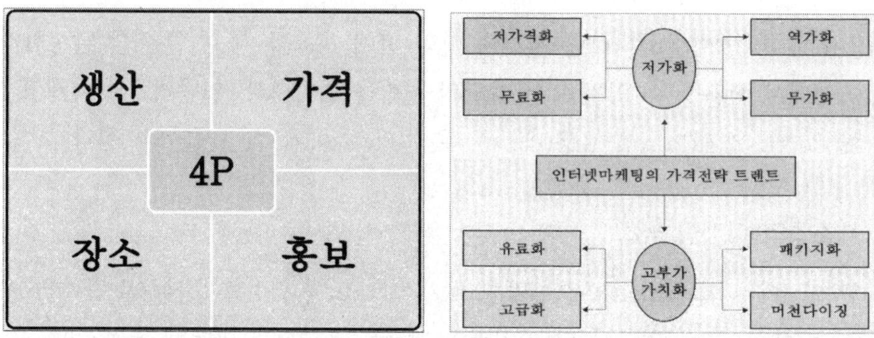

(a) 마케팅의 4P (b) 4P를 활용한 인터넷 마케팅

[그림 1-10] 4P와 마케팅의 관계

7) 마케팅 믹스의 4P

마케팅 믹스에 쓰이는 전략으로 현재까지 쓰이는 대표적인 4가지 방법이 있으며 내용은 다음과 같다.

① 가격전략 : 가격은 상품과 소비자의 교환을 실현시키는 매개체 역할을 한다.

② 상품전략 : 상품기획부터 시작하여 생산, 판매, 구매, 사용 등에 이르는 모든 과정을 포함하고 있다. 소비자의 상품구매로부터 상품사용 및 욕구충족에 해당하는 정보와 판매까지를 포함하는 광범위한 의미의 상품개념이 일반화되고 있다.

③ 유통전략 : 일반적인 의미는 생산자, 도매상, 소매상 및 소비자까지 포함한 조직이나 이들의 활동을 의미한다. 의료서비스의 유통경로는 의료기관으로부터 이용자까지 서비스가 효과적으로 전달되는 과정이다.

④ 촉진전략 : 판매활동을 원활하게 하며 매출액을 증가시키기 위한 모든 마케팅 활동이다. 광고 인적 판매홍보 등 여러 가지 요인으로 나눠진다.

(5) 관광마케팅 관리의 과제

의료관광마케팅의 관리와 과제는 의료관광시장의 수요와 과업을 고려하여 해결해야 한다.

① 의료마케터는 〈표 1-4〉와 같이 수요상황을 파악하고 분석해서 그에 대응하는 마케팅 전략을 수립해야 한다.

〈표 1-4〉 의료관광마케팅의 수요상황과 과업

구 분		수요상황	마케팅의 과업	명 칭
수요가 적은 경우	부정적 수요	잠재적 시장의 대부분이 구매를 꺼리거나 회피하려는 성향이다.	수요의 전환 : 부정적 수요를 긍정적 수요로 전환시켜 공급수준과 동일한 수준까지 수요를 끌어올린다.	전환적 마케팅
	무수요	잠재적 시장의 대부분이 지식이나 기호 또는 관심이 전혀 없는 상황이다.	수요의 창조 : 잠재적 수요가 실제수요가 될 수 있도록 수요를 개발한다.	자극적 마케팅
	잠재적 수요	아직 존재하지 않는 제품이나 서비스에 대해 소비자들이 강한 욕구를 가지고 있는 상황이다.	수요의 개발 : 잠재적 수요가 실제수요가 될 수 있도록 수요를 개발한다.	개발적 마케팅

② 의료관광시장의 확대로 인해 관련 사업 및 관광코디네이터의 역량이 더 강화될 것이다(그림 1-11).

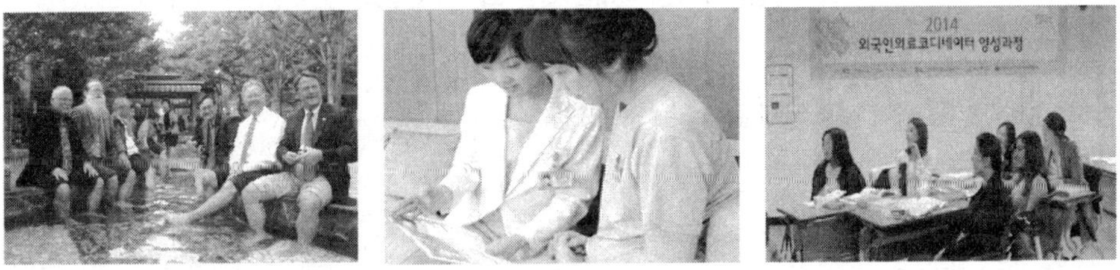

(a) 외국인의 의료관광체험 (b) 코디네이터 집중교육 (c) 외국인 코디네이터 양성교육

[그림 1-11] 의료관광코디네이터의 역할

(6) 관광마케팅의 특성

관광서비스는 서비스의 특징인 저장될 수 없는 무형적인 경험이 판매되는 것, 여러 재화와 서비스가 결합된 혼합물이라는 것, 관광기업이나 관광목적지의 자원 그리고 관광기반시설 등이 가변적이지 못한 것, 중간업자가 많은 영향력을 행사할 가능성이 있는 특징이 있다.

① 관광수요는 가격 등의 객관적인 요인뿐 아니라 취향이나 유행 같은 주관적 요인에 의해서도 많은 영향을 받는다는 점 등에서 그 특징을 찾을 수 있다(정익준, 2001년). 실제로 의료관광객이 계절에 따라 국가별로 명절, 휴가 등에 영향을 받는다.

② 국외 에이전시의 경우 12월부터 1달의 휴업을 하거나, 휴가를 가는 경우가 종종 발

생하며, 2012년 9월 말부터 중국 국경절과 중추절이 이어져 한국관광공사는 황금 연휴에 한국을 방문할 관광객 숫자로 약 97,500명으로 추정하였다. 이 시기에 이동한 중국인구가 3억 명으로 전 세계 관광지에서는 중국 관광객을 유치하기 위해 총력을 기울였다.

㉠ 중국의 경제성장과 더불어 유동인구가 증가하면서 관광시장에서의 중국인이 주 고객으로 급부상했기 때문이다.

㉡ 한국의 문화체험이나 전통을 내세워 이색체험을 실시하고, 의료상품과 관련된 구매행동으로 이어지도록 마케팅 전략이 필요하다.

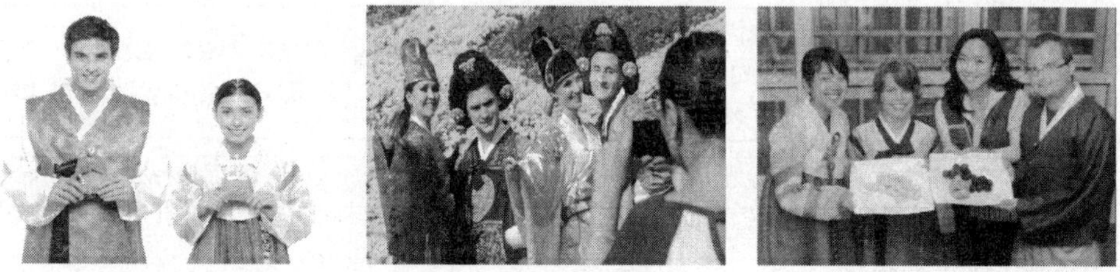

(a) 한복차림의 외국인 (b) 외국인의 한국문화체험 (c) 외국인의 전통다과체험

[그림 1-12] 한국을 찾는 외국인 관광객

참고 아시아 국가들의 의료관광현황

① 태국의 보건의료관광 현황과 육성정책

㉠ 태국이 보건의료관광에 관심을 가지고 본격적으로 보건의료관광산업을 육성하기 시작한 계기도 1997년의 경제위기 이후에 범룽랏과 같은 대형 민간병원들이 국내경기의 불황으로 운영의 어려움을 겪자 외국인환자 유치에 눈을 돌리면서부터였다.

ⓐ 태국의 외국인환자는 2001년도 55만 명에서 2008년도에는 140만 명을 유치하여 20억 달러의 수입을 창출하였다.

ⓑ 태국정부는 민간 의료서비스 산업에 대한 규제를 최소화하고 효율성을 추구하도록 적극적인 정책을 시행하였다. 2004년 6월 29일 내각은 태국을 아시아의 보건의료 수도로 육성하기 위한 정부정책을 승인하였다.

㉡ 태국의 보건부는 병원품질인증원을 조직하여 병원인증제도를 도입하여 민간병원협회에 소속된 병원들의 서비스 품질과 환자의 안전기준을 관리하고 있다.

ⓐ 보건부는 또한 민간병원협회에서 추천한 외국인을 위한 병원들에 대하여 적극적인 대외홍보를 지원하고 있다.

ⓑ 상무부의 수출진흥국과 관광청이 함께 보건의료관광산업의 발전을 위하여 적극적인 해외마케팅 및 홍보활동을 전개하고 있다.

㉢ 장기요양 서비스를 목적으로 태국을 방문하는 외국인 노령자들에게 무비자를 허용하고 있다.

ⓐ 태국 관광청은 보건의료관광 서비스의 잠재적 수요자들을 위하여 홈페이지를 통하여 태국 보건의료관광의 장점과 병원들에 대한 정보 그리고 치료비와 여행비에 관한 정보를 제공하

고 있으며, 잠재고객들에게 개별적으로 의료 및 여행비용에 대한 견적을 제공하고 있다.

ⓑ 태국의 상업 의료관광 포털도 다양한 정보와 광고를 제공하고 있고 접속하는 잠재적 고객들을 상대로 맨투맨 마케팅을 전개하고 있다.

㉣ 태국은 의료시장을 개방하여 외국인들이 국내 병원의 지분 49[%]까지 보유할 수 있도록 하고 있다.

ⓐ 태국을 대표하는 범룽랏병원과 방콕병원 등에는 많은 해외투자가 이루어졌고 외국의 전문경영인이 경영과 의료를 분리시켜 경영의 효율화를 도모하고 있다.

ⓑ 외국인환자의 유치에 적극적인 의료기관들은 태국 자체의 병원인증뿐만 아니라 국제적으로 인정되는 JCI 인증에 대해서도 적극적이다.

㉤ 태국의 보건의료관광산업은 세 가지 방향에서 전략적인 산업화를 추진하고 있다.

ⓐ 보건의료서비스에 있어서는 아시아의 중심

ⓑ 건강의 증진을 목표로 하는 소비자들에게는 아시아의 수도

ⓒ 허브와 관련된 상품에 있어서는 타이허브이다.

㉥ 범룽랏병원(Bumrungrad Hospital) - 태국

ⓐ 1980년 200개의 입원실로 개원한 후 현재 연 약 85만명의 환자를 수용하는 동남아시아 최대규모(병원 대지 약 90000[m^2])의 개인병원이다.
550개 이상의 병상수, 전문센터 30개 이상, 주변 숙박시설과의 연계로 최상의 서비스 제공 등 의료관광에 초점을 맞추고 있다.

ⓑ 해외환자 : 450,000명, 전체환자 : 1,000,000명

ⓒ 약 2,000여명의 병원직원과 의사 1,000여명 가운데 1/3 이상이 미국 의사자격증 취득

ⓓ 홈페이지에 영어, 한국어, 아랍어 등 14개 언어로 서비스 가능

ⓔ 외래센터를 비롯, 암센터 등 33개의 진료과로 운영

ⓕ 아시아 급성환자 치료를 위탁받는 주요 의료센터

ⓖ 네덜란드 등 8개 국가에 국제지역 대표사무실 운영

ⓗ ISO 9001-2000 세계 최초로 병원에서 획득

ⓘ 2002년 아시아 최초 JCI로부터 인증

ⓙ 따뜻한 기후, 용이한 접근성 등 풍부한 환경자원으로 발전여지가 큰 지리적 조건을 충족

② 인도의 의료관광현황

㉠ 인도는 세계 인구 2위의 대국으로 250여개의 의과대학에서 매년 3만 명의 의사들을 배출시키고 미국 다음으로 많은 의사들을 보유하고 있어 의료진의 공급량을 기준으로 보면 세계적인 대국이다.

ⓐ 인도에서 졸업한 의사들의 12%는 보다 수입이 좋은 미국, 영국, 캐나다, 호주 등 외국으로 진출하고 있다.

ⓑ 미국의사들 중 약 5%(4만 명), 영국의사들의 약 11%(1만 5천 명) 정도가 인도 출신으로 알려져 있다.

ⓒ 양적 · 질적으로 우수한 의료진들과 IT 분야의 경쟁력을 이용하여 과거에는 미국병원의 영수증이나 진료사본, X-ray 분석과 같은 배후 업무처리를 주로 하였으나, 최근에는 적극적인 치료센터로 전환하여 응급치료를 요하지 않는 선택치료 환자들에게 매력적인 보건의료서비스 공급국가로 부상하였다.

㉡ 인도정부도 적극적인 지원을 위하여 2006년 의무, 교통, 관광, 철도, 항공사 등 민간보건의료관광 특별팀을 구성하여 2010년 해외환자 100만 명 유치, 2,113억 원의 수입 그리고 일자리 4만개의 창출목표를 세우고 병원인증 시스템의 도입, 보건의료관광 비자제도의 도입, 의료분쟁과

의료보험에 대한 개선, 적절한 가격유도 등 보건의료관광 소비자들의 편의를 도모하고 보건의료서비스와 관련된 제도를 개선하고자 노력하고 있다.

㉢ 아폴로 병원(Apollo Hospitals) – 인도
  ⓐ 아시아 최대의 헬스케어 제공자(8,000병상 이상, 병원 44개, 인도 최초 JCI 인증획득 병원)
  ⓑ 국제적 유명병원과의 협력관계
  - 존스 홉킨스 병원, 메이요 클리닉과 업무제휴 협정체결
  - 텔레미디신 구축, 미국 병원업무의 아웃소싱, 심장분야 등 우수한 정형외과 수술기법 보유 – 외국인환자(55개국 이상) 10[%] 이상 유치

③ 싱가포르 의료관광현황

㉠ 싱가포르는 다민족 국가의 특성과 지리적, 역사적 배경 그리고 정부의 고급인력을 활용한 서비스 산업의 육성을 통한 경제성장의 정책적 배경 때문에 일찍부터 보건의료서비스 산업이 활성화 되었고 또 국제화 되었다.

㉡ 국가의 우수인력에 대한 적극적 유치로 해외로부터 유입된 다국적 의료진은 영어뿐만 아니라 자국의 언어를 능숙하게 구사할 수 있으므로, 보건의료관광 수요자인 외국인에게 문화적, 언어적 장벽 없이 서비스를 제공할 수 있어 인근 인도네시아, 말레이시아, 부르나이 공화국, 방글라데시 등 인근 국가를 넘어서 전 세계적 보건의료관광 수요자를 상대로 적극적인 마케팅 활동을 추진할 수 있었다.

㉢ 싱가포르의 보건의료관광산업은 자국민만을 대상으로는 성장의 한계를 느낀 영리병원들에 의한 적극적 해외환자유치 마케팅 활동으로부터 시작되었다. 그 결과 그러한 영리병원들은 외국인환자의 비율이 전체 환자의 70[%]를 차지하게 되었다.

㉣ 싱가포르의 해외환자의 서비스는 입국을 위한 제반 서비스와 보건의료서비스를 제공하는 기간뿐만 아니라, 체제하는 기간 동안의 관광, 숙박 등과 관련된 모든 서비스를 병원에서 일괄적으로 제공하는 원스톱 서비스로 유명하다. 또한 일 대 일 방식의 병원도우미의 서비스는 다른 국가들과 차별화될 수 있는 서비스로 보건의료관광 수요자들의 만족도를 높이고 있다.

㉤ 레플즈 병원(Raffles Hospital) : 싱가포르
  ⓐ 국제적인 인지도를 보유(한국의 샴쌍둥이 분리수술 성공)
  ⓑ 네트워크 경영
  - 60개의 1차 진료기관에서 의뢰 수령
  - 자국내 13개 센터 및 클리닉, 해외(홍콩) 4개의 클리닉 보유
  - 해외 12개국 50개의 에이전트 운영
  - 영리법인으로 주식시장에 상장 : 외부 투자를 통한 운영 및 확장 가능
  ⓒ 의사의 급여구조(차등지급)
  - 기본급에 실적에 따른 인센티브
  - 소유주식 지분에 따른 배당금
  ⓓ 활발한 국제적 대규모 마케팅으로 외국인환자 비율이 30～50[%]를 차지

(7) 국민건강보험 요양급여의 기준에 관한 규칙

참고

국민건강보험 요양급여의 기준에 관한 규칙

보건복지부령 제283호 일부개정 2015. 01. 05

제1조(목적) 이 규칙은 「국민건강보험법」 제41조제2항 및 제3항에 따라 요양급여의 방법 · 절차 · 범위 · 상한 및 제외대상 등 요양급여기준에 관하여 필요한 사항을 규정함을 목적으로 한다.

제2조(요양급여의 절차)

① 요양급여는 1단계 요양급여와 2단계 요양급여로 구분하며, 가입자 또는 피부양자(이하 "가입자 등"이라 한다)는 1단계 요양급여를 받은 후 2단계 요양급여를 받아야 한다.

② 제1항의 규정에 의한 1단계 요양급여는 「의료법」 제3조의4에 따른 상급종합병원(이하 "상급종합병원"이라 한다)을 제외한 요양기관에서 받는 요양급여(건강진단 또는 건강검진을 포함한다)를 말하며, 2단계 요양급여는 상급종합병원에서 받는 요양급여를 말한다.

③ 제1항 및 제2항의 규정에 불구하고 가입자 등이 다음 각호의 1에 해당하는 경우에는 상급종합병원에서 1단계 요양급여를 받을 수 있다.

1. 「응급의료에 관한 법률」 제2조제1호에 해당하는 응급환자인 경우
2. 분만의 경우
3. 치과에서 요양급여를 받는 경우
4. 「장애인복지법」 제32조에 따른 등록 장애인 또는 단순 물리치료가 아닌 작업치료 · 운동치료 등의 재활치료가 필요하다고 인정되는 자가 재활의학과에서 요양급여를 받는 경우
5. 가정의학과에서 요양급여를 받는 경우
6. 당해 요양기관에서 근무하는 가입자가 요양급여를 받는 경우
7. 혈우병환자가 요양급여를 받는 경우

④ 가입자 등이 상급종합병원에서 2단계 요양급여를 받고자 하는 때에는 상급종합병원에서의 요양급여가 필요하다는 의사소견이 기재된 건강진단 · 건강검진결과서 또는 별지 제4호서식의 요양급여의뢰서를 건강보험증 또는 신분증명서(주민등록증, 운전면허증 및 여권을 말한다. 이하 같다)와 함께 제출하여야 한다.

제3조(요양급여의 신청) ① 가입자 등이 요양기관에 요양급여를 신청하는 때에는 건강보험증 또는 신분증명서를 제출하여야 한다. 이 경우 가입자 등이 요양급여를 신청한날(가입자 등이 의식불명 등 자신의 귀책사유 없이 건강보험증 또는 신분증명서를 제시하지 못한 경우에는 가입자 등임이 확인된 날로 한다)부터 7일(공휴일을 제외한다. 이하 같다)이내에 건강보험증 또는 신분증명서를 제출하는 경우에는 요양급여를 신청한 때에 건강보험증 또는 신분증명서를 제출한 것으로 본다.

② 제1항에도 불구하고 가입자 등이 건강보험증 또는 신분증명서를 제출하지 못하는 경우에는 가입자 등 또는 요양기관은 「국민건강보험법」(이하 "법"이라 한다) 제13조에 따른 국민건강보험공단(이하 "공단"이라 한다)에 자격확인을 요청할 수 있으며, 요청을 받은 공단은 자격이 있는지의 여부를 확인하여 이를 별지 제1호서식의 건강보험자격확인통보서에 의하거나 전화, 팩스 또는 정보통신망을 이용하여 지체없이 해당 가입자 등 또는 요양기관에 통보하여야 한다.

③ 제2항에 따라 자격확인을 통보받은 경우에는 자격확인을 요청한 때에 건강보험증 또는 신분증

명서를 제출한 것으로 본다.

④ 요양기관은 건강보험증 또는 신분증명서를 제출하지 못하는 가입자 등이 손쉽게 공단에 자격확인을 요청할 수 있도록 공단의 전화번호 등을 안내하거나 요양기관의 진료접수창구에 이를 게시하여야 한다.

제4조(급여의 제한여부의 조회 등) ① 요양기관은 가입자 등이 법 제53조제1항 · 제2항 또는 법 제58조제2항에 해당되는 것으로 판단되는 경우에도 요양급여를 실시하되, 지체없이 별지 제2호서식에 의한 급여제한여부조회서에 의하여 공단에 급여제한 여부를 조회하여야 한다.

② 제1항에 따라 조회 요청을 받은 공단은 7일 이내에 급여제한 여부를 결정한 후 요양기관에 별지 제2호의2서식의 급여제한 여부 결정통보서로 회신하여야 하며, 회신을 받은 요양기관은 공단의 결정내용을 요양급여를 개시한 날부터 소급하여 적용하여야 한다.

③ 제2항의 규정에 불구하고 회신이 있기 전에 요양급여가 종료되거나 회신 없이7일이 경과된 때에는 공단이 당해 요양기관에 대하여 요양급여를 인정한 것으로 본다. 다만, 공단이 7일이 경과된 후에 급여제한을 결정하여 회신한 때에는 요양기관은 회신을 받은 날부터 공단의 결정에 따라야 한다.

④ 공단은 법 제53조제1항 · 제2항 또는 법 제58조제2항에 따라 요양급여를 제한하여야 함에도 불구하고 제3항의 규정에 의하여 요양급여를 받은 가입자 등에 대하여는 법 제57조에 따라 부당이득에 해당되는 금액을 징수한다.

⑤ 요양기관은 법 제53조제2항의 한도를 초과하여 요양급여를 행한 경우에는 그날부터 7일 이내에 별지 제3호서식에 의한 요양급여적용통보서에 의하여 그 사실을 공단에 알려야 한다.

제4조의2(요양급여일수의 확인) 가입자 등은 요양급여일수에 대한 확인을 공단에 요청할 수 있으며, 요청을 받은 공단은 요양급여비용이 청구되어 지급된 요양급여내역별 요양급여일수를 문서, 팩스 또는 정보통신망 등을 이용하여 지체 없이 해당가입자 등에게 통보하여야 한다.

제5조(요양급여의 적용기준 및 방법) ① 요양기관은 가입자 등에 대한 요양급여를 별표 1의 요양급여의 적용기준 및 방법에 의하여 실시하여야 한다.

② 제1항의 규정에 의한 요양급여의 적용기준 및 방법에 관한 세부사항과 조혈모세포이식 요양급여의 적용기준 및 방법에 관한 세부사항은 의약계 · 공단 및 건강보험심사평가원의 의견을 들어 보건복지부장관이 정하여 고시한다.

③ 제2항의 규정에 불구하고 「국민건강보험법 시행령」(이하 "영"이라 한다) 별표 2 제3호마목에 따른 중증질환자(이하 "중증환자"라 한다)에게 처방 · 투여하는 약제중 보건복지부장관이 정하여 고시하는 약제에 대한 요양급여의 적용기준 및 방법에 관한 세부사항은 제5조의2의 규정에 의한 중증질환심의위원회의 심의를 거쳐 건강보험심사평가원장이 정하여 공고한다. 이 경우 건강보험심사평가원장은 요양기관 및 가입자 등이 해당 공고의 내용을 언제든지 열람할 수 있도록 관리하여야 한다.

제5조의2(중증질환심의위원회) ① 중증환자에게 처방 · 투여되는 약제에 대한 요양급여 적용기준 및 방법에 대하여 심의하기 위하여 건강보험심사평가원에 중증질환심의위원회를 둔다.

② 중증질환심의위원회는 보건의료분야에 관한 학식과 경험이 풍부한 45인 이내의 위원으로 구성하되, 중증질환심의위원회의 구성 및 운영 등에 관하여 필요한 사항은 건강보험심사평가원의 정관으로 정한다.

제5조의3(동일성분 의약품의 중복 처방·조제 제한) 가입자 등이 3개 이상의 요양기관을 방문하여 동일한 상병(傷病)으로 동일성분 의약품을 처방 · 조제 받을 수 있는 일수는 6개월 동안 215일 미만으

로 한다. 이 경우 구체적인 인정기준과 관리 등 필요한 사항은 보건복지부장관이 정하여 고시한다.

제6조(요양급여의 의뢰 등) ① 요양기관은 가입자 등에게 적절한 요양급여를 행하기 위하여 필요한 경우에는 다른 요양기관에게 요양급여를 의뢰할 수 있다.

② 제1항의 규정에 의하여 요양급여를 의뢰받은 요양기관은 가입자 등의 상태가 호전되었을 때에는 요양급여를 의뢰한 요양기관이나 1단계 요양급여를 담당하는 요양기관으로 가입자 등을 회송할 수 있다.

③ 요양기관이 제1항의 규정에 의하여 요양급여를 의뢰하는 경우에는 별지 제4호서식에 의한 요양급여의뢰서를, 제2항의 규정에 의하여 가입자 등을 회송하는 경우에는 별지 제5호서식에 의한 요양급여회송서를 가입자 등에게 발급하여야 한다. 이 경우 요양기관은 의뢰 또는 회송받은 요양기관의 요청이 있는 때에는 진료기록의 사본 등 요양급여에 관한 자료를 제공하여야 한다.

제7조(요양급여비용 계산서·영수증의 발급 및 보존) ① 요양기관이 요양급여를 실시한 때에는 가입자 등에게 다음 각호의 구분에 의한 계산서 · 영수증을 발급하여야 한다. 다만, 요양기관 중 종합병원 · 병원 · 치과병원 · 한방병원 및 요양병원을 제외한 요양기관이 외래진료를 한 경우에는 별지 제12호서식의 간이 외래 진료비계산서 · 영수증을 발급할 수 있다.

1. 입원 및 외래진료의 경우(한방의 경우를 제외한다) : 별지 제6호서식 또는 별지 제7호서식의 진료비 계산서 · 영수증
2. 한방입원 및 한방외래진료의 경우 : 별지 제8호서식 또는 별지 제9호서식의 한방진료비 계산서 · 영수증
3. 약국 및 한국희귀의약품센터의 경우 : 별지 제10호서식 또는 별지 제11호서식의 약제비 계산서 · 영수증

② 요양기관은 가입자 등이 「소득세법」 제59조의4제2항에 따른 의료비공제를 받기 위하여 당해 연도의 진료비 또는 약제비 납입내역의 확인을 요청한 경우에는 별지 제12호의2서식의 진료비(약제비) 납입확인서를 발급하여야 한다

③ 요양기관은 가입자 등이 제1항의 규정에 의한 계산서 · 영수증에 대하여 세부산정내역을 요구하는 경우에는 이를 제공하여야 한다. 다만, 가입자 등이 제8조제3항의 규정에 의하여 질병군별로 하나의 포괄적인 행위로 고시된 요양급여를 받은 경우에는 별표 2 제6호의 규정에 의한 비급여대상과 「국민건강보험법 시행규칙」(이하 "규칙"이라 한다) 별표 6 제1호자목에 따른 요양급여비용의 본인부담항목에 한하여 세부내역을 제공하여야 한다.

④ 요양기관이 요양급여를 행한 경우에는 제1항의 규정에 의한 계산서 · 영수증 부본을 당해 요양급여가 종료된 날부터 5년간 보존하여야 한다. 다만, 요양기관이 별지 제13호서식에 의한 본인부담금수납대장을 작성하여 보존하는 경우에는 이를 계산서 · 영수증 부본에 갈음한다.

⑤ 제4항의 규정에 의한 계산서 · 영수증 부본 및 본인부담금수납대장은 「전자서명법」에 의한 공인전자서명이 기재된 전자문서로 작성 · 보존할 수 있다.

제8조(요양급여의 범위 등) ① 법 제41조제2항에 따른 요양급여의 범위(이하 "요양급여대상"이라 한다)는 다음 각 호와 같다.

1. 법 제41조제1항 각 호의 요양급여(약제를 제외한다) : 제9조에 따른 비급여대상을 제외한 일체의 것
2. 법 제41조제1항제2호의 요양급여(약제에 한한다) : 제11조의2, 제12조 및 제13조에 따라 요양급여대상으로 결정 또는 조정되어 고시된 것

② 보건복지부장관은 제1항의 규정에 의한 요양급여대상을 급여목록표로 정하여 고시하되, 법 제

41조제1항 각 호에 규정된 요양급여행위(이하 "행위"라 한다), 약제 및 치료재료(법 제41조제1항제2호의 규정에 의하여 지급되는 약제 및 치료재료를 말한다. 이하 같다)로 구분하여 고시한다. 다만, 보건복지부장관이 정하여 고시하는 요양기관의 진료에 대하여는 행위 · 약제 및 치료재료를 묶어 1회 방문에 따른 행위로 정하여 고시할 수 있다.

③ 보건복지부장관은 제2항의 규정에 불구하고 영 제21조제3항제2호에 따라 보건복지부장관이 정하여 고시하는 질병군에 대한 입원진료의 경우에는 해당 질병군별로 별표 2 제6호에 해당하는 비급여대상,규칙 별표 5 제1호사목에 따른 이송처치료 및 같은 호 아목1)에 해당하는 요양급여비용의 본인부담항목을 제외한 모든 행위 · 약제 및 치료재료를 묶어 하나의 포괄적인 행위로 정하여 고시할 수 있다.

④ 보건복지부장관은 제2항에도 불구하고 영 제21조제3항제1호에 따른 요양병원의 입원진료의 경우에는 제2항의 행위 · 약제 및 치료재료를 묶어 1일당 행위로 정하여 고시할 수 있다. 이 경우 1일당 행위에서 제외되는 항목은 보건복지부장관이 정하여 고시할 수 있다.

⑤ 보건복지부장관은 제2항부터 제4항까지의 규정에 따라 요양급여대상을 고시함에 있어 행위 또는 하나의 포괄적인 행위의 경우에는 영 제21조제2항에 따른 요양급여의 상대가치점수를 함께 정하여 고시하여야 한다.

제9조(비급여대상) ① 법 제41조제3항에 따라 요양급여의 대상에서 제외되는 사항(이하 "비급여대상"이라 한다)은 별표 2와 같다.

제10조(신의료기술 등의 요양급여 결정신청) ① 요양기관, 의약관련 단체, 치료재료의 제조업자 · 수입업자(치료재료가 「인체조직 안전 및 관리 등에 관한 법률」 제3조제1호에 따른 인체조직인 경우에는 같은 법 제13조에 따른 조직은행의 장을 말한다)는 제8조제2항에 따른 요양급여대상 또는 제9조제1항에 따른 비급여대상으로 결정되지 아니한 새로운 행위 및 치료재료(이하 "신의료기술 등"이라 한다)에 대하여는 다음 각 호에 규정된 날부터 30일 이내에 요양급여대상 여부의 결정을 보건복지부장관에게 신청하여야 한다.

1. 행위의 경우에는 「의료법」 제53조에 따른 신의료기술평가(이하 "신의료기술평가"라 한다) 결과 안전성 · 유효성 등을 인정받은 이후 가입자 등에게 최초로 실시한 날
2. 치료재료의 경우에는 다음 각 목에서 정한 날
   가. 「약사법」 또는 「의료기기법」에 따른 품목허가 또는 품목신고 대상인 치료재료인 경우에는 식품의약품안전처장으로부터 품목허가를 받거나 품목신고를 한 날. 다만, 품목허가나 품목신고 대상이 아닌 치료재료의 경우에는 해당 치료재료를 가입자 등에게 최초로 사용한 날
   나. 「인체조직 안전 및 관리 등에 관한 법률」 제3조제1호에 따른 인체조직(이하 "인체조직"이라 한다)의 경우에는 보건복지부장관으로부터 조직은행 설립허가를 받은 날. 다만, 다음의 어느 하나의 경우에는 그 해당하는 날
      1) 수입인체조직의 경우에는 보건복지부장관이 정하는 바에 따라 안전성에 문제가 없다는 통지를 받은 날
      2) 조직은행 설립허가 당시의 취급품목이 변경된 경우에는 보건복지부장관이 그 변경사실을 확인한 날
   다. 가목 및 나목에도 불구하고 신의료기술평가대상이 되는 치료재료의 경우에는 신의료기술평가 결과 안전성 · 유효성 등을 인정받은 이후 해당 치료재료를 가입자 등에게 최초로 사용한 날

② 제1항에 따른 결정신청은 그 결정을 신청하려는 자가 다음 각 호의 구분에 따른 평가신청서에

해당 각 목의 서류를 첨부하여 건강보험심사평가원장에게 요양급여대상여부의 평가신청을 함으로써 이를 갈음한다.

1. 행위의 경우 : 별지 제14호서식의 요양급여행위평가신청서
   가. 신의료기술의 안전성 · 유효성 등의 평가결과통보서
   나. 상대가치점수의 산출근거 및 내역에 관한 자료
   다. 비용효과에 관한 자료(동일 또는 유사 행위와의 장 · 단점, 상대가치 점수의 비교 등을 포함한다)
   라. 국내외의 실시현황에 관한 자료(최초실시연도 · 실시기관명 및 실시건수 등을 포함한다)
   마. 소요장비 · 소요재료 · 약제의 제조(수입)허가(신고)관련 자료
   바. 국내외의 연구논문 등 기타 참고자료
3. 제1항제2호가목의 경우(제1항제2호다목에 따른 치료재료를 포함한다) : 별지 제16호서식의 치료재료평가신청서
   가. 제조(수입)품목허가증(신고서)사본(품목허가를 받거나 품목 신고를 한 치료재료에 한한다)
   나. 판매예정가 산출근거 및 내역에 관한 자료
   다. 비용효과에 관한 자료(동일 또는 유사목적의 치료재료와의 장 · 단점, 판매가의 비교 등을 포함한다)
   라. 국내외의 사용현황에 관한 자료(최초사용연도 · 사용기관명 및 사용건수 등을 포함한다)
   마. 구성 및 부품내역에 관한 자료 및 제품설명서
   바. 국내외의 연구논문 등 기타 참고자료
   사. 신의료기술의 안전성 · 유효성 등의 평가결과통보서(제1항제2호다목에 따른 치료재료만 해당한다)
4. 제1항제2호나목의 경우(제1항제2호다목에 따른 인체조직을 포함한다) : 별지 제16호의2서식의 인체조직평가신청서
   가. 조직은행설립허가증 사본(기재사항 변경내역을 포함한다). 다만, 수입인체조직의 경우에는 보건복지부장관이 정하는 바에 따라 안전성에 문제가 없다는 사실을 증명하는 서류를 함께 첨부하여야 한다.
   나. 인체조직가격 산출근거 및 내역에 관한 자료
   다. 비용효과에 관한 자료(동일 또는 유사목적의 인체조직과의 장 · 단점, 가격 비교 등을 포함한다)
   라. 국내외의 사용현황에 관한 자료(최초 사용연도, 사용기관명 및 사용건수 등을 포함한다)
   마. 인체조직에 대한 설명서
   바. 국내외의 연구논문 등 기타 참고자료
   사. 신의료기술의 안전성 · 유효성 등의 평가결과 통보서(제1항제2호다목에 따른 인체조직만 해당한다)

③ 보건복지부장관은 요양기관이 정당한 사유없이 신의료기술등에 대하여 제1항의 규정에 위반하여 요양급여대상 여부의 결정을 신청하지 아니하고 가입자 등에게 실시 또는 사용한 후 그 비용을 부담시킨 신의료기술등이 요양급여대상으로 확인된 경우에는 법 제98조제1항제1호에 따라 당해 요양기관의 업무정지를 명하거나 같은 조 제2항에 따른 과징금처분을 하여야 한다.

제10조의2(약제 요양급여의 결정신청) ① 약제의 제조업자 · 위탁제조판매업자 · 수입자는 제8조제2항

에 따라 급여목록표로 고시되지 아니한 새로운 약제에 대하여 보건복지부장관에게 요양급여대상 여부의 결정을 신청할 수 있다.

② 제1항에도 불구하고 「약사법」 제91조제1항에 따른 희귀의약품 등으로서 「의약품 등의 안전에 관한 규칙」 제57조제1호에 따라 식품의약품안전청장이 환자의 치료를 위하여 긴급한 도입이 필요하다고 인정한 품목에 대해서는 한국희귀의약품센터의 장이 요양급여대상여부의 결정신청을 할 수 있다.

③ 제1항 및 제2항에 따른 결정신청은 그 결정을 신청하려는 자가 별지 제17호서식의 약제평가신청서에 다음 각 호의 구분에 따른 해당 서류를 첨부하여 건강보험심사평가원장에게 해당 약제의 경제성, 요양급여의 적정성 및 기준 등에 관한 평가신청을 함으로써 이를 갈음한다.

1. 약제의 제조업자 · 위탁제조판매업자 · 수입자의 경우
   가. 제조(수입)품목 허가증(신고서) 사본 또는 「의약품 등의 안전에 관한 규칙」 제12조의2에 따른 식품의약품안전처장의 안전성 · 유효성 검토결과 통보서(보건복지부장관이 따로 공고하는 약제만 해당한다)(품목허가를 받거나 품목신고를 한 약제만 해당한다)
   나. 판매예정가 산출근거 및 내역에 관한 자료
   다. 비용과 효과에 대한 자료(동일하거나 유사한 약제와의 장점 · 단점 및 판매가의 비교 등을 포함한다)
   라. 국내외의 사용현황에 관한 자료(개발국, 허가국가, 최초허가연도, 국내 사용건수 및 금액 등을 포함한다)
   마. 해당 약제의 예상 사용량, 요양급여비용의 예상 청구금액 및 그 근거에 관한 자료
   바. 국내외의 연구논문 등 기타 참고자료
2. 한국희귀의약품센터의 장의 경우
   가. 식품의약품안전처장의 인정에 관한 서류
   나. 판매예정가 산출근거 및 내역에 관한 자료

제11조(신의료기술 등에 대한 요양급여의 결정) ① 제10조의 규정에 의하여 요양급여대상 여부의 결정신청을 받은 보건복지부장관은 정당한 사유가 없는 한 결정신청일부터 150일 이내에 법 제4조에 따른 건강보험정책심의위원회(이하 "심의위원회"라 한다)의 심의를 거쳐 요양급여대상 또는 비급여대상에의 해당여부를 결정하여 고시하여야 한다. 이 경우 요양급여대상으로 결정한 신의료기술 등에 대하여는 영 제21조제1항부터 제3항까지의 규정에 따른 요양급여의 상대가치 점수 또는 영 제22조제1항에 따른 치료재료의 상한금액을 함께 정하여 고시하여야 한다.

② 보건복지부장관은 신의료기술등의 경제성 및 급여의 적정성에 대하여 제7항에 따른 전문평가위원회(이하 "전문평가위원회"라 한다)의 평가를 거쳐, 신의료기술등의 요양급여대상 여부를 결정한다. 이 경우 보건복지부장관은 해당 신의료기술 등을 영 별표 2 제4호에 따라 요양급여대상으로 하려는 때에는 전문평가위원회의 평가 외에 제11조의3제1항에 따른 급여평가위원회(이하 "급여평가위원회"라 한다)의 평가를 거치도록 할 수 있다.

③ 건강보험심사평가원장은 제2항에 따라 전문평가위원회에서 치료재료(인체조직은 제외한다)에 대하여 평가한 경우에 평가가 끝난 날부터 15일 이내에 다음 각 호의 사항을 신청인에게 서면 또는 전자문서로 통보하여야 한다. [신설 2011.12.2] [[시행일 : 부칙참조(제87호)]]

1. 평가결과(평가 시 원용된 전문가 의견, 학술연구 내용 등 평가근거에 관한 정보를 포함한다)
2. 평가결과에 이견이 있으면 30일 이내에 제13조의3에 따른 검토(이하 "독립적 검토"라 한다)를 거친 재평가를 신청할 수 있다는 내용

④ 제3항에 따른 통보를 받은 신청인은 통보받은 날부터 30일 이내에 독립적 검토를 거친 재평가를 건강보험심사평가원장에게 신청할 수 있다.

⑤ 제4항에 따른 신청을 받은 건강보험심사평가원장은 독립적 검토에 따른 보고서와 신청인의 의견(신청인이 의견을 제출한 경우만 해당한다)을 제출받아 전문평가위원회의 재평가를 거쳐야 한다.

⑥ 제2항 후단 및 제3항부터 제5항까지의 절차에 걸리는 기간은 제1항 전단에 따른 처리기한의 산정에 포함하지 아니한다.

⑦ 제2항의 규정에 의한 신의료기술등에 대한 평가를 효율적으로 수행하기 위하여 건강보험심사평가원에 행위 및 치료재료별로 전문평가위원회를 둔다.

⑧ 제1항의 규정에 의하여 신의료기술등이 요양급여대상으로 결정되어 고시된 경우에 제10조제1항의 규정에 의한 신청기간 내에 신청하지 아니한 요양기관에 대하여는 제10조제1항 각호의 1에 해당하는 날부터 소급하여 요양급여대상으로 적용한다.

제11조의2(약제에 대한 요양급여의 결정) ① 제10조의2제3항에 따라 약제에 대한 평가를 신청 받은 건강보험심사평가원장은 150일(후단에 따른 급여평가위원회의 평가에 걸린 기간은 제외한다) 이내에 제14항에 따른 약제급여평가위원회(이하 "약제급여평가위원회"라 한다)의 심의를 거쳐 평가하고 평가가 끝난 날부터 15일 이내에 다음 각 호의 사항을 신청인에게 서면 또는 전자문서로 통보하여야 한다. 이 경우 보건복지부장관은 해당 약제를 영 별표 2 제4호에 따라 요양급여대상으로 하려는 때에는 약제급여평가위원회 평가 외에 급여평가위원회의 평가를 거치도록 할 수 있다.

1. 평가결과(평가 시 원용된 전문가 의견, 학술연구 내용 등 평가근거에 관한 정보를 포함한다)
2. 평가결과에 이견이 있으면 30일 이내에 재평가 또는 독립적 검토를 거친 재평가를 신청할 수 있다는 내용
3. 약제급여평가위원회가 평가한 금액 이하를 경제성 있는 가격으로 하여 공단 이사장과의 협상절차를 진행할 수 있다는 내용(임상적 유용성은 있으나 신청가격의 비용효과성을 입증하지 못한 경우만 해당한다)

② 제1항에 따른 통보를 받은 신청인은 통보받은 날부터 30일 이내에 건강보험심사평가원장에게 재평가 또는 독립적 검토를 거친 재평가를 신청하거나 공단 이사장과의 협상절차 진행에 동의한다는 내용의 통지(제1항제3호에 따라 약제급여평가위원회가 평가한 금액 이하로 협상절차 진행을 원하는 경우만 해당한다)를 할 수 있다.

③ 제2항에 따라 재평가신청을 받은 건강보험심사평가원장은 120일 이내에 약제급여평가위원회의 재심의를 거쳐 재평가하고 재평가가 끝난 날부터 15일 이내에 다음 각 호의 사항을 신청인에게 통보하여야 한다.

1. 재평가결과
2. 약제급여평가위원회가 평가한 금액 이하를 경제성 있는 가격으로 하여 공단 이사장과의 협상절차를 진행할 수 있다는 내용(임상적 유용성은 있으나 신청가격의 비용효과성을 입증하지 못한 경우만 해당한다)

④ 제2항에 따라 독립적 검토를 거친 재평가의 신청을 받은 건강보험심사평가원장은 독립적 검토에 따른 보고서와 신청인의 의견(신청인이 의견을 제출한 경우만 해당한다)을 제출받아 약제급여평가위원회의 재심의를 거쳐 재평가하고 재평가가 끝난 날부터 15일 이내에 다음 각 호의 사항을 신청인에게 통보하여야 한다.

1. 재평가결과

2. 약제급여평가위원회가 평가한 금액 이하를 경제성 있는 가격으로 하여 공단 이사장과의 협상절차를 진행할 수 있다는 내용(임상적 유용성은 있으나 신청가격의 비용효과성을 입증하지 못한 경우만 해당한다)

⑤ 제3항제2호 또는 제4항제2호에 따른 통보를 받은 신청인은 통보받은 날부터 7일 이내에 건강보험심사평가원장에게 공단 이사장과의 협상절차 진행에 동의한다는 내용의 통지(제3항제2호 또는 제4항제2호에 따라 약제급여평가위원회가 평가한 금액 이하로 협상절차 진행을 원하는 경우만 해당한다)를 할 수 있다.

⑥ 건강보험심사평가원장은 제1항제1호에 따른 평가결과, 제3항제1호 또는 제4항제1호에 따른 재평가결과 및 제2항 또는 제5항에 따른 통지 사실을 보건복지부장관에게 보고하고 공단 이사장에게 통보하여야 한다. 다만, 요양급여 적정성이 없다고 평가 또는 재평가된 약제(신청인이 제2항 또는 제5항에 따른 통지를 한 약제는 제외한다) 및 제7항제1호 각 목의 어느 하나에 해당하는 약제는 공단 이사장에게 통보하지 아니할 수 있다.

⑦ 보건복지부장관은 제6항에 따라 보고받은 사항에 대하여 다음 각 호에 정하는 바에 따라 조치하여야 한다.

1. 제1항제1호에 따른 평가결과나 제3항제1호 또는 제4항제1호에 따른 재평가결과에 따라 요양급여대상으로 하는 것이 적정하다고 평가된 약제(신청인이 제2항 또는 제5항에 따른 통지를 한 약제를 포함한다) 중 다음 각 목의 어느 하나에 해당하는 약제를 제외한 약제에 대하여는 지체없이 공단 이사장에게 당해 약제의 제조업자, 위탁제조판매업자 또는 수입자와 당해 약제의 상한금액에 대한 협상을 하도록 명하여야 한다.
   가. 제14조에 따라 보건복지부장관이 정하여 고시한 약제 산정기준에 따라 상한금액이 정하여지는 약제
   나. 제10조의2제2항에 따라 한국희귀의약품센터의 장이 요양급여대상여부의 결정을 신청한 약제
2. 제1호 외의 약제에 대하여는 30일 이내에 심의위원회의 심의를 거쳐 요양급여대상 여부와 상한금액(요양급여대상으로 할 경우에 한한다)을 결정하여 고시하여야 한다.

⑧ 제7항제1호에 따라 협상을 명받은 공단 이사장은 60일 이내에 약제의 예상 사용량, 요양급여비용의 예상 청구액, 요양급여의 범위, 보험재정에 미치는 영향, 해당 약제 제조업자 · 위탁제조판매업자 · 수입자가 이행할 조건 및 약제급여평가위원회의 평가결과 · 재평가결과 등을 고려하여 약제의 상한금액안을 정하여 이를 해당 약제 제조업자 · 위탁제조판매업자 · 수입자와 협상하고 그 협상결과를 보건복지부장관에게 보고하여야 한다.

⑨ 보건복지부장관은 제8항에 따라 보고받은 사항에 대하여 다음 각 호에 정하는 바에 따라 조치하여야 한다.

1. 협상이 이루어진 약제는 30일 이내에 심의위원회의 심의를 거쳐 요양급여대상여부 및 약제의 상한금액을 결정하여 고시하여야 한다.
2. 협상이 이루어지지 아니한 약제 중 환자의 진료에 반드시 필요하다고 인정되는 약제는 협상결과를 보고받은 날부터 60일 이내에 제15항에 따른 약제급여조정위원회(이하 "약제급여조정위원회"라 한다)의 조정을 거친 후 심의위원회의 심의를 거쳐 요양급여대상 여부 및 약제의 상한금액을 결정하여 고시하여야 한다.

⑩ 보건복지부장관은 제9항제2호에 따라 약제급여조정위원회에서 조정한 경우에 조정이 끝난 날

부터 15일 이내에 다음 각 호의 사항을 신청인에게 서면 또는 전자문서로 통보하여야 한다.

1. 조정결과 및 그 근거
2. 조정결과에 이견이 있으면 30일 이내에 독립적 검토를 거친 재조정을 신청할 수 있다는 내용

⑪ 제10항에 따른 통보를 받은 신청인은 통보받은 날부터 30일 이내에 독립적 검토를 거친 재조정을 보건복지부장관에게 신청할 수 있다.

⑫ 제11항에 따른 신청을 받은 보건복지부장관은 독립적 검토에 따른 보고서와 신청인의 의견(신청인이 의견을 제출한 경우만 해당한다)을 제출받아 약제급여조정위원회의 재조정을 거쳐야 한다.

⑬ 제10항부터 제12항까지의 절차에 걸리는 기간은 제9항제2호에 따른 처리기한의 산정에 포함하지 아니한다.

⑭ 약제에 대한 요양급여의 적정성 등을 효율적으로 평가하기 위하여 건강보험심사평가원에 약제급여평가위원회를 둔다. 이 경우 약제급여평가위원회의 구성, 운영, 평가기준 및 절차 등에 관하여 필요한 사항은 건강보험심사평가원장이 정한다.

⑮ 약제에 대한 요양급여의 결정, 상한금액의 조정에 관한 사항을 심의하기 위하여 보건복지부에 약제급여조정위원회를 둔다. 이 경우 약제급여조정위원회의 구성, 운영 그 밖에 필요한 사항은 보건복지부장관이 정한다.

제11조의3(급여평가위원회의 설치 등) ① 영 별표 2 제4호에 따른 요양급여 필요성 여부 등에 관한 평가를 위하여 보건복지부장관 소속으로 급여평가위원회를 둔다.

② 급여평가위원회는 위원장 1명을 포함하여 30명 이내의 위원으로 구성한다.

③ 급여평가위원회 위원은 다음 각 호의 어느 하나에 해당하는 사람 중에서 보건복지부장관이 위촉 또는 임명하고, 위원장은 제1호부터 제4호까지의 위원 중에서 호선(互選)한다.

1. 의과, 치과, 한의과 또는 약사(藥事) 관련 학회에서 추천하는 해당 분야의 전문가
2. 학교 또는 연구기관에서 건강보험 관련 분야의 교육 또는 연구에 종사하는 사람
3. 소비자단체에서 추천하는 사람
4. 변호사 자격이 있는 사람
5. 공단 이사장 및 건강보험심사평가원장이 추천하는 건강보험에 관한 전문가
6. 보건복지부 소속 공무원 중 건강보험 분야의 업무를 수행하는 4급 이상 공무원
7. 그 밖에 건강보험에 관한 학식과 경험이 풍부한 사람 중 보건복지부장관이 정하여 고시하는 기준에 해당하는 사람

④ 위원장은 급여평가위원회를 대표하고 그 업무를 총괄한다.

⑤ 제1항부터 제4항까지에서 규정한 사항 외에 제1항에 따른 평가 기준 및 절차 등 급여평가위원회의 운영에 관하여 필요한 사항은 보건복지부장관이 정한다.

제12조(상대가치점수 등의 조정 등) ① 제10조제1항 및 제10조의2제1항에 따른 요양기관, 의약관련 단체, 약제·치료재료의 제조업자·위탁제조판매업자(약제의 경우만 해당한다)·수입자(치료재료가 인체조직인 경우에는 「인체조직 안전 및 관리 등에 관한 법률」 제13조에 따른 조직은행의 장을 말한다) 또는 가입자 등은 이미 고시된 요양급여대상의 상대가치점수·상한금액, 요양급여대상·비급여대상의 조정을 보건복지부장관이 정하여 고시하는 바에 따라 보건복지부장관에게 신청할 수 있다.

② 제1항의 규정에 의하여 조정신청을 받은 보건복지부장관은 행위 및 치료재료의 경우에는 제11조(행위 및 인체조직의 경우에는 제11조제3항부터 제6항까지는 제외한다)의 절차를 준용하고, 약제의 경우에는 제11조의2의 절차를 준용하여 상대가치점수·상한금액, 요양급여대상·비급여대상을 조

정하여 고시할 수 있다.

제13조(직권결정 및 조정) ① 보건복지부장관은 신의료기술등의 요양급여대상여부에 관한 결정신청이 없는 경우에도 직권으로 제11조(행위 및 인체조직의 경우에는 제11조제3항부터 제6항까지는 제외한다)의 절차를 준용하여 요양급여대상 또는 비급여대상으로 결정하여 고시할 수 있으며, 요양급여대상으로 결정한 경우에는 상대가치점수 또는 상한금액을 함께 정하여 고시하여야 한다. 이 경우 결정·고시된 요양급여대상은 제10조제1항 각 호의 어느 하나에 해당되는 날부터 소급하여 요양급여대상으로 적용한다.

② 보건복지부장관은 환자의 진료상 반드시 필요하다고 인정되는 약제에 대하여는 그 제조업자, 위탁제조판매업자 또는 수입자 등이 요양급여대상결정신청을 하지 아니하더라도 직권으로 제11조의2의 절차를 준용하여 요양급여대상 여부 및 약제의 상한금액을 결정하고 이를 고시할 수 있다.

③ 보건복지부장관은 이미 고시된 행위 및 치료재료에 대한 상대가치점수·상한금액, 요양급여대상·비급여대상에 대하여는 직권으로 제11조(행위 및 인체조직의 경우에는 제11조제3항부터 제6항까지는 제외한다)의 절차를 준용하여 조정하여 고시할 수 있다.

④ 보건복지부장관은 다음 각 호에 해당하면 이미 고시된 약제의 요양급여대상여부 및 상한금액을 직권으로 조정하여 고시할 수 있다.

1. 협상 결과 합의된 요양급여비용 예상 청구금액을 초과하여 사용된 경우
2. 제5조제2항 및 제3항에 따른 요양급여의 적용기준 및 방법에 관한 세부사항의 개정 등으로 약제의 사용범위의 확대가 예상되는 경우
3. 직전년도 요양급여비용 청구금액과 비교하여 보건복지부장관이 정하는 비율이나 금액 이상 증가된 경우
4. 제14조에 따라 보건복지부장관이 정하여 고시하는 약제 상한금액의 결정·조정 기준이 변경됨에 따라 보건복지부장관이 상한금액을 재평가할 필요가 있다고 인정하는 경우
5. 제11조의2에 따라 요양급여대상으로 결정된 약제와 동일성분·동일제형의 약제가 제10조의2에 따라 결정신청된 경우
6. 제11조의2에 따라 요양급여대상으로 결정된 약제에 대한 개발목표제품(해당 약제의 품목허가를 위한 시험에서 비교대상으로 선택된 제품 중 주 약리작용을 나타내는 성분이 해당 약제와 같은 제품으로서 그 제품과 동일성분·동일투여경로·동일제형·동일함량의 제제 중 최고가 품목을 말한다)과 동일성분·동일제형·동일함량의 약제가 제10조의2에 따라 결정신청된 경우
7. 환자의 진료에 반드시 필요하나 경제성이 없어 제조업자·위탁제조판매업자·수입자가 생산 또는 수입을 기피하는 약제로서 생산 또는 수입 원가의 보전이 필요한 경우
8. 최근 2년간 보험급여 청구실적이 없는 약제
9. 약제급여평가위원회의 평가결과 경제성이 없는 것으로 평가된 약제
10. 약제 제조업자·위탁제조판매업자·수입자가 급여목록표에서 삭제되기를 희망하는 약제. 다만, 보건복지부장관이 환자의 진료상 반드시 필요하다고 판단하는 약제는 예외로 한다.
11. 보건복지부장관이 정하여 고시한 바에 따른 약제 실거래가 조사결과 약제 상한금액 조정 대상이 된 약제
13. 약사법령에 따른 일반의약품으로서 건강증진, 건강유지 및 치료를 목적으로 하며, 의사 또는 치과의사의 처방에 의하지 아니하더라도 인체에 미치는 부작용이 적어 안전성 및 유효성을 기대할 수 있는 약제
14. 제11조의2제8항에 따라 약제의 제조업자, 위탁제조판매업자 또는 수입자가 공단 이사장과 협

상한 조건을 이행하지 아니하는 경우나 협상한 조건에서 정한 조정사유에 해당하는 경우

⑤ 제4항에 따른 직권 조정에는 다음 각 호의 구분에 따른 절차를 준용한다.

1. 제4항제1호 및 제3호의 경우 : 제11조의2제7항부터 제9항까지의 절차
2. 제4항제2호의 경우 : 제11조의2제1항부터 제3항까지, 제6항 및 제7항제2호의 절차
3. 제4항제4호부터 제6호까지, 제8호, 제11호 및 제14호의 경우 : 제11조의2제1항부터 제3항까지, 제5항, 제6항 및 같은 조 제7항제2호의 절차
4. 제4항제7호, 제9호, 제10호 및 제13호의 경우 : 제11조의2제1항부터 제6항까지 및 같은 조 제7항제2호의 절차

제13조의2(독립적 검토절차) ① 보건복지부장관은 치료재료(인체조직은 제외한다. 이하 이 조와 제13조의3에서 같다) 및 약제의 요양급여대상 여부 및 상한금액에 관하여 보건복지부, 국민건강보험공단 및 건강보험심사평가원으로부터 독립적으로 검토할 수 있는 절차를 마련하여야 한다.

② 보건복지부장관은 독립적 검토를 수행하게 하기 위하여 검토 절차를 총괄하는 1명의 책임자와 검토를 담당하는 30명 이내의 검토자를 위촉하여야 한다.

③ 책임자와 검토자는 치료재료 및 약제 분야의 학식과 경험이 풍부하고 보건복지부, 국민건강보험공단 및 건강보험심사평가원으로부터 독립적으로 검토를 할 수 있는 사람 중에서 위촉한다.

④ 책임자와 검토자의 자격, 임기, 위촉방법 등에 관한 사항은 보건복지부장관이 정한다.

제13조의3(독립적 검토) ① 독립적 검토는 다음 각 호의 경우에 제11조제4항 및 제11조의2제2항·제11항(제12조 및 제13조에 따라 준용되는 경우를 포함한다)에 따라 신청할 수 있다.

1. 치료재료에 관한 결정신청을 한 자가 전문평가위원회의 평가결과에 이견이 있는 경우
2. 약제에 관한 결정신청을 한 자가 다음 각 목의 어느 하나의 결과에 이견이 있는 경우
   가. 약제급여평가위원회의 심의에 따른 평가결과
   나. 약제급여조정위원회의 조정결과
3. 치료재료에 관한 조정신청을 한 자가 전문평가위원회의 평가결과에 이견이 있는 경우
4. 약제에 관한 조정신청을 한 자가 다음 각 목의 어느 하나의 결과에 이견이 있는 경우
   가. 약제급여평가위원회의 심의에 따른 평가결과
   나. 약제급여조정위원회의 조정결과
5. 직권결정 대상 치료재료의 제조업자·수입업자가 전문평가위원회의 평가결과에 이견이 있는 경우
6. 직권결정 대상 약제의 제조업자·위탁제조판매업자·수입자가 다음 각 목의 어느 하나의 결과에 이견이 있는 경우
   가. 약제급여평가위원회의 심의에 따른 평가결과
   나. 약제급여조정위원회의 조정결과
7. 직권조정 대상 치료재료의 제조업자·수입업자가 전문평가위원회의 평가결과에 이견이 있는 경우
8. 직권조정 대상 약제(제13조제4항제7호, 제9호, 제10호 및 제13호의 경우만 해당한다)의 제조업자·위탁제조판매업자·수입자가 약제급여평가위원회의 심의에 따른 평가결과에 이견이 있는 경우

② 보건복지부장관 또는 건강보험심사평가원장은 제1항에 따른 신청을 받으면 지체 없이 다음 각 호의 구분에 따른 자료를 책임자에게 송부하여야 한다.

1. 제1항제1호 및 제2호의 경우 : 결정신청 시 제출된 자료(같은 항 제2호나목의 경우에는 약제급여조정위원회의 조정 시 검토된 자료를 포함한다)
2. 제1항제3호 및 제4호의 경우 : 조정신청 시 제출된 자료(같은 항 제4호나목의 경우에는 약제급

여조정위원회의 조정 시 검토된 자료를 포함한다)

3. 제1항제5호부터 제8호까지의 경우 : 직권 결정 · 조정을 위하여 검토된 자료(같은 항 제6호나목의 경우에는 약제급여조정위원회의 조정 시 검토된 자료를 포함한다)

③ 제2항에 따라 자료를 송부받은 책임자는 검토자 중 1명을 선정하여 검토를 의뢰하고 지체 없이 검토자를 보건복지부장관 또는 건강보험심사평가원장에게 알려야 한다.

④ 제3항에 따라 검토를 의뢰받은 검토자는 제2항에 따른 자료의 범위에서 검토를 수행하여야 하고, 그 결과를 보고서로 작성하여 책임자에게 제출하여야 한다.

⑤ 제4항에 따라 보고서를 제출받은 책임자는 이를 지체 없이 보건복지부장관 또는 건강보험심사평가원장에게 제출하여야 한다.

⑥ 제1항에 따른 신청부터 제5항에 따른 보고서 제출에 걸리는 기간은 다음 각 호의 구분에 따른 기간을 넘어서는 아니 된다.

1. 제1항제1호, 제3호 및 제5호의 경우 : 100일
2. 제1항제2호, 제4호 및 제6호의 경우 : 150일
3. 제1항제7호 및 제8호의 경우 : 45일

제13조의4(신청인의 의견 제출) ① 제13조의3제5항에 따라 보고서를 제출받은 보건복지부장관 또는 건강보험심사평가원장은 제출받은 날부터 7일 이내에 보고서를 신청인에게 송부하여야 한다.

② 제1항에 따라 보고서를 송부받은 신청인은 보고서의 내용에 의견이 있으면 송부받은 날부터 30일 이내에 보건복지부장관 또는 건강보험심사평가원장에게 의견을 제출할 수 있다.

제13조의5(재평가 등) ① 제13조의4제2항에 따른 의견을 제출받거나 의견이 없음을 확인한 보건복지부장관 또는 건강보험심사평가원장은 50일 이내에 제11조제5항 또는 제11조의2제4항 · 제12항에 따라 전문평가위원회의 재평가, 약제급여평가위원회의 재심의를 거친 재평가 또는 약제급여조정위원회의 재조정을 거쳐야 한다.

② 전문평가위원회, 약제급여평가위원회 또는 약제급여조정위원회는 재평가, 재심의 또는 재조정할 때에 독립적 검토에 따른 보고서와 신청인의 의견에 구속되지 아니한다.

③ 이 규칙에서 정한 사항 외에 독립적 검토절차의 운영에 필요한 사항은 보건복지부장관이 정한다.

제14조(결정 및 조정 등의 세부사항) 상대가치점수 · 상한금액, 요양급여대상 · 비급여대상의 결정 · 조정 등에 필요한 세부사항과 제11조제7항에 따른 전문평가위원회의 종류 · 구성 · 운영, 평가의 내용 · 절차 · 방법 등에 관하여는 보건복지부장관이 정하여 고시한다.

제15조(규제의 재검토) ① 보건복지부장관은 별표 2 제4호가목 및 나목에 따른 비급여대상 기준에 대하여 2014년 7월 1일을 기준으로 3년마다(매 3년이 되는 해의 기준일과 같은 날 전까지를 말한다) 그 타당성을 검토하여 개선 등의 조치를 하여야 한다. [개정 2015.1.5 제283호]

② 보건복지부장관은 다음 각 호의 사항에 대하여 다음 각 호의 기준일을 기준으로 2년마다(매 2년이 되는 해의 기준일과 같은 날 전까지를 말한다) 그 타당성을 검토하여 개선 등의 조치를 하여야 한다. [신설 2015.1.5 제283호]

1. 제2조에 따른 요양급여의 절차 : 2015년 1월 1일
2. 별표 1 제8호사목에 따른 의료장비 현황 관리내용 : 2015년 1월 1일
3. 제7조제4항에 따른 요양기관의 서유보존기간 : 2015년 1월 1일

02 환경분석

환경분석은 크게 거시적 환경분석과 미시적 환경분석으로 분류할 수 있다. 거시적 환경분석의 주요 요인으로는 글로벌 경제, 정치, 사회, 문화, 기술 등의 환경을 분석하는 것이다. 미시적 환경분석의 주요 요인으로는 자사, 경쟁사, 소비자, 협력사, 유통경로, 약점, 기회, 위협요인 등을 분석하는 것이다. 요즘 대부분의 기업에서 윤리경영이나 고객만족경영, 고객지향적 경영이 모든 것이 기업의 핵심이 되고 소비자들의 관심이 높아지고 있다는 점에서 더욱 전략적인 환경분석이 필요하다.

1. 거시환경분석

글로벌 의료마케팅에서의 환경은 크게 거시적 환경과 미시적 환경으로 나눌 수 있다.

(1) 거시적 환경

기업의 경쟁 및 시장 환경을 둘러싼 환경이다. 거시적 환경의 영향은 간접적이며 단기적으로는 잘 변하지 않으므로 기업의 생존과 번영을 위해서는 이를 잘 파악하고 신속하게 적응해야 한다.

① 사회, 문화적 환경, 경제적 환경, 정치 등이 거시적 환경을 구성한다. 거시적 환경분석은 기업과 같이 의료기관도 처해 있는 환경요인에 의해 영향을 받는 점을 감안하여 급변하는 경영환경에서 의료기관의 기회와 위협요인을 발견하여 대책을 수립할 수 있게 해준다.

② 의료관광산업에 진입하고자 하는 의료기관이 장기적인 관점에서 의료관광산업의 시장성을 분석하기 위해 거시적 관점에서 의료환경을 파악하고 의료기관의 입장에서 통제 불가능한 변수들을 분석하는 것을 의미한다.

(2) 거시적 환경분석의 목적

의료기관이 진입하고자 하는 의료관광시장을 결정하거나 이미 진입한 의료관광시장에서 장기적 전략과 실행계획을 수립하기 위해 환경변화로부터 기회와 위협요인을 찾아내거나 이에 대한 대처방안을 수립하고 다양한 위협요인으로부터 위기극복 방안 및 관리

계획을 수립하는 것이다.

① 거시적 환경을 분석한다 해도 통제 불가능한 변수를 사전에 예측하기에는 어려움이 있다.

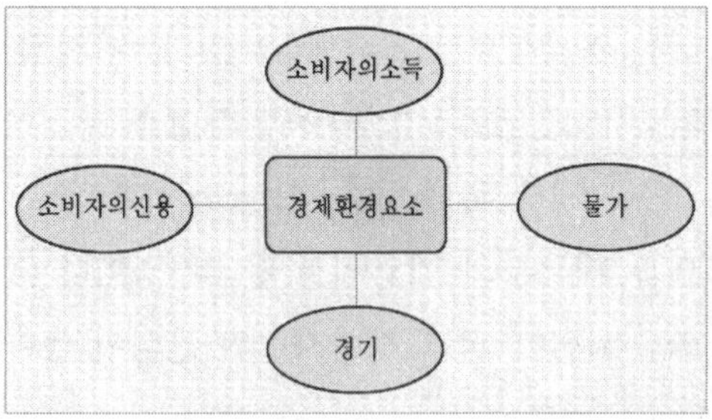

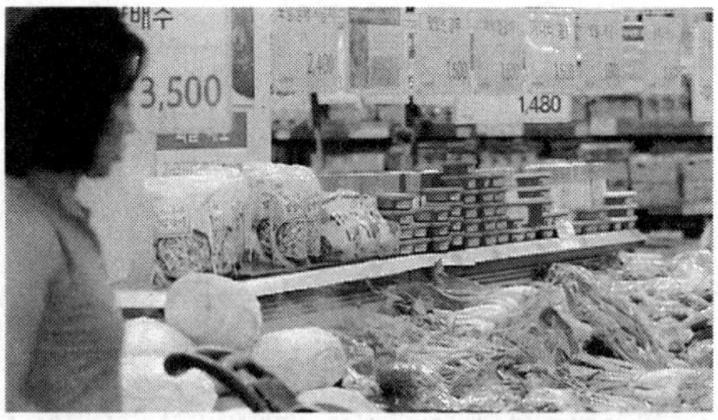

[그림 1-13] 거시환경과 산업환경의 분석

② 의료서비스 산업화는 미래의 발전가능성이 기대되는 신생산업으로 많은 관심을 갖고 육성되고 있다. 미국, 중국, 일본 같은 선진국뿐만 아니라 동남아시아나 기타 개발도상국에서도 국가경제의 중요한 부분으로 인식되고 급속도로 발전하고 있다. 현재까지 성공적으로 평가받고 있다. [그림 1-14]는 거시환경을 둘러싼 전반적인 산업환경과 각 요소들을 나타낸 것이다.

③ 여러 가지 요소들을 종합하고 분석하여 대응되는 마케팅 전략을 수립해야 한다.

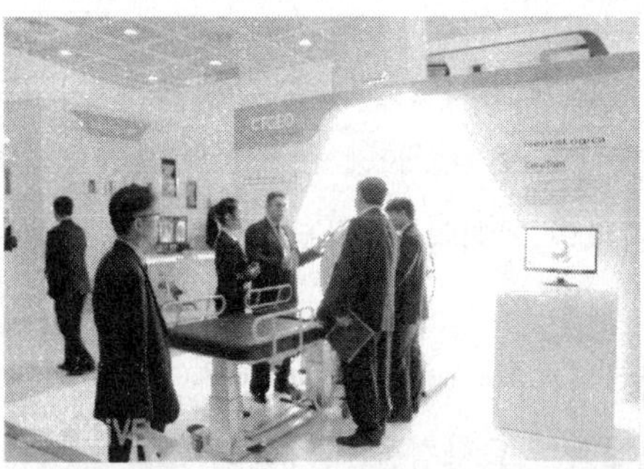

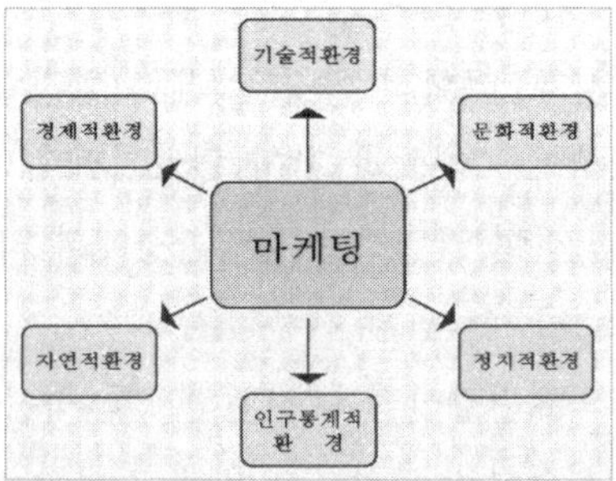

[그림 1-14] 거시환경의 요소

(3) 개발도상국에서도 의료서비스 산업이 기대되는 이유

선진국에 비해 치료비가 저렴함이 매력적인 요인이고, 의료장비의 수준이나 기술도 표준화되어 의료사고나 부작용에 대한 우려와 불안감이 해소되었다.

① 교통의 발달로 여행이 편리해지고 번거로움이 해소되었다. 의료서비스 산업은 글로벌 시대에 접어들면서 상호협력적인 관계를 넘어서 정보교환 기술의 교환으로

통합된 서비스를 제공하고 있다.

② 관광상품과 의료서비스의 결합으로 고객들은 휴식과 건강을 챙길 수 있어 앞으로의 수요는 현재보다 더욱 증가될 것이다.

(4) 인구 사회적 환경

질병발생은 인구학적 특성에 의해 크게 영향을 받는다. 따라서 주민들의 인구 사회적 특성은 의료서비스 마케팅에 많은 영향을 미친다. 중요한 인구 사회적 환경요인으로는 주민들의 연령, 성, 거주지 분포 등 인구의 자연적 증감과 사회적 이동 등을 들 수 있다.

① 인구는 의료마케터에게 가장 중요한 환경변수의 하나이다. 마케터의 과업은 사람들의 욕구충족을 통한 회사이익의 실현에 있고 인구의 다소는 흔히 시장의 규모를 의미할 때가 많기 때문이다.

② 인구의 절대적인 수효뿐만 아니라 그 지역적 분포, 밀도, 이동, 인종적, 종교적 등도 마케팅에 중요한 의미를 갖고 있다.

㉠ 국내 인구통계적 특징 중의 하나는 인구의 도시집중 현상이 두드러지게 나타나고 있다.

㉡ 인구의 도시이동률은 매해 꾸준히 증가하고 있으며 이와 같은 인구절대수의 증가, 증가율의 감소와 사망률의 감소, 평균수명의 증가는 마케팅에 시사를 하는 바가 크다.

③ 평균수명 증가로 인한 노인인구의 급격한 증가는 의료서비스 마케팅에서 중요한 의미를 갖는다.

㉠ 노인인구의 증가는 경제활동 인구가 부양해야 하는 피부양 인구의 증가를 뜻하고 이것은 노년부양비가 높은 사회로 가고 있음을 의미하는데, 사회적으로도 중요하지만 의료서비스 마케팅 측면에서도 매우 관심있게 대처해야 하는 사회현상이다.

㉡ 질병에 취약한 노인인구 증가는 새로운 시장기회를 제공하고, 우리나라의 경우 아직 진정한 의미의 복지사회로 가기에는 어려운 국가 경제여건으로 인해 현재 의료기관이 노인을 대상으로 하는 시장에 주목하지 않고 있지만, 미래에 경제수준 향상과 복지사회를 실현하는 시기가 오면 급격히 증가한 노인인구는 의료기관에 새로운 기회를 주는 외부환경이 될 것이다.

④ 급변하는 의료환경 속에서 의료기관은 소비자들의 건강에 대한 니즈를 반영하여 다양한 정보를 제공하고 소통의 통로로 교육 프로그램을 개발하여 질병치료 및 환

자관리뿐만 아니라, 질병예방과 예측으로 생활습관 및 주거환경 개선운동, 식생활 개선 등 평생관리 개념의 의료서비스를 도입하고자 노력하였다.

⑤ 고령화로 인한 중장년층과 저출산으로 인한 1가족 1인 자녀 가정의 청소년층, 건강한 미를 추구하는 젊은 여성층 등을 대상으로 한 다양한 의료관광마케팅 상품개발과 의료관광시장의 타깃 소비자를 겨냥한 마케팅 전략수립이 필요하다. [그림 1-15]는 거시환경을 분석하는데 있어서 고려해야 할 요소들을 나타낸 것이다. 각 요소들의 특성을 파악하고 의료산업의 거시적 환경결합이 시너지 효과를 낼 수 있도록 접점을 찾아야 한다.

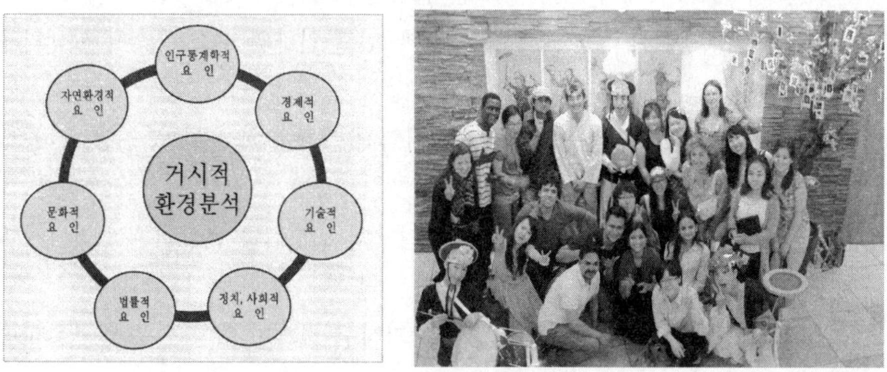
인구통계학적
요 인
경제적
요 인
기술적
요 인
정치, 사회적
요 인
법률적
요 인
문화적
요 인
자연환경적
요 인
거시적
환경분석

[그림 1-15] 거시환경 분석의 요소

㉠ 활동기 전 인구의 감소 : 우리나라의 연령구조는 출생률과 사망률의 감소로 20세에서 40세까지 연령군의 인구수가 다른 연령군에 비해 많으며, 15세 이하의 연령군이 다른 연령군에 비해 적은 형태의 연령구조를 보이고 있어 현재는 종형의 유형을 보이고 있다.

ⓐ 평균수명의 증가에 따른 노인인구의 증가로 노인연령군이 많아지고 출산율 감소로 영유아 인구가 감소하고 있어 가까운 미래에 선진국형의 항아리형 연령구조로 변화될 것이다.

ⓑ 연령구조의 변화는 앞으로 의료서비스 마케팅 활동에 있어 고려해야 할 중요한 요인이 될 수 있으며, 노인과 장년기를 대상으로 하는 만성퇴행성질환 중심의 서비스 개발에 힘쓰는 한편 소아과를 축소하는 사업전략이 적절한 마케팅 전략이 될 수 있을 것이다.

㉡ 교육수준 향상과 건강에 대한 관심 증가 : 우리나라의 교육수준은 세계적으로 높은 편이며, 질적과 양적 모두 과거에 비해 크게 높아진 교육수준은 개인의

건강에 대한 관심을 증가시키기에 충분하다.

ⓐ 경제적인 풍요보다 건강이 더 중요한 가치로 떠오르고 있고 이러한 가치관의 변화는 마케팅에 중요한 영향을 미칠 수 있다.

ⓑ 질병예방을 위한 건강검진이나 종합건강검진이 의료기관마다 중요한 사업으로 인식되고 있으며, 산부인과에서 산전관리를 위한 정기적인 방문이 산부인과 외래 환자구성에서 비중이 높아지고 있는 것도 같은 맥락이다.

(5) 경제적 환경

지역마다 소득수준이 다르기 때문에 의료기관이 위치하는 진료권에 따라 소득수준이 달라질 수 있다. 소득수준이 높은 지역을 주 진료권으로 하는 의료기관은 구조적으로 좋은 마케팅 환경을 가졌다. 반면 소득수준이 낮은 지역에 위치한 의료기관은 의료서비스 가격이 중요한 마케팅 전략의 대상이 되며 가격을 한정된 범위 내에서 가능한 낮게 운영할 수밖에 없기 때문에 마케팅 전략의 운용범위가 제한적일 것이다.

1) 소득수준과 소비 패턴

소비자들의 소득수준과 소비 패턴에 직접적인 영향을 미치고 있으므로 의료마케터의 주요 관심사가 되고 있다.

① 소득수준 분포는 의료기관에서 중요한 마케팅 요인으로 작용한다.

② 국내 의료계는 대형병원의 대형화와 병의원 및 병상수 증가 등으로 경쟁심화가 가속화되었다. 의료관광산업은 전략적 마케팅 활동계획에 따라 유치환자수 증감에 영향을 끼친다.

③ **의료관광산업**은 그 특성상 국내외 경제변수(경기변동, 인플레이션, 소득, 경상수지 등)에 영향을 받을 수밖에 없다.

④ 의료서비스의 경우 대부분의 국가는 의료보장제도를 가지고 있어 자국에서 치료받는 국민에게 진료비 혜택이 있어 타국에서 의료서비스를 받으려면 경제적인 요인을 간과할 수 없으며, 관광서비스도 경제적인 여유가 있어야 가능하기 때문이다.

2) 경기변동

국민경제의 총 생활수준과 총 경제활동을 크게 생산, 소비, 투자, 고용 분야로 나눌 때 화폐수요와 공급의 금융부문, 수출과 수입 등 대외분의 활동을 종합한 거시적 흐름을 의미한다.

① 장기적인 관점에서 경기는 경제의 성장추이를 중심으로 지속적으로 상승과 하락을 반복하게 되며, 경기가 침체되면 거래의 빈도수와 물량이 줄어들어 소비자의 구매 심리가 위축되어 시장에서 수요가 감소하게 된다.

② 1998년 IMF 경제위기로 많은 회사들이 부도 및 경영위기를 겪었고, 대량 해고와 경기악화로 인해 경제적으로 큰 어려움을 겪었다.

㉠ 국내 경기는 크게 위축되었고 많은 병원들도 경영난에 시달렸으며, 일부 종합병원은 병원건립 및 증축 등의 계획을 보류하거나 포기할 수밖에 없었다.

㉡ 의료관광산업은 각 나라의 경제상황에 맞게 실시해야 하며, 경기변동에 따른 거시적 흐름에 따라 마케팅 전략을 수립해야 한다(그림 1-16).

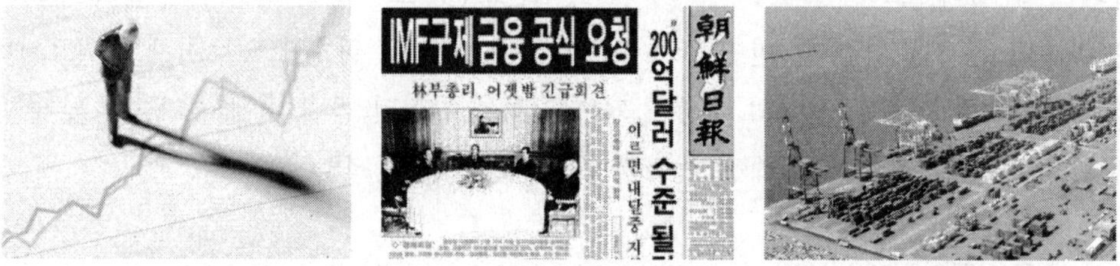
IMF구제금융 공식 요청
朝鮮日報
200억달러 수준 될

(a) 불규칙한 경기변동 (b) 우리나라 IMF 당시 모습 (c) 엔저로 인한 불경기

[그림 1-16] 경기변동은 경제상황을 반영

③ 의료계는 경기침체로 인한 경영난 극복을 위해 새로운 선진 경영기법(전사적 자원관리, 성과관리, 원가관리 시스템 등) 도입으로 효율적인 조직운영과 경영위기관리 시스템을 도입하게 되었다. 경기변화는 해당 산업의 경영방침과 전략을 바꾸는 중요한 요인으로 작용하고 있다.

④ 의료와 경기침체는 연관성이 있으므로 실제로 경기가 침체될 경우 생명에 큰 지장이 없는 의료분야, 미용성형분야, 인공관절 및 척추수술과 같은 일상생활을 유지할 수 있는 치료나 시술은 선택의 우선순위에서 밀려 환자수의 증감에 영향을 받는다.

3) 인플레이션

물가상승은 한 국가의 재화와 용역 등의 전반적인 물가가 지속적으로 상승하는 경제상태로 해당 국가의 통화가치 하락과 구매력 악화현상을 가져온다. 즉, 가격상승으로 경제흐름이 원활할 때에도 물가상승은 매년 있으며 시장에서는 마케팅 활동에 영향을 끼친다.

① 의료서비스 상품으로 건강검진과 같이 질병치료가 아닌 예방차원의 보험에 적용되지 않는 의료서비스 상품의 경우가 해당된다. 즉 질병치료와 연계성이 적을수록 인플레이션에 영향을 많이 받을 수밖에 없다.

② 치료를 받지 않아도 생명에 지장이 없는 상품들이다. 특히 고령층에서 주로 하는 인공관절수술은 경기가 나쁠수록 노인들이 자식들에게 부담을 주지 않으려고 수술을 기피하는 현상이 두드러지기 때문에, 의료관광산업에서는 경기변동과 함께 소비자의 구매의사 결정에 영향을 미치는 중요한 경제요인이 된다.

㉠ 의료관광마케팅을 수립하기에 앞서 물가를 고려해야 한다.

㉡ 물가상승 및 하락은 그 나라의 결정적인 경제적 영향을 미친다. 따라서 물가를 고려한 마케팅 수립이 필요하다(그림 1-17).

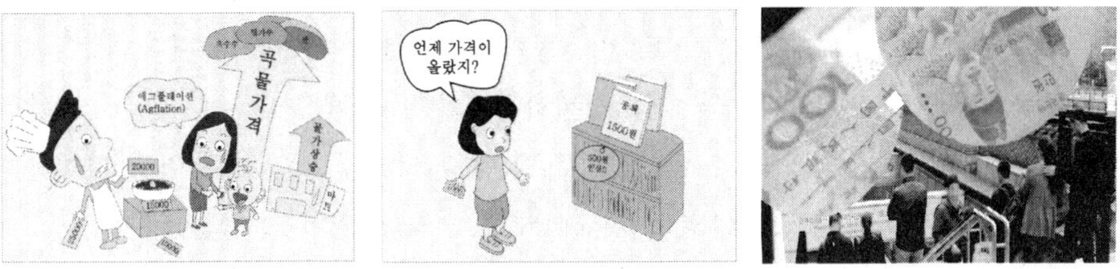

(a) 에그플레이션* (b) 인플레이션** (c) 디플레이션***

[그림 1-17] 물가를 고려한 마케팅 수립

4) 소 득

개인 및 가계가 노동, 토지, 자본 등의 생산력을 제공하고 생산활동 참가로 얻은 재화로 마케팅 활동에 가장 큰 영향을 미치는 변수이다.

① 소득에서 저축과 세금을 제외한 부분이 곧 시장에서 수요로 전환된다.

② 소득의 증가는 곧 소비의 증가와 연결되며 소득수준에 따라 소비자의 소비성향이 달라지므로 마케팅에서 소득수준은 시장 세분화에 중요한 요인이 된다.

5) 경상수지

국가에서 무역과 서비스 등 거래를 통해 제품이나 서비스를 해외에 사고 판 총액에서 벌어들인 돈과 해외로 지출한 적이 있는 돈의 차액이 경상수지이다.

① 상품 및 거래를 즉시 해외여행이나 유학연수, 운송서비스 등에 따라 구분하고 지출을 합쳐 계산하게 된다.

② 경상수지는 한 국가가 외국과의 거래에서 재화와 용역을 얼마만큼 수출하고 수입

---

* 에그플레이션(agflation) : 농업(agriculture)과 인플레이션의 합성어로, 농산물 가격급등으로 일반 물가가 상승하는 현상을 뜻하는 신조어이다.

** 인플레이션(inflation) : 화폐가치가 하락하여 물가가 전반적·지속적으로 상승하는 경제현상이다.

*** 디플레이션(deflation) : 한 국가의 경제에서 재화와 용역의 일반적이고 지속적인 물가의 하락을 의미한다. 디플레이션은 일반적이고 지속적인 인플레이션의 반대되는 개념이다.

하였는가를 나타내며, 경상수지 적자는 경기나 소득에 영향을 미치고 소비자의 구매행동에 부정적인 영향을 주게 된다.

③ 의료관광산업을 통해 환자가 국내로 유입되면 의료와 관광서비스를 제공하고 외화를 벌어들이기 때문에 의료관광산업은 경상수지에 큰 영향을 미친다.

6) 국가 경제상황

의료기관은 고가 의료장비에 대한 투자가 크다. 일반적으로 500병상 이상 규모의 의료기관을 건립할 경우 장비투자가 병상당 5천만원 이상으로 대부분 리스로 구매하고 있다.

① 의료기관 운영수지에서 이자 및 리스료가 큰 부분을 차지하게 된다. 이런 특성으로 인해 의료기관은 국가의 거시경제환경에 매우 민감하다.

② 국가 경제상황은 국민들의 생활양식에 영향을 미쳐 의료기관 서비스 가격에 대한 민감도를 변화시킴으로써 의료기관 마케팅 성과에 영향을 미친다.

③ 의료기관의 마케팅 관리자는 국민들의 소득수준, 국가 경제상황과 이로 인한 국민들의 생활비 지출수준, 이자율, 임금인상률 등의 변화에 지속적으로 관심을 기울여야 한다.

(6) 기술적 환경

의료기술의 발전은 의료기관에 긍정적 혹은 부정적 측면에서 다양한 영향을 미친다.

의료기술이 발전함으로써 지금까지는 진단 혹은 치료할 수 없었던 질병을 해결하여 전 인류의 건강증진과 수명연장에 크게 영향을 미쳤으나, 이로 인해 의료비가 상승하고 의료서비스에 대한 접근성을 저하시켜 저소득계층의 소외와 양질의 의료서비스에 대한 갈등을 초래하기도 한다.

① 의료기술이 발달하고 고도의 정밀한 의료진단기기가 발달되면서 질병의 수가 더 늘었다. 예전에 몰랐던 질병들을 진단함으로써 오히려 현대인은 많은 질병을 발견하게 되었으며, 의료기술과 진단기기의 개발은 의료서비스를 고도화하는데 많은 영향을 주고 있다.

㉠ 의료서비스의 범위에는 의료기술뿐만 아니라 의료장비, 시설, 의료진 및 직원의 태도 및 유니폼 등 기타 의료서비스가 포함되며 의료기술과 더불어 서비스의 질이 중요하다.

㉡ 의료관광산업도 마케팅 측면에서 고객으로부터 받는 의료기술에 대한 평가는 정확한 진단과 치료결과에 의해 좌우된다. 의료사업의 특성상 진단오류가 발생할 수 있는 여러 가지 요인에 따라 의료사고와 의료분쟁이 발생할 소지가 높다.

② 의료관광산업 활성화를 위해서 선진 의료기술과 고객의 욕구를 결합한 다양한 형태 즉 특수암 전문, 분야별 전문(미용, 성형 등), 외국인환자 전문 등의 분야별 의료기술과 전문성을 기반으로 경쟁력을 갖추어야 한다.

③ 미래의 의료기술 발전은 점점 더 빠르게 변할 것이고 인간의 신체 부위의 대체에 대한 과학기술 역시 크게 발전하여 여러 질환들을 예방하고, 인간 장기를 대체하며 유전자 지도에 의한 혁신적인 진보로 이어질 것이기 때문에 의료마케터는 의료기술의 발전에 항상 관심을 가져야 한다.

(7) 정보기술의 발전

의학분야에 정보기술이 활용되는 범위는 대단히 크다. 의료서비스는 대단히 많은 기록을 동반하기 때문에 진료기록을 전산화하기 위한 시도들이 계속되고 있으며 거의 실현 단계에 와 있다.

① 의료서비스는 특성상 다기능적인 부서가 밀접하게 연관되어 고객에게 서비스를 제공하기 때문에 의료기관 내 부서간 혹은 개인간의 의사소통 및 자료의 전달이 중요하다. 의료기관 내 네트워크를 통한 정보전달과 환자진료 프로세스의 개선은 이미 많은 의료기관에서 성공적으로 수행되고 있다.

② 새로운 기술의 등장은 의료비 증가를 가져오므로 정부에서는 의료자원의 효율적 활용과 배분이라는 측면에서 관심을 갖게 된다.

㉠ 정부나 보험자는 새로운 기술에 의한 새로운 서비스의 도입에 신중하며 보수적인 입장을 취하게 된다.

㉡ 의료기관의 마케팅 관리자 입장에서는 정부의 정책에 대한 이해와 대책이 필요하며, 의료서비스 질향상과 정부의 비용억제정책 사이에서 신중하게 대처할 필요가 있다. [그림 1-18]은 컴퓨터의 발달 및 네트워크의 활성화를 나타낸 것으로 이를 이용한 마케팅 기법이 점점 발달하고 있다.

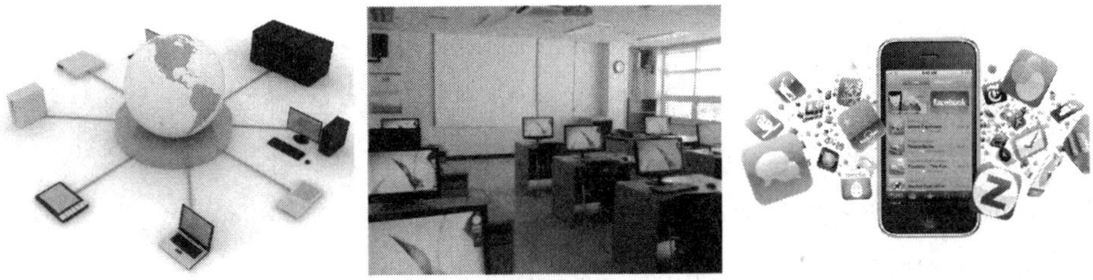

(a) 네트워크로 인한 글로벌화 (b) 컴퓨터의 발달로 인한 정보기술 (c) 모바일 서비스의 발달

[그림 1-18] 네트워크를 이용한 마케팅 전략

㉢ 의료관광마케팅 역시 발달된 정보통신을 이용한 마케팅 활동이 활발해지고 있다.

(8) 의료제도의 개혁 움직임

의료법에는 의료기관의 운영을 제한하는 많은 규제조항들이 있다. 소유권의 제한, 영리목적의 의료기관 운영제한, 광고의 금지 등의 제한이다.

① 최근 들어 정부에서는 의료개혁 움직임과 함께 여러 가지 혁신적인 정책을 고려하고 있으며, 최근 시행되거나 논의되고 있는 의료제도개혁이나 정부의 개혁정책 중 의료기관 관련 정책분야의 방향은 의료의 시장기능을 강화하여 의료체계의 효율성을 강화하는 한편, 일부 왜곡된 의료체계의 정립을 위하여 필요한 정부개입과 규제를 강화하는 것이다.
② 지배구조, 소유구조와 관련하여 의료기관 경영의 투명성, 건전성, 공익성 등이 더욱 강조될 것으로 보이며, 의료기관 마케팅 관리자를 활성화하는 계기가 될 수 있을 것이다.
③ 광고허용 범위의 확대, 의료기관의 전문화 유도, 의료기관에 대한 선임평가 강화, 의료시설 이용의 효율성 제고 등의 정책은 향후에 의료서비스 마케팅에 직접 영향을 미칠 수 있는 것으로서 관심을 가져야 한다.
④ 전문병원화에 대한 정책적 지원은 고객의 요구나 시장 내 위치선정과 연계될 경우 새로운 경영전략에 의해 의료기관을 변화시킬 수 있는 계기가 될 것이며, 이것은 고객의 요구분석이나 위치선정 등에 대한 마케팅 정보가 뒷받침되어야 한다.

(9) 문화적 환경

국내 각 기관들이 의료관광산업을 추진하면서 홍보, 마케팅 활동이 본격화되었고, 의료와 전혀 무관하다고 생각했던 한류 열풍을 통해 문화 콘텐츠와 결합한 다양한 프로모션 등의 마케팅 전략을 수립하게 되었다.

① 인종과 국적이 다른 환자가 한국에 치료를 목적으로 방문함에 따라 마케팅 측면에서 의료기관은 타깃 국가의 음식과 문화를 고려한 서비스를 개발하기 시작하였다. [그림 1-19]는 문화를 이용한 의료관광의 체험을 나타낸 것으로 각 나라의 고유한 전통문화 또는 풍습 등을 의료관광에 접목시키는 마케팅 활동이 활발하게 일어나고 있다.
② 고객의 음식기호와 종교에 맞게 환자 및 보호자 식단을 개발하였으며, 고객의 종교생활을 위한 기도실을 준비하는 등 문화에 맞는 다양한 의료 외의 서비스 개선 노력이 이러한 요인에 근거한다.

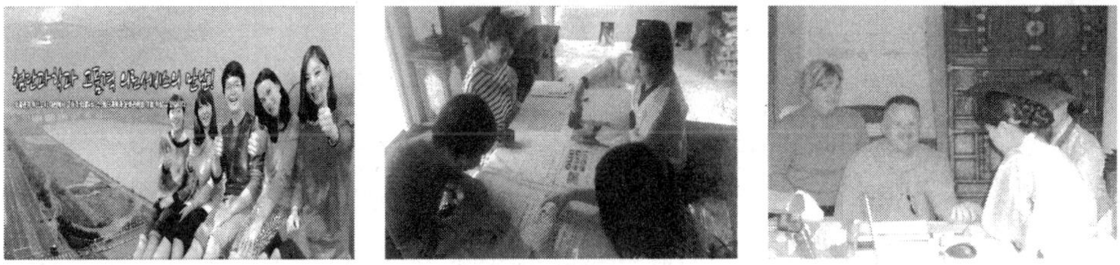

(a) 대전의료관광 홍보물 (b) 외국인 한방의료설명 (c) 외국인의 한방의료체험

[그림 1-19] 한국의 문화를 이용한 의료관광체험

③ 시대가 변하면서 사람들은 새로운 환경 속에서 가치관의 변화를 경험한다. 과거 세대가 가지고 있던 전통적인 가치관이 점차 미약해지면서 새로운 가치관으로 대체되고 있다. 가치관의 변화는 의료서비스 마케팅 측면에서는 중요한 기회일 수 있다.

④ 최근 사회에 영향을 미치는 가치관의 변화는 다음과 같다.

㉠ 개성을 중시하는 가치관 : 다른 사람을 의식하기보다 자기만족을 더 강조하는 가치관이 젊은 계층에서 보편화되고 있다.

ⓐ 자신의 적성에 따라 미래를 설계하고, 하고 싶은 것을 실천하며, 자신의 직업과 인생을 결정하는데 남들의 시선은 중요하게 생각하지 않는다.

ⓑ 가치관의 변화는 사회나 주위 대인관계와의 단절로 인해 고립되기 쉽고 좌절을 심하게 경험할 수 있다.

ⓒ 의료기관 마케팅 관리자는 부가가치가 높은 성형수술의 서비스 범위를 확대하는 등 차별화할 수 있을 것이고, 자신에 대한 지나친 관심과 집중으로 인해 사회의 복잡성과 다양성에 적응하지 못했을 때 심리적 갈등과 좌절을 돌보아 주는 정신과 서비스를 새로운 프로그램으로 발전시킬 수 있을 것이다. [그림 1-20]은 오늘날의 현대사회가 개인의 개성과 가치관을 존중하는 모습을 나타낸 것이다.

ⓓ 자기만족을 중시하는 젊은 계층의 트렌드에 맞춰 마케팅 전략을 수립하는 것도 좋은 방안이다.

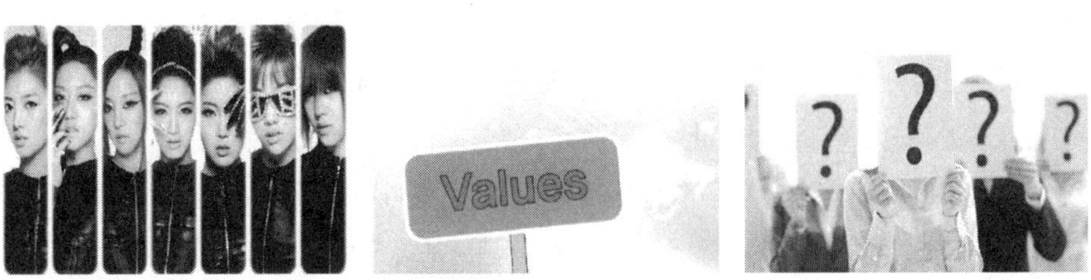

(a) 개성이 넘치는 현대사회 (b) 가치관을 존중하는 현대사회 (c) 개개인의 가치관 존중

[그림 1-20] 오늘날의 현대사회는 개성과 가치관

ⓛ 소비자 단체의 부상 : 가전제품, 생활필수품 등은 물론이고 농산물이나 법률 서비스, 의료서비스 등 소비자가 구매하는 모든 종류의 제품이나 서비스에 대해 소비자의 입장을 대변하고, 소비자의 입장에서 소비자의 이익을 추구하고자 하는 사회단체들이 많이 등장하고 있으며 이들 간에도 서로 경쟁을 하고 있는 실정이다.

ⓐ 의료기관에서는 소비자 단체의 행동에 주목해야 하며 소비자 단체의 평가가 의료기관 마케팅에 지대한 영향을 미칠 수도 있다.

ⓑ 소비자의 목소리가 점점 커지면서 의료기관을 대상으로 하는 평가가 더 구체적이고 객관적이 될 것이므로 의료기관은 이에 대한 대책을 마련하여야 하며 특히 마케팅 측면에서의 검토가 되어야 할 것이다.

ⓒ 시민의식의 성숙 : 최근에 산업화 도시화로 인해 전통적 가치관이 많이 변했지만 예전부터 지켜오던 가치관이나 신념은 무의식적으로 우리에게 내재되어 있다.

ⓐ 매스 커뮤니케이션이 발달하면서 산업화 사회에서 많은 사람들이 공동으로 살아가기 위해서 서로를 존중하고 이를 돌보아 주는 시민의식이 중요하다는 인식이 사회에서 점점 커지고 있다.

ⓑ 전통적인 가치관과 시민의식은 최근에 자원봉사의 형태로 표현되면서 많은 사람들이 사회에 기여하는 풍토를 이루어가고 있다.

ⓒ 의료서비스 마케팅 관리자는 이런 가치관이 의료기관의 역할에 잘 부합할 수 있다는 것을 인식하고 인력들을 적극적으로 활용하는 방안을 모색할 필요가 있다.

(10) 법률 · 제도적 환경요인

의료관광산업을 추진함에 있어서 의료관광마케터는 의료관광서비스와 관련된 법률 및 제도 등에 관한 지식을 갖고 있어야 한다.

① 정부가 각종 규제로 통제하는 목적은 소비자보호, 부당한 경쟁행위로 인한 의료기관의 피해방지 및 보호, 고객이익을 향상 도모하기 위해서다.

② 의료관광산업은 유치기관 등록을 통해 가능하며 정부차원에서는 의료관광 유치기관을 관리하고, 국제수가 및 수수료 통제 등을 통해 고객의 권익을 보호하려는 것이 보건복지부의 방침이다.

③ 해외환자 유치사업의 일환으로 해외시장에 진출하려는 기관들을 위해 관련 국가의 의료환경 및 의료법 등을 조사해, 현지정부 부족으로 인한 국내 의료기관의 문제 발생 소지를 미연에 방지하고자 노력하고 있다.

2. 미시적 환경분석

거시적 환경요인 외에도 의료관광마케터가 통제하기 어려운 외부환경요인에는 자사, 재료공급업체, 중개업자, 경쟁업체 등의 미시적 환경요인이 있다. 미시적 환경분석은 기업이 소속된 산업과 관련된 환경요인이며, 의료관광마케터에게 있어 동일한 수요를 대상으로 하고 있는 다른 의료관광은 경쟁자의 개념으로 보아야 하며, 항상 그들의 행동을 주시할 필요가 있다. 의료관광마케팅, 운영 등에 있어 필요한 사업상의 협력자 및 업무 네트워크와의 관계도 의료관광을 성공적으로 수행하는 중요한 변수가 된다. 따라서 의료관광관리자는 외부의 미시적 환경요인에도 주의를 기울여야 한다.

(1) 미시적 환경분석의 요소와 기법

산업 자체가 얼마나 매력적인지를 파악하는 산업구조분석과 제품수명주기가 우선 실시되어야 하고, 경쟁자의 약점과 강점을 분석하여 자사에 맞는 시장기회를 찾아내고 이에 맞는 상품개발에 주력해야 한다. [그림 1-21]은 미시적 환경분석의 요소와 SWOT(Strengths, Weaknesses, Opportunities, Threats) 분석기법을 나타낸 것이다.

시장의 규모, 성장성, 공급자의 파워, 소비자의 파워 등의 요인들의 SWOT분석기법의 결과에 따라 구체적인 마케팅 전략을 수립해야 한다.

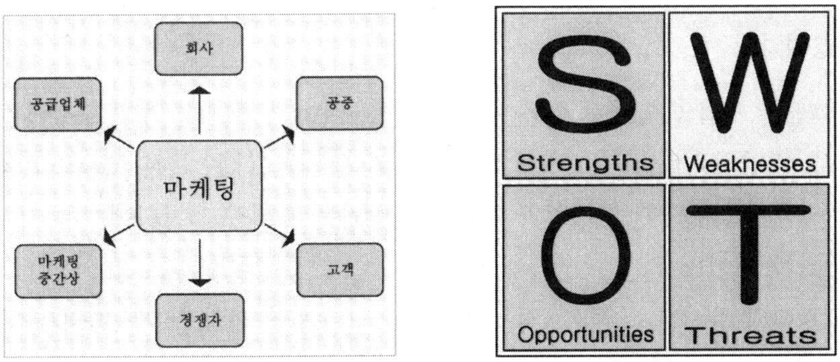

(a) 미시적 환경의 요소들 (b) 미시적 환경분석의 SWOT

[그림 1-21] 미시적 환경분석의 요소와 SWOT

(2) 자 사

일반 기업과 마찬가지로 의료관광에 종사하는 각 부서와 조직원은 그 분야의 중요한 미시적인 환경요인 중 하나이다.

① 부문별 성과수준을 정확히 파악하고, 종사원의 태도 및 업무효율성을 위해 관리기능을 강화해야 하며, 직원들의 근무환경에 주의를 기울여야 한다.
② 자사의 내부적인 강점과 약점을 파악하고 발생하는 문제점들을 미리 예견하여 의료관광 관련 기업의 사업전략을 수립하도록 해야 한다.

(3) 재료공급업체

모든 병원 및 기업들에게 원자재나 부품을 공급하는 업체들이며, 고객에게 좋은 서비스를 주기 위해서는 원자재도 품질이 좋은 재료를 사용해야 한다.

(4) 중개업자

의료관광산업에서 중개업자는 알선업체로서 자사의 상품을 홍보하고 판매하며, 마지막까지 최종고객에게 전달하는 과정에 관여하여 고객이 원하는 상품에 손쉽게 접근할 수 있도록 도와주는 업체로서 흔히 대행사(agency)라고 한다.
① 직접적으로 의료관광업에서 판매를 할 수 없는 개인 및 단체들에게 최전방에서 판매를 담당하고 있다.
② 최근에는 이러한 대행사의 업무도 넓은 의료관광시장을 잠식하기 위해서 e-Marketting*을 통한 무한 경쟁이 인터넷을 통해서 광범위하게 공격적 마케팅으로 전환되고 있다.

(5) 경쟁업체

경쟁환경은 기업의 마케팅 활동에 큰 영향을 주며, 이에 따른 경쟁자 분석은 경쟁자의 표적시장, 시장점유율, 상품, 가격, 유통, 촉진 등의 전략은 물론 강·약점을 분석하여 자사의 시장진입에 대한 경쟁력과 차별화의 방법을 모색하고 자사에게 유리한 환경으로 바꾸기 위한 것이다.
① 경쟁자와 유사한 표적시장을 가지고 있고 마케팅 전략도 비슷하다면 하나의 시장을 놓고 서로 점유율 경쟁, 즉 제로섬 경쟁을 해야 한다.
㉠ 경쟁은 부정적인 측면만 있는 것이 아니고 또한 극복할 수 없는 것도 아니다.
㉡ 상호 전략적 경쟁은 소비자의 관심을 유도하여 수요의 상승을 자극하고, 신기술개발이나 서비스 개선을 통하여 기업의 체질을 강화할 수 있으며, 차별화된 마케팅 전략을 통하여 독자적인 시장을 확보할 수 있다.

* e-Marketting : 온라인 마케팅 또는 e-마케팅이라고도 하며, 제품이나 서비스가 인터넷상에서 마케팅 활동이 행하여지는 것을 의미한다.

② 의료관광마케터는 경쟁자의 장단점을 분석하고 자사의 강점과 약점을 대비하여 경쟁우위요소를 중심으로 차별화를 시도해야 한다. 원스톱 서비스라는 마케팅 전략을 사용하여 환자와의 거리를 줄이는 역할을 하고 있다(그림 1-22).

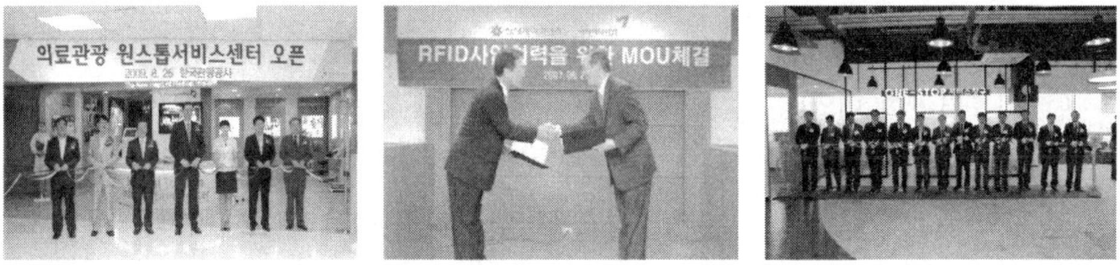
의료관광 원스톱서비스센터 오픈

(a) 의료관광마케팅 활동 (b) 상호 전략적 경쟁이 필요 (c) 원스톱 의료서비스 오픈

[그림 1-22] 경쟁업체와의 상호 공존이 중요

3. 내부 환경분석

성과의 평가를 중심으로 기업내부의 경영 및 사업여건, 역량, 사업수행 시스템 수준이나 현황을 분석하는 것이다. 성과평가의 항목은 전략적 적합성, 재무성과, 사업수행능력으로 나눈다. 전략적 부합성은 목표고객의 만족도, 브랜드 인지도, 경쟁수준, 시장점유율 등의 요소들로 구성되며 성과가 없는 것은 매출, 이익, 경제적 부가가치 등을 기준으로 평가한다.

(1) 병원의 내부 환경

의료산업은 특성상 전문인으로 구성된 노동집약적인 산업이며, 의료서비스 특성상 영리보다는 비영리적인 성향이 강하다. 그러나 의료관광산업은 외국인환자 유치에 국한하여 마케팅 활동이 허용되었고, 타 기관과의 협력체계를 통해 유치된 환자를 대상으로 기존의 서비스 이상의 의료와 의료 외에 서비스를 접목한 상품을 제공하기 때문에 영리적인 성향을 완전히 배제할 수는 없다.

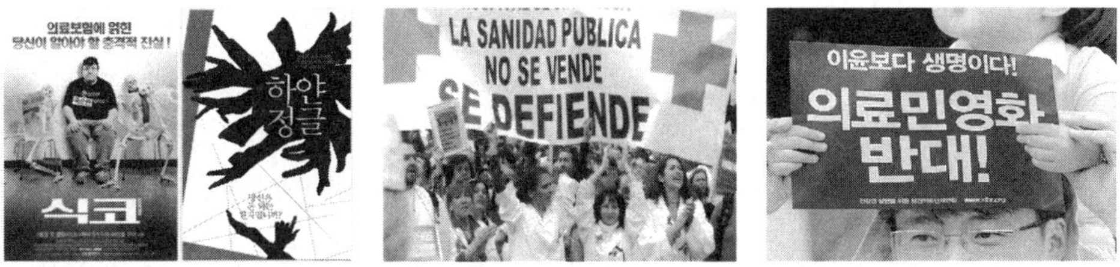
식코
하얀 정글
LA SANIDAD PUBLICA
NO SE VENDE
SE DEFIENDE
이윤보다 생명이다!
의료민영화
반대!

(a) 영리병원을 고발한 영화 '식코' (b) 국제적인 의료민영화 논란 (c) 병원의 영리성을 부정하는 시위

[그림 1-23] 현재 의료기관의 영리성을 두고 찬반논쟁

의료기관의 영리성을 두고 찬반논쟁이 일어난다. 내부 환경분석기법은 성과를 중심으로 하기 때문에 비영리적인 의료기관의 성격과 충돌될 수 있다(그림 1-23).

① 국내 의료기관은 국민건강보험에 맞춰 병원 내 모든 프로세스와 시스템이 구축되어 있으며, 병원 내 직원들의 인식도 의료서비스를 제공하는 서비스 측면보다는 의료진 중심, 처방 중심으로 되어 있다.

㉠ 의료기관이 비영리 기관이었기 때문에 기업과 같이 마케팅 부서에서 마케팅 활동을 하고 조직구조가 고객지향적으로 편성되어 있지 않다.

㉡ 조직문화와 더불어 내부 환경분석은 의료관광산업을 추진함에 있어서 의료기관 입장에서는 의료관광시장에서의 강점과 약점을 파악하여 의료기관에서 제공 가능한 의료서비스 상품을 선정하고 개발하여 전략적 마케팅 계획을 수립해야 할 것이다.

② 외부분석을 아무리 정밀하게 했어도 자사의 능력을 냉정하게 파악하지 못하면 헛수고가 된다.

㉠ 기업문화, 시장점유율, 상품, 가격, 유통, 촉진전략과 인적 자원, 최고 경영자의 리더십 등이 추진하고자 하는 마케팅 계획을 뒷받침할 수 있는지 점검되어야 한다.

㉡ 의료관광마케터는 내부적으로 지니고 있는 자원 즉 재무자원, 인적 자원, 마케팅능력, 서비스 운영 등 내부적 자원을 분석하여 의료관광에 있어 조직의 강점과 약점을 파악할 필요가 있다.

③ 내부 환경분석은 강점을 성공의 기회로 연결시키고 약점을 보완하거나 약점으로 야기될 수 있는 위험을 미리 예견하여 대비할 수 있는 기회를 마련하기 위함이다.

㉠ 의료관광상품의 개발에 급급해서 의료기관에서 제공이 불가능한 상품을 환자유치를 위해 홍보하면 결국 의료기관은 신뢰를 잃게 되어 의료관광시장에서 도태될 수밖에 없다.

㉡ 의료기관에서 역량을 감안하여 마케팅 전략과 상품을 개발하는 것이 내부 환경분석의 핵심이기 때문이며, 이러한 전략을 지속적으로 추진하기 위해서는 조직원이 다 같이 합심해서 서비스를 개발하고 제공해야 하기 때문에 조직문화가 중요한 요인이다.

④ 병원의 이사회, 원장, 스텝, 행정직원 등은 이들이 가지는 일반적인 생각이나 조직의 분위기가 병원의 마케팅 활동에 영향을 미친다. 병원의 내부 환경을 형성하는 이들의 생각 내지 분위기로서 영리성의 경멸, 잘못된 마케팅관, 지향성의 결여, 그리고 마케팅 조직화의 결여 등을 들 수 있다.

㉠ 영리성의 경멸 : 전문서비스 특히 의료서비스는 윤리적인 요소가 강하게 작용한

다. 질병을 치료하고 환자를 간호하는 행위는 신성한 것이어서 영리적 동기를 배척하고 있다.

ⓐ 의료인들에게는 의사의 윤리적 측면이 지나치게 강조되어 이윤추구의 의료행위를 배척해야 한다는 믿음이 있다.

ⓑ 의료행위의 상업적 행위는 의료인의 단체인 의료협회에서 제정한 규칙에 의하여 마케팅 활동이 제한을 받고 있다.

ⓒ 대기업의 마케팅 믹스의 결여 및 잘못된 마케팅관으로 인해 골목상권과 충돌하는 것을 나타나므로 마케팅 활동을 함에 있어서 상호보완적인 관계를 고려해야 한다(그림 1-24).

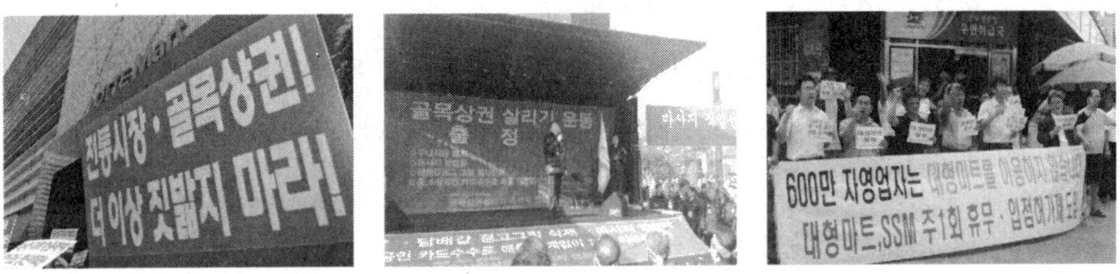
전통시장·골목상권!
더 이상 짓밟지 마라!
골목상권 살리기 운동
출정
600만 자영업자는
대형마트,SSM 주1회 휴무 · 입점허가제

(a) 과도한 영리를 추구한 마케팅 (b) 골목상권 지키기 결여대회 (c) 대형마트의 불매운동

[그림 1-24] 마케팅 믹스의 결여는 갈등

㉡ 잘못된 마케팅관 : 의료분야에서 마케팅에 대한 인식이 잘못되어 있다. 마케팅을 판매와 동일한 개념으로 보고 있는 것이다.

ⓐ 마케팅은 단순히 상품을 판매하는 것에 그치는 것이 아니라 고객만족을 통하여 고객과의 관계를 잘 형성하는 데 목적이 있다.

ⓑ 마케팅은 판매보다도 훨씬 광범위한 개념임에도 불구하고, 마케팅과 판매를 아직도 동일시하는 사고가 지배적이라 할 수 있다. 의료인들은 마케팅을 부정적이고 회의적인 것으로 보고 있다.

ⓒ 의료인들의 마케팅에 대한 잘못된 인식으로 다음 4가지가 있다.

- 마케팅은 판매와 광고활동이다.
- 마케팅은 특이하고 비용이 많이 소요되는 활동이다.
- 마케팅은 의료분야에서는 불경한 것이다.
- 마케팅은 의료분야에서는 부도덕한 것이다.

ⓓ 일관되고 통합적인 마케팅 및 발달된 정보통신기술을 바탕으로 새로운 형태의 마케팅은 개발하고 지향해야 한다(그림 1-25).

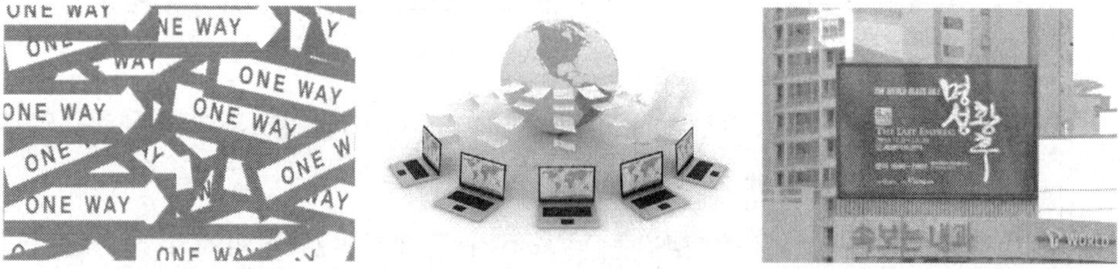

(a) 일관된 마케팅을 지향 (b) 온라인 마케팅 (c) 간판을 이용한 마케팅을 지향

[그림 1-25] 다양한 방법을 통한 마케팅을 지향

㉢ 마케팅 지향성의 결여 : 의료서비스는 고객이 함께 한 자리에서 그들의 요구에 따라 생산되고 소비되지 않으면 안되는데 의료인들에 대한 동기부여는 물론 고객욕구에 따른 조절도 안되었다.

ⓐ 서비스업과 마찬가지로 마케팅은 지향적이지 못하였고 이유는 2가지가 있다.

- 판매자 시장을 고집하였기 때문에 그 동안 의료서비스의 수요가 공급을 항상 초과하여서 소비자가 지향적이 되기 위한 경쟁적 압력이 없었다.
- 의료서비스의 배달은 의료인을 통한 인적 판매와 밀접한데도 이들에 대한 동기부여가 되지 않았기 때문이다.

ⓑ 의료기관에서 결여된 마케팅 지향성의 내용으로는 다음 사항을 들 수 있다.

- 의료마케팅 믹스 활동의 결여 : 한정된 예산과 조직 속에서 양질의 의료서비스를 제공하는 것은 상충관계에 놓이게 된다. 그리고 병원마케팅은 의료법 등의 관련 규정이나 사회적 · 윤리적 기대 또는 요청에 의해 활동상의 많은 제약을 받는다.
- 전반적인 판매계획의 결여 : 우리나라 의료(병원)마케팅이 아직 미흡한 것은 대부분의 병원조직이 환자 내지 시장 중심적으로 있는 것이 아니라 대내적 내지 병원 중심적이기 때문에 아직까지 마케팅 활동을 판촉 중심의 개념으로 생각하고 있다.
- 판매원 훈련 프로그램의 개발결여 : 의료산업은 고객이 스스로 필요에 의해 찾아오는 경우가 대부분이고, 생산자인 의료인들이 의료상품을 판매할 여지가 별로 없었다.

(2) 마케팅 조직화의 결여

의료서비스는 의료장비와 의료인들에 의하여 고객과의 상호작용 속에서 생산되어 소비자에게 전달된다.

① 의료서비스의 효율적인 생산과 전달이 이루어지기 위해서는 의료서비스를 생산하는 부문과 판매를 지원하는 부문으로 전문화 되어야 한다.
② 의료인들이 의료서비스의 생산과 판매를 동시에 부담하는 관계로 고객만족을 기할 수 있는 의료서비스의 생산이 이루어지지 못하고 있다.
③ 의료인들이 담당하던 판매의 업무를 따로 떼어 판매를 지원하는 부서로 하여금 전담시킬 필요가 있다. 의료인들에게 결여된 마케팅 조직화의 내용으로 다음과 같다.
㉠ 마케팅 부서가 없었다.
㉡ 조직구조가 고객 지향적이지 못했다.
㉢ 고객을 조직의 상층부에 두고 생각하는 인식이 없었다.

(3) 의료환경의 변화

의료환경의 두드러진 변화로서 집중치료의 방식, 고객의 기대수준 향상, 어려운 병원경영, 고령화 시대, 고객 중심의 의료 등을 들 수 있다.

1) 고객의 기대수준 향상

소비자들은 의료서비스에 대한 기대수준이 높아지고 있다. 이는 부당한 치료와 과잉진료에 따른 완전한 치료에 대하여 의구심이 높아지는 의료비에 기인하는 것이다. 의료소비자들은 의료기관의 선택과 이용에서 세련되어 가고 있으며, 이용하는 다른 의료기관을 교체하기도 한다. 또한 기술위주의 서비스보다는 고객위주의 서비스를 요구한다.

2) 집중치료의 방식

환자가 병원에 가서 접수를 하여 치료를 받기까지 걸어다녀야 했으며 또한 시간도 많이 걸리고 있다.
① 최근 의사, 간호사, 각종 전문가들이 한 팀이 되어 일하는 소위 집중치료센터를 도입하여 운영하고 있다.
② 미국의 메모리얼 병원은 1991년부터 심장병, 암센터와 같은 특정의 병센터들은 같은 증세의 환자들만 맡아서 한 곳에서 일하므로, 환자들이 옮겨 다닐 필요가 없으므로, 환자치료에 동원되는 병원직원은 평균 63명에서 10명으로 줄어들어 환자들은 보다 가족적인 분위기를 느낄 수 있었다.

3) 어려운 병원경영

환자가 3분의 진료를 위해 3시간을 기다릴 정도로 환자가 많은 것을 보면 아직은 병원공급보다 병원입원 수요가 많은 편이다. 하지만 의료설비의 비용증대, 의대졸업생들의 병원신설 붐, 병원의 고급화와 국제화 추세 등을 고려하면, 앞으로의 병원경영은 어려울 수 있다.

① 미래의 병원들은 다양한 의료서비스의 경쟁을 벌이지 않을 수 없기 때문이다. 외국의 신설병원들은 고급호텔을 무색하게 한다. 아늑하고 화려한 병원로비, 화려한 병실, 전화는 물론 화상회의 장치들까지 갖췄으며, 언제든 샤워를 할 수 있도록 고급욕조가 달린 화장실이나 호텔처럼 다양한 룸서비스도 받을 수 있다.

② 병원은 우리나라에서도 점차 보편화되고 있다. 중소병원은 대형병원이나 종합병원들의 경쟁 속에 살아남기 힘들 것이다. 전 세계적으로 늘어나고 있는 고령화의 영향으로 실버산업 및 집중치료방식의 마케팅 활동이 필요하다(그림 1-26).

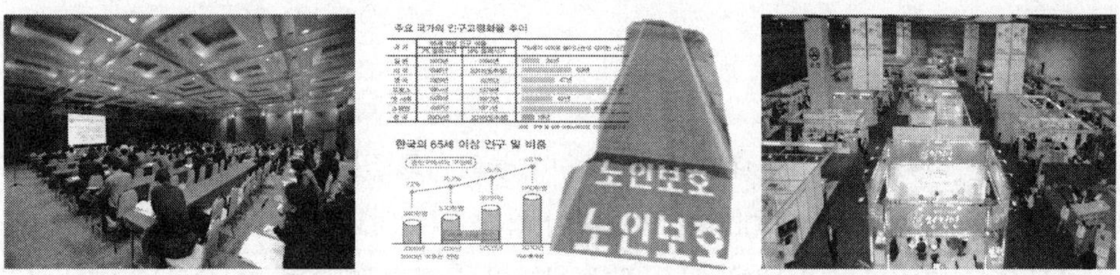

(a) 의료 심포지엄 회의 (b) 고령화의 마케팅 전략수립 (c) 실버 산업박람회

[그림 1-26] 고령화에 맞춘 마케팅 전략

4) 고령화 시대

고령화 사회의 대두는 가정과 사회에서의 커뮤니케이션의 부족현상을 초래하고 있다. 혼자 있는 노인의 간호와 건강에 대응하는 의료서비스가 요구되고 있으며, 노인복지가 사회문제로 대두될 가능성이 커지고 있다.

① 노인복지에는 노인의 후생복지와 의료복지이다. 노인복지에서 중요한 문제는 의료복지로 노인의 의료복지를 위한 전문병원의 건립과 전문의료인력의 양성이 시급하다.

② 노인전문병원은 일반병원과는 달리 공익성은 강하고 수익성이 낮아 민간부문의 참여가 힘들다. 하지만 노인시장은 연금수혜 혜택자의 증가로 시장규모는 물론 성장가능성이 충분하므로 운영만 잘하면 결코 수익성이 낮지는 않다.

(4) 재무자원

의료관광에서의 재무자원은 의료관광의 계획, 준비과정에서의 경쟁, 의료관광운영 등의 전 과정에 필요한 재무적 자원이다.

① 의료관광에 있어 내부적으로 매우 중요한 자원으로서 의료관광의 질적 향상을 시킬 수 있는 핵심요인으로 작용하고 성공여부에 영향을 미치기도 한다.

② 의료관광을 위해 필요한 재무자원을 충분히 활용하기 위해서는 재무자원의 가용성과 현금흐름 및 재무적 안정성이 뒷받침되어야 한다. 마케팅 활동을 하는데 있어서 재무자원에 따른 마케팅 계획, 인적 자원을 활용한 내부업무를 관장하는 것을 나타낸 것이다(그림 1-27).

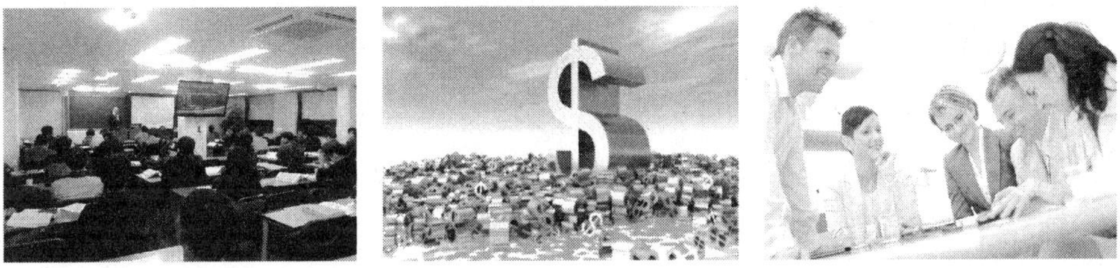

(a) 인적 자원을 활용한 내부 업무 (b) 재화에 따른 마케팅 활동 (c) 인적 자원에 따른 마케팅 활동

[그림 1-27] 재화와 인적 자원을 활용한 마케팅 활동

(5) 인적 자원

의료관광에 있어 무엇보다 중요한 내부자원이라고 할 수 있는 것이 인적 자원이다.

① 의료관광마케터는 의료관광의 운영조직, 즉 인적 자원을 관리함으로써 내부에서 실행되는 업무를 관장하게 된다.

② 훌륭한 인적 자원을 갖추고 있는 것은 의료관광운영에 필요한 준비가 완료된 것이나 다름없다.

③ 의료관광의 SWOT 분석 시 고려해야 할 사항들을 〈표 1-5〉에 나열하였다.

〈표 1-5〉 SWOT 분석 시 고려해야 할 사항

기회(외부적)	위협(외부적)
새로운 시장과 세분시장에의 도입	새로운 경쟁자의 진입가능성
제품계열의 추가	대체품으로 판매량 증가
관련 제품으로의 다각화	느린 시장성장
보완제품의 추가	역행하는 정부의 방침

(6) 물질자원

의료관광에 필요한 내부자원 중 물질자원은 의료관광운영 장비처럼 재무자원에 의해 대체될 수 있는 성질의 것도 있으나, 그렇지 않은 것도 있다. 물질자원 중 가장 중요한 것은 장소로서 의료관광 참가자의 수용능력, 접근성 등을 결정하는 요소이다. 또한 참가자를 위한 서비스 운영시설 및 의료관광운영시설을 포함하는 시설과 정보처리에 필요한 컴퓨터 시스템 등의 운영하는 장비도 중요한 물질자원이다.

(7) 교섭능력

의료관광 시 무형의 자원으로서 중요한 역할을 하는 것이 교섭능력이다.

① 경쟁력 있는 교섭력을 갖기 위해서는 의료관광의 좋은 평판과 이미지를 지니고 있어야 한다. 실패한 이미지를 지닌 의료관광으로는 재방문 및 구전을 기대하는 것이 용이하지 않기 때문이다.

② 교섭능력에는 행정지원을 포함해 다양한 지원을 기대할 수 있는 행정당국과의 관계, 홍보지원을 기대할 수 있는 매체와의 관계 등이 있다. [그림 1-28]은 무형적 특성을 가지고 있는 의료서비스와 같은 자원을 활용하는 교섭능력을 나타낸 것이다.

③ 의료관광마케터는 유형적인 물질적 자원의 활용 외에도 교섭능력과 같은 무형적 자원도 마케팅 계획에 포함시켜야 한다.

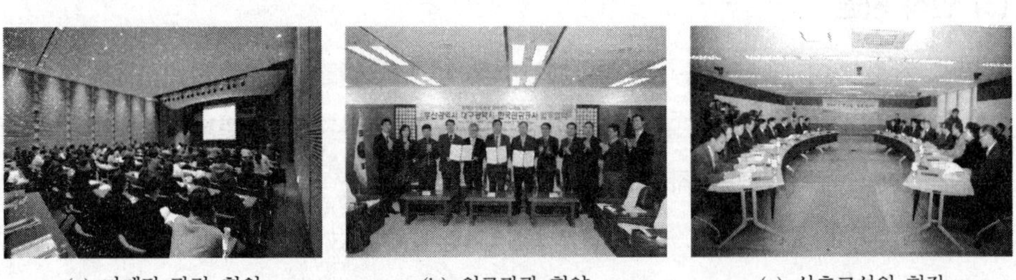

(a) 마케팅 관련 회의　(b) 의료관광 협약　(c) 상호교섭의 현장

[그림 1-28] 무형적인 자원을 활용

4. 산업분석을 통한 한국형 의료관광 활성화

산업의 특성과 전망에 대한 분석으로 개별산업 또는 관련 산업에 중요한 영향을 미치는 요인들을 광범위하게 연구 · 분석하는 것이다. 즉 경제사회 여건변화에 따른 산업의 변화와 개별기업에 미치는 영향을 파악하는 것이다.

(1) 산업분석

① 다음과 같은 이유 때문에 증권평가에서 필수적인 분석과정이라고 한다.

㉠ 개별기업의 경영성과는 당해 산업의 경영성과와 밀접한 관련을 가지고 있으며, 개별주식의 시가(時價)는 일반적으로 당해 산업의 주가평균에 근사하기 때문이다.

㉡ 모든 산업의 성과가 반드시 경기변동과 일치하지 않기 때문이다.

㉢ 사치품이나 내구재산업의 경영성과는 경기변동과 비교적 동일한 추세로 움직이고 있지만, 생필품산업의 경영성과는 오히려 경기변동과 반대로 작용하는 경향이 있다.

㉣ 개별산업의 성과분석은 기업의 증권분석에 많은 도움을 준다.

㉤ 개별기업의 경영성과에 대한 장기적인 전망을 함에 있어서 산업의 추세분석이 도움을 주기 때문이다.

② 산업은 제각기 **산업라이프사이클***을 가지고 있다.

㉠ 각 기업은 당해 산업이 산업라이프사이클에서 현재 어느 단계에 속해 있는가를 분석하거나 또는 그 산업의 제품에 대한 수요 및 **조업도**(capacity)**를 분석함으로써 기업의 경영성과에 대한 장기전망에 도움을 받을 수 있다. [그림 1-29]는 산업분석에 사용되는 마이클 포터의 5모형 이론을 나타낸 것이다.

㉡ 산업에 영향을 미치는 5가지 요인들을 분석하고 그에 맞는 마케팅 전략이 필요하다. 의료 산업구소 분석은 이런 요소들이 의료기관에 어떻게 작용하여 의료산업의 경쟁 환경을 만들고 있는지를 평가하는 것이다.

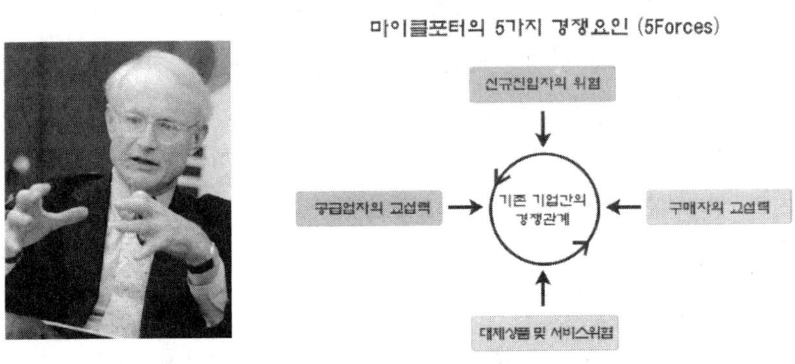

(a) 마이클 포터　　(b) 마이클 포터의 5모형

[그림 1-29] 마이클 포터의 5모형을 이용한 마케팅 활동

* 산업라이프사이클(industry life cycle) : 어떤 신제품이 시장에 도입되고 보급 · 발전되어 성숙기에 들어갔다가 다른 신제품의 개발 등에 따라 판매량이 줄어들게 되는 일련의 과정이다. 이 과정은 도입기 · 발전기 · 성숙기 · 포화기 · 쇠퇴기라는 각 단계로 구분하여 상품계획에 반영된다.

** 조업도 : 적정조업도라고도 하며 기업의 산출량, 단위당 평균비용이 최저로 되는 조업도이다. 최적조업도는 기술적으로 가장 유리한 조업도를 나타날 뿐, 그것이 경제적으로 가장 유리한 조업도는 아니다.

㉢ 평가과정에는 정확하게 계량화하여 평가할 수 있는 부분이 적으므로 많은 주관적 판단이 개입될 수밖에 없다.

㉣ 요인들에 의해 산업구조를 평가하면 간과하기 쉬운 많은 요인들을 고려할 수 있기 때문에 마케팅 관리자는 마케팅 전략수립 시 폭 넓은 시각으로 볼 수 있어 더 좋은 전략을 개발할 수 있게 된다.

(2) 마이클 포터의 5요인

마이클 포터의 5요인 모형을 이용하여 의료 산업의 경쟁 정도에 영향을 미치는 요인을 구분할 수 있다.

① 신규 진입 의료기관에 의한 위협 : 기존 시장을 점유하고 있던 진입자들의 점유율을 분할하며 가격의 하락을 불러온다.

② 기존 의료기관들 간의 경쟁 : 어느 한 기업의 경쟁력을 키우는 일은 다른 경쟁기업의 경쟁력을 악화시키는 역할을 한다.

③ 대체재의 압력 : 가격의 상한선을 제한함으로써 잠재적 수익을 제한한다.

④ 수요자의 교섭력 : 전방적 계열화는 최종소비자를 목표로 계열화하는 것으로 제품생산 후 물류, 유통, 판매 등을 강화하는 것으로 이런 경우 수요자 교섭력을 강화할 수 있고, 후방적 계열화는 제품생산에 필요한 원자재, 재료 등의 조달, 가공, 재배 등을 강화하는 것으로 이런 경우 공급자 교섭력이 강하다.

⑤ 공급자의 교섭력 : 시장에서 공급자의 교섭력이 강하게 작용하는 경우는 그 시장이 소수의 공급업자에 의해 제조기업에게 집중적인 원료공급이 이루어지거나, 몇몇 제조업자들의 다양한 경로로 유통업자와 고객들에게 제품을 공급하는 경우에도 이루어진다. 이런 경쟁요인을 평가하여 의료산업의 경쟁정도를 파악하는 것은 의료산업이 얼마나 매력적인가를 평가하는데 매우 중요하다. 의료산업이 투자할 만한 가치가 있는지를 분석하고자 하는 것이다.

(3) 신규진입 의료기관에 의한 위협

신규진입자는 시장 내 기존 의료기관에 위협요소이다. 신규진입자는 시장 내 기존 의료기관이 갖고 있는 시장점유율을 분점하기 때문에 강력한 신규진입자가 있을 때 큰 위협이 될 수 있다.

① 기업의 경우는 시장에 신규진입자가 들어오게 되면 가격이 하락하게 되고 부대비용이 늘어나는 효과로 인해 기존기업의 수익성이 하락하게 된다.

② 기존기업의 입장에서는 과거에 예산투입이 미약했던 분야(광고, 연구개발 등)에 대해 실질적인 자원투입이 요구되기 때문에 신규진입자가 없을 때 보다 더 많은 비용이 발생하게 된다.

③ 의료서비스와 같이 진입장벽이 높은 산업일수록 의료산업에 먼저 진입한 의료기관들이 지속적으로 성장할 수 있는 가능성이 높다.

④ 진입장벽이 높다는 것은 후발주자가 그 만큼 그 산업에서 위협을 받으며 마케팅 전략을 수립하고도 진출하기 어렵다는 것을 의미한다.

⑤ 진입장벽이 낮은 산업일수록 후발주자의 진입이 용이하여 잠재경쟁자와 기존경쟁자의 경쟁이 심화될 수밖에 없다. [그림 1-30]은 신규진입자를 위협하는 기존시장의 진입장벽과 병원의 영리를 위한 규제완화를 나타낸 것이다.

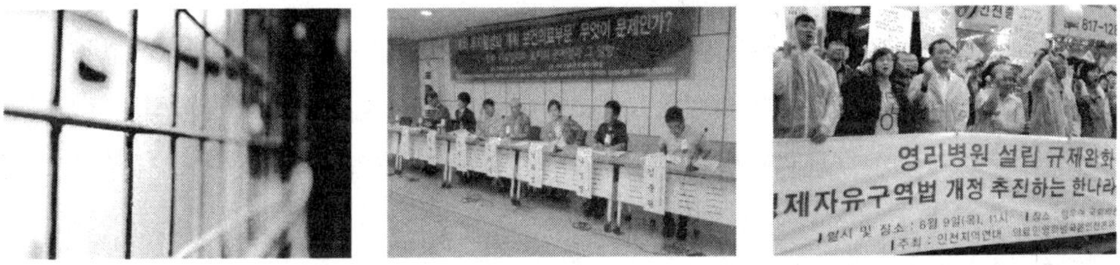
영리병원 설립 규제완화
제자유구역법 개정 추진하는 한나라

(a) 기존시장의 진입장벽 (b) 의료문제 회의 (c) 영리병원의 규제완화 시위

[그림 1-30] 의료산업의 진입장벽 및 규제

⑥ 의료관광산업에서 주요 정부부처는 유치기관과 의료기관을 정책과 규제로 통제하므로 진입장벽의 한 요인이라 할 수 있다.

⑦ 신규진입에 따른 위협 정도의 결정요인을 크게 2가지로 나눌 수 있는데 하나는 그 산업이 갖고 있는 '진입장벽'이고 다른 하나는 기존 경쟁기관들의 대응 정도이다. 즉 장벽이 높고 신규진입자가 예상하는 기존 조직의 보복적 대응이 강하면 신규진입에 따른 위협은 약해질 것이다.

1) 의료산업의 진입장벽의 요인

의료산업에서 진입장벽을 형성하는 구체적 요인은 다음과 같이 3가지가 있다.

① 기존 의료기관들간의 경쟁 : 기존 경쟁자들 간의 경쟁전략은 가격경쟁 서비스 차별화 형태로 이루어진다. 동일 전략군내의 의료기관은 경쟁에 있어 상호의존적이다. 여기서 전략군은 의료기관을 특성별로 구분하여 유사한 전략을 사용하는 집단으로 나눈 단위이다. 즉 어느 한 의료기관의 경쟁적 조치는 다른 의료기관에게 자연보복적 조치나 대응조치를 불러 일으킨다.

② 대체재의 압력 : 대체 서비스의 존재는 의료산업에서 의료기관들이 가격을 결정할 때 상한을 설정하게 함으로써 의료산업의 잠재적 수익을 제한한다.

㉠ 기업의 경우 : 가격뿐만 아니라 대체 상품의 질이 혁신적으로 좋아지는 경우에는 산업 자체의 붕괴까지도 생각할 수 있다.

㉡ 대체 서비스와의 대립적 입장 : 의료산업 전체의 집단적 대응을 유발함으로써 의료산업의 입장을 강화할 수도 있다. 의료산업에서 대체재의 압력에 영향을 미치는 요인은 다음과 같다.

㉢ 대체산업의 공격성 : 후발 개발도상국의 초기에는 제반이 외국에 비해 빈약한 형태로 유지된다. 따라서 이러한 상태를 극복하고 경제발전을 가져오기 위해서는 특정한 산업을 경쟁의 상태로 만들고 이에 따라 당해의 성장과 전반적인 경제성장을 가져올 수 있다.

㉣ 수입대체의 경우 : 외국의 독점체로부터 대부분의 생산물을 수입하던 것을 국내산업의 경쟁을 통한 활성화를 통해 국산화하고 이에 따라 경제의 활력을 강화할 수 있다. 이러한 방식은 실제 경쟁의 상태를 만들지 못하고 내부적으로 빈약하여 효과적이지 않다.

㉤ 대체산업의 수익성 : 성장전략은 주로 중남미에서 채택되었던 것으로 한국과 같은 수출주도 공업화전략과 함께 크게 개발도상국의 성장전략 중의 하나였다.

ⓐ 수입대체산업이 효과적으로 성장하기 위해서는 먼저 국내시장의 협애성을 극복해야 한다. 이것은 규모의 경제가 적용되는 경우에 더 적절하다.

ⓑ 국내시장에 대한 독점화를 극복하고 적절하게 경쟁을 도입하여야 한다.

㉥ 대체재의 가격 : 얻는 효용(만족)은 비슷한데 소비는 서로 반대되는 것으로 대체재 관계의 재화들은 하나의 수요가 올라가면 그 대체재의 수요가 줄어든다는 특징이 있다.

③ 소비자의 교섭력 : 기업의 경우 구매자는 가격인하 압력, 품질향상 및 서비스 증대 요구, 기업 간 경쟁 자극과 같은 방법으로 산업에 대한 압력을 행사함으로써 산업의 수익률을 떨어뜨린다. 구매자 집단이 얼마나 강한 힘을 지니는가는 시장의 특성과 해당 산업에 대한 구매가 구매자 집단의 영업활동 중 차지하는 비중에 따라 차이가 있다.

㉠ 집중적으로 대량 구매를 하거나 제품의 구매비용이 구매하는 산업에서 큰 비중을 차지할 때 구매자는 유리한 가격조건에 구매하기 위해 총력을 기울일 것이므로 해당 산업의 수익률을 떨어뜨려 위협이 될 것이다.

㉡ 의료산업의 경우 의료서비스는 필수품이므로 구매량을 감소시키거나 가격인하

압력을 행사할 수 있는 여지가 많지 않으며, 의료서비스에 대한 지식 부족으로 소비자가 정보를 갖지 못해 소비자의 교섭력이 떨어질 수밖에 없다.

2) 의료산업의 소비자 교섭력

의료산업에서 소비자의 교섭력을 평가하는 요인으로는 다음과 같다.

① 서비스 차별화 : 소비자들이 널리 인정해주는 독특한 기업 특성을 내세워 경쟁하는 경쟁전략이다.차별화 전략을 가지려면 고품질, 탁월한 서비스, 혁신적 디자인, 기술력, 브랜드 이미지 등 무엇으로든 해당 산업에서 다른 경쟁기업들과 차별화하면 된다.

㉠ 차별화에 드는 비용을 감당하고도 남을 만큼 제품이나 서비스의 판매가격면에서 프리미엄을 인정받을 수 있어야 한다.

㉡ 높은 가격이라도 고객이 기꺼이 살 수 있도록 제품과 서비스에 가치를 제공하면 되는 것이다. 그렇다고 해서 반드시 제품·서비스의 판매가격을 높여야만 하는 것은 아니다.

㉢ 차별화를 추구하면서 판매가를 낮추는 원가 우위 전략을 쓸 수도 있다.

② 구매자에 의한 후방통합 : 후방통합(backward Integration)은 구매자가 다른 공급자와 제휴, 합병을 하거나 직접 회사를 설립하여 후방(공급자측)의 비즈니스에 진입하는 것이다. 이는 구매사의 교섭력을 상승시킨다. [그림 1-31]은 산업분석을 이용한 마케팅을 활용할 때 대체재를 이용하여 그에 따른 서비스 차별화 방안을 나타낸 것이다.

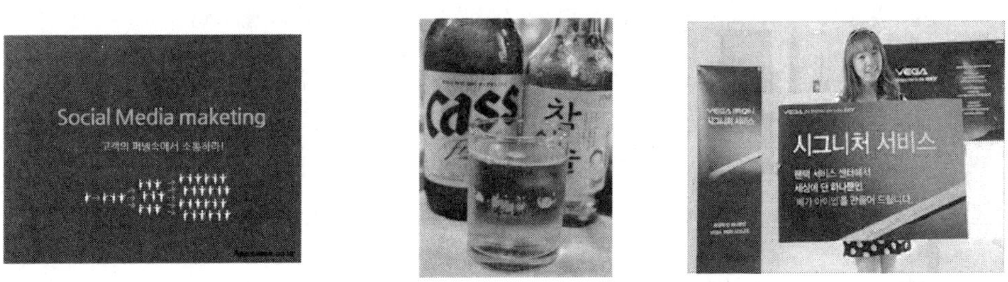

(a) 소셜 네트워크를 이용한 차별화 마케팅 (b) 소주와 맥주의 대체재 관계 (c) 서비스 차별화

[그림 1-31] 상품의 대체재 및 서비스 차별화

③ 가격탄성 및 구매량 구매비중 : 상품에 대한 수요량은 그 상품의 가격이 상승하면 감소하고, 하락하면 증가한다. 가격탄성은 가격이 1[%] 변화하였을 때 수요량은 몇 [%] 변화하는가를 절대치로 나타낸 수치이다. 탄력성이 1보다 큰 상품의 수요는 탄

력적이라 하고, 1보다 작은 상품의 수요는 비탄력적이라고 한다.

④ 공급업자의 교섭력 : 제조업의 경우 제품이 완성되는데 필수적으로 들어가는 원자재를 제조하고 납품하는 제조회사가 공급자가 된다. 이러한 측면에서 의료사업상품의 주요 공급자는 의료기관이다.

㉠ 제조회사와 달리 의료기관에서는 제공하는 의료서비스 가격이 정부의 통제를 받는 것이 큰 차이점이나 의료관광상품은 병원별로 서비스 정도에 따라 건강보험수가와 별개의 국제수가를 정하여 제공하고 있다.

㉡ 해외유치 환자의 경우 국민건강보험 미가입자이며, 국내인과 차별화된 서비스를 제공받고 마케팅 활동을 통해 유입되기 때문이다.

㉢ 제조업에서 원자재는 제품가격 결정 시 원가로서 비용에 큰 영향을 미치기 때문에 공급자의 제품이 다른 제품으로 대체될 수 없을 때 공급자의 힘이 강해질 수밖에 없다.

㉣ 공급업자는 산업의 투입물에 해당하는 원료 혹은 부품을 공급하는 기업 혹은 기업군이며, 일반적으로 제품을 생산하기 위해 구입하는 원료 혹은 부품이 전체 생산비용의 8~90[%]에 해당하기 때문에 대부분의 산업에서 산업의 잠재이익에 미치는 공급자의 영향력은 대단히 크다.

㉤ 공급업자들은 해당 산업에 대해 가격인상이나 판매물품의 질을 떨어뜨리겠다는 위협을 통해 교섭력을 발휘한다.

㉥ 기업은 교섭력에 대응하기 위해 그 산업에서 생산하는 제품의 가격을 올리게 되는데 이런 가격인상도 여의치 않으면 수익률이 낮아질 수밖에 없다.

㉦ 의료산업에서는 주요 공급업자인 제약회사나 약품도매상을 비롯하여 의료장비회사나 진료재료 및 소모품 회사 혹은 도매상의 수가 비교적 많으며 대체재도 쉽게 찾을 수 있는데다가 공급업자들간에 제품차별화가 크지 않기 때문에 의료기관에 대한 공급업자의 교섭력은 약할 수밖에 없다. 의료산업에서의 공급자인 제약회사와의 협상 또는 교섭능력을 통한 수익창출은 필수요소이다(그림 1-32).

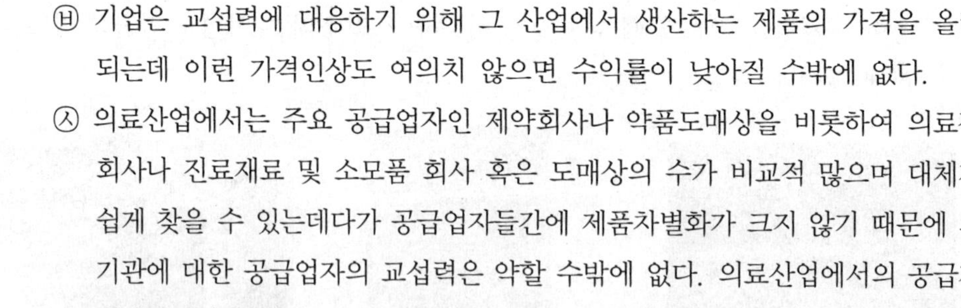

(a) 교섭능력의 중요성 (b) 의료산업의 공급자 제약회사 (c) 의료협약

[그림 1-32] 공급자와의 교섭능력은 마케팅의 필수요소

ⓞ 의료관광마케터는 공급업자들과의 원만한 교섭능력을 배양해야 하며, 교섭이 실패로 돌아갈 때 그에 대한 방안을 강구해야 한다.

⑤ 고객(구매자)의 힘 : 고객과 공급자와의 관계에서는 고객은 양질의 의료관광서비스를 저렴한 비용으로 받고 싶어하고, 의료기관 입장에서는 제공하는 의료관광서비스의 가치를 인정받고 보다 높은 가격에 의료서비스를 제공하려 하기 때문에 이들 서로 간에 서로의 수익성을 보장받기 위한 힘이 작용한다.

㉠ 의료관광산업에서의 고객은 환자, 유치기관, 보험사, 기업 등으로 다양하게 구분되며 이들 고객의 힘은 구매량이 많을수록 강해질 수밖에 없다.

㉡ 유치기관의 경우 유치환자수, 보험사의 경우 보험사 회원수, 기업의 경우 직원수 등이 그들에게 협상에 우선권을 갖도록 해준다.

㉢ 구매자의 힘은 향후 의료관광산업의 비즈니스 방향과 마케팅 전략을 바꾸게 해줄 것이다.

㉣ 유치수수료 또는 보험사와의 보험계약조건 등은 협상 시 의료기관이 어떻게 이를 대비하고 준비하는가에 따라 앞으로의 의료관광산업에 미치는 영향이 달라질 수밖에 없다.

㉤ 의료관광산업의 미래는 고객의 구매형태가 어떠한 대체품으로 바뀔 것인가 즉, 다른 국가와의 경쟁심화 등의 외부 환경적 요인에 좌우되기 때문에 일반상품의 대체제품과 다르게 인식하여 의료서비스 특성을 반영한 질 높은 서비스 개발과 의료 이외의 서비스 개발 및 제공에 노력을 기울여야 할 것이다.

5. 경쟁 의료기관 분석

고객은 조직의 관점에서 가장 중요한 요소이지만 경쟁 측면에서 보면 수동적 위치에 있다. 의료기관이 생존하기 위해 경쟁우위를 가져야 할 대상은 동일 시장 내에서 같은 고객을 대상으로 유사한 기능의 서비스를 생산하는 경쟁자이다. 경쟁자는 의료기관의 서비스를 능가하는 새로운 서비스 등으로 생존을 위태롭게 할 수도 있어 경쟁 측면에서 보면 능동적인 위치에 있다.

의료시장에서 경쟁 의료기관은 계속 늘어나고 경쟁의 강도는 점점 치열해지고 있다. 시장의 경쟁이 치열해짐에 따라 의료기관은 해당 기관을 찾는 고객을 이해하는 것만으로는 충분하지 못하게 되었으며, 같은 시장에 있는 경쟁자의 동향을 파악하고 이에 대처할 필요성이 높아지고 있다.

경쟁 의료기관에 대해서도 지속적으로 관심을 가져야 하며 정보수집과 분석을 행할 수 있는 시스템을 운영하고 적극 대처해야 한다. 대형병원의 난립과 우후죽순으로 생겨나는 영세규모의 병원들로 인해 경쟁이 심화되고 있다. 앞으로 대형병원들이 의료시장을 잠식함으로 인해 중소 및 영세규모의 병원들은 도산하거나 경영의 어려움을 겪을 것으로 예상된다(그림 1-33).

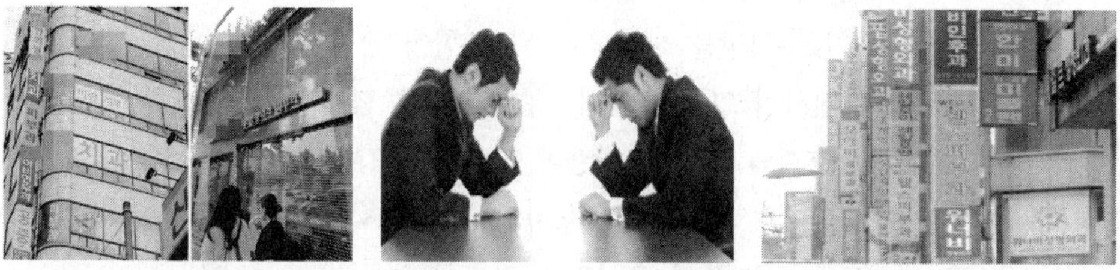

(a) 한 건물 안의 경쟁 의료기관들 (b) 경쟁심화로 인한 갈등조장 (c) 개인병원의 경쟁심화

[그림 1-33] 오늘날 의료기관의 경쟁

(1) 경쟁 의료기관의 정의

의료기관이 경쟁자를 분석하기 위해서는 대상이 되는 경쟁 의료기관이 누구인지를 정의해야 한다. 의료기관은 제품을 생산, 판매하는 기업과 달리 환자들이 직접 의료기관을 방문하여 의료서비스를 받아야 하기 때문에 시장이 공간적으로 제한되어 있어 경쟁자를 정의하는 것이 비교적 용이하다(그림 1-34).

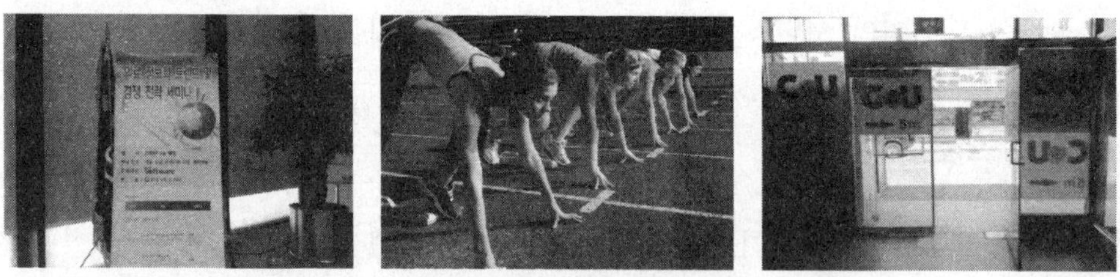

(a) 의료경쟁 전략을 위한 세미나 (b) 선의의 경쟁이 필요 (c) 경쟁을 이기기 위한 전략

[그림 1-34] 경쟁우위를 위해 전략을 수립

① 의료기관은 해당 진료권을 정하고 이 진료권을 표적시장으로 정의한다. 기업이 표적시장을 어떻게 정의해야 할지를 고민하고 이것이 사업의 성패와 직접 연관되는지를 분석하는 과정을 살펴보는 것이 의료시장에서도 유용할 수 있다.

㉠ 기업에서는 시장을 세분화하여 경쟁우위를 가질 수 있는 표적시장을 정하고 같은 표적시장을 갖는 기업들을 경쟁자로 정의한다.

㉡ 의료기관의 경우에는 전문병원을 제외한 일반 의료기관의 경우 진료권내의 주민 전체가 표적시장이 되는 것이 통상적이다.

② 진료권에 있는 의원 및 한방 의료기관을 포함한 모든 종류의 의료기관이 경쟁자가 될 수 있다.

㉠ 경쟁자 분석을 할 때 모든 의료기관을 대상으로 할 수는 없으며 비슷한 수준의 의료기관 중에 지리적으로 인접해 있거나, 진료의 특성이 유사하거나, 대상 인구가 중복되는 의료기관과 병상규모 시설 및 장비 등의 시설 규모와 제공되는 서비스의 범위가 비슷한 의료기관 등이 집중적으로 관심을 가져야 할 경쟁 의료기관이 된다.

㉡ 경쟁 의료기관을 분석할 때 다루어야 할 내용으로는 경쟁 의료기관의 역사, 사명 및 목표, 전략 등을 분석해야 한다.

참고 한국 의료관광현황

한국 의료관광은 시행 첫해인 2009년 목표치 5만 명을 초과하여 60,201명을 유치하며 547억 원의 진료수익을 올렸다. 2010년에는 전년 대비 36[%] 증가한 81,789명을 유치하였으며 진료수익은 1,032억 원으로 전년 대비 88.6[%]의 증가세를 보이며 연 목표치를 초과달성하였다.

① 의료관광객 1인당 평균진료비는 131만 원으로 국내 1인 평균진료비인 96만 원을 상회하고 있으며 입원환자의 평균 진료비 역시 국내 258만 원에 비해 2배 이상 높은 583만 원을 사용한 것으로 집계되었다.

㉠ 2009년도에 비해 1인당 평균진료비는 29[%] 정도 증가한 반면(94만 원 → 131만 원), 입원환자 1인당 평균진료비는 11[%] 정도 감소한(656만 원 → 583만 원) 수치이다.

㉡ 입원환자 1인당 평균진료비 감소의 원인은 전년 대비 환율변동과 함께 상대적으로 의료비를 적게 소모하는 중국인 환자가 급상승하면서 전체적인 1인당 평균진료비를 낮추는 효과를 가져왔다.

㉢ 전체적으로 고액 환자가 증가하여 1억원 이상 고액 환자가 21명, 1천만원 이상 진료비를 부담한 환자가 1,732명으로 2009년 816명 대비 112[%] 증가하였다.

② 국가별로는 미국이 32.4[%]로 가장 많았으며 중국, 러시아가 전년도에 비해 증가한 반면, 일본인 환자수가 15[%] 정도 감소하였다.

㉠ 중동지역이 614명에서 949명으로, 카자흐스탄 128명에서 346명으로 증가하여 전략적으로 활성화 정책을 펴고 있는 지역에서의 상승세가 두드러졌다.

㉡ 진료과목별로는 피부 및 성형외과 관련 서비스가 14.0[%]로 가장 높았으며 내과(13.5[%]), 건강검진(13.1[%]), 의학과 및 산부인과 순으로 가벼운 미용진료 및 건강검진이 우세하게 나타났다.

㉢ 지역별로는 서울이 61.7[%], 경기지역 13.3[%]로 수도권이 차지하는 비율이 2009년 87.7[%]보다는 낮아졌지만 여전히 수도권 지역 중심으로 나타났다.

㉣ 2009년과 비교해서 내과환자(19.6[%]→ 13.5[%])는 줄었고, 건강검진(17.3[%] → 13.1[%]) 및 산부인과 환자(6[%] → 5.6[%])도 그 비율이 낮아졌다.

㉤ 피부 · 성형외과(13.4[%] → 14[%]), 가정의학과 환자(7.8[%] → 9.8[%])의 비중은 약간 증가하였다.

③ 우리나라를 찾는 일반 외래 관광객 수는 꾸준한 상승세를 보이고 있으며, 2010년 약 880만 명을 기록하고 있다.

㉠ 우리나라는 의료기술 수준이 의료 선진국에 근접하고, 모든 의료서비스 제공이 가능함에도 불구하고 낮은 대외적 이미지로 인하여 싱가포르나 태국에 비하여 의료관광객 유치실적이 낮은

수준이다.

㉡ 정부는 의료관광을 신성장 동력과제로 선정하고 공공의 선제적 재정투입과 민간투자 활성화로 성장기반 구축에 나서고 있다.

(2) 경쟁 의료기관의 전략

의료기관의 입장에서 가장 관심을 기울여야 할 경쟁자는 같은 전략을 가지고 같은 표적시장을 공략하는 경쟁자이다. 특히 규모와 서비스 범위까지도 비슷하면 강력한 경쟁자로 정의 내릴 수 있다.

① 특정 표적시장에서 같은 전략을 추구하는 조직들의 집단을 전략적 집단이라고 한다.

㉠ 의료산업을 정의할 때 병원, 의원을 비롯한 모든 의료기관을 의료산업으로 정의할 수도 있으나, 병상규모에 따라 제공하는 의료서비스 수준과 범위, 의료인력의 수와 능력에 따라 크게 차이가 나기 때문에 병상규모로 병원산업을 구분할 수도 있다.

㉡ 의료기관은 경쟁 의료기관의 전략을 지속적으로 검토하며, 경쟁 의료기관의 전략이 바뀌고, 경영방식이나 행태가 변화하면 이것을 신속하게 검토하고, 적절한 대응책을 마련해야 한다.

㉢ 의료기관이 고객 서비스를 차별화하기 위한 전략으로서 환자만족도를 측정하고 의사들에게 성과급을 준다면 경쟁 의료기관은 긴장할 것이다.

② 전략의 실행은 고객만족도를 높이고, 고객은 의료기관을 선호할 것이기 때문에 이미지 개선과 함께 시장점유율이 증가할 것이다.

㉠ 경쟁 의료기관의 변화는 의료기관에 큰 영향을 미치게 된다.

㉡ 대형 비영리병원들이 경쟁으로 인해 최첨단 장비를 사용하게 된다(그림 1-35).

㉢ 올바른 치료목적이 아닌 최첨단 의료장비만을 부각한 홍보활동은 장차 의료이용자들에게 비용적인 면에서 큰 부담으로 작용할 것이다.

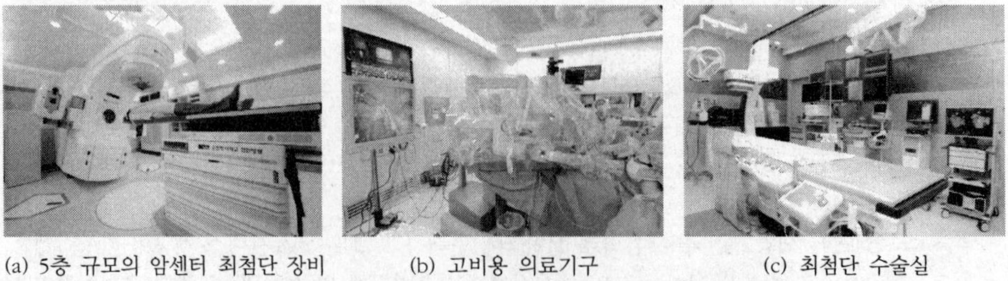

(a) 5층 규모의 암센터 최첨단 장비 (b) 고비용 의료기구 (c) 최첨단 수술실

[그림 1-35] 대형 병원들의 경쟁심화로 인해 의료기구의 고급화

(3) 경쟁 의료기관의 현황 및 장단점 평가

의료기관은 경쟁 의료기관의 현재 운영현황과 고객만족 정도에 대한 정보를 지속적으로 파악해야 함은 물론이고, 경쟁 의료기관의 장점과 단점을 분석하고 의료기관과 비교하여 표적시장에서 가질 수 있는 기회와 위협요소를 파악하여야 한다. 이 중에는 수집하기 어려운 자료나 정보도 있으나, 경쟁 의료기관에서 직접 얻을 수 없는 정보는 진료권 내 주민을 대상으로 하는 설문조사를 통해 얻을 수도 있다.

이런 과정에는 비용이 소요되지만 경쟁 의료기관을 분석하기 위한 비용은 매우 중요한 것이기 때문에 정기적으로 조사하는 것이 바람직하다. 경쟁시장에서 경쟁 의료기관의 위상을 파악하는 것을 시장점유율이라 하고 크게 3가지로 구분하는데 **시장점유율, 심리적 점유율, 열망점유율** 등이다.

(4) 경쟁 의료기관의 반응분석

경쟁 의료기관에 대한 분석을 하면 경쟁 의료기관의 성격을 짐작할 수 있다. 따라서 의료기관이 시장점유율을 높이기 위해 수행하는 여러 전략들에 대해 경쟁 의료기관이 어떻게 대응할 것인가를 예측할 수 있게 된다. 일반적으로 대부분의 경쟁자는 4가지 범주 중 하나이다.

1) 유연한 경쟁자

의료기관들은 경쟁 의료기관의 움직임에 민감하게 반응하지 않는다. 반응하지 않는 이유는 여러 가지가 있는데 고객들의 충성도가 높다고 느끼거나, 그 사업에 크게 집착하지 않거나, 반응할 수 있는 자금이 부족하기 때문일 것이다.

① 의료기관들은 많은 경우에 유연한 경쟁자에 해당된다. 시장 내 한 의료기관의 전략적 변화에 대부분의 경쟁 의료기관은 단 시간 내에 반응을 하지 않는 경우들이 많다.

② 의료기관의 특성상 표적시장을 바꾼다던가, 경쟁 의료기관에 치명적일 만큼 마케팅 믹스를 변화시킬 가능성이 크지 않으며 의료기관의 전략적 변화가 예측 가능하다고 믿기 때문이다.

참고 의료관광 실태에 대한 자료*

① 외국인환자 증가추세

2007년부터 2011년까지 한국의 외국인환자 수는 증가하는 추세를 보이고 있다. 2007년도에 7,901명이었던 외국인환자는 2008년도에 27,480명으로 급격히 증가한 후, 꾸준히 증가세를 유지하여 2011년도에 122,297명이 되었다.

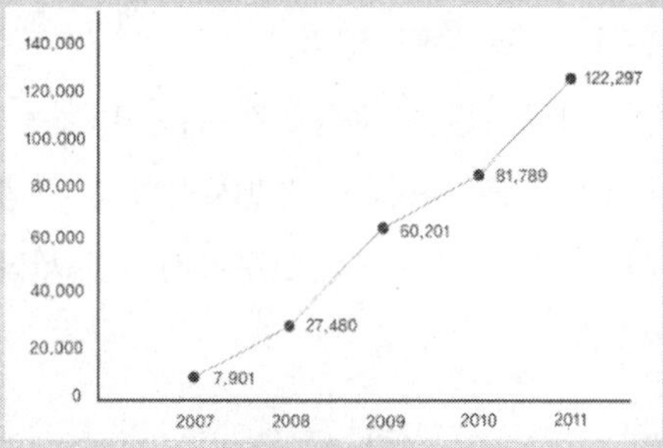

(a) 외국인환자 증가추세

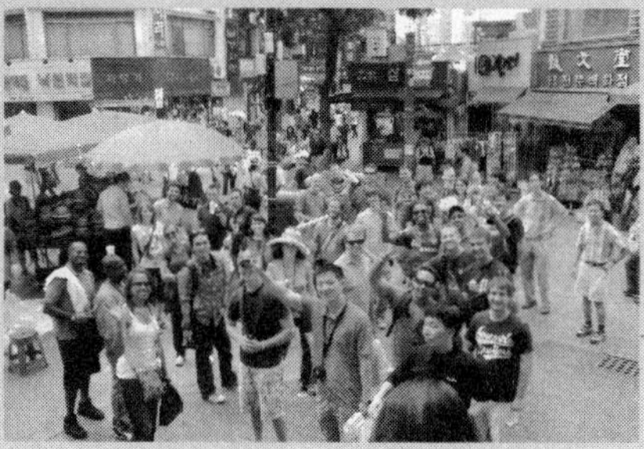
(b) 늘어나는 외국인

② 외국인환자 유치사업등록 의료기관

외국인환자 유치사업등록 의료기관의 수를 살펴보면 연도별로 증가하는 추세를 보이고 있다.

㉠ 2009년도에 등록된 의료기관은 1,453개에서 2011년 6월에는 2,091개로 증가하였다. 등록한 의료기관의 유치실적을 보면 2009년에 1,453개 의료기관 중 1,380개 기관이 실적보고를 하였고, 이 중 508개 기관만이 외국인환자를 유치한 실적이 있었다.

㉡ 2010년에는 1,814개 의료기관 중 1,575개소가 실적보고를 하였고, 이 중 844개 의료기관이 외국인환자 유치실적이 있었다.

㉢ 2009년과 2010년의 유치실적 의료기관의 비중은 2009년의 36.8[%]에서 2010년은 53.6[%]로 증가하였다.

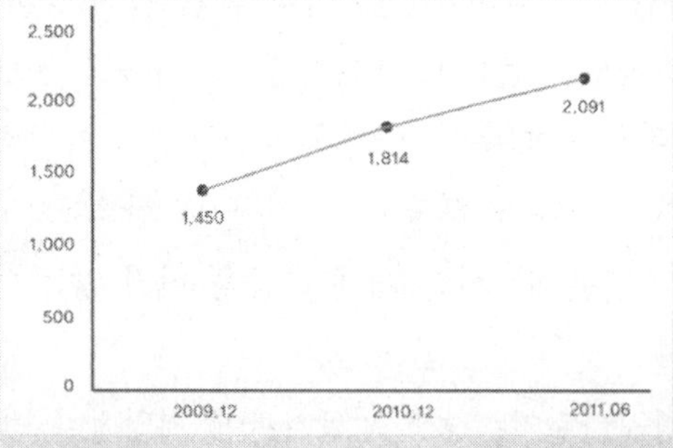

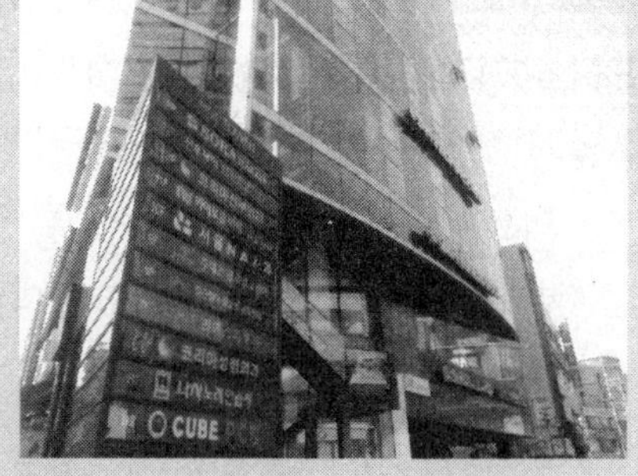

등록 의료기관의 수 추세

㉣ 2010년도 외국인환자 통계에 의하면 전체 개실의료기관 중 외국인환자 유치기관으로 등록한 비율은 3.2[%] 정도이다.

㉤ 세부 종별 의료기관의 등록현황을 보면 전체 상급종합병원 44개 중 41개가 등록하여 93.2[%]로 가장 높은 비율을 차지하고 있고, 종합병원(35.0[%]), 병원(11.2[%]), 의원(3.4[%]) 순이다. 상급종합병원을 제외하면 의료기관 등록비율이 낮은 편이다.

* 참고자료 : 보건복지부(2011), 한국보건산업진흥원(2011)

〈종별의료기관 등록현황(2010년)〉

(단위 : 개소, [%])

종 별	등록 의료기관 수	개설 의료기관 수	등록비율
상급종합병원	41	44	93.2
종합병원	96	274	35.0
병원	147	1,315	11.2
치과병의원	392	14,872	2.6
한방병의원	185	12,229	1.5
의원	946	27,469	3.4
기타(요양)	7	867	0.8
계	1,814	57,070	3.2

ⓗ 등록된 의료기관들을 지역별로 살펴보면 전체 등록기관 1,814개 중에서 1,213개가 서울·경기에 집중되어 있다.

ⓢ 서울, 경기 다음으로 등록 의료기관이 부산 189개, 대구 105개로 분류되어 있다.

ⓞ 2009년 등록현황과 비교해서 증가율을 보면 제주의 등록 의료기관이 77.8[%] 증가로 가장 높았으며, 광주 55.6[%], 전남 44.4[%], 부산 37[%] 증가율을 보였다.

〈지역별 의료기관 등록현황(2010년)〉

(단위 : 개소, [%])

지 역	2010년					2009년	증 감
	상급종합	종합병원	병 원	의 원	계		
서울	18	19	9	897	1,007	823	22.4
부산	3	16	35	135	189	138	37.0
대구	3	4	25	73	105	87	20.7
인천	2	5	11	41	59	48	22.9
광주	2	2	11	13	28	18	55.6
대전	2	5	13	51	71	55	29.1
울산	-	1	5	12	18	15	20.0
경기	5	17	29	155	206	164	25.6
강원	2	3	6	9	20	20	-
충북	1	4	1	13	19	16	18.8
충남	1	-	4	9	14	11	27.3
전북	2	2	2	12	18	16	12.5
전남	-	4	8	1	16	9	44.4
경북	-	5	4	6	15	11	36.4
경남	-	5	2	9	16	13	23.1
제주	-	4	-	12	16	9	77.8
계	41	96	247	1,430	1,814	1,453	24.8

③ 주요 국적별 환자수

주요 국적별 상위 10개국의 실환자수를 나타내고 있다. 2010년의 경우 전체 외국인환자 중에서

34.1[%]가 미국인으로, 실환자수 순위에서 미국이 1위를 하였다. 다음으로 중국(19.4[%]), 일본(16.8), 러시아(7.7[%]), 몽골(2.8[%])의 순위를 보였다.

㉠ 일본은 2009년도에 전체 외국인환자의 30.3[%]를 차지하여 실환자수 순위에서 2위를 하였지만 2010년에는 중국에 밀려서 3위가 되었다. 이용한 의료서비스의 내용에 따라서 순위를 살펴보면 미국이 입원, 외래와 건강검진에서 고르게 30[%] 이상의 실환자 비율을 보여서 각각 1위를 하였다.

㉡ 중국과 일본은 입원과 외래에서 비슷한 실환자 비율을 보였다. 그러나 건강검진에서는 중국인이 전체 건강검진 이용자의 26.6[%]로 일본의 10.3[%]보다 높은 비율을 보였다.

㉢ 러시아도 건강검진 이용자의 11.2[%]를 차지하여 3위의 순위를 보였다. 환자의 증가율이 높은 나라는 러시아(190[%]), 베트남(181.7[%]), 중국(170.7[%]), 필리핀(168.8[%]), 몽골(118.8[%]) 등으로 나타났다.

㉣ 실환자수의 감소를 보인 나라는 상위 10개국 중 일본뿐이었는데 2009년도 12,997명에서 2010년도 12,789명으로 감소하였다.

〈주요 국적별 실환자수〉

(단위 : 명, [%])

순위	국 적	2010년					2009년		증 감	
		실환자				연환자	실환자	연환자	실환자	연환자
		입 원	외 래	건강검진	계					
1	미국	2,465 (35.0)	16,509 (31.7)	2,364 (35.0)	21,338 (32.4)	64,779 (34.1)	13,976 (32.6)	40,558 (33.4)	53	59.7
2	중국	1,109 (1508)	9,881 (19.0)	1,799 (26.6)	12,789 (19.4)	28,931 (15.2)	4,725 (11.0)	16,585 (13.7)	170.1	74.4
3	일본	1,216 (17.3)	9,121 (17.5)	698 (10.3)	11,035 (16.8)	33,045 (17.4)	12,997 (30.3)	28,463 (23.4)	-15.1	16.1
4	러시아	665 (9.5)	3,764 (7.1)	759 (11.2)	5,098 (7.7)	17,611 (9.3)	1,758 (4.1)	6,556 (5.4)	190.0	168.6
5	몽골	278 (4.0)	1,469 (2.8)	113 (1.7)	1,860 (2.8)	7,172 (3.8)	850 (2.0)	3,534 (2.9)	118.8	102.9
6	캐나다	125 (1.8)	1,331 (2.6)	258 (3.8)	1,714 (2.6)	4,338 (2.3)	984 (2.3)	2,816 (2.3)	74.2	54.0
7	필리핀	91 (1.3)	844 (1.6)	22 (0.3)	957 (1.5)	2,418 (1.3)	356 (0.8)	1,089 (0.9)	168.8	122.0
8	베트남	111 (1.6)	755 (1.5)	55 (0.8)	921 (1.4)	3,193 (1.7)	327 (0.8)	1,302 (1.1)	181.7	145.2
9	호주	52 (0.7)	602 (1.2)	54 (0.8)	708 (1.1)	1,657 (0.9)	384 (0.9)	1,063 (0.9)	84.4	55.9
10	영국	53 (0.8)	581 (1.1)	44 (0.7)	678 (1.0)	1,701 (0.9)	463 (1.1)	463 (1.1)	46.4	16.8

④ 진료과별 이용국가

주요 진료과별로 상위 5개 국가 순위를 보이고 있다. 내과, 검진센터, 가정의학과, 산부인과, 정형외과, 안과는 미국인 환자가 가장 많은 비중을 차지하고 있다. 피부과와 한방과는 일본, 성형외과는 중국이 가장 높은 순위를 보이고 있다. 일본은 비침습적인 것을 선호하는 문화적 영향으로 인해서 피부과나 한방과를 많이 이용한 것으로 보인다.

〈주요 진료과별 상위 국가현황〉

(단위 : 명, [%])

진료과	순위					계
	1	2	3	4	5	
내과	미국 3,977(43.3)	중국 1,792(19.5)	일본 1,789(19.5)	러시아 1,176(12.8)	몽골 451(4.9)	9,158 (100.0)
검진센터	미국 3,395(41.3)	중국 1,764(21.4)	러시아 1,585(19.3)	일본 1,169(14.2)	캐나다 312(3.8)	8,225 (100.0)
가정의학과	미국 2,690(43.5)	일본 2,260(36.5)	중국 491(7.9)	러시아 442(7.1)	캐나다 303(4.9)	6,186 (100.0)
피부과	일본 2,381(34.8)	중국 2,007(29.3)	미국 1,990(29.1)	러시아 305(4.5)	캐나다 163(2.4)	6,846 (100.0)
산부인과	미국 1,823(48.7)	중국 769(20.6)	러시아 472(12.6)	일본 397(10.6)	몽골 279(7.5)	3,740 (100.0)
정형외과	미국 1,483(47.4)	중국 801(25.6)	러시아 452(14.4)	일본 244(7.8)	몽골 151(4.8)	3,131 (100.0)
성형외과	중국 2,393(66.2)	미국 650(18.0)	일본 269(7.4)	홍콩 163(4.5)	싱가포르 151(4.8)	3,617 (100.0)
안과	미국 1,190(52.0)	중국 653(28.5)	러시아 228(10.0)	일본 122(5.3)	필리핀 95(4.2)	2,288 (100.0)
한방과	일본 2,639(75.7)	미국 362(10.4)	중국 242(6.9)	러시아 167(4.8)	캐나다 74(2.1)	3,484 (100.0)

⑤ 진료비

외국인환자 진료수익은 2009년도의 경우 총 540억 원 정도의 진료수익이 발생하였는데, 2010년에는 진료수익이 약 1,030억 원으로 2배 가까이 증가하였다.

㉠ 입원과 외래 진료수익을 비교해보면 입원 총 진료비가 1년 사이에 2배 넘게 증가하여 외래 총 진료비의 증가율(48[%])보다 높았다.

㉡ 평균진료비의 경우 2009년도에 94만 원에서 2010년에는 131만 원 정도로 증가하였다.

㉢ 입원환자의 평균진료비는 2009년과 2010년간에 큰 변화가 없었지만 외래 평균진료비는 54만원에서 70만원 정도로 30[%] 증가하였다.

㉣ 건강검진환자의 평균진료비는 2010년의 경우 87만 원이었다.

〈외국인환자 진료수익 현황〉

(단위 : 천 원)

구 분	입 원		외 래		건강검진	계	
	2009년	2010년	2009년	2010년	2010년	2009년	2010년
총 진료비	25,551,533	51,976,269	29,128,059	43,160,576	8,091,892	54,679,592	103,228,677
평균진료비	6,560	6,663	540	703	870	940	1,315

* 평균진료비 : 진료비 정보가 있는 환자의 총진료비 / 환자 수[진료비 정보 결측 3,269건(4.0[%])]

ⓜ 국내환자와 외국인환자의 진료수익을 비교해 보면 외국인환자의 총 진료비가 국내환자 총 진료비의 0.24[%]를 차지하였다.

ⓑ 국내환자와 비교하였을 때 그 비중이 미미하지만 2009년도와 비교했을 때 88.7[%]나 증가하였다.

ⓢ 2010년도 실환자 1인당 평균진료비를 국내외 환자에 대해서 비교한 수치를 보면 국내 평균진료비가 96만 원인데 비해서 외국인환자는 131만 원 정도로 높게 나타났다.

ⓞ 외국인환자의 평균진료비가 약 1.3배 높은 수준임을 알 수 있다.

ⓙ 2010년도 외국인환자의 1인당 평균진료비 131만 원은 2009년도의 94만 원에 비해서 39.4[%]가 증가한 액수이다.

ⓒ 2010년도에 1년 환자의 1회 진료건당 평균진료비를 국내 · 외 환자에 대해서 비교해보면 국내환자의 건당 평균진료비가 3만 6천 원인데 비해서 외국인환자는 47만 원으로 13배 차이가 난다.

ⓚ 2010년도 외국인환자의 진료건당 평균진료비 47만 원은 2009년도의 35만 원에 비해서 34[%]가 증가한 액수이다.

〈외국인환자 진료수익 비교표〉

구 분	2010년			2009년	증 감
	국내(a)	외국인(b)	비중(b/a)		
총 진료비	43조 6,300만 원	1,032억 원	0.24[%]	547억 원	88.7[%]
실환자 1인당 평균 진료비	96만 원	131만 원	136.5[%]	94만 원	39.4[%]
평균진료비	3.6만 원	47만 원	1,305.6[%]	35만 원	34.3[%]

* 진료비 정보예측 3,269건(4.0[%]) 제외

ⓣ 외국인환자의 평균의료비용은 카자흐스탄이 3,357달러로 가장 높은 순위를 차지하였고, 그 뒤로 러시아가 2,630달러, 몽골이 2,290달러 순이다. 진료과별 상위국가 현황에서 미국, 중국, 일본이 환자수에서 상위권을 차지하고 있지만 평균의료비용은 하위권에 머무르고 있다.

ⓟ 미국, 중국, 일본의 환자는 고가의 중증치료를 상대적으로 덜 받고, 뷰티 관련 치료나 건강검진과 같은 일차(primary) 의료(care)서비스를 주로 이용하기 때문이다.

〈외국인환자의 평균의료비용〉

국 적	평균비용	국 적	평균비용
카자흐스탄	$3,357	말레이시아	$1,415
러시아	$2,630	미국	$1,385
몽골	$2,290	사우디아라비아	$2,233
싱가포르	$2,105	중국	$1,168
홍콩	$1,810	일본	$744

⑥ 지역별 외국인환자 분포

서울 · 경기 지역에 전체 외국인환자의 75[%]가 방문한 것으로 나타났다.

㉠ 서울 · 경기 지역에 대형병원뿐 아니라 전문의원급 병원이 밀집해 있기 때문이라고 해석된다.

㉡ 서울 · 경기 지역 다음으로 대구(5.5[%]), 부산(5.0[%]), 인천(3.5[%]) 등의 순서로 나타났다.

㉢ 2009년도에 비해서 2010년도에 외국인환자가 줄어든 곳은 인천과 경기 지역이었다.

〈지역별 진료유형별 실환자수〉

(단위 : 명, [%])

지 역	2010년					2009년	증 감
	입 원	외 래	건강검진	계	비 중		
사을	4,330 (8.6)	40,684 (80.6)	5,470 (10.8)	50,490 (100.0)	61.7	36,896 (61.3)	36.8
부산	370 (9.0)	3,199 (77.9)	537 (13.1)	4,106 (100.0)	5.0	2,419 (4.0)	59.6
대구	631 (8.0)	2,875 (64.0)	1,257 (28.0)	4,493 (100.0)	5.5	2,816 (4.7)	59.6
인천	263 (9.1)	2,276 (78.5)	359 (12.4)	2,898 (100.0)	3.5	4,400 (7.3)	-34.1
광주	105 (10.6	758 (76.6)	126 (12.7)	989 (100.0)	1.2	274 (0.5)	260.9
대전	49 (2.9)	917 (54.2)	727 (42.9)	1,693 (100.0)	2.1	169 (0.3)	260.9
울산	32 (5.2)	546 (88.9)	36 (5.9)	614 (100.0)	0.8	42 (0.1)	1,327.9
경기	1,670 (15.3)	8,187 (75.0)	1,056 (9.7)	10,913 (100.0)	13.3	11,563 (19.2)	-5.6
강원	39 (6.9)	479 (84.5)	49 (8.6)	567 (100.0)	0.7	279 (0.5)	103.2
충북	9 (3.0)	255 (84.2)	39 (12.9)	303 (100.0)	0.4	95 (0.2)	218.9
충남	273 (27.4)	724 (72.6)	- (0.0)	997 (100.0)	1.2	5 (0.0)	19,840.0
전북	378 (19.8)	1,477 (77.4)	54 (2.8)	1,909 (100.0)	2.3	695 (1.2)	174.7

2) 선택적 경쟁자

어떤 의료기관은 일정한 유형의 공격에만 반응하고 다른 것에는 반응하지 않는다. 의료기관은 대부분 유연한 경쟁자이지만 일부 선택적 경쟁자가 있을 수 있다.

참고 - 한국 의료관광 SWOT 분석

한국의 의료관광시장에 대해서 SWOT 분석을 하여 강점과 약점을 파악하도록 하겠다. 그리고 의료관광의 활성화에 기회가 되는 요소와 위협 요소는 다음과 같다.

강점(Strength)		약점(Weakness)	
1	의료기술	1	해외에서의 낮은 인지도
2	한의학	2	언어장벽
3	IT 기술	3	높은 여행비용(숙박, 교통, 식비 등)
4	낮은 의료비	4	외국 기관(의료기관, 보험사)과의 네트워크 부족
기회(Opportunity)		**위협(Threat)**	
1	정부의 적극적 지원	1	의료관광 선도국의 지속적인 혁신
2	국제적인 관광객 증가	2	잠재적 경쟁국들의 등장
3	한류	3	경제위기
4	주변 의료관광 강대국의 정치 불안과 자연재해 발생		

1) 강점(Strength)

① 한국 의료관광의 최대 강점은 높은 수준의 의료수준을 갖추고 있다.

㉠ 실력 있는 의료진들과 더불어 최첨단 의료장비들로 한국의 의료 인프라는 높이 평가되고 있다.

㉡ 서울아산병원은 간이식 3천건을 달성하였고, 성공률 96[%]에 이르러 세계 최고 수준을 보이고 있다.

㉢ OECD 국가 평균과 비교했을 때 한국 여성 암환자의 평균사망률은 상대적으로 낮다.

㉣ 불임치료 성공률도 전 세계적으로 보았을 때 높은 수준이다.

㉤ 성형수술도 세계적으로 인정받고 있다.

㉥ 서울대병원, 삼성서울병원, 아산병원 등 13개 병원은 임상연구 환경에 대한 국제인증을 취득해 글로벌 수준의 임상 인프라를 구축하고 있다.

㉦ 서울은 임상시험 실시 도시 중 휴스턴, 샌안토니아에 이어 세계3위에 올랐다.

② 한의학을 들 수 있다.

㉠ 의료관광시장에서 보완대체의학은 최근에 중요한 유인요소로 부상하고 있다.

㉡ 의료관광의 동기 중 하나가 자국에서 이용하기 어려운 의료서비스에 대한 접근인데, 전통적인 한의학은 일본과 같이 비침습적인 치료를 선호하는 특정 국가의 환자에게는 매력적인 대안이 될 수 있다.

㉢ 한국에서는 한의학이 대체의학으로 체계화되었고, 또한 일부 병원에서는 서양의학과의 협진이 이루어지고 있다.

③ 높은 IT 기술을 들 수 있다.

㉠ 한국은 IT 강국으로 잘 알려져 있고, 병원의 IT 기술이나 솔루션도 세계적인 경쟁력을 갖추고 있다.

㉡ IT 인프라를 통해서 검사부터 진단까지 신속하게 진행되고 진료의 정확성이 확보되고 있다.

④ 상대적으로 낮은 의료비를 들 수 있다.

㉠ 한국은 영국, 뉴질랜드, 프랑스, 미국과 비교하였을 때 가격경쟁력 측면에서 우위를 차지하고 있으나, 인도나 태국에 비해서는 가격경쟁력이 떨어지는 편이다.

㉡ 한국의 의료비는 미국에 비해서 30～45[%] 정도 저렴한 것으로 보고되었다(Woodman, 2012년).

2) 약점(Weakness)

① 해외인지도 부족을 들 수 있다.

㉠ 한국 의료기관의 인지도는 의료수준에 비해 해외에서 덜 알려져 있다.

㉡ 한국 의료의 강점이 외국 환자들에게 정확히 알려져 있지 못하다.

㉢ 외국인환자들이 한국 의료에 대해서 갖고 있는 인지도는 싱가포르, 태국, 인도 등 주변국에 비해서도 낮은 상황이다.

② 언어장벽을 들 수 있다.

㉠ 한국에서는 아시아 의료관광 강대국인 싱가포르, 인도와 비교해 볼 때 언어가 큰 장벽으로 작용한다.

㉡ 싱가포르나 인도 등의 국가에는 미국과 같은 선진국에서 훈련받고, 진료한 경험이 있는 의사가 다수 포진해 있기 때문에 의료진과의 의사소통에 문제가 덜하다.

㉢ 한국의 의료기관에서는 전문통역 인력이 없을 경우 의료진과의 소통이 수월하지 못한 경우도 많다.

③ 높은 여행비용이다.

㉠ 한국은 아시아의 주요 의료관광국인 태국, 인도에 비해 식비, 숙박비 등 여행비용에 대한 부담이 큰 편이다.

㉡ Mercer(2012년)는 한국의 생활비가 전 세계에서 22위로 높게 나타났다고 보고하였다.

㉢ 높은 여행경비 문제를 해결하기 위한 방안으로 병원에서 숙박을 제공하는 호텔형 병원이 들어서고 있다.

㉣ 특급호텔 내에 병원이 들어서는 메디텔(병원+특급호텔)도 생겨나고 있다.

㉤ 아직은 의료관광객의 부담을 낮추는데 한계가 있다.

④ 외국기관(의료기관, 보험사)과의 네트워크 부족이다.

㉠ 한국 의료기관은 의료관광시장에 진입한 지 오래되지 않았기 때문에 외국 의료기관이나 보험사와의 네트워크가 부족한 실정이다.

㉡ 외국인환자를 아직까지는 많이 의뢰받지 못하고 있는 실정이다.

㉢ 치료 후의 사후관리를 위해서는 외국 의료기관과의 네트워크가 중요한데, 이러한 네트워크의 부족은 외국인환자에게 사후관리에 대한 확신을 주지 못하고 있다.

3) 기회(Opportunity)

한국이 의료관광시장에서 경쟁력을 갖게 하는 기회요인으로 정부의 적극적 지원을 들 수 있다. 의료관광이 신성장동력으로 간주되면서 보건복지부, 문화체육관광부, 지식경제부 등의 여러 부처가 의료관광 인프라 구축 및 대외적인 홍보활동에 적극적으로 참여하고 있다.

① 메디컬 비자 제도도입, 해외 홍보행사 개최, 의료법개정 등의 노력이 이루어지고 있다. 이와 같이 정부가 규제를 완화하고, 제도적인 뒷받침을 함으로써 의료관광시장의 발전을 위한 여건을 조성하고 있다.

② 국제적인 관광객 증가이다.

㉠ 세계관광기구(World Tourism Organization)의 보고서(UNWTO, 2012년)에 따르면 2012년 들어 4개월간 국제적인 관광객수를 전년도 동 기관과 비교하였을 때, 조사된 127개국 중 106개국(83[%])이 증가추세를 보였고, 그중 43개국(34[%])은 두 배의 증가를 보였다.

㉡ 2012년 4개월간의 국제적인 관광객수는 2억8천5백만 명으로 보고되었다.

㉢ 중국인의 해외관광이 빠른 속도로 증가하고 있는데, 2012년도의 중국인 해외 관광객이 8천

만 명으로 추산되었다.

㉣ 중국은 한국의 인접국으로서 거리가 가깝기 때문에 중국인의 해외여행 증가는 한국에 기회가 될 수 있다.

㉤ 한국의 외국인 입국자 수는 2009년에 780만 명, 2010년에 880만 명, 2011년에 900만 명이 넘는 외국인이 한국을 방문하였다(문화체육관광부, 한국관광공사, 2012년).

③ 한류 열풍을 들 수 있다.

㉠ 한국 드라마에 대한 인기나 K-pop 열풍으로 일본, 중국 등 주변국뿐 아니라, 유럽, 미국이나 남미까지 한국에 대한 관심이 높아지고 이미지가 개선되고 있다.

㉡ 한류 열풍으로 인해서 한국의 문화를 직접 체험하고자 하는 관광객이 증가하고 있다.

㉢ 대중문화에서의 한류 열풍을 어떻게 의료의 한류 열풍으로 이어지게 할지가 새로운 과제로 부각되고 있다.

④ 한국에 기회가 될 수 있는 것은 주변 경쟁국의 불안요소로 부각되고 있다.
태국의 정치불안으로 인한 소요사태나 일본의 지진, 쓰나미 등 자연재해 발생은 관광객의 감소로 이어졌다. 이런 상황은 의료관광객들에게 불안을 이야기하여 목적지 국가를 다른 나라로 바꾸게 할 수 있다.

4) 위협(Threat)

① 시장을 선점하고 의료관광 선도국의 지속적인 혁신을 들 수 있다.

㉠ 의료관광 안정기에 있는 이들 국가는 고객만족 서비스 시스템을 도입하여 의료관광의 선점 효과를 극대화 하려고 하고 있다.

㉡ 태국의 범룽랏 병원은 SNS를 적극 활용해 고객과의 즉각적인 소통을 하고 있다.

㉢ 이메일 센터를 운영하여 즉시 응대해주는 시스템을 갖추어 더 많은 관심을 받고 있다(문화체육관광부, 한국관광공사, 2011년),

㉣ 싱가포르의 레플즈 병원 그룹(Raffies Medical Group : RMG)은 의료관광 수요를 확보하기 위해 일본 오사카에 외국인 전용병원을 지어 운영하고 있다.

② 잠재적 경쟁국들의 등장을 꼽을 수 있다.

㉠ 중국이 의료에 관심을 가지기 시작하면서 상하이 푸동에 2,200병상 규모의 병원과 의과대학을 만들어 있고, 쓰촨성 청두시에 큰 규모의 의료단지를 만들고 있다,

㉡ 일본도 의료관광에 관심을 보이고 있는데, 일본은 뛰어난 장비들과 우수한 의료인력을 갖추고 있다.

㉢ 중동국가에 해당하는 아랍에미리트(두바이 헬스케어 시티), 요르단 등이 의료관광 경쟁국으로 등장하고 있다.

㉣ 2011년 한국 의료관광객 평균비용은 카자흐스탄이 평균 3,357달러로 가장 높은 순위를 차지했고 그 뒤로 러시아, 몽골 순이었다(한국보건산업진흥원, 2011년).

㉤ 가장 고비용을 지출하는 나라들은 지리적으로 중동국가와 훨씬 가까운 위치에 있어 중동국가가 급부상함에 따라 한국은 의료관광객 감소와 수입감소가 우려된다.

③ 최근 세계 금융위기로 촉발된 경제위기이다. 경제침체는 소비위축과 해외여행 감소로 나타날 수 있으며, 한국은 건강검진과 피부미용 부분에서 많은 수익창출이 이루어지고 있는데, 경기침체로 이러한 부분의 수요감소 가능성이 있다.

3) 예측적 경쟁자

어떤 경쟁자는 예측할 수 있는 반응형태를 취하는데 이런 경우를 예측적 경쟁자라고 한다.

① 우리나라 의료시장에서 경쟁자의 마케팅 전략이 의료기관에 치명적이거나 영향을 크게 주는 경우는 많지 않기 때문에 대부분은 반응을 하지 않거나 선택적으로 하는 경우가 많다.

② 선택적으로 반응하는 경우에 경쟁 의료기관의 전략적 대응이 예측 가능하기 때문에 거의 대부분 예측적 경쟁자라고 할 수도 있다. [그림 1-36]은 의료관광유치를 위해 판촉활동 및 전단지를 이용한 홍보활동을 나타낸 것이다.

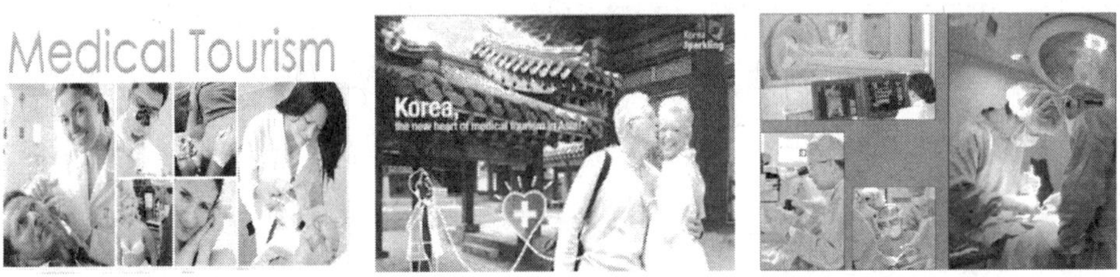

(a) 의료관광 투어리즘　　(b) 의료관광 포스터　　(c) 다양한 치료기기

[그림 1-36] 의료관광유치를 위한 다양한 홍보활동

03 시장분석

수요측정과 판매예측을 중심으로 하고 있으며, 시장예측과의 관련성과 차이점이 반드시 명확하지는 않다. 자사의 잠재시장과 잠재판매 가능성을 분석하려면 우선 과거의 판매분석부터 할 필요성이 있다. 이는 판매전략의 원천이기도 하다. 이러한 실적분석에 입각하여 현재시장의 잠재판매액, 지역별 잠재시장 추세 등이 검토되고, 판매예측에 이른다. 판매예측방법으로는 경영자의 판단, 판매관계자의 예측합성 소비자를 대상으로 한 조사로부터의 연역, 일정한 수리적 방법에 의한 추세분석 등이 있으며, 이들을 결합하여 판매예측을 얻게 된다.

1. 시장크기 분석

의료관광시장의 규모는 성장률에 의해 크게 영향을 받게 된다. 즉 시장의 규모가 작더라도 성장률이 높으면 향후 시장규모가 커질 가능성이 높을 것이며, 시장이 크더라도 성장률이 낮다면 점차적으로 시장이 사라질 우려가 발생할 수도 있기 때문이다. 근본적으로 고객의 욕구는 변함이 없지만 의료서비스의 질과 기술, 의료 외에 서비스 등이 발전하고 다양화되는 것이다. 각 나라들 간의 협력계약 체결과 아웃소싱 협력, 비자문제의 해결로 인한 입국절차의 간소화 등의 정책을 이용해 더욱 편리하고 발전된 의료기술과 관광상품을 판매할 것이다.

의료기관에서는 국가와 인종에 관계없이 소비자가 원하는 것은 건강한 삶을 유지하는 것이라는 명제를 정확히 파악해야 한다. 의료관광시장에서 이러한 시장의 성장률을 예측하는 방법은 다양하겠지만 기존시장이 아닌 신규시장인 경우 정확한 성장률 예측이 어려울 수밖에 없다(그림 1-37).

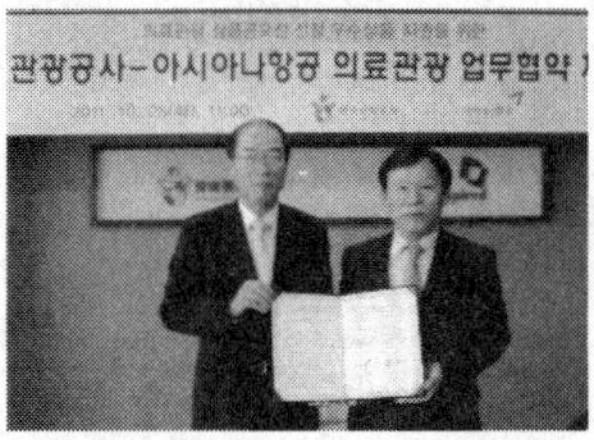

(a) 기업과 의료기관의 협력계약

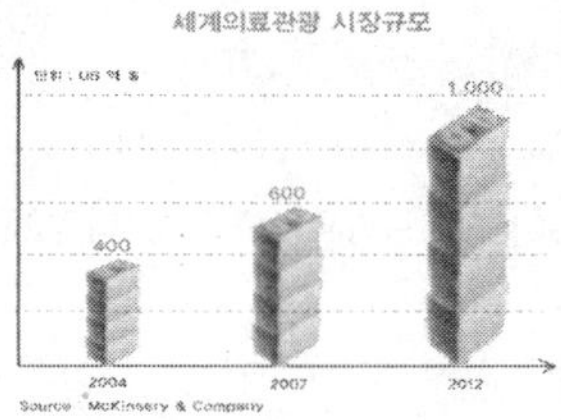

(b) 점점 성장하는 의료관광시장

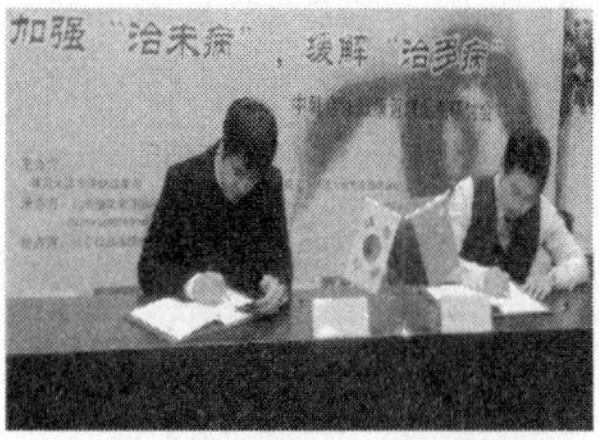

(c) 중국 북경시와 의료관광 협력계약 체결

[그림 1-37] 의료관광의 시장

특히, 의료와 관광을 접목한 의료관광시장의 성장률은 그 특성상 인구분포, 고령화, 관광수요 등 다차원적으로 고려해야 하는데, 의료관광시장의 성장가능성에 대한 인식은 동일하지만 성장률에 대한 견해 및 분석결과는 다양하며, 시장의 성장률이 높을 것으로 추정하지만 결국 소비자의 경제력과 직결되기 때문이며, 전 세계적인 고령화 추세 등을 고려할 때 중국 등 신흥국가의 경제발전 속도에 따른 관광인구 증가도 그 요인으로 인해 앞으로 미칠 영향이 얼마나 클지 추정하기 어렵다.

(1) 국제 의료관광시장의 성장원인

과거의 국제 의료관광시장은 선진국을 중심으로 한 폐쇄적인 성격을 띠고 있었다. 하지만 오늘날 정보통신의 발달 및 교통의 발달로 인해 선진국뿐만 아니라 개발도상국 또는 제3세계 국가까지 의료기술이 발달하게 되었다. 이로 인해 점차 국제 의료관광시장은 개방화되었고, 이에 따른 각 나라들의 의료관광유치를 위한 경쟁도 심화되었다. 다음은 국제의료관광시장이 급속하게 성장하게 된 원인의 요소들을 설명한 것이다.

1) 의료 인프라의 발전

아시아를 비롯하여 주요 국가의 의료관광산업이 급성장한 원인 중 하나는 발전된 의료 인프라를 갖추고 있다는 점이며, 특히 싱가포르, 태국 등에서 의료관광객 수요가 증가하고 있는 것은 전문의료진과 최신 의료장비를 통해 양질의 진료 서비스가 보장되기 때문이다.

① 의료관광 대표적인 병원인 태국의 범룽랏, 인도의 아폴로, 싱가포르의 파크웨이 등은 미국 상위병원과 동일한 수준으로 발전한 것으로 평가를 받고 있다. 외국인환자의 맞춤형 및 노인들을 중점적으로 치료를 하기 위해 전문 인프라가 형성된 병원이 있다(그림 1-38).

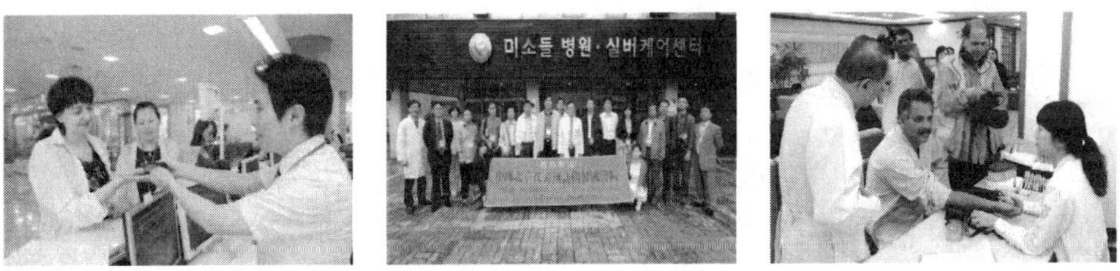

(a) 맞춤형 의료관광　(b) 노인인프라의 메카 미소들 병원　(c) 외국인환자의 진료모습

[그림 1-38] 의료관광의 인프라

② 〈표 1-6〉은 다른 나라의 주요 병원 평균 수술 대기시간으로 미국과 영국의 경우이다.

〈표 1-6〉 미국 및 영국의 주요 수술 대기시간

진료부문	평균 대기시간(개월)
개심수술(open heart surgery)	9~11
두개안면수술(cranid-facial surgery & skull base)	6~8
냉각법 신경외과수술(neuro-surgery with hypothermia)	12~14
인공물삽입 이용 복합 척추수술(complex spine surgery with implants)	9~11
간단한 뇌수술(simple brain surgery), 생체검사(biopsy), 수술(surgery)	6~8
파킨슨병(parkinson), 기능장애(lesion), 뇌심부전기자극술(dbs)	9~11
고관절 수술(hip replacement)	9~11

2) 비용 및 대기시간의 격차

진료비용의 격차는 국제의료관광시장을 활성화시킨 주요 요인인데 아시아 주요 병원의 진료비 수준은 미국 등 선진국 병원의 20~80[%] 수준에 불과한데, 심장 수술비용의 경우 미국에서는 3만 달러 수준이나 인도 뉴델리 소재 아폴로 병원에서는 4천 달러 수준이며, 싱가포르와 태국에서의 수술비용은 각각 8천 달러 및 1만 2천 달러로, 미국 및 유럽의 2~30[%] 수준이다. 정보통신의 발달로 인해 의료관광시장이 변화한다(그림 1-39).

① 정보통신의 발전은 앞으로 지속적으로 이루어지기 때문에 의료관광마케터는 인터넷을 활용한 홍보나 신속한 정보의 습득을 위해 노력해야 한다.

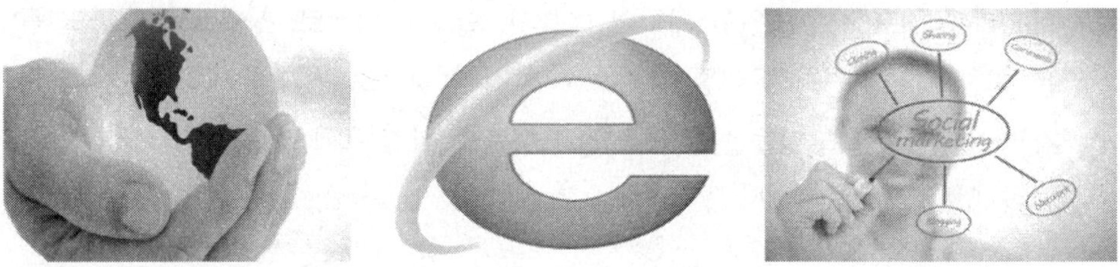

(a) 인터넷의 발달로 인한 통합 (b) 오늘날 인터넷의 역할 (c) SNS를 이용한 홍보

[그림 1-39] 인터넷의 발달은 생활의 편리함과 정보습득의 원천

② 최근에는 환자뿐 아니라 보험회사들도 의료비용에 대해 민감한 반응을 보이며, 일정한 임상수준을 확보하고 있는 보다 저렴한 의료관광시장을 탐색하고 있다.

③ 영국, 캐나다인 대부분은 건강보험을 보유하고 있음은 물론, 국가보건체계도 잘 구축되어 있는 편이나 수술을 받기 위해서는 장기간의 대기시간이 요구되는 실정이기에 해외 의료관광이 발생하고 있다.

3) IT 및 인터넷 시스템의 발달

대량의 정보를 빠르고 효율적으로 전달할 수 있는 매스미디어 시스템과 정보통신기술은 효과적인 홍보수단으로서 의료관광산업의 성장에 상당한 공헌을 하고 있다. 인터넷은 환자 및 보험회사로 하여금 전 세계의 의료서비스와 비용에 관한 정보를 파악하게 하는데 핵심 역할을 수행하고 있으며, 의료관광 관련 웹사이트에서는 병원선택에서부터 모든 의료관광 패키지의 예약과 여행일정 조정까지 다양한 서비스 선택이 가능하다.

4) 글로벌 병원인증

의료관광시장에서는 병원들이 JCI(Joint Commission's International) 및 ISO 등과 같은

인증을 획득하는 사례가 증가하고 있는데, 국제인증은 의료보험회사와 외국인환자들에 대해 병원의 임상수준 및 시설에 대한 신뢰성을 제공하는 역할을 하고 있다. 기타 아시아의 주요 병원들은 대부분 이러한 인증들을 취득하고 있다. 최근 각 나라들의 대형병원들이 공인된 인증기관으로부터 받은 인증서는 병원의 신뢰성을 높이고 이는 시장점유율의 우위를 가져갈 수 있는 좋은 수단이 된다(그림 1-40).

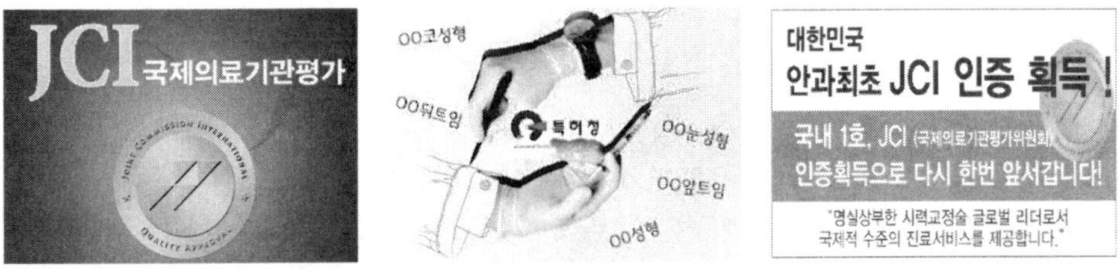

(a) JCI 인증기관 (b) 의료특허 (c) 병원의 인증

[그림 1-40] 의료기관의 인증

참고 JCI(국제의료기관 인증기구) 인증

① JCI 인증의 목표
- ㉠ 국제 사회 의료의 안정성과 질을 지속적으로 향상시키는 것이다.
- ㉡ 인증과정을 통해 계속적으로 의료의 질향상을 위해 노력하는 것이다.
- ㉢ 타당성, 신뢰성, 객관성이 보장될 수 있는 인증 프로그램을 제공하는 것이다.

② JCI의 장점
- ㉠ 외부기관에 의한 객관적인 평가이며 의료기관이 자발적으로 평가를 받는다.
- ㉡ 부서 중심이 아닌 기관 전체에 걸친 평가이며 개인이 아닌 시스템에 주안점을 둔다.
- ㉢ 의료의 질향상을 위해 계속적으로 노력하게 하고 주기적으로 재평가를 한다.
- ㉣ 의료에 대한 유일한 국제평가기준이며 적정수준의 평가기준이다.

③ JCI의 단점
- ㉠ 인증 준비에 많은 시간과 과도한 문서화 작업을 요구한다.
- ㉡ 의료수가를 고려하지 않은 평가기준이다.
- ㉢ 전문인력이 필요하며 스텝들간의 의사소통능력을 요한다.

④ 의료사고 발생가능성을 사전에 방지할 수 있는 시스템을 갖추어야 하는 것으로써 1,033개 항목의 조건을 검증받은 후에 인증을 부여한다.
- ㉠ 환자진료부문 5개, 병원관리부문 6개 등 총 11개 부문 368개 항목으로 구분되어 있다.
- ㉡ 환자의 입원시점에서부터 퇴원한 후의 사후처리까지 모든 과정에 대한 검증이 이루어지며, 특히 진료의 질적 평가에 초점을 맞춘다.
- ㉢ 평가실시기관은 JCAHO*가 설립한 국제기구인 국제병원평가위원회에서 실시한다.

* JCAHO : 1917년 미국외과학회에서 병원 표준화 프로그램을 정립한 이후 미국의학회를 비롯한 여러 국가 기구들이 1951년 병원인증 독립기구 'Joint Commission on Accreditation of Hospitals'를 조직한 것이 시초이며, 이후 이 기구의 이름은 1987년 JCAHO(Joint Commission on Accreditation of Healthcare Organization, 발음은 '제이코'), 2007년 TJC(The Joint Commission)로 바뀌었다.

5) 병원과 보험사의 연계

선진국의 건강보험사들은 가입자들의 진료비용을 감소시키기 위해 상대적으로 진료비용이 저렴한 아시아 지역의 병원과 협력체계를 구축한 후 환자를 송출하고 있는데, 의료사고의 발생이나 가입자의 클레임 발생을 미연에 방지하기 위해 보험회사는 병원의 임상수준, 시설, 서비스 질, 국제병원인증 획득여부 등을 철저하게 검증하고 있으며, 특히 미국의 경우 국제 병원인증 획득여부는 보험회사가 환자를 설득하는데 있어서 핵심 관건이다. 건강보험의 사회적 복지 및 국민의 건강증진을 위해 [그림 1-41]과 같은 보험이 있다.

사보험은 민간보험 즉 사회보험이나 공보험과 반대되는 개념이다. 사보험은 자발적 가입이 원칙으로 개인 희망과 개인 지불능력에 따라 더 많은 양의 보호를 받을 수 있으며 사보험 급여를 제공하는 근거는 계약에 있다.

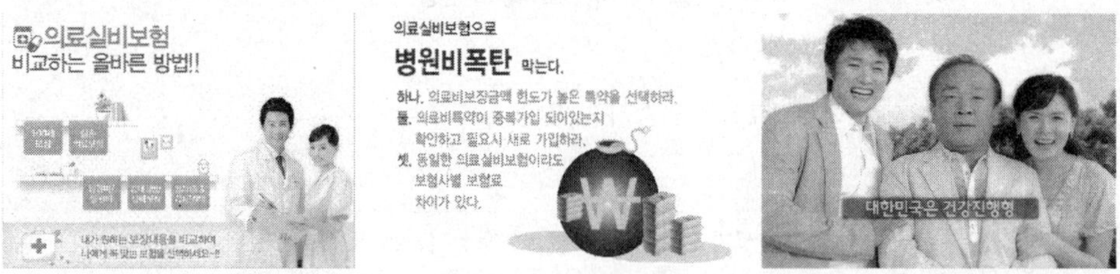

(a) 의료실비의 공익광고 (b) 의료실비보험 상품 (c) 건강보험 홍보

[그림 1-41] 사보험 성격의 실비보험과 국가의 건강보험

6) 휴양관광에 대한 선호 증대

휴양관광도 의료관광의 한 종류이며, 스파, 마사지, 요가 등과 같은 관광활동이 포함된다. 휴양관광은 수술치료가 아니라 휴양과 스파, 치료를 통한 건강증진이 주축을 이룬다는 점에서 기타 의료관광과 차별되며, 아시아 지역에 두루 분포되어 있다.

7) 의료보험제도 및 고비용

자국에서 건강보험의 혜택을 적용받을 수 없거나 혹은 충분한 보장이 되지 않는 상황으로 인해, 이를 극복하기 위한 해외 의료관광이 발생하고 있으며 최근 들어 미국인도 급증하는 추세에 있다. 미국에서 건강보험을 적용받을 수 없는 인구는 전체 국민의 20[%]에 달하며 치과보험을 보장받을 수 없는 인구는 1억 2천만 명 수준으로 매년 50~70만 명의 미국인이 진료비가 상대적으로 저렴한 해외에서 진료를 받고 있다.

(2) 의료관광시장의 수익성

시장의 특징에 따라 수익성은 차이가 있지만 의료관광산업의 경우 **노동집약적, 자본집약적인 특성**을 모두 가지고 있기 때문에 수익성이 높다고 단정짓기는 어렵다. 특히 외국인환자를 대상으로 하는 의료서비스는 의료기관 입장에서 기존에 한국인을 대상으로 한 건강보험에 맞춰져 있는 인프라 및 의료시스템을 외국인환자에게 맞도록 구축하는 데 많은 시간과 비용이 투자되기 때문이다.

① 한국으로 유입되는 소비자가 증가할수록 다양한 서비스 개발 및 인프라 구축을 위한 투자가 필요하다. 의료기관의 입장에서는 능력과 경영진의 의지 및 목표 등을 고려하여, 건강보험환자 대비 국외에서 유치한 외국인환자의 수익성이 높은지에 대한 다양한 분석을 토대로 사업을 추진해야 한다.

② 현재까지는 책정된 국제수가가 건강보험수가보다 높게 책정되어 있어 겉으로 보기엔 건강보험 환자에 비해 수익성이 높으나 면밀히 파악하기 위해서는 의료서비스 제공시간 대비 수익성 분석을 해야 한다. [그림 1-42]는 의료관광수익을 증대하기 위한 여러 가지 노력들을 나타낸 것이다. 외국인환자를 적극 유치하기 위해 친절한 상담 또는 첨단기기에 대한 자세한 설명을 통해 의료관광상품을 구매하도록 유도해야 한다.

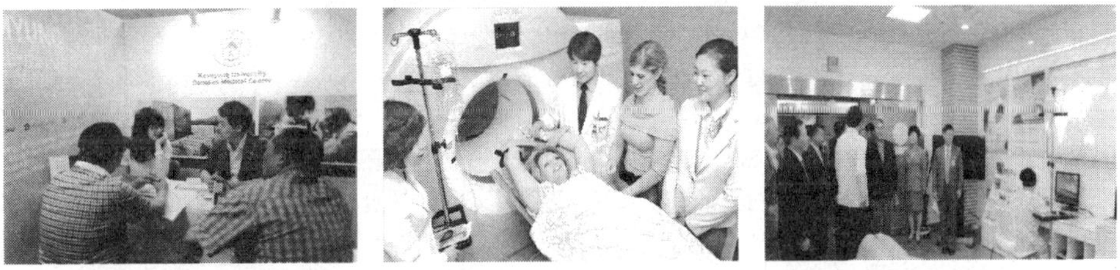

(a) 의료관광의 상담모습 (b) 의료관광 체험 (c) 의료기기에 대한 설명

[그림 1-42] 의료관광 수익을 증대하기 위한 노력들

③ 의료관광산업은 의료기관의 목표와 실정에 따라 수익성의 차이가 발생할 수 있다. 수익성 차이가 큰 시장일수록 의료기관에서 감수해야 할 위험부담은 커지고, 시장에 대한 매력도 떨어지게 될 것이다. 특히 국내환자가 많은 의료기관의 유명한 의사의 경우 같은 시간 동안에 한국 환자를 진료하는 것이 의료기관의 입장에서 수익성이 좋을 수밖에 없다.

④ 의료기관이 의료관광산업의 수익성이 낮을 것을 고려하여 수가를 무조건 인상하는 등의 방법을 채택하면 의료기관은 결국 타 국가와의 경쟁에서 가격경쟁력을 상실하게 되는 문제를 야기할 수 있다.

⑤ 국내 병원 간 경쟁심화와 고령화로 국내에서의 의료관광산업 추진은 앞으로의 한

국 의료기술 세계화와 의료인력 양성 등에서 국가적으로 중요한 의미를 가지고 있다. 이러한 수익성을 보장받기 위한 대안으로, 러시아를 타깃으로 하는 의료기관의 경우 한국어가 가능한 러시아 의사를 채용하는데, 그것 보다는 러시아어가 가능한 한국의사와 간호사가 의료기관의 수익성 측면에서 필요한 실정이다.

참고 일본 의료관광현황

일본은 기본적으로 자치단체가 지역만들기의 일환으로 의료관광을 추진하고 있으며, 의료서비스의 질이나 구성항목에서도 아시아 국가들 중에서 가장 높은 만족도를 보여 왔다.

① 세계에서 몇 대 없는 중성자치료기를 3대나 보유하고 있는 등 암치료에서 경쟁력이 있으며 세계적인 의료기기업체도 보유하고 있다.
  ㉠ 지역진흥을 위하여 메디컬 투어리즘(medical tourism) 또는 헬스 투어리즘(health tourism)의 이름으로 시민병원을 재건축하고 명의를 초빙하기도 한다.
  ㉡ 동남아시아의 여러 국가가 고부가가치 창출과 국가 이미지 제고를 위하여 의료관광을 신성장 동력으로 삼고 활발한 활동을 전개하는 흐름을 타고 일본도 정부를 중심으로 외국인환자 유치를 위한 준비에 적극 나서고 있다.
  ㉢ 히타치와 같은 민간기업 연구소 등에서도 의료관광산업 활성화에 대한 관심을 갖고 연구를 계속하고 있다.

② 2010년 6월 일본 후생노동성은 '신성장 전략'의 의료분야 핵심정책으로 의료비자 신설을 적극 검토 중이라고 발표했고, 의료관광객 유치확대를 위해 2011년 정부와 병원, 여행사 등이 공동으로 투자하는 의료관광지원사를 신설할 방침이라는 일본 경제산업성의 발표도 이어졌다.
  ㉠ 의료관광 지원회사는 2012년부터 중국과 러시아, 중동 등지의 의료기관들과 제휴해 일본의 의료기술과 의료관광시장을 홍보하는 역할을 하고 있다.
  ㉡ 주요 타깃은 우리나라와 인도를 찾는 외국인 부유층이며, 이들이 일본으로 향할 수 있도록 서비스를 구축하여 연간 50만 명 유치와 1조 엔대 시장창출을 목표로 내걸었다.

③ 2011년 초부터는 의료비자*를 발급해 의료관광객이 최대 6개월간 일본에 머물 수 있게 하고 있다.
  ㉠ 체제기간이 90일 이내인 경우에만 복수비자 발급이 가능하고 90일 이상의 체제는 입원치료를 조건으로 한다.
  ㉡ 의료관광객은 본인이 입원할 의료기관 직원을 통해 일본 법무성 입국관리국에서 체류자격인정 증명서를 발급받아야 한다.

④ 의료비자 발급에 해당되는 범위는 의료기관에서 이루어지는 치료행위, 종합검진, 건강진단, 일반검진 및 치과치료, 요양 등을 포함한다.
  ㉠ 동반인의 인정범위는 환자의 친인척뿐만 아니라 필요에 따라 동반입국자도 동반인으로 동행 가능하다.
  ㉡ 비자발급 준비서류는 여권, 비자신청서, 사진 등 기본적인 것을 비롯하여 의료기관이 발급한 검진예정증명서 및 신원보증기관이 발급한 신원보증서, 일본에서의 체제비용 등을 감당할 수 있는 재정능력 증명서류(은행잔고 증명서 등)가 필요하다.
  ㉢ 90일을 초과하는 입원치료를 위해서는 체류자격 인증증명서를, 복수비자를 받기 위해서는 치료예정표를 사전에 준비해야 한다.

* 의료비자 : 의사, 치과 의사, 그 외 법률상 자격을 가진 자가 실시하는 것으로 되어 있는 의료에 관련된 업무에 종사하는 활동에 관한 비자이다.

(3) 주요 시장별 국제의료관광시장의 동향

각 나라들은 발전가능성이 많고 신성장동력산업으로 꼽히는 의료관광시장을 넓히기 위해 노력을 하고 있다. 미국이나 유럽 등의 기존 선진국이 독식하고 있던 시장이 점차 아시아 국가들의 발전으로 인해 이동하는 추세에 있다. 아시아 국가들의 저렴한 의료비용 및 발달된 교통수단은 시장의 흐름을 가속화시키고 있다. 아시아의 주요 나라들에 대한 의료관광시장의 동향은 다음과 같다.

1) 일본(나고야, 후쿠오카 등)시장

수술비용이 저렴한 동남아 및 중국 등으로 장기이식 수술을 받으러 가는 환자 등에 관한 보도는 있으나, 일본 국내법상 장기이식에 관한 법률이 엄격하여 비밀리에 행해지고 있으며 의료관광이라고 하기에는 어렵다.

① 2009년 일본지사 관할지역에서 여행사가 기획하여 판매 중인 의료관광상품은 한국 방문이 유일하며, 최초의 의료관광상품인 '아름다운 여행 서울'과 같은 유사한 상품들이 생겨나고 있다. 방한 의료관광상품 기획 시에는 '의료, 병원' 등의 표현을 자제한 메디컬 에스테 상품에 한정하여 접근하고 있다.

② [그림 1-43]은 현재 일본에서 이루어지고 있는 의료관광시장 활성화를 위한 상품과 방안의 예시이다. 우리나라는 일본의료기기인증(JPAL)*을 이용한 인증 제도를 통해 협력관계를 구축하고 있으며, 일본정부 또한 외국인의 비자문제를 간소화하기 위한 여러 정책이 발의 중이다. 앞으로 일본은 의료관광시장에서 우리나라의 큰 경쟁국가가 될 것이다.

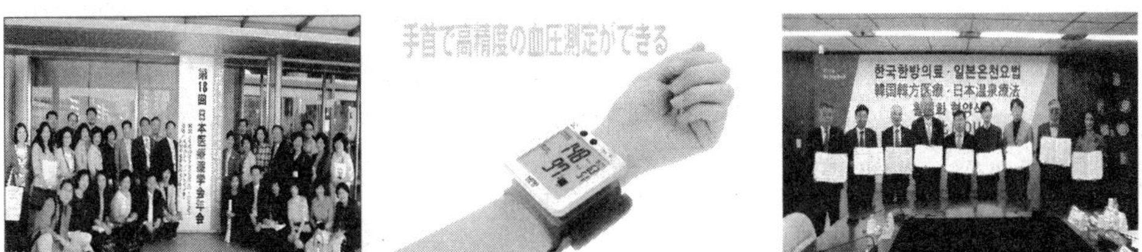

(a) 일본의료약학회와 협약체결 (b) 일본의 손목식 혈압디지털기계 (c) 한국과 일본의 의료관광 협약

[그림 1-43] 일본의 의료관광시장 활성화

③ 약식성형을 위한 방한 수요가 있는 것으로 알려져 있으나 성형에 대한 대외 공개를 기피하는 문화로 정확한 통계는 산출하기 힘들다.

* 일본의료기기인증(JPAL) : 일본에 의료기기 등을 수출하기 위해 필요한 일본 의료기기 인증제도이다.

㉠ 여행수요층의 리스크 회피성향이 높은 일본시장에서 메스, 침 등의 시술이 포함되는 여행사 기획 의료관광상품은 무리가 있으며, 따라서 태국, 싱가포르 등의 의료수준이 아무리 높다 해도 상품화는 어려워 보인다.

㉡ 신장투석 등과 같은 경우는 일본 내 약 30만 명의 투석환자가 해외여행을 원하고 있어 이를 유치하려는 다각적 노력이 필요하다.

2) 중국(베이징, 선양 등)시장

의료관광의 특성상 패키지상품으로 구성이 힘들기 때문에 아웃바운드 여행사의 역할이 제한적이며 전체적인 인·아웃바운드 통계도 집계하기가 힘들다.

① 중국 의료관광객 유치에 적극적인 국가는 대만과 한국이며 현재 의료관광의 주목적이 성형수술로 거의 대부분의 소비자는 한국을 선택하고 있는 가운데 대만은 언어적 제약이 없고 동포유치라는 차원에서 대만시장은 주의가 필요한 시장이다.

② 현재 10여개의 인터넷 성형미용 에이전시가 있으며 피부미용 등 일부 오프라인 매장에서 성형수술을 원하는 고객에 대해 개별적으로 해외 성형수술을 알선해 주고 있으나, 해당 매장의 규모 및 실태를 파악하기는 힘들며 해외 의료관광은 대부분 20~40대 여성을 대상으로 한 성형수술 수요이며 목적지는 거의 대부분 한국이다. 현재 중국시장에는 의료관광에 대한 통합적인 개념 정의가 아직 구체화되지는 않았다. 일반적으로 관광과 의료상품으로 알려져 있는 실정이다. 의료관광은 새로운 관광상품으로 특히 해외 의료관광은 중국 시장에서 초기 단계에 머물러 있고, 관련 통계 데이터 역시 매우 적은 편이다. 대부분의 전문학자들은 중국의 의료관광 시장은 매우 낙관적이며, 발전공간이 매우 크다고 평가하고 있다(그림 1-44).

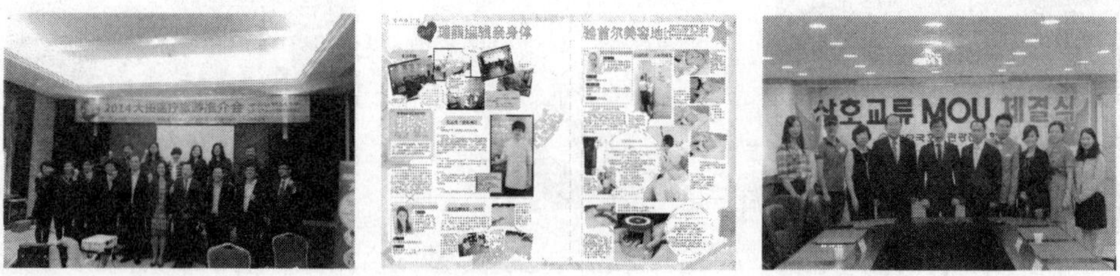

(a) 중국 진출을 위한 의료협약 체결 (b) 중국의 의료관광회사 중 하나인 오라클 (c) 한국의료관광 지원센터와의 MOU 체결

[그림 1-44] 중국의 의료관광시장

3) 동남아(홍콩, 싱가포르 등)시장

홍콩 여행사에 따르면 현재 홍콩 아웃바운드 의료관광객은 타 국가에 비해 규모는 작지만 점점 증가하는 추세이며, 의료관광의 주요 목적은 병치료가 아닌 건강검진 등이다. 특히 요즘에는 유명인, 연예인들의 영향으로 미용, 성형수술 목적의 의료관광도 떠오르고 있으나, 여전히 주요 고객은 재정상태가 좋은 중년부부 및 퇴직인들을 대상으로 한 건강검진이 주를 이루고 있으며, 대부분의 사람들이 항공과 숙박 건강검진을 포함한 상품을 구매하고 있다.

① 고객들은 주로 해외병원의 현지 에이전시를 통해 상품을 예약하고 여행사들은 주로 에이전시로부터 호텔 및 수송 관련 업무를 위탁받아 수행하고, 해외 주요 목적지로는 태국과 대만, 싱가포르이다. 현재 홍콩에서는 해외 에이전시가 전무하며, 태국 범룽랏병원의 홍콩 사무소만이 진출해 있다.

② 싱가포르는 의료관광 주요 인바운드 국가로서 의료관광 해외 마케팅을 전담하는 싱가포르 관광공사는 2009년 의료관광 이머징 마켓으로 독일, 일본, 호주, 미국 등 4개국을 지정하고, 시장에 양질의 의료서비스를 좋은 가격으로 홍보하는데 주력하고 있다. [그림 1-45]는 싱가포르의 외국인환자의 증가로 인해 의료관광시장의 활성화를 나타낸 것이다. 미주시장 또한 우리나라의 의료기관이나 여러 단체들이 협약을 맺고 활발한 활동을 하고 있다.

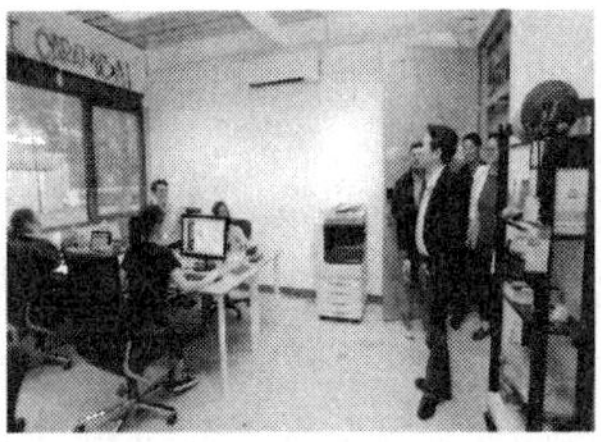

(a) 정부의 싱가포르의 의료관광 탐방

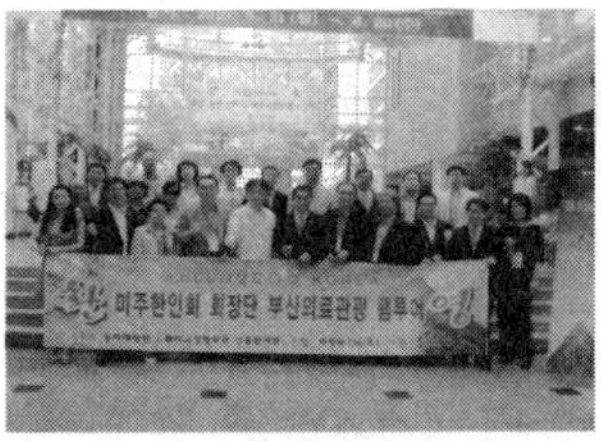

(b) 미주와의 의료관광 협약

[그림 1-45] 싱가포르 및 미주시장 의료관광현황

4) 미주시장

미국 내 고가의 의료수가 및 보험 관련 문제점 등으로 해외 의료관광이 부각되고 있으나 주류사회에서는 여전히 미국을 떠나서 받는 치료가 일반적으로 여겨지지 않고 있다.

① 미국 내 인도, 멕시코 등 에스닉 마켓 내에서는 기존의 의료관광 유사상품이 이미 자리잡고 있으며, 한국 역시 동포시장을 중심으로 초기단계의 건강검진 의료상품 활성화가 진행 중이다.

참고 - 현지 의료관광 에이전시 동향

① 의료관광 대상 국가 : 아르헨티나, 벨기에, 브라질, 코스타리카, 태국, 인도, 멕시코, 파나마, 필리핀, 싱가포르
  ㉠ 주요 시술내용 : 비만 관련, 치과, 불임시술, 심장질환, 성형 등
② 현지 에이전시 동향(Trend of Local Agency)
  ㉠ 미국 동부 매사추세츠주 보스턴 일원에 소재한 에이전시
  ㉡ 해외 10개국 40여 병원의 치료 서비스 제공
  ㉢ 미국과 캐나다의 보험 미가입자 또는 보험혜택이 적은 가입자들에 대한 척추치료 기회제공을 위해 우리들 병원과 업무 제휴

② 외국지역의 의료와 관광을 접목시킨 상품들이다. 〈표 1-7〉은 현재 LA지역 교포방한 상품판매현황이다.

〈표 1-7〉 LA지역 교포방한 상품판매현황

여행사/상품	연계 의료기관	가 격	비 고
Infortour 건강검진	인하대학교병원	$1,119부터	월 10~15명
삼호관광 검진상품	강남 세브란스	$1,299부터	월 50~80명
하나투어 종합검진	고려대, 한양대학교병원 등	$1,049부터	월 20명 정도
아주관광 검진	아산병원	$1,259부터	월 20명 정도
춘추여행사 의료투어	경희대, 한양대학교병원 등	$1,149부터	월 20명 정도

참고 - 싱가포르의 의료관광현황

싱가포르는 다민족 국가의 특성과 지리적 · 역사적 배경 때문에 의료서비스 시장과 의료서비스 제도가 일찍부터 국제화되어 있으며, 높은 의료수준, 영어공용화, 서구적인 문화 및 사회적 규범, 다수의 JCI 인증 병원(2011년 11월 19개) 등으로 인하여 태국이나 인도보다 우수하다고 평가받고 있다. 주로 가까운 주변 국가인 말레이시아, 인도네시아에서 많이 찾아오고 있으며, 높은 의료수준으로 국가적 브랜드 이미지 구축에 성공하여 미국과 유럽 등지에서도 많은 환자들이 찾고 있다. 최근에는 인도차이나 반도, 남아시아, 중국 등에서 오는 환자가 두 자리 수의 증가세를 보이고 있다.

① 싱가포르의 2006년 의료관광객은 55만 5천 명으로 의료관광 전체 수입 중 관광수입이 13억 달러, 2007년은 의료관광객 57만 1천 명에 의료수입 중 관광수입이 17억 달러이다.
  ㉠ 2010년에는 72만 5천 명의 의료관광객이 싱가포르를 찾았다.
  ㉡ 싱가포르 정부와 병원들은 2012년 의료관광객 100만 명 관련 수익 30억 달러를 목표로 적극적인 유치활동을 펼쳐 의료관광객들이 건강점진부터 눈수술, 심장수술, 뇌수술, 암치료 등 다양한 의료서비스를 이용할 수 있도록 유도했다.
② 싱가포르를 찾은 의료관광객에 대한 별도의 의료전문비자는 없으며, 입국 시 사증허가서를 전달하면 도착비자를 발급받을 수 있다.
  ㉠ 비자는 병원에서 직접 외무부에 신청 대행 서비스를 제공하는 경우가 많기 때문에 손쉽게 1~2년

복수비자 신청이 가능하다.

㉡ 복수비자 신청 시 여권사본과 수수료만으로 간편하게 신청이 가능하고 발급기간도 3~5일로 신속하게 처리된다.

㉢ 단기 비자의 경우에는 입국일로부터 90일 초과하지 않은 경우라면 온라인으로 체류연장신청이 가능하다.

③ 병원체계는 민간병원과 국공립병원으로 나뉘며, 민간병원은 금융기관이나 일반투자자가 소유지분에 참여 가능한 영리병원이다. 민간병원에서는 환자 가족을 위한 아파트 임대, 환자 및 가족전용 비즈니스 센터 운영 등 호텔 수준의 서비스 제공을 비롯하여 유럽 및 중동의 대부호와 왕족에게는 귀족 마케팅을 시행하고 있다.

5) 극동러시아(블라디보스톡)시장

극동러시아 지역에서 의료목적으로 타국 여행에 대한 선호도는 나날이 증가하는 추세인데 선호도 증가의 가장 큰 이유는 러시아 영토 내에서 주요한 의료·치료기관이 극동러시아 지역이 아닌 유럽지역과 러시아에 편중된 까닭에 상대적으로 극동에서 가까운 해외가 선호 대상으로 부상하고 있다.

① 관광공사 블라디보스톡 지사는 그 동안 극동러시아에서 가장 선호되었던 의료목적 해외 여행지는 싱가포르, 중국이었으며 최근 들어 한국에 대한 선호도가 증가하고 있는 추세이며, 싱가포르는 2007년까지 대대적인 프로모션이 이뤄졌고 현재까지도 주요 아웃바운드 업체는 라디오 광고를 시행하고 있다.

② 중국은 지리적으로 극동러시아와 국경을 맞대고 있는 여건 속에서 극동러시아인의 전통적인 해외 의료관광 대상지로 여겨져 왔던 것이 현실인데, 대체로 중국을 선택하는 경우는 요양목적의 여행이나 치과질환 치료 및 저렴한 가격 등이 유인요인이다. [그림 1-46]은 최근 증가하고 있는 러시아 의료관광의 모습이다.

③ 러시아는 주변국가 및 주요 국가들과의 비자협약 체결과 국내의 의료관광시설의 기반을 구축하는데 노력하고 있다.

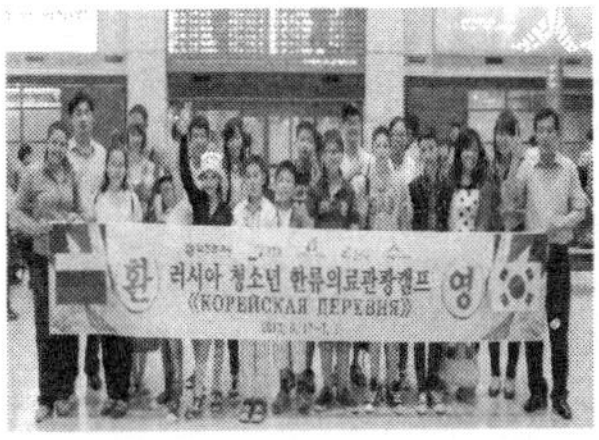

(a) 러시아 청소년 의료관광 캠프

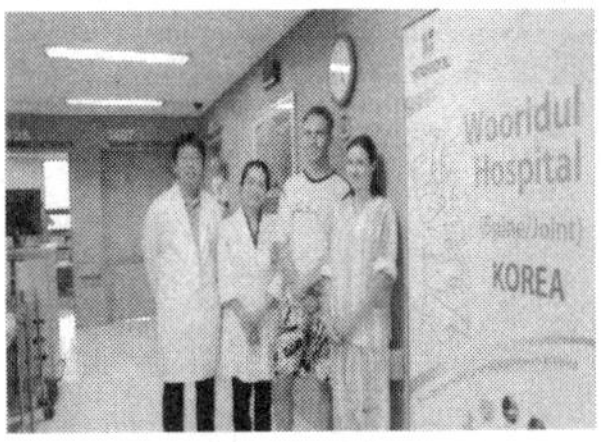

(b) 외국인을 위한 의료관광 전자비자

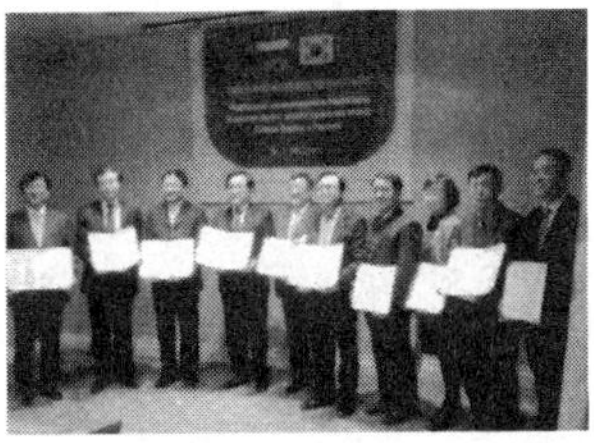
(c) 한국과 러시아의 의료관광 협약

[그림 1-46] 러시아의 의료관광시장이 확대

6) 한국 의료관광시장

한국의 의료관광은 높은 의료서비스 수준, 저렴한 의료수가, 안전하고 위생적인 병원 환경, 경쟁국과 차별화된 관광매력 등을 갖추고 있을 뿐만 아니라 의료관광 선진국인 싱가포르, 태국 등 동남아국가들과 비교해 의료관광의 성장성이 크며, 독자적인 신기술개발로 치료기술수준이 높고, 미국에서 한국까지의 비행시간이 상대적으로 짧아 의료관광 목적지로서 비교우위를 점하고 있다. 또한 미국 등의 선진국에 비해 전반적으로 의료비도 저렴한 편이다.

① 한국의 의료관광산업은 인구의 증가 및 노령화에 따른 의료서비스 수요증가로 인해 향후 성장성이 크다. 고령화가 이미 진전된 선진국뿐만 아니라 고령화 추세에 접어든 개발도상국도 의료비 지출금액이 급속히 증가하고 있는데, 아시아 국가의 경제발전 및 고소득층 증가 그리고 국가 간 이동의 자유화 등으로 인해 많은 외국인들은 높은 가격경쟁력이나 높은 의료기술수준을 자랑하는 한국의 의료관광을 선호하게 될것이다.

② 우리나라의 경쟁력 보유분야는 한국은 한국인에 많이 발생하는 6대 암에 대한 독자적인 신기술개발로 치료기술수준이 높고, 특히 안과, 피부과, 성형외과, 치과 등 비보험 서비스의 비중이 큰 분야의 상대적 수준이 높은 것으로 나타났다.

③ 한류열풍으로 한류스타 모방 성형수술 환자증가, 바이오 산업 강국, 동북아 허브적 입지, 의료분야 우수인재 집중 등이 추가적인 경쟁력요소로 꼽히고 있다.

(4) 한국 의료관광의 문제점

2009년 초 정부는 의료관광 적극 육성방침을 밝히고 의료서비스 업계는 의료관광객을 유치하기 위해 노력하고 있다. [그림 1-47]은 성급한 의료관광의 유치를 위해 나타나는 문제점들을 언론에서 다룬 기사내용이다.

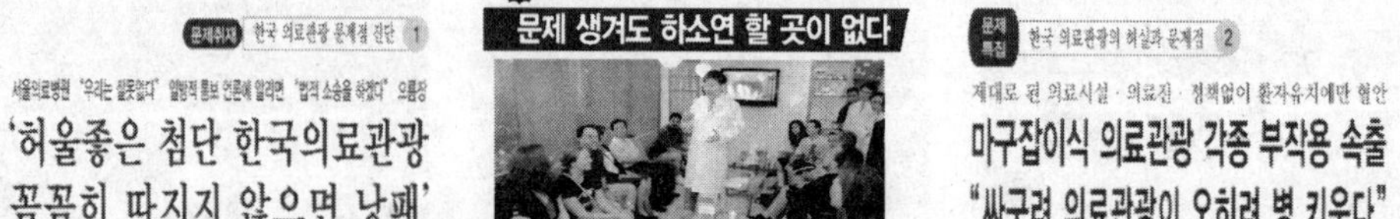
한국 의료관광 문제점 진단 1
'허울좋은 첨단 한국의료관광
꼼꼼히 따지지 않으면 낭패'
말 통하고, 값 싸고, 시간 단축해 좋기는 한데…
문제 생겨도 하소연 할 곳이 없다
문제 특집
한국 의료관광의 허실과 문제점 2
제대로 된 의료시설 · 의료진 · 정책없이 환자유치에만 혈안
마구잡이식 의료관광 각종 부작용 속출
"싸구려 의료관광이 오히려 병 키운다"

[그림 1-47] 의료관광의 문제점에 대한 언론기사

① 의료와 관광의 결합체인 의료관광의 현재 문제점 중의 하나는 외국인환자를 능숙하게 도와줄 수 있는 전문인력이 크게 부족하다는 점이다. 관광공사 관광교육원에서 병원 직원들을 대상으로 전문적인 교육을 시행하고 있고, 각 기관 및 협회에서 의료관광전문가 양성을 위해 노력하고 있지만, 전 세계 환자를 감당하는 것은 사실상 불가능하다는 것이 업계의 지적이다. 언어문제도 가장 큰 걸림돌이다. 일반적인 대화는 물론 전문용어나 의학용어로 외국인환자와 원활하게 대화할 수 있는 병원인력은 많이 부족한 실정이다.

② 의료사고가 생겼을 경우에도 심각한 문제에 직면할 수 있다는 지적이다. 실제로 의료사고와 관련된 거액소송이 비일비재한 미국, 유럽 등 의료선진국의 사례를 보더라도 이에 대한 만반의 대비를 하지 않으면 엄청난 손실을 감수해야 하는 상황에 처하게 된다. 아울러 JCI(국제의료기관 인증기구) 인증을 받은 병원의 숫자 등 객관적인 해외평가가 미흡한 것도 한 요인으로 지적되었다.

③ 의료관광을 뒷받침할 제도개선은 여전히 느린 편이다. 특히 의료관광의 걸림돌이 되는 의료분쟁조정, 중재 대책마련은 여전히 제자리걸음이다. 의료사고 가능성은 외국 환자들이 국내 진료를 꺼리는 가장 큰 이유 중 하나인데, 일본 도쿄에서 열린 국내 6개 병원 의료관광설명회에서 해외여행사 관계자들은 한국병원의 의료사고가 발생했을 경우에 대해서 질문을 가장 많이 했다. 외국인환자들은 의료사고가 생겼을 때 병원의 대처방법을 걱정하고 있는 것이다.

④ 국내 의료분쟁 해결절차는 병원과 환자 간 합의가 이뤄지지 않으면 민사소송을 청구해야 하는데 이는 시간과 비용부담이 너무 크다. 따라서 법원의 힘을 빌리지 않고 중간에서 분쟁을 조정, 중재할 수 있는 공신력 있는 기구인 '의료심사조정위원회'를 활성화해야 할 것이다.

⑤ 의료분쟁 해결절차에서 가장 필요한 것은 전문인력이 상시 거주하는 기관이며, 이런 기관이 짧은 시간 내 과실 여부를 판단하고 분쟁 쌍방간 이해할 수 있는 조정, 중재안을 내놓고 강제력도 가질 수 있게 해야 한다. 환자가 안심하고 올 수 있고, 의료진도 안심하고 환자를 받게 하려면 합리적이고 빠른 분쟁해결 시스템이 필요하다. 또한 해외 환자유치 병원을 대상으로 하는 보험상품도 만들어져야 할 것이다.

⑥ 한국의료관광의 문제점을 정리하면 다음과 같다.

㉠ 국제 수준에 맞는 병원 부재 : 외국인환자와의 언어소통 능력의 부재가 문제점이 제일 크다. 아직까지 우리나라의 언어능력을 갖춘 전문인력이 많이 부족한 실정이다. 국제의료관광코디네이터의 육성을 중점적으로 키워야 하는 이유가 여기 있다. 국제진료수가 부재 및 해외 마케팅의 전략이 많이 부족하다. 국제

적으로 통합된 진료수가가 없으며, 빠르게 변화하는 시장의 흐름을 정확히 파악하지 못하고 있다.

㉡ 의료진의 서비스 마인드 부족 : 점차 나아지고 있지만 아직까지 환자의 요구에 맞추지 못하는 권위적인 의료문화가 남아 있다. 이는 환자와 신뢰관계 형성에 어려움이 발생하며 마케팅 수립을 어렵게 한다.

㉢ 병원의 관료화된 조직구조 : 병원의 상하관계에서 오는 상명하복의 문화가 아직 남아 있으며, 층층시하의 조직구조는 소통의 어려움을 초래한다. 고객의 욕구를 지향하는 것이 아닌 보스지향성의 문화를 가지고 있다.

㉣ 병원의 무사안일주의 : 우리나라에 병원이 많이 생겨나고는 있지만 아직까지 대형병원이나 종합병원급의 선호도가 높은 실정이다. 내국환자만으로도 병원 경영의 특별한 어려움이 없기 때문에 무사안일주의 사고가 팽배해 있다. 위기의식의 부재와 도전의식 결핍은 앞으로 의료관광산업의 큰 문제점이 될 것이다.

㉤ 여행업계의 의료 이해부족 : 의료관광의 중개업자 개념인 여행업체의 의료체계 이해도 부족도 문제점이다. 환자와의 소통을 통해 궁극적인 욕구를 파악하기보다는 단순알선의 정도로만 그치고 있다. 또한 커미션에만 의존하는 경향이 있어 환자에게 적합한 병원을 연결하기가 어렵다.

㉥ 미비한 법과 제도 : 현재 의료관광의 체계는 완벽하게 갖추어 있지 않고 있다. 의료분쟁을 대비한 법의 마련도 미비한 실정이며 비자문제도 남아 있다. 조속히 메디컬 비자도입이 필요하다.

참고 - 외국인환자 의료분쟁 해결방안

의료분쟁의 해결은 크게 '소송의 방법'과 '소송외적인 방법' 2가지로 나눌 수 있다. 여기에서는 외국인환자의 의료분쟁을 '소송의 방법'으로 해결하고자 할 경우에 발생할 수 있는 여러 쟁점사항들을 검토해 본다.

① 계약에 있어 양 당사자의 주소가 서로 다른 국가에 있는 경우 및 계약의 체결이나 이행지가 외국인 경우 또는 계약의 관련 여부를 떠나 불법행위가 발생한 곳이 외국인 경우처럼 어떠한 사건에 외국적 요소를 갖는 사건을 '섭외사건'이라고 한다. 외국인환자의 국내 의료서비스 과정에서 생긴 의료사고 역시 양 당사자인 의료기관과 외국인환자의 주소가 서로 다른 국가에 있기 때문에 '섭외사건'에 해당한다.

② 섭외사건에서는 그의 사법적 해결과 관련하여 의료기관과 환자측 어느 나라의 법원이 재판권을 갖는지, 어느 나라의 법률을 적용하여 재판할 것인지, 외국인환자가 자국에서 우리나라 의료기관을 피고로 지정하여 소를 제기할 수 있는지 등이 주로 문제가 된다.

(1) 재판관할권

섭외사건의 재판관할권과 관련하여 국제재판관할에 관한 원칙을 정하는 법률인 '국제사법'에 의하면 제2조 제1항은 "법원은 당사자 또는 분쟁이 된 사안이 대한민국과 실질적 관련이 있는 경우에 국제재판관할권을 가진다"고 규정하고 있으며, 제2항에서는 "법원은 국내법의 관할 규정을 참작하여 국제재판관할권의 유무를 판단한다"고 규정하고 있다.

따라서 우리나라 의료기관에서 외국인환자의 의료분쟁이 발생한 경우에 그 실질적 관련성이 우리나라에 있다고 한다면 당연히 우리나라 법원이 재판관할권을 갖는다.

(2) 준거법

재판관할권이 정해지면 그 다음으로 재판에 적용할 법을 정해야 하는데 이것이 바로 준거법에 대한 문제이다. 의료계약을 맺을 때에 준거법에 관하여 규정하였다면 그 법이 적용된다. 그러나 사전에 그러한 합의가 없었다 하더라도 대한민국 영토 내에서 의료서비스가 행해지면 우리나라 법률이 당해 의료분쟁에 적용되는 준거법이 된다.

㉦ 의료관광마케터는 위의 열거된 문제점들을 인식하고 의료기관들이 국내외의 다른 의료기관들과 경쟁력을 키우기 위해 해결방법을 모색하고 강구해야 할 것이다. 또한 이러한 문제점을 해결해야 한국이 진정한 의료선진국으로 거듭나게 될 것이다. 〈표 1-8〉은 외국의 치료비 지출현황이다.

〈표 1-8〉 주요 국가의 1인당 의료비지출

(단위 : $)

구 분	1990년	1995년	2000년	2005년
미국	2,750	3,654	4,539	5,635
스위스	2,033	2,579	3,182	3,781
영국	986	1,374	1,833	2,231
일본	1,115	1,537	1,971	2,139
한국	377	538	771	1,074

2. 잠재성장력 분석

의료기관은 의료관광시장에서 성공적인 마케팅 전략을 수립하기 위해 잠재적인 수요를 파악하고 그 성장력을 분석해야 한다. 잠재수요는 일정기간 의료기관이 타깃으로 하는 의료관광시장에서 같은 종류의 모든 의료관광상품이 소비자에게 팔릴 수 있는 최대 판매 가능한 규모의 시장을 의미한다. 의료관광시장의 크기는 협의의 의미로 한 의료기관이 의료관광산업 내에서 실현 가능한 최대 매출규모를 의미한다. 그러므로 의료관광시장에서의 잠재성장력은 과거의 판매수준에 근거하여 홍보, 마케팅 활동, 내외적 경영환경변화 등을 고려했을 때 실제로 예측되는 매출규모를 추정한 것이다.

(1) 잠재성장성 추정방법

의료기관은 의료관광시장에서 잠재성장성 추정을 과학적인 분석이 기인하기보다는 기술적인 성격을 가지고 있다. 보통 판단적인 예측기법은 객관적이고 정확도가 높은 방법이기보다는 과거의 경험을 최고경영자, 마케터 또는 담당자, 전문가 등의 판단근거로 의료관광상품의 판매가능성을 예측하는 것이 특징이다.

1) 최고경영자의 판단

최고경영자의 판단에 의한 잠재성장력 추정은 최고경영자나 경험이 풍부한 의사결정자에 의해 내려진 판단을 근거로 의료기관에서 판매예측치를 추정하는 것이다. 이러한 판단은 각종 데이터 분석자료보다는 최고경영자의 경험에 근거한 판단을 신뢰하여, 신속하게 의사결정을 내릴 수 있는 장점을 가지고 있다. 그러나 대학병원급 의료기관의 특성상 최고경영자의 임기가 짧기 때문에 최고경영자의 판단에 근거한 예측기법으로 의료관광시장의 잠재성장력을 추정하는 것이 적합한 기법은 아니다.

2) 마케터(유치기관, 담당자)의 의견 및 판단

유치기관 또는 마케터의 의견 및 판단에 근거하여 의료관광시장의 성장성을 판단하는 방법은 의료기관에 소속된 담당자와 유치기관으로 하여금 타깃지역의 판매예측을 산출하는 방법으로 마케터의 판단과 성향에 따라 예측치를 과대, 과소평가할 여지가 있어 정확도가 떨어진다. 이는 만약 마케터가 의료관광시장을 과소평가하여 발전가능성에 확신이 없고 구체적인 마케팅 전략을 수립할 수 없다면 성장잠재력이 있는 시장임에도 불구하고 시장을 선점할 수 없다.

3) 전문가의 의견 및 판단

델파이법은 불확실성에 대해 전문가들의 합의를 도출하는 방법으로 의료관광산업 전문가의 의견들을 통합하여 미래의 시장규모를 예측하는 방법이다. 의료관광시장 전문가의 의견은 시장의 발전가능성을 현장에서 습득한 지식과 경험을 토대에 근거하여 추정하는 방법으로 정확한 데이터에 의한 분석은 아니지만 시장성을 판단하는 데 비교적 적합한 기법이다.

4) 사례유추에 근거한 판단

사례유추법은 의료기관이 의료관광시장에 판매하려는 의료관광상품과 특징이 비슷한 다른 상품의 과거 시장규모와 추이를 비교하여 관련 상품의 매출과 성장패턴을 예측하는 방법이다. 사례유추법은 중장기적 마케팅 전략수립에 적합하며, 비교 의료관광상품과 의료관광시장의 요소 차이에 따라 정확도 차이와 예측치가 좌우된다.

5) 시계열 분석 및 예측기법

시계열 분석 및 예측은 의료관광상품의 매출규모 변화가 특성시간 또는 기간에 의해 영향을 받게 되는 것을 의미한다. 시계열 분석 및 예측은 유치환자 수 및 매출실적의 추세를 이해하고 이를 토대로 미래의 추세를 예측하기 위한 것으로 데이터의 추세를 계절적 요인, 단순예측, 추세분석, 평활법 등의 시간의 함수로 나타내는 것이 일반적이다.

6) 계절적 변동분석 및 예측

의료관광객의 과거의 데이터를 1년 단위로 분석하면 계절에 따른 변동추이를 볼 수 있다. 이는 특정 월 또는 시점에서 환자추이와 매출의 두드러진 증감을 발견할 수 있기 때문이다. 특히 여름 휴가철과 연말 및 신정연휴에 유치환자수가 감소하는 성향을 연도별, 월별 추이로 분석하면 1년을 주기로 반복적으로 변동이 발생하는 것이다. 이를 근거로 의료관광 타깃 국가별 계절적 변동추이에 따른 마케팅 전략수립과 적정한 수요예측 및 프로모션 프로그램 개발 등을 기획해야 한다. 의료기관에서는 이러한 비수기에 다양한 프로모션을 통해 지속적으로 고객을 유치할 수 있도록 마케팅 전략을 수립하는데 이러한 계절적 변동요인을 분석하고 예측하는 것이 중요하다.

7) 단순분석 및 예측

단순분석 및 예측은 예측기법 중 가장 간단한 방법으로 미래의 잠재성장 예측을 전기의 매출액과 다음 기의 판매매출액을 비교하여 예측하는 것이다. 가장 많이 활용하는 예측기법으로 전년 동월대비, 전년 동분기 대비예측 등 전년도 실적과 당해 연도 실적을 같은 기간의 실적으로 비교하는 기법으로 이를 통해 미래의 매출, 환자 수 등의 시장규모를 추정하는 방법이다.

8) 추세분석 및 예측

추세분석 및 예측은 매출을 전기에서 현재까지 매출추세를 이용하는 방법으로 판매추이를 현재 매출액에 더해서 판매예측치로 삼는 방법과 전기부터 현재까지의 판매변화율을 이용하여 현재의 판매액에 변화율만큼 변화된 판매예측치를 구하는 방법이 있다. 마케팅 전략수립 시 추세분석 및 예측을 기반으로 신규시장 개척을 위한 홍보마케팅 계획과 목표설정 등에 활용할 수 있다.

9) 평활법

평활법은 시계열 자료의 변화를 찾아내기 위해 과거 데이터에서 불규칙적인 변수를 제거하고 이동평균법을 이용하여 분석한다. 이동평균법을 이용하면 과거 데이터의 추세를 특정기간별로 평균을 계산하여 미래잠재수요를 예측할 수 있다. 평활법을 통한 분석은 불규칙한 변수를 제거하여 추세분석의 정확성을 높여 잠재시장의 성장률을 분석하는 데 그 목적이 있다.

(2) 인과관계에 근거한 분석기법

인과관계에 근거한 분석기법(casual relations)은 의료관광시장의 매출규모를 하나의 종속변수로 보고 이에 영향을 미치는 여러 독립변수(예 환자수, 수진자수, 병상회전율, 재진율, 중증도 등)들을 찾아내어 이들 여러 독립변수와 매출과의 정확한 관계를 규명함으로써 미래의 매출규모를 예측하는 기법이다. 주로 인과관계를 분석하는 회기분석, 소비자의 구매정도를 분석하는 구매의도 조사법 등이 이에 해당한다.

1) 회기분석법

경영분석에서 사용되고 있는 인과관계 분석기법 중 가장 대표적인 분석기법으로 회기분석(regression analysis)은 어떠한 요소들이 의료관광상품에 영향을 미치고 어떤 요소가 가장 중요한 요소이며, 매출에 얼마나 영향을 미치는지를 파악하여 현재 이들 요소들의 상관관계(독립변수들의 상태)를 측정하여 미래 의료관광시장의 매출규모와 시장성을 예측하는 방법이다(예 의료기관에서 분석하는 주요 지표의 상관관계를 보면 외래환자 대비 입원환자는 1대 3의 비율이며, 병상가동률보다는 병상회전율이 높을수록 입원매출이 증가하고, 입원기간이 길수록 병상회전율이 떨어지고 매출이 감소할 가능성이 높다).

그래서 입원환자의 경우 입원기간을 관리하고 퇴원예고제를 실시하는 등 다양한 방법으로 매출에 영향을 미치는 프로세스와 연계된 변수를 관리한다. 의료기관은 유치환자의 건강검진, 외래, 입원환자수와 매출의 상관관계 분석을 통해 유치환자의 성향을 파악하고 매출증대에 요인을 분석하여 시장의 성장성을 파악해야 한다.

2) 소비자의 구매의도 조사법

의료기관은 특화된 의료관광상품이 타깃시장에서 소비자(고객)들에 의해 구매됨을 인지하고 시장의 크기를 파악하기 위해 고객들로 하여금 특정 의료관광상품을 받을 의사가 있는지 알아보는 구매의도 조사를 실시함으로써 판매를 예측할 수 있다.

① 구매의도 조사법(surveys of buying intention)은 시장의 수요도분석 또는 고객만족도 등의 설문조사를 통해 의료기관의 특화상품의 판매정보를 예측한다.

② 조사를 통해 의료기관은 특화상품 가격의 적정성, 고객의 니즈, 서비스 수준정도, 시장규모 등을 파악하고 마케팅 전략을 수립할 수 있게 된다. 〈표 1-9〉는 소비자의 구매의도 조사법 중 여러 기법에 대한 것이다.

〈표 1-9〉 소비자의 구매의도 기법종류

기 법	적 용	적절한 상품수명 주기단계	장점 및 단점
최고경영자의 판단	단·중 장기	모든 단계	• 신속한 예측과 결정을 한다. • 객관적으로 측정 불가한 요소가 포함된다. • 경영자 주관에 의한 편파적 판단 가능성이 높다.
판매원 의견통합법	단기	모든 단계	당직원(유치기관)의 동기에 따라 예측이 과소·과대평가될 가능성 있다.
델파이방법	장기	상품개발 및 도입기	• 다수의 횡포를 방지한다. • 돌발사건에 대처가 용이하다.
사례 유추법	장기	상품개발 및 도입기	신(新)의료관광상품의 수요예측에 용이하나.

3. 경쟁자 분석

의료관광시장에서는 경쟁자가 누구인지 파악하기 위해 의료관광서비스의 공급 및 수요 측면과 관리적 관점에서 경쟁자를 확인하는 것이 중요하다. 경쟁 의료기관과의 경쟁관계 파악을 통해 현재 전략과 미래계획을 평가하고 향후 계획을 예측하여 대안을 마련하는 등 마케팅 전략을 수립하고 실행하는 것이다.

(1) 공급 측면(의료기관 등)에서의 경쟁자 확인

의료기관 입장에서 공급 측면의 경쟁자 확인은 의료기술의 수준과 유사성, 의료서비스 질의 경쟁 정도를 파악하는 것이나 의료의 특징상 명확하게 경쟁관계를 파악하기는 어려우며, 또한 고객(또는 소비자)의 입장에서 어떻게 느끼고 있는지에 대해 명백하게 측정하여 설명하기도 어렵다.

① 전문가보다는 경쟁 정도 분석에 대해 고객으로부터 얻는 정보가 현실적으로 더 명확할 때가 있다. 이는 고객이 본인이 느끼고 체험한 대로 좋은 점과 나쁜 점을 비교하여 정보를 제공하기 때문이다. 그러므로 의료기관은 고객의 정보를 바탕으로 고객이 원하는 것을 파악하고 분석하여 차별화 마케팅 전략을 수립한다.

② 의료기관도 경쟁관계를 파악하기 위해 벤치마킹, 정보수집, 고객만족도조사(설문조사) 등 다양한 방법을 통해 정보를 수집하고 분석하여 경쟁 정도를 파악한다. 의료관광시장에서 가장 중요한 점은 국내 의료기관과의 경쟁이 아닌 국외 의료기관과의 경쟁이며, 의료관광산업의 특성상 소비자는 의료를 쇼핑한다.

③ 보다 나은 서비스, 보다 좋은 질의 서비스를 찾아 떠나는 고객을 경쟁시장에서 유치하는 방법이 의료관광산업의 성공요인이다. 아직까진 우리나라의 경쟁력이 약하므로 정부의 적극적인 지원 및 국민들의 많은 관심을 바탕으로 발전해야 한다(그림 1-48).

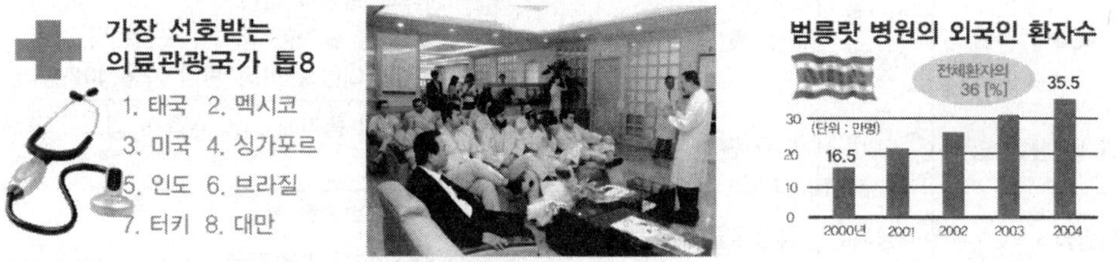
가장 선호받는
의료관광국가 톱8
1. 태국 2. 멕시코
3. 미국 4. 싱가포르
5. 인도 6. 브라질
7. 터키 8. 대만
범룽랏 병원의 외국인 환자수
전체환자의 36 [%]
35.5
(단위 : 만명)
16.5
30
20
10
0
2000년 2001 2002 2003 2004

(a) 국가별 의료관광순위 (b) 한국의 외국인 의료관광 실적 (c) 태국의 범룽랏병원 환자유치현황

[그림 1-48] 한국도 외국병원들과의 경쟁력

(2) 수요 측면에서의 경쟁자 확인

수요 측면(소비자, 고객)에서 경쟁자는 브랜드 인지도, 네트워크, 의사결정과정 등의 분석으로 파악할 수 있다. 의료기관(또는 유치기관)의 입장에서 고객이 브랜드를 전환할 가능성이 높다는 것은 경쟁이 치열하다는 것이다.

① 의료관광시장의 미용·성형분야에서는 대표적인 의료관광국가 태국과 더불어 한류열풍(드라마, 영화, K-POP 등)의 영향으로 한국으로 오는 방문객이 꾸준히 증가하고 있다. 그러나 국내 의료계의 미용·성형 전문병원은 무분별한 개원과 과다한 경쟁으로 유치수수료 인상, 가격덤핑 등의 문제를 안고 있는 것이 현실이다. 이는 건강한 아름다움과 젊음에 대한 욕구증가에 기인한다.

② 고객의 입장에서 브랜드 전환은 단순히 병원을 바꾸는 것에 국한되는 것이 아니며, 시술과 수술 치료뿐만 아니라, 비수술적인 화장품, 마사지, 한방시술 등의 다양한

대체상품으로도 변환될 가능성이 있고, 이러한 대체상품은 다시 고객의 다양한 욕구와 니즈에 따라 미용, 성형 등의 시술(또는 수술)로 전환될 가능성이 높기 때문에 정확한 경쟁 정도 측정이 어렵다.

㉠ 브랜드 인지도는 고객이 인식하고 있는 정도를 의미하며, 브랜드 인지도 맵은 이러한 고객의 인식 정도를 다차원적인 방법으로 보여준다.

㉡ 국내 노트북 시장에서의 브랜드 인식도(또는 충성도)와 품질(기능)에 의하면 동일한 상품에 대한 브랜드 인지도 맵이 동일한 제품영역 가까이에 표기될 때 경쟁 정도는 높으며, 멀어질수록 경쟁 정도가 낮음을 나타낸다.

㉢ 의료서비스도 이와 같이 인지도 맵으로 작성한다면 경쟁 강도가 높게 나타날 가능성이 있다.

③ 네트워크는 해당 의료기관(유치기관)이 가지고 있는 네트워크 정도에 따라 브랜드 인지도와 더불어 고객이 선택할 가능성이 높으며, 이를 위해 의료기관은 다양한 방법으로 네트워크 구축을 하고 있다. 대표적인 방법으로 의료기술을 알리기 위한 외국인 의사 초청연수 프로그램을 통해 국내외 의료진 간 글로벌 네트워크 구축을 한다. 의료관광 수요가 증가하므로 앞으로 의료관광코디네이터의 역할은 점점 커질 것이다(그림 1-49).

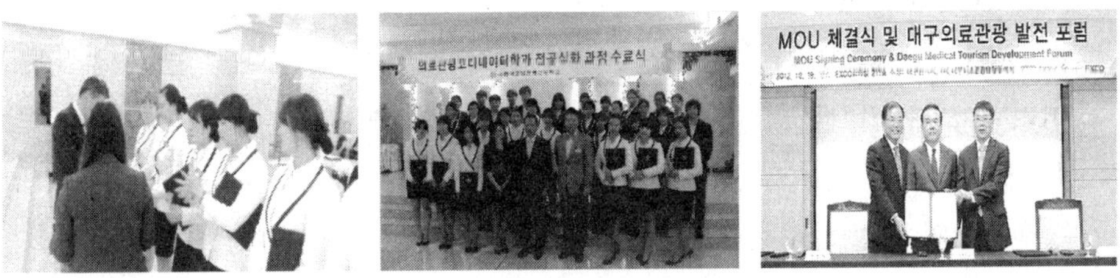

(a) 의료관광코디네이터 (b) 의료관광코디네이터 전문교육 (c) 대구의료관광 MOU

[그림 1-49] 의료관광의 수요는 장차 증대

④ 고객이 의료관광상품을 결정하는 의사결정과정에서 상품가격, 경제수준, 건강 정도, 선호국가 등 다양한 변수에 영향을 받고, 상품을 선택한 선택기준과 대체상품의 선택 정도 등은 명확하게 파악하기 어렵다. 또한 의사결정과정에서 가격은 가장 큰 변수로 작용하는데, 이는 고객이 의료관광상품의 가격에 따라 최종 의사결정을 하게 되는 것을 의미한다. 이러한 의사결정으로 인해 의료기관 입장에서는 매출과 이익이 변하게 된다.

⑤ 비슷한 의료관광상품을 갑사와 을사의 여행사에서 출시했을 때 가격이 낮은 여행사 상품의 판매량이 증가한다면 갑과 을 사이에는 경쟁관계가 있다. 즉, 고객이 브

랜드를 전환하거나, 가격에 따라 의사결정이 달라지는 것은 실제적으로 고객이 어떻게 행동했는가를 측정하고 분석하는 것이기 때문에 마케팅 전략수립에 중요한 요인으로 작용한다.

⑥ 국내 의료관광시장으로 유입되는 소비자 입장에서 의료관광상품을 선택하는 의사결정과정에서 유치기관(에이전시)은 중요한 역할을 담당하고 있으나, 결국 최종결정은 고객에 의해 선택되고 결정된다. 이는 초기 의료관광시장에서의 의료서비스 상품과 질을 고객이 가늠하기 어렵기 때문이다. 결국 한국의 의료수준과 서비스 질에 대한 평가는 고객(또는 유치기관)에 의해 고객(환자)이 체험한 결과로 고객(환자)에게 인식되어지고 브랜드 인지도가 형성되기 때문이다.

(3) 관리적 판단에 의한 경쟁자 확인

마케팅 담당자는 의료관광산업의 경쟁 정도를 고객들의 다양한 요구사항과 변화, 현장경험, 유치기관(에이전시) 담당자 및 대표자의 견해, 의료기관 관계자 및 정부부처 관계자의 정보 등을 통해 예측하게 된다.

① 의료관광시장에서 성공적인 마케팅 전략수립을 위해 마케팅 담당자는 경쟁 의료기관과의 관계와 주력 상품의 경쟁 정도를 파악해야 한다. 만약 동등한 경쟁관계의 의료기관이 동등한 시장에서 상이한 상품을 판매한다면 미래의 경쟁자를 파악하고 예측해야 하며, 상이한 시장에서 상이한 상품을 판매한다면 관리적 판단이 어려워 보다 거시적 관점에서의 의료관광시장 변화를 인식하고 전략을 수립해야 할 것이다.

② 경쟁관계의 시장에서 상품을 개발하여 제공할 때 고객이 원하는 상품을 수요에 맞게 개발하여 제공하는 것도 중요하지만 지속적으로 고객에게 신뢰받을 수 있는 상품을 제공할 수 있는 지속성과 관리 시스템이 더 중요하다. 즉, 의료는 그 특징상 신뢰가 가장 중요하며 고객에게 지속적으로 높은 질과 서비스의 의료관광상품을 제공할 수 있는 관리 시스템을 갖추는 것이 경쟁자보다 높은 경쟁력을 갖는 방법이다.

〈표 1-10〉 기타 의료관광 분류

과업(Task)	지식(Knowledge)	기술(Skill)	태도(Attitude)
의료관광 상품상담	• 의료관광상품 종류 및 내용 파악 • 상품기획	• 상품기획 능력 • 상품개발 능력 • 상품상담 능력	의료관광상품 개발을 위한 창의적·적극적인 태도
일정관리	보편적인 일정관리에 대한 이해	• 일정내용 파악 능력(예약 및 예약 확인) • 일정조정 및 분배 능력(예약변경 등)	무리한 일정이 되지 않도록 배분하는 합리적 태도
의료제도 및 보험안내	• 의료제도의 특성에 대한 이해 • 건강보험 및 국제보험에 대한 지식	• 의료제도의 특징 및 차이점 분석 능력 • 의료관광산업과의 연계성 적용 능력	신속하고 정확한 안내를 위한 적극적 태도
리스크 상담 정보제공	• 의료의 리스크 이해 및 지식 • 사전·사후 리스크 예방 및 정보 획득·제공에 관한 지식	• 리스크 분석 능력 • 리스크 제거를 위한 대책 수립 능력 • 리스크 제거를 위한 정보제공 능력	과학적이고 분석적인 태도가 요구
병원행정업무 처리	• 병원행정에 대한 지식 • 병원업무에 대한 지식(원무 등)	• 병원 서식 처리 능력 • 병원 안내 처리 능력	친절하고 자세한 설명을 할 수 있는 태도
병원생활 안내	병원시설이용 이해	병원생활 설명 능력	자세하고 친절한 설명을 할 수 있는 태도
사고 및 분쟁 예방	• 의료법에 대한 지식 • 의료과오 및 분쟁에 대한 지식	• 의료과오 파악 능력 • 의료분쟁 조정 능력 • 의료분쟁 해결 능력	정밀하고 세련된 문제 파악 및 해결 태도
진료 및 치료 통번역	• 의학용어에 대한 지식 • 의학 생활영어 지식	진료를 위한 옳은 통역 및 번역 능력	친절하고 적극적인 조력자의 태도
여행업에 대한 이해	• 여행업에 대한 지식 • 관광지에 대한 지식	• 여행에 대한 안내 능력 • 관광 소개에 대한 능력	자세한 설명이 가능한 태도
호텔예약	• 국내 호텔 산업에 대한 이해 • 호텔예약 및 변경이해	호텔 예약, 예약확인, 변경 능력	직극적이고 신속한 문제 해결 태도
항공예약	항공산업에 대한 이해	• 관광스케줄 관리 • 관광상품기획	적극적이고 신속한 문제 해결 태도
관광안내	관광산업에 대한 이해	• 관광스케줄 관리 • 관광상품기획	친절하고 적극적인 조력자 태도
비자발급 지원	비자발급절차 및 비자연장에 대한 지식	비자발급, 비자유형변경, 비자연장 수속 능력	정밀하고 신속한 문제 해결태도
다문화 맞춤형 서비스 제공	각국의 의료문화 차이에 대한 지식	의료문화역량, 문화적 차이를 배려한 서비스 제공 능력	친절하고 자세한 설명이 가능한 태도
고객 편의제공	교통편의 제공방법	-	-
고객서비스 유지 및 관리	고객관계관리(CRM)에 대한 지식	기존획득고객에 대한 사후관리	적극적이고 신속한 문제 해결태도
외국어 능력	해당 외국어 구사능력	외국어읽기, 쓰기, 듣기, 말하기 기술, 능력	자세하고 친절한 설명을 할 수 있는 태도
의학지식	의학용어 및 일반질환에 대한 이해	의학용어 구사능력및 질환에 대한 기초 지식	정밀하고 자세한 설명이 가능한 태도
고객서비스 마인드	CS에 대한 이해	지속적 고객서비스 제공 능력	친절하고 적극적인 조력자의 태도

04 고객분석

전략수립을 위한 상황분석의 핵심부분은 제품구매 당사자인 고객을 분석하는 일이다. 따라서 고객분석은 고객의 구매행위에 대해 시장특성, 구매의사결정 형태, 구매의사결정에의 참여자, 구매의사결정에 영향을 주는 요인, 구매과정 등을 분석하는 일이다. 고객 중에 보다 수익성이 있는 고객, 연계 또는 상승판매를 유도할 수 있는 고객이 어떤 고객인가에 대해 분석하는 것으로 어떤 고객이 더 큰 가치를 가지고 있으며, 잠재가치가 누가 더 높은지를 분석해 마케팅 자원을 적절히 배분해야 한다.

고객 포트폴리오에 적절한 투자와 서비스를 하려면 고객의 선호도 특징 등에 대한 지식이 필요하다. 마케팅의 기본이라 할 수 있는 고객분석에 대한 내용으로 고객의 행동이나 구매패턴, 생활양식, 소득수준 등의 고객분석을 통해 상황에 맞는 마케팅 활동을 할 수 있다. 고객 분석에 대한 데이터 수집을 모아서 통계 및 산출내용을 근거로 적절한 마케팅 전략을 수립해야 한다(그림 1-50).

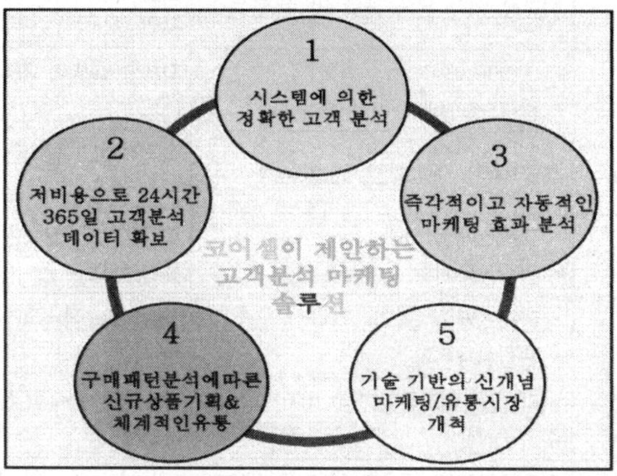

(a) 기업의 고객분석 마케팅

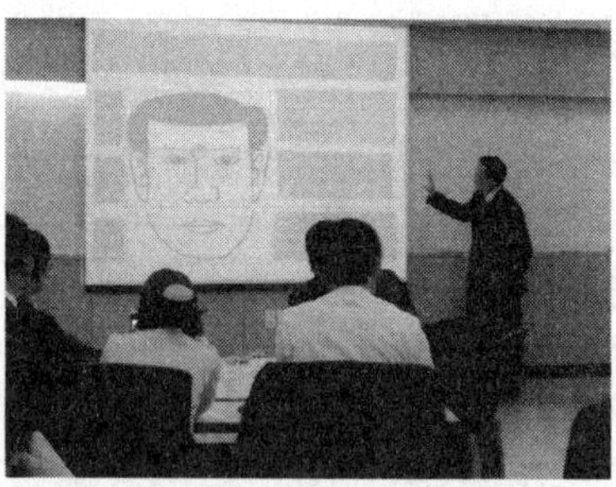

(b) 고객분석 세미나 모습

[그림 1-50] 고객분석은 마케팅의 기본

1. 고객행동영향 요인분석

소비자들은 의료서비스나 의료기관을 선택하는 데에는 판단기준이 있다. 특히 질병의 위급이나 중증정도에 따라 선택기준이 다르다. 가벼운 질환이나 치과질환과 같이 덜 위급하고 중증도가 낮은 질환의 경우에는 거리나 교통의 편리성 등을 중시하고 있어 근접한 의료기관을 선택하며, 그 다음 기준으로 병원의 전문성이나 실력있는 의사 등을 고려하고 있다.

본인, 가족이 다니던 병원을 선호하여 사회적, 인간적 연계관계가 의료서비스 선택과정에 반영되고 있으며 이는 우리나라 사회문화적 가치와도 연관되어 있다. 고객이 의료관광상품을 선택하는 과정에서 의사결정에 영향을 미치는 문화적, 사회적, 인구통계학적, 심리적 요인 등의 고객행동영향 요인분석으로 고객의 행동 패턴과 니즈를 파악해 마케팅 전략을 수립할 수 있다. 이는 고객의 행동 패턴이 곧 상품의 구매와 연계되며, 이를 바탕으로 고객 니즈에 맞는 다양한 의료관광상품 개발과 홍보마케팅 계획 등을 할 수 있기 때문이다.

의료소비자의 의료기관 선택기준은 의료이용 동기에 따라 달라질 수 있으며, 그 외에 세대 간, 계층 간에도 차이가 있을 수 있다. 또한 소비자가 속한 사회, 경제적 가치와 생활양태의 영향을 받기 때문에 시대에 따라 변모할 수 있음을 감안하고, 지속적으로 소비자 욕구의 변화를 모니터링할 때 소비자에게 보다 더 가깝게 다가갈 수 있을 것이다.

(1) 문화적 요인분석

문화는 어떤 특정사회의 구성원으로서 얻는 지식, 신념, 도덕, 법률 등을 합성한 것으로 학습을 통해서 공유된다. 따라서 문화는 소비자의 행동규범에 영향을 미칠 뿐만 아니라 소비자의 행동을 예측할 수 있게 해준다. 모든 집단이나 사회는 문화를 가지며 구매행동에 대한 문화적 영향력은 국가마다 다르다. 이러한 차이에 적응하지 못하면 비효과적인 마케팅을 전개하여 실패하게 된다.

㉠ 예를 들면 회교국가에 라면을 수출하기로 계약한 모 회사는 라면포장에 쇠고기 사진이 있어서 계약이 취소된 적이 있었다.

① 의료관광마케터는 국제시장의 문화를 이해하여 마케팅 전략에 적용해야 한다. 또한 의료관광마케터는 신제품의 개발기회를 발견하기 위해서도 문화적 변화를 탐색해야 한다(㉠ 건강중시의 문화는 운동기구, 의류, 저지방 자연식, 건강서비스 등에 대한 수요를 증대시킬 것이다). 외국에 불고 있는 한류열풍과 외국인의 한국문화체험을 나타낸 것이다. 관광은 그 나라의 문화와 밀접한 관계에 놓여 있다. 따라서 우리나라의 전통문화의 장점과 최고의 인기를 구가하고 있는 한류의 중심들을 이용해 의료관광유치에 힘써야 한다. [그림 1-51]은 외국에 불고 있는 한류열풍과 외국인의 한국문화체험을 나타낸 것이다.

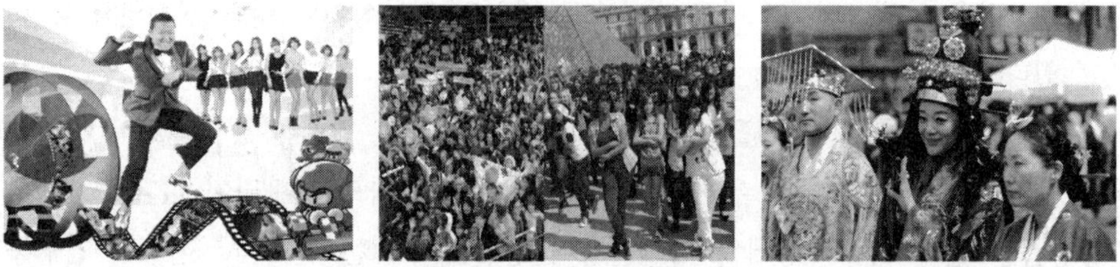

(a) 한류문화의 열풍 (b) 외국의 한류열풍 (c) 외국인의 전통문화 체험

[그림 1-51] 전통문화 체험 및 한류열풍

② 하위문화는 하나의 문화 속에 존재하는 작은 문화들을 지칭하며, 하위문화에 따라 소비자들은 상이한 구매패턴을 보이므로 이에 대한 철저한 파악이 필요하다.

㉠ 사회계층은 비교적 동질적이고 지속적인 사회의 한 부분으로써 계층별로 순위가 매겨져서 구성원들끼리는 비슷한 가치, 관심, 행위를 하게 된다.

㉡ 사회계층의 특성으로는 다음과 같은 것이 있다.

ⓐ 같은 사회계층의 사람은 더 유사하게 행동한다.

ⓑ 사람들은 사회계층에 따라 우열의 지위를 가지는 것으로 지각된다.

ⓒ 한 사람의 사회계층은 여러 변수에 의해 나타난다.

ⓓ 개인들은 사회계층이 이동될 수 있다.

③ 사회계층에 따라 소비자들은 매우 다른 구매행태를 보이며, 사회계층을 결정하는 대표적인 변수는 소득, 교육, 직업 등이 있다. 의료관광마케터는 이러한 소비자들의 사회적 계층의 특성을 파악하고 조사하여 적절한 마케팅 전략을 수립해야 할 것이다.

④ 국가별로 의료서비스 문화의 차이가 있다. 물론 의료서비스의 경우 각 국가의 의료제도, 정책, 보험, 기준 등에 따라 상이할 수밖에 없다. 그러나 외국인환자의 경우 국내환자에 비해 의료접근성에 대한 이해와 치료절차상의 차이, 언어 등의 의료문화 차이를 극복하고 서비스를 제공하고 제공받아야 하는 어려움이 있다.

⑤ 의료문화적 요인은 고객에 따라 자신이 추구하는 가치를 바탕으로 의료서비스의 구매형태가 달라지며, 그로 인한 구매행동에도 결정적인 영향을 미친다(㉮ 이슬람 문화권에 사는 중동지역 환자의 경우 종교적인 이유로 여성 환자의 경우 여성 의료진이 진찰을 하도록 되어 있으며, 시술 또는 수술보다는 비수술적 치료를 선호하는 경향이 있다).

(2) 사회적 요인분석

사회구조의 변화는 인간관계의 변화를 가져왔다. 특히 다변화된 사회와 여성의 사회

진출 등 경제적 이유는 가족구조의 변형을 가져왔다. 가족의 울타리가 무너지면서 부모와 자녀, 사람과 사람의 관계의 틀이 직접적인 만남이나 대화의 소통이 두절되고 인터넷과 이동전화를 통하여 이뤄지면서 개인화 현상이 뚜렷하게 나타났다. 주된 여가방법 또한 TV 시청과 PC 게임을 하루 10시간 이상 하는 청소년들이 10명 중 9명으로 자기세계에 빠져 사회와 소통하는 것을 잃어버리는 경향이 나타나고 있다. 따라서 마케팅을 계획하는데 있어 환경변화를 이해하고 분석하여 전략을 수립해야 한다.

1) 사회계층분석

사회계층(social class)은 동일한 사회 속에서 비슷한 수준에 있는 사람들로 구성된 집단으로서 직업, 소득, 교육수준, 재산, 주택의 유형, 주거지역 등에 따라 분류하고 있다(예 1[%] 상위층 대상의 VIP 또는 사회계층 분류별(상 · 중 · 하) 마케팅 전략을 수립하는 것은 사회계층별로 가치관, 신념, 태도, 관심 등에서 유사한 점이 많기 때문이다).

① 계층별 특성에 따라 다른 계층의 사람들과 상이한 구매형태를 보이게 된다. 의료관광산업의 타깃층 또한 이러한 근거를 기반으로 마케팅 전략을 수립하고 상품을 개발해야 한다.

② 계층별 서비스의 개발과 차별화는 곧 의료관광상품의 수준 결정에 영향을 미치며, 의료관광시장 크기에 맞는 고객의 니즈 분석 및 서비스 제공이 연계되어야 한다.

③ 준거집단의 형성은 그룹 내의 커뮤니케이션을 통해 제품의 평가 및 구매활동 후기 등을 남기면서 서로 정보를 교환한다.

④ 인적 네트워크 및 인적 판매는 마케팅 활동의 구전 커뮤니케이션의 기본으로 가장 간편하고 정보습득이 수월한 활동이다.

[그림 1-52]는 마케팅 활동의 요소인 인적 네트워크에 대한 설명이다.

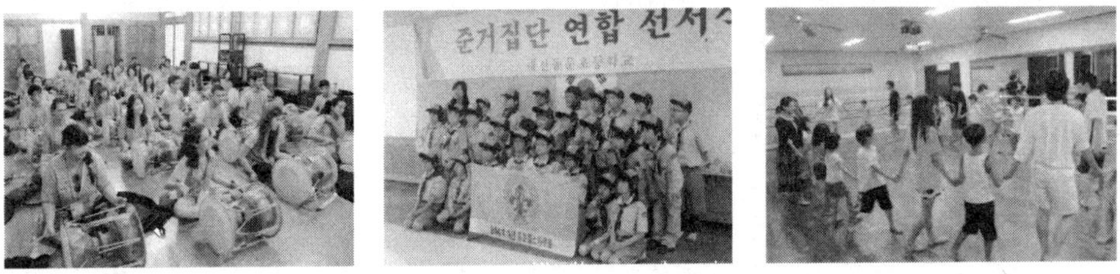

(a) 아시아 청소년간 교류를 통한 인적 네트워크 (b) 인적 네트워크 준거집단 (c) 인적 네트워크

[그림 1-52] 인적 네트워크를 활용한 마케팅 활동

2) 준거집단분석

집단은 개인 또는 상호 목적을 달성하기 위해 상호작용하는 두 사람 이상을 지칭하며, 소비자행동에서 중요하게 다루는 집단은 준거집단(reference group)이다. 준거집단은 개인의 구매결정에서 기준점이 되는 집단으로 한 개인의 소비신념, 태도, 행동에 대한 타인의 영향을 이해하는 데 중요한 관점을 제시해준다.

① 준거집단은 일반적 또는 특수한 가치, 태도, 행동 등의 형성에 있어 개인에게 비교(준거)점이 되는 개인이나 집단이다. 준거집단의 유형으로는 집단에의 소속 또는 관여 여부와 가치, 태도, 행위에의 긍정적 또는 부정적 영향 정도에 따라 **접촉집단, 열망집단, 거부집단, 회피집단**으로 구분한다.

② 준거집단 분석은 소비자의 행동에 직·간접적으로 영향을 미치는 소수집단의 분석을 의미한다. 흔히 학연·지연에 따라 준거집단은 학교 동기동창, 종교집단, 동호회 또는 동아리 등 다양하게 분류된다. 준거집단이 고객의 구매행동에 영향을 미치는 이유는 소수집단의 구성원들은 자주 접촉하는 만큼 친분이 두텁고 상호 간에 주는 영향력도 크기 때문이다. 의료는 특성상 이러한 준거집단의 영향을 크게 받는다.

③ 일반적인 제조상품이 고객의 선호도에 영향을 미치는 반면 의료는 의료행위를 받는 환자와 보호자의 입장에서 의사의 신뢰가 우선이며, 이러한 신뢰는 경험과 체험을 통해 형성되어 결국 의료서비스의 구매에 결정적인 요인이 되기 때문이다. 〈표 1-11〉, 〈표 1-12〉는 소비자의 행동에 영향을 미치는 준거집단의 분류를 나타낸 것이다.

〈표 1-11〉 준거집단의 분류

분 류	접촉빈도	공식적 역할과 조직구조
회원집단	일차적 집단	공식 집단
	이차적 집단	비공식 집단
비회원집단	열망집단	–
	회피집단	–

〈표 1-12〉 준거집단의 유형

구 분	성원집단	비성원집단
긍정적 영향력	접촉집단	열망집단
부정적 영향력	거부집단	회피집단

이들 준거집단은 의료와 같이 전문성이 높을수록 '정보의 영향력'이 커지며, 고객이 정보를 수집할 때나 의료관광상품을 선택할 때 모든 영역에서 영향을 미치므로 정보를 활용한 효과적인 마케팅 활동을 추진해야 한다(예 기업에서 신제품이 출시되었을 때 주부 모니터 요원을 모집하는 것이 이러한 특성을 반영한 마케팅 활동이라 할 수 있겠다).

④ 의료기관은 의료관광마케팅 전략으로 해당 국가 유력인사, 주요 관계자 및 단체 등의 준거집단을 대상으로 건강검진, 미용·성형 시술 및 수술, 중증수술 등의 무료체험을 시행하고 있다.

3) 가족관계 분석

가족은 한 공간에서 공동용품 사용은 물론 개인용품의 구매에 이르기까지 구성원 상호 간에 영향을 미친다. 특히 공동의 의사결정이 필요한 경우, 가족 모두가 상호 간 의사결정에 영향을 미치기 때문에 가족은 중요한 준거집단의 하나로 인식되기도 한다.

① 가족구성원은 구매자행동에 매우 많은 영향력을 미친다. 소비자들은 개인이 의사결정을 하는 경우보다는 가족과 함께 공동의사결정을 하는 경우가 많기 때문이다. 그러므로 가족 내에서의 역할과 영향력의 정도에 따라 남편지배, 아내지배, 공동의사결정 영역으로 나누어 의료관광마케팅 전략을 수립해야 한다.

② 의료서비스를 제공하는 의료기관 입장에서 어머니(여성)의 역할은 가족의 건강을 책임지는 책임자로서 중요하게 인식되고 있다. 따라서 의료기관에서는 어머니를 대상으로 건강강좌 개최 또는 건강교실 운영 등을 통해 유익한 정보를 제공하기도 한다. 그러나 의료관광서비스의 경우 국가특성에 따라 가족의 결정권이 가장에게 있는 사례도 종종 있다(예 수단에서 온 두경부 종양의 환자는 한국의 어린이재단 지원으로 치료를 위해 의료기관에 와서 검사 후 수술을 결정했으나, 수술 1시간 전 가족회의 결과 수술보다는 주술로 치료하기로 결정했다는 남편의 통보를 받은 어머니가 수술 거부 결정을 한 안타까운 사례가 있었다).

③ 수단 어린이 환자의 경우 악성종양의 가능성이 높아 의사들이 몇 번에 거쳐 수술을 권유해 보았지만 의사결정권이 없는 어머니와 어린이 환자를 위해 의료기관에서 할 수 있는 것이 없어 속수무책이었다. 결국 치료비, 의료기술 등 모든 것이 가능했지만 가족이 의사결정으로 인해 치료를 거부당한 사례로 남게 되었다.

④ 가족구성원은 수집된 정보를 활용해서 공동으로 의사결정을 하고 구매행동으로 옮기고 구매 후 평가의 단계를 거치는데, 모든 제품 또는 상품에 대해 똑같은 의사결정 과정을 겪는 것은 아니다.

㉠ 가족구성원들이 구매하고자 하는 상품에 따라 정보수집, 의사결정, 구매결정 등의 역할이 나눠지는데, 특히 자동차 같은 남성선호 제품은 남편의 영향력이 크

게 작용하며, 의료와 같이 가족의 건강과 삶에 밀접한 상품은 아내의 영향력이 크게 작용한다.

㉡ 의료관광상품은 의료와 관광의 접목상품 특성을 고려할 때 아내와 가족공동의 의사결정에 영향력을 받는다는 것을 감안하여 상품을 구성하고 개발해야 할 것이다. 가족이나 준거집단과 같은 공동체의 의사결정 과정을 [그림 1-53]에 나타낸 것이다.

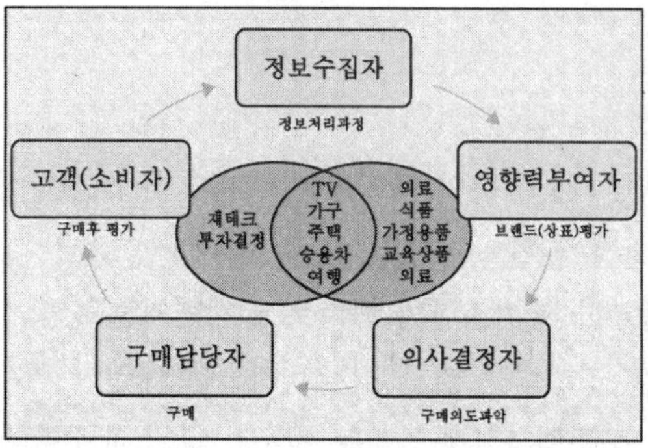

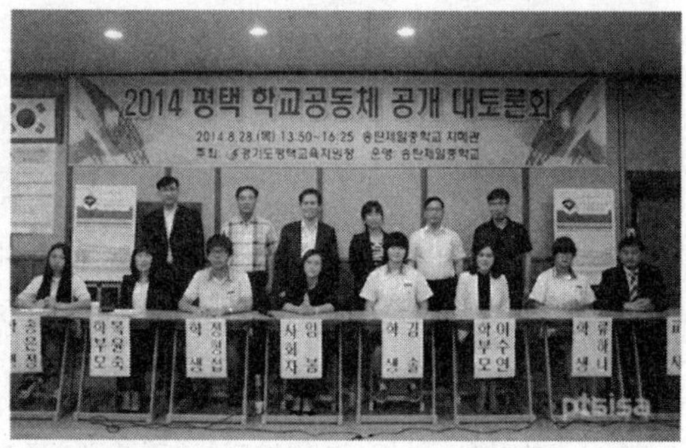

[그림 1-53] 공동체의 의사결정 과정

(3) 심리적 요인분석

심리적 요인은 눈에 보이지 않는 무형적 특성으로 정량적으로 분석하기는 어려운 점이 있다. 고객은 자기가 속해 있는 준거집단이나 그룹의 의사결정에 대해 민감하고 순응하는 경향이 있다. 하지만 개인적인 성향의 고객이나 구매의 욕구를 가지고 있는 소비자들은 개인의 동기나 구매의 이유, 즉 심리적인 요인에 의해서 이루어진다.

1) 동 기

동기(motivation)는 자극을 주어 어떠한 행동을 유발하는 계기이며, 내적요인으로 고객에게 어떠한 행동을 하도록 압력을 가하는 욕구를 의미한다.

① 기업은 이러한 동기분석 및 연구를 통해 고객으로 하여금 구매하고자 하는 충동이 생기도록 유도할 수 있고 이러한 동기에 맞는 상품을 개발할 수 있다.

② 의료관광상품에서 동기는 기업에서 제공하는 상품과 상이하게, 최종 결정에 미치는 동기 요인으로 주변 사람들의 추천에 크게 영향을 받는다.

③ 의료관광상품의 결정 동기는 주변의 친구 또는 친인척이 질병에 걸렸을 때 오히려 자신의 건강에 대한 관심이 높아지는 것 등이 해당한다. 이러한 관점에서 의료서

비스의 경쟁대상은 두려움, 고통, 참음(인내) 등이며, 결정적인 동기가 가족 또는 주변 사람들의 질병, 죽음 등이라 할 수 있다.

2) 태 도

태도(Attitude)는 불어 'Attitude', 이탈리아어 'Attitudine'에서 유래한 것으로서, 라틴어의 'Aptus(적합성 또는 알맞음을 일컫는 말)'로 어떤 상황 또는 사물 따위를 대하는 것을 의미한다.

① 태도는 특정 상품, 브랜드 또는 사회적 현상 등에 대해 호의적이거나 비호의적인 평가, 감정, 행동 등을 포괄하는 의미로 소비자의 학습된 선호성향을 일관성 있게 보여주는 심리적인 요인이다. 태도와 습관, 가치, 의견을 서로 상이한 개념이나 혼용되어 사용하는 경향이 있는데 '습관'은 태도와 마찬가지로 학습되는 것이며 지속성이 있다.

② 습관은 규칙화된 행동 패턴이며, 태도는 그 자체가 행동을 나타내는 것은 아니라는 점에서 차이가 있다. 이에 비해 '가치'는 사람들이 추구하고자 하는 궁극적 목표이며 이상으로 태도보다 더 광범위하고 여러 가지 태도들을 총괄적으로 강조할 때 사용된다. 마지막으로 인지적 판단을 '의견'이라 한다.

③ 태도는 인지적 판단이 아닌 감정적, 감성적 요소를 함축하고 여러 세부 요소를 포함하는 세분화된 개념이다.

㊐ 의료서비스에서 고객의 태도가 보여주는 폴리텍병원에 병실이 없어 입원이 불가능한 상황에서도 고객이 치료받기 위해 불편을 감수하고 대기하는 태도가 있다. 이는 고객이 가지고 있는 폴리텍병원 브랜드에 대한 신뢰와 이에 대한 고객의 평가 정도를 의미한다.

④ 병원 암센터로의 쏠림 현상은 폴리텍병원 브랜드에 대한 높은 신뢰와 브랜드 선호태도를 집약적으로 보여주는 것이다. 이러한 현상은 의료관광서비스에서도 예외사항이 아니며, 사전에 의료기관을 결정하고 입국하는 외국인환자와 가족도 이러한 맥락에서 고객으로서 의사를 결정하는 태도이다.

3) 학 습

학습(學習)은 직·간접적 경험이나 훈련에 의해 지속적으로 인지하고 지각하며 변화시키는 행동의 변화를 의미한다.

① 고객은 경험을 통해 학습되는 성향을 지니고 있어 최근 들어 마케팅 기법 중에서 체험 마케팅을 활용하는 기업이 늘어나고 있는 추세이다.

② 고객이 체험을 통해 간접경험을 할 수 있게 하여 고객과의 소통과 신뢰를 쌓기 위

한 기업의 마케팅 활동의 일환이다(예 A사 제품의 마니아층은 신제품 출시 전에 불편함을 감수하면서 신제품 출시만을 기다리고, IT 관련 모든 제품구입 시 A사 제품만을 고집한다고 한다. 이러한 것을 후광효과(halo-effect)라고 하는데 S사의 반도체가 컴퓨터의 이미지로 전이되는 것 또한 마찬가지이다).

③ S전자의 기업이미지 광고를 통해 S전자 제품은 뭔가 다르다는 메시지를 고객에게 인지시키고 기대할 수 있게 하여 고객에게 이를 학습시켜 기업의 이미지를 만드는 것이다.

4) 개 성

개성(individuality)은 개개인을 다른 사람들과 구별하는 내적 특징들의 총체이다.

① 개성은 고객이 다양한 주위환경에 대하여 비교적 일관성 있게 지속적인 반응을 보이는 개인의 심리적 특성으로 사교성, 자율성, 사회성, 적극성, 과시욕 등 여러 가지 속성으로 설명한다.

② 개성은 고객의 걸음걸이 · 얼굴표정에 나타나기도 하고, 취미 · 태도 · 사고방식 등에서 나타나기도 한다.

③ 개성은 어떤 사람이나 개체의 고유한 특성이 다른 사람이나 개체와 뚜렷하게 구별되는 것, 개인이 가지는 고유한 취향이나 특성에 따르며 개인마다 서로 다른 정신적 · 육체적 능력의 차이로 개성을 형성하고 있는 개개의 부분적인 특성으로 나타낸다.

(4) 의료소비자의 구매의사결정 과정

일반 소비자의 구매의사결정 과정이나 구매평가 과정을 설명해주는 기존의 소비자행동 모형에 의하면 소비자의 구매행동 과정은 문제인식 → 정보탐색 → 대안평가 → 평가 1 → 구매 → 평가 2 → 구매결과 → 평가 3의 8단계로 설명된다.

① 소비자의 구매행동 과정은 5단계의 의사결정 과정과 3단계의 구매평가 과정으로 구성된다. 하지만, 의료서비스는 서비스 고유의 특성을 가지기 때문에 무형성과, 생산, 소비의 동시성을 가진다. 무형의 서비스는 재화의 경우와는 달리, 눈으로 확인할 수 있는 대상이 없어, 그것의 구매 전 평가는 특히 한정적으로 이루어진다.

② 의료소비자의 구매행동 과정에 의하면 소비자의 구매행동은 6단계로 나눌 수 있다. 즉, 4단계의 의사결정과 2단계의 구매평가 과정으로 구성된다.

㉠ 구매의사결정 과정에서 구매결과 단계를 생략한 것은 서비스는 생산과 소비가 거의 동시에 이루어지기 때문이다.

㉡ 구매평가 과정에서 구매 중의 평가단계인 구매평가(평가 2) 단계는 시간의 흐름

에 따라 누적되며, 소비자가 실제로 서비스를 사용해보기 전에는 서비스 질을 평가하기 힘들기 때문이다.

2. 고객정보 처리과정 분석

고객은 의료관광상품에 대해 구매욕구를 가지게 되고 나면 관련 정보를 찾게 된다. 이러한 정보는 경험적, 공공매체, 상업적 등의 다양한 방법을 통해 획득할 수 있다.

① 고객의 정보처리과정은 의료기관이 가지고 있는 고객정보를 활용하고 가공하여 보다 높은 부가가치 있는 정보로 새로 가공하는 것을 의미한다.

㉠ 정보처리과정 분석은 정보를 추출하고 가공하는 공정으로, 가공 및 분석하여 만들어진 높은 부가가치의 정보를 활용하는 과정이다. 소비자가 현실에서 문제를 인식하고 그것을 해결하기 위하여 구매욕구를 느끼면 구매를 위한 정보탐색을 하게 된다(예 산부인과 불임클리닉을 찾아보기 위하여 이들에 관한 정보를 탐색하게 된다).

㉡ 소비자의 정보탐색 활동에는 내적 탐색과 외적 탐색이 있다.

ⓐ 내적 탐색 : 소비자 자신의 기억 속에 저장되어 있는 정보를 탐색하는 활동이고, 외적 탐색은 환경으로부터 새로운 정보를 얻기 위하여 타인의 의견이나 다른 정보원천(신문, 잡지, 가족과 친지 등)으로부터 관련 정보를 획득하는 활동이다.

ⓑ 외적 탐색 : 정보가 인적 원천에서 나오느냐 아니면 비인적 원천에서 나오느냐에 따라 분류될 수도 있지만 보다 광범위한 정보원천으로 분류되기도 한다.

㉢ 앤더슨(Anderson)은 다음과 같이 외적 탐색의 정보원천을 분류하고 있다.

ⓐ 인적, 독립적 정보원천 : 가족, 친지, 전문가

ⓑ 인적, 옹호적 정보원천 : 판매원, 서비스 제공자

ⓒ 비인적, 독립적 정보원천 : 홍보, 관련 기사, 뉴스

ⓓ 비인적, 옹호적 정보원천 : 광고, 카탈로그

참고 리스크 관리에 대한 개념

① 물리적 위태

물리적 위태(physical hazard)는 손실의 원인을 증대시키는 자연적 또는 물리적 조건이다.

예 고속도로상에 안개가 심하게 끼거나, 갑자기 폭우가 내리거나, 겨울철에 눈이 많이 내려 도로가 빙판길이 되면 자동차 사고가 발생할 가능성이 크게 증가하고, 재정적 손실의 가능성도 크게 증가하게 되는 상황을 들 수 있다. 이러한 조건이 발생한 경우가 물리적 위태이다.

② 도덕적 해이
도덕적 해이(moral hazard)는 고의적이지는 않지만 어떤 일에 대하여 전혀 관심이 없거나 부주의함으로 인해 발생할 수 있는 손실(loss)을 방관하는 태도이다. 이는 다소 비윤리적이거나 도덕적으로 비난을 받을 가능성이 많은 심리적, 정신적 상황이다.

㉠ 1993년 12월 우리나라의 대외신인도 하락과 단기외채의 급등으로 IMF에 구제금융을 신청했던 금융위기 당시, IMF와 정부의 구제금융을 통하여 부실한 기업들이 많은 지원을 받았다. 그러나 지원금을 받은 부실기업 등 중 일부는 이러한 지원금의 일부로 자사 임직원들에게 거액의 보너스를 지급하는 등의 경우가 있어 이들 기업의 도덕적 해이를 지적하는 일이 있었다. 의료기관에서는 이러한 종업원의 도덕적인 해이로 인하여 리스크가 현실화되는 경우가 종종 발생된다.

㉠ 병원시설 중 건물과 건물 사이에 연결 복도가 있을 때 평소에는 외기와 차단되어 있어 문제가 없었으나, 비가 와서 일부 천정에서 누수가 발생하고 이어 바닥에 물이 고이기 시작할 때 시설물 관리자가 아닌 다른 부분의 종업원이 이를 보고도 조치하지 않음으로써 환가와 방문자가 미끄러지는 경우이다.

③ 위해요소중점관리기준
위해요소중점관리기준(Hazard Analysis and Critical Control Point : HACCP)에서의 'Hazard(위해)'는 식품의 원재료 생산에서부터 제조, 가공, 보존, 조리 및 유통단계를 거쳐 최종 소비자가 섭취하기 전까지 각 단계에서 위해물질이 해당 식품에 혼입되거나 오염되는 것을 사전에 방지하기 위하여, 발생할 우려가 있는 위해요소를 규명하고 이들 위해요소 중에서 최종 제품에 결정적으로 위해를 줄 수 있는 공정, 지점에서 해당 위해요소를 중심적으로 관리하는 위생관리 시스템을 일컫는데 사용된다. 이때 Hazard는 인체에 나쁜 영향을 미치는 위험한 물질의 의미로 쓰이고 있다.

④ 손인
손인(peril)은 손해를 발생하게 하는 우연한 사고(위험)로 주로 보험에서 담보하고 있는 위험, 즉 화재, 낙뢰, 폭발, 풍수해, 홍수 등이다.

㉣ 코틀러(Kotler)*는 다음과 같이 탐색을 위한 정보원천을 분류하고 있다.
  ⓐ 개인적 정보원천 : 가족, 친지, 이웃 및 지인
  ⓑ 상업적 정보원천 : 광고, 판매원, 홍보, 포장, 진열
  ⓒ 공공적 정보원천 : 대중매체, 소비자, 상품평가기관
  ⓓ 경험적 정보원천 : 상품의 취급, 검사, 사용

㉤ 소비자의 이러한 정보탐색은 의료관광상품의 구매과정에서 위험인식의 정도가 클수록 많은 정보량과 보다 다양한 정보원천을 필요로 하게 된다.
  ⓐ 출산이나 불임해결을 위한 의료서비스의 구매에는 다른 서비스보다 많은 위험을 인식하게 되어 보다 많은 정보량을 탐색하게 된다.
  ⓑ 의료서비스의 구매에는 두려움, 불확실성, 의심 등의 구매위험을 인식하게 된다.

㉥ 구매위험의 인식은 구매에서 부정적인 결과를 얻을 가능성을 의미한다. 많은

* 필립코틀러(Philip Kotler) : 현대 마케팅의 1인자이며, '마케팅의 아버지'라고 한다. 잭웰치, 빌게이츠, 피터드러커에 이어 《파이낸셜타임스》가 뽑은 비즈니스 거장 50명으로 선정되기도 했다.

위험요소들 중에서 의료서비스는 특히, 물리적 위험, 성과위험 그리고 심리적 위험이 큰 서비스이다.

ⓢ 의료소비자들은 질병치료와 건강유지를 위한 예방적 처치를 받는 과정에서 접하게 되는 의료기구, 투약, 주사 등으로 인하여 구매위험을 인식하기 때문이다.

(1) 지크문드와 스코트의 분류

지크문드와 스코트(Zikmund and Scott)는 구매위험을 다음과 같이 분류하고 있다.

1) 재무적 위험(Finacial risk)

미래에 대한 예측의 불완전성에 기인한 불확실성이라고 할 수 있으므로 미래의 가능한 현금흐름 또는 손익의 분산 정도로 정의할 수 있다.

2) 성과위험(Result risk)

영업이익이나 순이익의 정량적인 지표를 나타낸 것으로 조직의 효율성을 단기적인 정량지표로 표현하는 것은 부적절하다.

3) 물리적 위험(physical risk)

제품을 사용할 때 신체적 위험이 따를지도 모른다는 두려움이다. 최근 들어 우려가 커지고 있는 환경호르몬으로 인한 인체 유해가능성이 우려되는 상품, 자동차 등과 같이 사용은 편리하고 좋으나 안전성이 우려되는 상품, 의약품이나 의료서비스 등과 같이 인체에 직간접적인 영향을 줄 수 있다고 판단되는 상품구입 시 물리적 위험을 크게 느낀다. 이 경우 소비자들은 심리적으로 매우 허약하기 때문에 제품이나 서비스를 전달하는 사람의 전문성이나 인간적인 신뢰성이 거의 절대적이라고 할 만큼 크게 영향을 미치게 된다.

4) 심리적 위험(Psychology risk)

넥타이나 의상 등 외부에 노출이 될 수밖에 없는 제품, 특히 사치성 소비제품들의 경우 가격에 상관없이 구매결정을 쉽게 하지 못하는 경우가 많다.

① 사람은 누구나 자기 자신에 대해 가지는 자각된 이미지, 즉 자아개념(self-image)으로 인하여 자신을 외부에 나타내면서 자신의 존재를 확인하고 싶어한다.

② 자신이 구매하고자 하는 제품이 자아개념과 일치하지 않아 혹시 다른 사람들이 자신을 제대로 이해하지 못할지도 모른다는 불안감을 갖기 쉽다.

③ 소비자의 자존심을 높여주는 커뮤니케이션 스킬을 구사하거나 환자가 의사에게 자신의 처방을 맡기는 것처럼 소비자의 심리적 위험을 최소화시킬 수 있다.

5) 사회적 위험(Social risk)

자신의 경제적 형편을 고려할 경우 소형차가 적합하고 자신의 가치관에도 부합하지만 사회적 신분이나 지위 때문에 선뜻 구매에 나서지 못하는 것은 바로 사회적 위험 때문이다. 사람들은 가급적 자신의 위치나 신분에 걸 맞는 제품이나 서비스를 이용하고 싶어하기 때문에 지금 구매하고자 하는 제품이나 서비스가 과연 자신의 신분과 지위가 일치하는가를 따지고 싶어한다.

6) 기능적 위험(Functional risk)

제품설명서에 표기된 각종 기능들을 용도에 맞게 제대로 사용할 수 있을지에 대해 불안감을 느끼기 쉽다. 처음으로 제품을 구입하는 고객이나 동일회사 제품의 서비스 품질에 불만을 가지고 있는 고객들이 가지기 쉬운 불안이다. 고객을 위한 서비스 품질을 높여 고객이 안심하고 제품을 구입할 수 있도록 해야 하며 고도의 정밀제품의 경우 컨설팅 서비스와 연계시킬 필요가 있다.

7) 기회상실 위험(Opportunity risk)

의료과실소송에 있어 기회상실은 의료진의 과실로 생존기회나 회복의 기회를 박탈 당했거나 혹은 의료진의 과실이 치료효과를 감소시켰거나 좋지 않은 치료결과의 위험성을 증가시키므로 인하여 원고가 입은 손상이다.

① 피고의 과실에 의하여 한 인간의 생존기회가 실질적으로 박탈당했을 경우 피고는 이러한 기회를 박탈하였을 가능성의 정도에 대한 이의를 제기하거나 추측을 할 입장이 못된다.

② 실질적으로 상당한 생존의 가능성이 있었고, 그러한 가능성을 피고가 말살시켰다면 피고는 책임을 져야 한다.

③ 과실을 범하지 않았다면 어떻게 되었을까 하는 문제를 절대적으로 확실하게 입증을 한다는 것은 거의 불가능하다. 〈표 1-13〉은 소비자들이 구매활동 중에 겪게 되는 위험의 종류에 대해 나열한 것이다.

〈표 1-13〉 구매 위험의 종류

위험의 종류	위험의 종류 설명
재무적 위험	구매결정을 잘못함으로써 입게 되는 금전적 손실
성과 위험	구입제품이 제대로 성능을 발휘하지 못할 경우의 위험
물리적 위험	건강을 해치거나 신체적 위험을 줄 가능성
심리적 위험	구매를 한 상품이나 점포와 소비자의 자아 이미지와 합치되는 정도
사회적 위험	구매한 상품이나 정보가 동류 집단이나 귀속집단의 인정을 받기 어려운 정도
기능적 위험	구매한 상품의 기능, 품질에 대한 신뢰성 부족으로 인한 불안
기회상실 위험	시간이나 노력의 상실이 없이 구매상품의 조정, 반환 및 수리로 받을 수 있는 정도

(2) 정보노출효과

마케팅 측면에서 고객의 경험과 체험을 정보처리의 대상이 될 뿐만 아니라 독특한 감성적 반응을 불러일으킬 수 있으므로 마케팅 담당자들에게 중요한 의미가 있다.

① 노출효과 또는 단순노출효과는 사회심리학 용어로서 만남을 거듭할수록 호감을 갖게 되는 현상을 의미한다.

② 고객은 자신이 관여된 상품에 관한 자극에는 의도적으로 노출하려는 경향이 있으며, 처음에는 관심도 없거나 혹은 싫어하던 대상도 계속해서 마주치게 되면 나중에는 친근해져서 호감을 갖게 되는 것을 단순노출효과라 한다.

③ 의료관광산업 추진을 위해 의료기관과 유치기관은 의도적으로 고객에게 정보를 노출하기 위해 다양한 방법(무료수술, 의료학술세미나, 박람회 참석 등)으로 고객에게 의료기술의 우수성을 알리고 있다.

④ 마케팅 전략관점에서 이러한 노출을 통해 고객에게 간접적인 경험을 제공하는 것은 매우 중요한 의미를 갖는다.

(3) 주 의

고객은 노출된 정보와 같은 마케팅 자극에 집중을 하게 되는데 이러한 현상을 주의라고 한다. 즉, 고객은 마케팅 자극에 집중하는 과정으로 노출된 자극에 대해 관심있는 의료관광상품 정보에 많은 주의를 하게 되며, 그렇지 않는 경우 주의하지 않는 성향이 있다.

고객성향에 따라 주의는 자발적 주의와 비자발적 주의로 구분할 수 있는데 자발적 주의는 고객이 선택적으로 능동적으로 정보를 탐색하는 것이고, 비자발적 주의는 고객이 어떠한 자극(예 이색적, 위협적, 무의식적 자극 등)에 의해 정보를 탐색하는 것이다.

(4) 지 각

지각(知覺)은 고객이 노출된 자극을 이해하고 해석하여 고객의 입장에서 의미를 부여하는 것으로 같은 자극이나 광고라도 사람에 따라 상이하게 해석하고 반응하는 것을 의미한다. 고객은 이러한 지각된 정보를 받아들여 기억 속에 가지고 있는 다양한 정보와 연계하고 인지한다.

(5) 반 응

고객이 자극을 보면서 자연스럽게 생각을 떠올리는 인지적 반응과 자극을 접하면서 떠오르는 여러 가지 감정과 느낌의 정서적 반응이다(예 의료관광상품에 대해 '의료비가 고가다'라고 생각하는 것은 인지적 반응이며, 의료상품의 '질이 높다'라고 생각하는 것은 정서적인 반응이다).

(6) 저장 및 기억

고객정보 처리과정에서 고객이 유용하다고 생각하는 정보를 기억 속에 저장하고 기억하게 하는 것은 정보처리과정의 마지막이라 할 수 있다.

① 고객의 기존정보와 경험, 체험 그리고 환경적 요인 등 다른 자극에서 습득된 다양한 정보와 통합되어 기억 속에 저장된다. 결국 고객은 이러한 정보처리과정을 통해 자신에게 유리한 정보를 습득하고 통합하여 구매의사결정을 하게 된다.

② 의료관광서비스에 관심있는 고객은 의료기관 또는 유치기관, 환자 또는 친구(지인 등), 대중매체 또는 세미나 등을 통해 노출된 정보에 주의를 기울이고 직 · 간접적으로 얻은 정보를 습득하고 지각하여 그 정보에 반응하며 저장하고 기억해 두었다가 필요할 때 저장된 정보를 기반으로 구매의사결정을 하게 된다. 그러므로 이러한 일련의 과정을 토대로 마케팅 담당자는 의료관광상품을 고객이 인지할 수 있도록 다양한 마케팅 활동을 기획해야 한다.

(7) 대안평가

정보탐색에서 여러 개의 선택 가능한 대안들이 산출되면 그것들 중에서 소수의 선택대안으로 축소하는 과정이 대안평가이다. 만일, 여러 개의 선택대안 모두를 가지고 평가를 할 경우 많은 시간과 비용이 소요된다. 효율적인 평가를 위하여 소수의 대안을 선정하여 최종적 안을 선정하게 된다(예 산모나 부인이 해산이나 불임해결을 위한 정보탐색활동에서 얻은 결과를 토대로 여러 의료기관이 선정되면 그것을 소수의 선택 방안으로 줄이는 과정이 필요하게 된다).

3. 구매의사결정 과정분석

의료관광산업에서 고객이 어떻게 합리적으로 구매의사를 결정하는지에 대해 문제인식, 정보탐색, 선택대안의 평가, 구매, 구매 후 행동의 5단계로 의사결정과정을 분석하는 방법을 살펴보고자 한다.

(1) 문제인식 단계

의료의 특성상 고객의 의료서비스에 대해 문제를 인식하는 경우는 현재 고객자신과 주변 사람들의 건강상태에 따라 크게 좌우되며, 생활수준이 높아질수록 건강에 대한 관심이 높아진다. 소비자가 건강문제를 인식하고 의료에 대한 욕구를 느끼면서 의사결정 과정이 시작되는 것이다.

① 욕구는 소비자가 기대하는 바람직한 상태와 소비자가 인식하는 현실과의 차이가 일정한 수준을 넘어설 때 발생하며 이로 인해 의료이용을 하고자 하는 동기가 생긴다. 일반적으로 그와 같은 욕구는 내적 또는 외적 자극에 의해 활성화되는데, 욕구가 생겼다고 해서 바로 의료이용을 하는 것은 아니다. 그 욕구 수준이 일정한 수준을 넘을 때 비로소 의료이용으로 이어진다.

② 의료에서는 의료욕구, 즉 문제의 인식이나 의료이용의 필요성을 느끼는 과정이 일반서비스나 제품과는 다른 경우들이 많다(㉥ 의료에서의 문제인식은 의료이용자보다는 의사에 의해 먼저 이루어지게 되는 경우가 있으며, 사고 등에 의해 갑자기 문제가 발생한 경우에도 본인의 의사와 무관하게 의료이용을 하게 되므로 합리적인 의료이용 의사결정 단계를 거치지 않는 경우들도 있다). 이렇듯 문제인식은 고객 자신이 해결해야 하는 욕구가 있다고 인식하는 첫 번째 단계이다.

(2) 정보탐색 단계

고객이 현재 자신이 처해 있는 문제를 인식하고 구매의사결정을 하는 과정에서 고객은 자신에게 도움이 되는 정보를 탐색한다. 고객은 스스로 알고 있는 정보와 외부로부터 다양한 정보를 찾게 되는데, 의료관광을 희망하는 고객은 대체적으로 유치기관(에이전시), 해당 국가의 의료진, 주변의 지인 및 친구 등으로부터 다양한 정보를 얻고 있다.

그러나 모든 소비자들이 욕구를 갖고 있다고 정보를 탐색하는 것은 아니며 욕구의 정도가 얼마나 강한지, 그리고 주위에 욕구를 충족시킬 대상이 있는지에 따라 정보탐색의 강도가 달라진다. 욕구의 정도가 강하고 주변에 이를 쉽게 만족시킬 수 있는 대상이 있다면 이는 의료이용으로 쉽게 연결되지만 그렇지 않을 경우엔 좀 더 시간을 가지고 정보탐색을 하게 된다.

소비자가 정보를 탐색하는 태도는 다음과 같은 두 가지 활동으로 나눌 수 있다.

1) 소극적인 정보탐색 행위

우연히 욕구와 관련된 정보를 접하게 되었을 때 이에 주의를 기울이는 단순한 탐색활동을 들 수 있으며 이를 고조된 관심(heightened attention)이라고 한다(예 얼굴 미용 · 성형수술에 관심이 있는 여성이 잡지의 기사나 친구와의 대화 중에 미용 · 성형수술과 관련된 내용에 주의를 기울이는 경우이다).

2) 적극적인 정보탐색 행위

미용 · 성형수술의 경우를 적용해 보면 이미 수술을 받은 경험이 있는 친구에게 물어본다든지 또는 미용 · 성형수술과 관련된 잡지나 책을 구입하여 수술방법, 부작용, 비용 등에 관하여 자료를 수집하는 것이 이에 해당된다. 어느 수준까지 정보탐색활동을 할 것인가를 고려하여야 하는데 의료이용의 필요성 정도, 의료이용 전에 가지고 있던 경험이나 정보량 추가적인 정보의 가치와 획득용이성 등에 의해 결정된다.

① 일반적으로 의료서비스에서는 의료욕구의 심각성과 위급성에 따라 정보탐색 양상이 달라질 수 있다.
  ㉠ 암과 같이 생명을 위협할 수 있는 심각한 질환의 경우엔 여러 의료기관들의 의사들에 대한 정보를 적극적으로 수집하고, 어느 곳을 방문하는 것이 양질의 서비스를 받을 수 있는지에 대해 신중히 고려할 것이다.
  ㉡ 감기와 같은 가벼운 증상은 정보탐색작업의 양은 그에 비해 적을 것이다.

② 주변 사람들의 의료관광경험(체험), 각종 매체 및 광고, 홈페이지, 의료세미나 및 홍보회 참석 등을 통해 정보를 수집하고 가격을 비교하는 등의 방법으로 정보를 탐색한다. 또한 교육수준이 높을수록, 건강에 대한 관심이나 가치를 높게 둘수록 정보탐색에 적극적인 태도를 보인다.

③ 마케팅 담당자의 주요 관심사 중의 하나는 소비자가 정보탐색 시 주로 의존하는 정보의 원천과 이런 정보들 중에서 어떤 정보가 의료기관을 선택하는 과정에 더 많은 영향력을 행사하는가에 관한 것이다.

④ 일반적으로 의료이용자들이 정보를 탐색하게 되는 정보원은 다음과 같다.
  ㉠ 개인적 정보원 : 가족, 친구, 이웃, 친지
  ㉡ 공공적 정보원 : 대중매체, 소비자 보호기관
  ㉢ 경험적 정보원 : 사용 혹은 이용경험
  ㉣ 전문가 정보원 : 진료의뢰 의사

⑤ 의료이용자들은 위의 4가지 정보원을 모두 이용하며, 이들 정보원들은 여러 가지 경로를 거쳐 이용자에게 정보를 전달하게 된다. 일반적으로 의료서비스분야의 경우, 정보의 양은 대중매체로부터 많이 얻지만 실제 의료이용으로 연결되는 것은 개인적, 경험적 정보원이 효과적인 경향이 있다. 개인적, 경험적 정보원의 영향이 큰 이유는 다음과 같다.

㉠ 의료서비스는 기본적으로 경험을 통해 품질을 평가하게 되는 속성이 있으며 이들 인적 정보원들의 대리 경험에 의해 품질정보를 제공받을 수 있기 때문이다.

㉡ 전통적으로 의료분야는 광고가 금지되어 왔으며 이로 인해 공급자에 대한 정보가 제한적이므로 경험자의 정보가 상대적으로 유용할 수 있다.

㉢ 의료서비스의 무형성과 산출물의 다양하므로 인해 일반 제품에 비해 선택에 대한 불확실성과 위험이 상대적으로 높았으며, 이러한 위험을 줄이기 위해서는 특정 의료서비스를 이용한 경험자로부터 그에 대한 정보를 수집하는 것이 안전하기 때문이다.

⑥ 의료마케팅 담당자는 소비자가 정보를 어디서 주로 얻는지, 그리고 소비자가 그 정보원에 대해 얼마나 많은 중요성을 부여하는지 신중히 파악해야 한다.

㉠ 자료들은 의료기관이 표적시장 내 소비자들의 의료이용 행태를 예측하고 효과적으로 의사소통할 수 있는 결정적인 정보가 되기 때문이다.

㉡ 경쟁이 치열해지고 시장에서 소비자 권한이 강화되면서 공급자들은 소비자와 좀 더 효율적으로 의사소통할 수 있는 방식을 찾고 있으며, 이를 위해 소비자의 정보탐색 태도에 대해 많은 관심을 가지고 있다.

⑦ 의료서비스는 특성상 소비자와 공급자간 정보량의 불균형이 존재하며, 의료이용자는 부족한 정보로 인해 의료전문가에게 의존적일 수밖에 없다.

⑧ 의료분야 역시 소비자 중심의 시장으로 변모하고 있으며, 과거에 비해 건강과 관련된 다양한 정보들이 소비자에게 전달되고 있다. 따라서 소비자가 정보를 탐색하는 양상에 대한 자료는 의료서비스 마케팅에서 점점 더 중요해질 것으로 판단된다.

(3) 선택대안의 평가 단계

고객은 다양한 정보를 수집하고 평가기준에 근거하여 최종 선택을 하게 되는데, 고객의 평가기준이 고객의 구매목적과 동기를 반영하기 때문에 마케터 입장에서 어떠한 방식으로 고객이 선택하는가는 매우 중요한 요인이다.

1) 의료고객들은 대안을 평가

모든 대안들을 평가의 대상으로 선정하지 않으며 제한된 몇 개의 대안들만을 평가하게 된다. 이와 같이 제한된 몇 가지 대안만을 평가하는 이유는 다음과 같다.

① 소비자가 아무리 정보탐색을 열심히 하여도 시간과 공간이 제한되어 있고 정보가 부족하여 욕구를 충족시킬 수 있는 모든 대안들을 평가하는 것이 사실상 어렵기 때문이다.

② 소비자가 다룰 수 있는 정보의 양에는 한계가 있고 따라서 소비자는 처음부터 모든 대안에 대한 정보를 수집하지 않기 때문이다.

③ 제한된 범위 내에서 대안이 설정되면 소비자들은 일정한 평가기준에 따라 각각의 대안들을 평가하게 된다.

④ 평가기준은 의료공급자 선택에 영향을 미치는 사람, 의료서비스 내용, 의료이용상황 등에 따라 다를 수 있다. 그러나 일반적으로는 다음과 같은 개념들이 평가의 기준으로 이용된다.

2) 서비스 제품의 속성(Product attributes)

소비자는 특정 의료기관의 의료서비스를 여러 가지 서비스 특성들로 뭉쳐진 하나의 집합으로 보기 때문에 의료공급자를 결정할 때는 이러한 서비스 특성들을 모두 관련지어 생각한다.

3) 속성의 중요성(Importance weights)

소비자들은 여러 속성들에 대해 그들이 느끼는 중요도에 따라 각각 서로 다른 가중치를 부여한다. 따라서 경영자들은 의료기관이 제공하는 서비스가 갖고 있는 속성 중에서 소비자들이 어떠한 속성을 가장 선호하고 중요하게 여기는지를 파악할 수 있어야 한다.

4) 상표 이미지(Brand image)

소비자는 의료서비스를 선택하는데 있어 서비스의 편익과 기능뿐만 아니라 의료기관 또는 의료공급자와 관련된 상표에 대한 주관적인 신념에 따라 서비스 제품을 선택하기도 한다. 상표 이미지는 소비자들이 각각의 서비스 속성에 대해 가지고 있는 상표신념(brand beliefs)*의 집합으로서 소비자의 상표 이미지는 그 자신의 경험이나 선택적 지

* 상표신념(brand beliefs) : 특정한 상품에 관한 여러 가지 자극을 처리함으로써 형성되는 것이다. 상표에 대한 전반적인 지각을 나타내므로 태도(상표에 관한 주관적 신념들의 복합체)에 관련되며, 긍정적 이미지를 갖는 소비자는 그것을 구매할 가능성이 크다.

각, 선택적 왜곡, 그리고 선택적 기억 때문에 서비스가 갖고 있는 참된 특성과는 다를 수 있다.

5) 평가절차

소비자들은 탐색된 정보를 바탕으로 평가절차를 거쳐 여러 가지 대안들에 의해 어떤 태도를 갖게 된다.

① 평가의 절차는 개인이나 서비스의 특성에 따라 달라질 수 있다. 어떤 소비자는 여러 속성들을 평가의 대상으로 고려하고, 각 대안의 속성을 평가한 후 의료기관을 선택하기도 하며 어떤 소비자는 서비스의 여러 속성 중 특정한 속성을 중심으로 대안을 평가하기도 한다.

② 의료관광마케터는 소비자들이 실제로 대안을 어떻게 평가하는가를 연구해야 하며, 의료관광을 결정하는 고객의 대부분은 의료기술과 가격(치료비)을 가장 중요한 요인으로 생각하는데, 국적과 의료문화에 따라 선택에는 다소 차이가 있다. 의료관광에서 가격이 선택의 주요인일 경우 경쟁국가와 가격비교 등을 통해 선택되어지며, 의료기술과 서비스의 질이 높이 평가받고 가격이 적정하다 해도 비자발급과 수속절차 등 기타 절차문제에 따라 접근이 용이한 경쟁국가를 선택하기도 한다.

(4) 구매결정 단계

의료관광 고객은 의료관광 대상국가와 의료수준, 통역서비스, 브랜드, 주변지인 또는 유치기관 관계자의 추천 등의 다양한 정보를 비교하여 최종적으로 구매를 결정하게 되는데 가격이 비싸도 의료기술과 서비스 수준이 가장 중요하다고 생각하는 경우 가격에 관계 없이 의료서비스 수준이 높고 치료결과를 신뢰할 수 있는 의료기관을 선택하고 치료 및 진단(검진, 외래, 입원, 수술 등)을 받게 된다. 의료는 특성상 치료 또는 성형을 목적으로 의료관광을 선택할 경우 완치와 성공적인 수술 즉, 의료기술을 가장 중요시하며, 가격보다는 그 결과에 의해 구매결정을 하기도 한다.

(5) 구매 후 행동 단계

고객은 의료관광서비스를 받은 후에 자신이 경험하면서 받은 만족 정도에 따라 재방문을 고려하기 때문에 이때 고객의 평가는 매우 중요하다.

① 의료관광서비스를 받은 고객을 얼마나 만족시켰는가에 따라 구매 후 행동이 결정되며, 기대에 못 미쳤을 경우에 불만족한 고객의 재방문에 미칠 영향을 예상할 수

없게 된다. 또한 이러한 불만고객으로 인해 잠재고객을 잃을 가능성을 내재하고 있다.

② 마케터는 고객관리 차원에서 이메일 발송, 안내홍보 인쇄물 발송, Pre-Post Care* 서비스, u-Healthcare System** 등을 통해 지속적인 고객관리 및 상담으로 고객의 재방문을 유도하여 고객이 이탈하지 않도록 고객과의 관계를 구축하고 관리해야 한다.

③ 만족한 고객은 만족 정도와 고객의 성향에 따라 자신의 체험을 다른 사람(잠재고객)에게 전달하여 자신의 경험을 나누는 성향이 있다(예 의료관광서비스 체험 후에 환자 본인이 직접 유치기관을 설립하고 유치활동을 하는 사례가 이러한 고객의 성향을 반영한다).

④ [그림 1-54]는 불평 행동의 유형에 관련된 유형들을 구조화한 것이다.

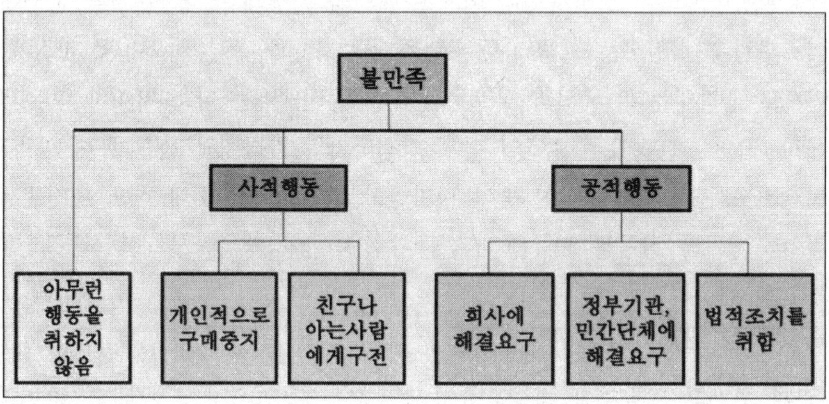

[그림 1-54] 불평 행동의 유형

⑤ 소비자의 구매행동에 관련된 구조와 유형들을 [그림 1-55]에 나타낸 것이다.

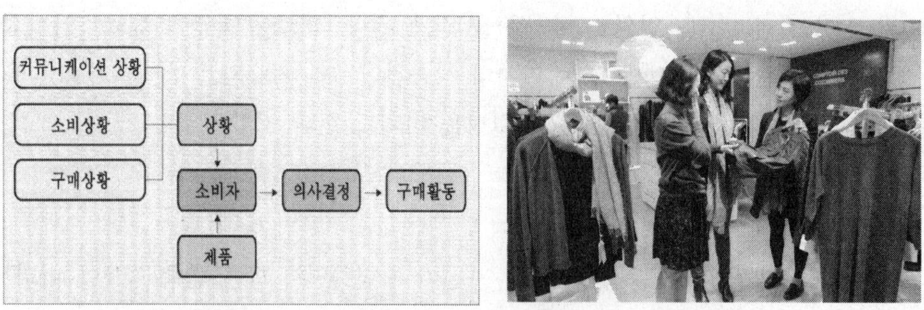

[그림 1-55] 소비자의 구매행동 유형

* Pre-Post Care : 수술 후 간호서비스이다.

** u-Healthcare System : 정보통신과 의료를 결합한 시스템이다.

05 STP*(시장 세분화, 표적시장, 포지셔닝) 및 마케팅 믹스

수요층별로 시장을 분할화 또는 단편화하여 각 층에 대해 집중적으로 마케팅 전략을 펴는 것이다. 가전전기업계에서는 학생층을 대상으로 각 기종(녹음기나 휴대용 라디오 등을 개발, 그것을 학생층에게 중점적으로 판매해 나가는 것도 시장 세분화이다.) 제품의 생산에서부터 유통, 프로모션에 이르기까지 일관된 마케팅 전략을 실행하기 위해 잠재소비자의 성격을 명확히 하는 것이다.

기업이 마케팅 전략수립 시 시장 세분화를 하는 목적은 시장기회를 탐색하기 위하여, 소비자의 욕구를 정확하게 충족시키기 위하여, 변화하는 시장수요에 능동적으로 대처하기 위하여, 자사와 경쟁사의 강점과 약점을 효과적으로 평가하기 위한 것이다. 그리고 시장 세분화에는 여러 가지 기준을 적용할 수 있다. 대표적인 것은 **지리적 세분화**(국가, 지방, 도, 도시, 군, 주거지, 기후, 입지조건 등), **인구통계학적 세분화**(연령, 성별, 직업, 소득, 교육, 종교, 인종 등), **사회심리학적 세분화**(라이프스타일, 개성, 태도 등), **행동분석적 세분화**(추구하는 편익, 사용량, 상표충성도 등) 등이다.

1. 시장 세분화

오늘날 시장은 과거와는 달리 이질적인 고객들로 이루어져 있다. 따라서 시장구성원이 동질적이라고 가정하는 전통적인 마케팅 전략으로는 시장 내에서 성공하기 어려우며 대부분의 조직에서는 시장 세분화(Segmentation)에 의한 전략으로 접근하고 있다. **시장 세분화**는 효과적인 마케팅 믹스를 개발하기 위하여 시장을 비교적 동질성을 갖는 세부시장으로 나누는 것이다.

① **시장 세분화 전략**은 이질적인 고객들로 이루어진 시장에 접근하는 필수적인 마케팅 기법으로 다음과 같은 몇 가지 장점이 있다.

㉠ 세분화된 시장을 통해 사업의 기회를 발견할 수 있다. 각각의 세분화된 시장에서 고객의 욕구와 제공되는 서비스를 비교해 보면 충족되지 않은 고객의 욕구를 찾아낼 수 있게 되는데, 이러한 충족되지 않은 욕구가 그 시장에서의 기회가 된다.

㉡ 시장의 수요변화에 신속하게 대처할 수 있다. 전체 시장에서는 고객들의 욕구변화

* STP(Segmentation : 시장 세분화, Targeting : 목표시장 설정, Positioning : 포지셔닝)이다.

를 쉽게 인지하기 어려우나, 세분화된 시장에서는 특정 서비스에 대한 인구변화를 비교적 용이하게 파악할 수 있어 이에 신속하게 대처하는 것이 가능해진다.

㉢ 마케팅 믹스 전략을 효과적으로 수행할 수 있다. 시장 세분화의 궁극적인 목표이기도 한데 세분화된 시장에서 고객의 욕구를 충족시킬 수 있는 서비스의 개발이나 홍보를 체계적으로 실시하여 경쟁기관이나 이들 기관의 서비스와 차별화할 수 있게 된다.

② **의료관광마케팅 전략**은 공급자측에게 수요의 내용을 충분히 파악하게 하는 기능을 제공하고, 수요자측에게는 보다 시간을 절약하면서 더욱더 경제적이면서 쉽게 의료관광상품을 이용할 수 있도록 하는 기본전략을 수립해야 한다.

㉠ **의료관광 관련 기업**은 한정된 재원과 인력을 가지고 정확한 표적시장에 맞춰 여타 기업에 비해 차별적이고 집중적인 마케팅 노력을 구사하여야 할 것이다.

㉡ 시장에 새로운 제품을 출시할 때 그 새로운 제품에 대해 서로 다른 욕구, 특성, 행동을 하는 구매자 집단으로 나누는 것이다. 이 시장 세분화의 수준은 세분화의 정도에 따라 **대량 마케팅, 세분시장 마케팅, 틈새시장 마케팅, 미시 마케팅**으로 나눌 수 있다.

ⓐ **대량 마케팅** : 세분화를 전혀 하지 않은 것이다.

ⓑ **세분시장 마케팅** : 일정한 기준(구매자들의 욕구, 지각, 행동)에 의해 집단을 나누고 그 집단들의 욕구를 보다 더 잘 충족시켜 효과를 얻을 수 있는 마케팅이다.

ⓒ **틈새시장 마케팅** : 세분시장에서 그 시장에서 다시 나눈 하위 부분을 집중적으로 공략하는 것이다.

ⓓ **미시 마케팅** : 특별한 개인들 및 지역의 취향에 적합하도록 마케팅하는 것으로 완전한 **세분화 수준의 마케팅**이다.

③ 세분화된 의료관광시장을 의료기관의 능력과 상품에 따라 시장매력도를 평가하고 표적시장(Targeting)을 선정하여 선택된 표적시장에서 잠재고객을 대상으로 타깃시장의 의료문화와 특성에 맞는 의료관광상품을 개발하고 고객에게 각인하고 인지시키는(Positioning) 과정이다.

㉠ 표적시장을 선정하는 가장 중요한 목적은 전체 의료관광시장을 대상으로 경쟁한다면 의료기관의 입장에서 큰 비용과 자원의 투자가 필요하며 경쟁력과 효율성을 가지고 초기 사업을 추진하기가 어렵기 때문이다.

㉡ **STP 전략수립**에 따라 의료기관의 입장에서 장단점을 고려한 단계적 실행과 목표설정이 중요하다.

참고 시장 세분화의 방법

① 세분화하는 방법에는 여러 가지가 있는데 주요한 세분화 변수인 지리적, 인구통계적, 심리묘사적 및 행동적 변수에 따라 세분화를 한다.

㉠ 지리적 세분화 : 하나의 시장을 국가, 주, 지역 등으로 서로 다른 지리적 단위로 구분하는 것이다.

㉡ 인구통계학적 세분화 : 인구통계를 보면 쉽게 알 수 있는 연령, 성별, 소득 등으로 나누는 것으로 소비자의 가장 기본적인 1차적 욕구와 2차적 욕구가 인구통계적 변수에 따라 잘 구별되고 다른 변수들보다 측정하기가 쉽기 때문에 세분화하는 가장 보편적인 방법이다.

㉢ 사회심리학적 세분화 : 사회계층이나 라이프스타일, 개성 등을 근거로 서로 다른 몇 개의 집단으로 나누는 것이다.

㉣ 행동분석적 세분화 : 어떤 제품에 대한 사람들의 지식, 태도, 사용량 또는 그 반응 등에 기초하여 구매자들을 집단으로 나누는 것이다. 이 행동변수는 사용의 경우, 그들이 원하는 효용추구, 사용경험에 따른 구분, 사용하는 양에 따른 구분 등 어떠한 상표를 선호하는 충성도 상태에 따라 구분된다.

② 효과적인 시장 세분화 조건

시장을 유용하면서 효과적인 세분시장으로 나타내기 위한 조건으로 5가지로 요약한다.

㉠ 측정하기 쉬워야 하는 측정 가능성이다.

㉡ 세분시장에 접근하기 쉬워야 하고 어느 정도 효과적으로 활동할 수 있는지를 살펴보는 접근 가능성이다.

㉢ 시장의 규모가 충분히 크고, 이익이 발생할 가능성이 큰 실질성이다.

㉣ 세분한 집단 간에 어떤 마케팅 프로그램을 시행했을 때 서로 다르게 반응하는 정도인 차별성이다.

㉤ 시장을 세분화하고 효과적인 마케팅 프로그램을 만들어서 그것을 제대로 활동할 수 있는 활동 가능성 등이 효과적으로 시장을 세분화할 수 있는 조건이다.

ⓐ 측정가능성 : 왼손잡이를 공략하는 시장을 만들려고 할 때 왼손잡이인 사람이 몇 명인지 알기가 쉽지 않다.

ⓑ 접근가능성 : 공략하려는 세분시장의 구성원들이 TV를 많이 보고 광고에 노출이 많이 되어 있다면 공략하기가 쉽지만, 만약 TV도 전혀 안보고 신문도 구독하지 않는다면 이런 세분시장은 공략하기가 힘들다.

ⓒ 실질가능성 : 어떤 자동차 회사에서 키가 140[㎝] 이하인 사람들을 위한 자동차를 개발한다고 하는 것은 세분시장의 규모 자체가 작고, 이익 또한 많이 발생하기 때문에 시장을 공략하는 것은 힘들다.

ⓓ 차별성 : 연령에 따라서 세분시장을 분류했는데, 나이에 따라서 다른 선호를 보이지 않고 동일한 선호를 보인다면 이것은 별개의 세분시장이라고 할 수 없다.

ⓔ 행동가능성 : 좋은 마케팅 프로그램을 짜서 세분시장을 공략하려 했지만 그 시장규모에 비해 회사의 인적 자원의 규모가 작아서 제대로 된 공략이 이루어지지 않는다면 행동가능성에 맞지 않아 효과적인 세분화가 되지 못한다.

③ 표적시장 선택

시장을 세분화한 뒤 그 중 한 시장을 선택하여 공략하는 것이다. 표적시장 선택에는 비차별적으로 모든 시장을 공략하는 것과 한 가지 제품만을 만들기보다 여러 제품을 만들어서 틈새시장과 더 세분적인 시장을 공략하는 차별적 마케팅과 하나 혹은 몇 개의 세분시장에서 높은 점유율을 추구하는 집중적 마케팅 등이 있다.

④ 제품 포지셔닝

기업이 원하는 바대로 자사의 제품을 소비자들에게 인식시켜 시장에서 자사의 제품이 독특한 위치를 차지할 수 있도록 자리잡는 것이다. 제품 포지셔닝을 통해서 기업은 자사제품을 경쟁제품과 차별화된 지위를 얻도록 하여 표적시장에서 고객의 욕구를 충족시킬 수 있다는 인식을 소비자들에게 심어주게 된다.

(1) 시장 세분화의 기준

시장을 세분화하는 데에는 여러 가지 변수들이 사용될 수 있으나, 여기에서는 일반적으로 사용되는 세분화 변수인 지리적, 인구통계학적, 심리분석적 그리고 행동분석적 변수에 대해 알아본다. 〈표 1-14〉는 시장 세분화의 기준을 각 변수에 맞게 나열한 것이다.

〈표 1-14〉 시장 세분화 기준

세분화 기준	변 수
지리적 변수	지역, 행정구역
인구통계학적 변수	연령, 성, 생활주기, 소득, 질병
심리분석적 변수	사회계층, 라이프스타일, 개성
행동분석적 변수	서비스 이용계기, 편익추구, 이용상태, 이용량, 상표애호도, 구매준비단계, 태도

1) 지리적 변수

지리적 세분화는 하나의 시장을 행정구역이나 도시 및 농촌 등과 같이 지역적 특성으로 구분하는 것이다.

① 지역에 따라 고객들의 욕구와 선호에 차이가 있게 되므로 시장을 지리적 단위로 구분하는 것이 필요하다.

② 지리적 단위로 시장이 구분되면 조직은 어떤 지리적 단위를 대상으로 할지 결정하게 된다.

③ 의료기관에서는 지리적 세분화에 의한 지리적 단위를 진료권이라 하며, 의료기관이 대상으로 하는 진료권을 설정한 후 대상 진료권내 고객들이 원하는 의료서비스를 제공하려는 노력을 하게 된다.

㉠ 의료기관에서 진료권을 구분하는 방법으로는 **지역친화도**(relevance index)에 의한 방법과 **환자구성비**(commitment undex)에 의한 방법이 있다.

ⓐ **지역친화도**는 한 지역의 주민들이 이용한 전체 의료서비스의 총 양 중에서 특정 의료기관을 이용한 양을 [%]로 나타낸 것이다(예 동대문구에서 발생한 1년간의 총 입원건수 중 삼육서울병원에 입원한 건수의 구성비이며 이 비율이 삼육서울병원에 대한 동대문구의 지역친화도가 된다).

ⓑ **지역친화도**는 의료기관의 지역 내 시장점유율과 같은 개념으로 해당 의료기관에서는 지역친화도가 높은 지역이 주요 대상 진료권이 된다.

ⓒ 지역친화도에 의한 진료권 설정방법은 대상 지역의 전체 의료이용을 파악하기 어렵다는 점 때문에 실제로 활용하는데 있어서는 제한적이다.

ⓓ 우리나라에서는 지역별 의료이용을 파악할 수 있는 공식적인 자료가 없으므로 지역친화도를 구하기 위해서는 해당 지역의 의료이용에 대한 조사를 별도로 실시하여야 한다.

㉡ 환자구성비에 의한 방법은 해당 의료기관의 입장에서 의료기관을 이용한 환자들의 지역별 구성비를 분석하는 것이다.

④ 병원의 외래이용 환자의 지역별 분포를 이용하여 병원의 진료권을 설정하는 방법이다.

㉠ 환자구성비에 의한 방법은 자료를 쉽게 구할 수 있으나 지역 내 전체 의료이용 중 해당 의료기관이 차지하는 비중을 알 수 없으며, 지역의 인구규모에 따라 의료기관의 환자구성비가 달라질 수 있기 때문에 정확하게 진료권을 구분하는 방법으로는 적합하지 않다.

㉡ 지리적 세분화는 세분화된 시장의 규모나 대상을 명확히 파악할 수 있으며 비교적 적은 비용으로 세분화된 시장을 구분할 수 있다는 장점이 있다. 지리적 세분화는 많이 이용되고 있는 방법이며, 의료기관의 시장을 세분화하는데 매우 유용하다. 〈표 1-15〉는 의료관광시장의 지리적 세분화 방법에 대해 나타낸 것이다.

〈표 1-15〉 의료관광시장의 지리적 세분화 방법

변 수	지리적 세분화 방법	
지역	1차(자국 거주 외국인)	자국 거주 외국인
	2차(교포)	외국에 거주하는 교포
	3차(아시아)	일본, 중국, 동남아
	4차(유럽 및 미주)	미국, 유럽
도시규모	10만, 50만, 100만, 300만	
인구밀도	수도권, 광역시, 지방군소도시	

⑤ 접근가능성 : 시장 세분화를 통해 매우 매력적인 표적시장을 선택했다고 하더라도, 잠재적 수요자들에게 접근할 방법이 없다면 시장의 접근이 어려울 것이다. 즉 세분시장에 효과적이고 경제적인 접근을 할 수 있는 방법을 모색함으로써 의료관광을 알릴 수 있고, 의료관광의 프로그램을 소개 및 방문객으로서 획득할 수 있는 편익 등의 정보를 제공할 수 있을 것이다.

⑥ 측정가능성과 규모 : 의료관광마케터는 세분화된 시장의 규모를 측정하고 의료관광 프로그램의 적절한 구성 및 수익의 예측을 수립해야 한다.

㉠ 세분시장의 규모가 경제적인 가치가 있을 때 표적시장으로의 가치를 가지며 이들을 위한 프로그램도 구성이 가능해질 것이다.

㉡ 세분시장의 규모가 작거나 다수의 소규모 세분시장이 표적시장으로 결정되었다면 의료관광마케터는 시장 세분화의 전략수립에 어려움을 겪게 될 것이다.

2) 인구통계학적 변수

인구통계학적 세분화는 의료관광시장을 연령과 생명주기, 성별, 가족구성원, 가족력, 질병 및 진단분류, 생애주기, 소득수준, 직업, 교육수준, 종교, 인종, 국적 등의 변수에 따라 분석하여 시장을 세분하는 것을 의미한다. 〈표 1-16〉은 인구통계학적 변수들에 대한 세분방법을 나타낸 것이다.

〈표 1-16〉 인구통계학적 세분방법

변 수	세분방법
연령	취학 전, 초등학생, 중학생 및 전 세대
성별	남성, 여성
가족규모	핵가족과 대가족
가족 생활주기	미혼, 신혼, 독신기, 중년
소득수준	연봉
직업	기술직, 판매직, 사무직
교육수준	중졸, 고졸, 대졸, 대학원 등
종교	기독교, 가톨릭, 불교 등
국적	아시아, 아메리카, 아프리카 등

① 인구통계학적 변수는 의료관광산업의 특성을 고려한 시장 세분화 방법으로써 다른 변수에 비해 측정이 용이하여 가장 널리 활용되고 있다.

② 인구통계학적 변수들은 고객의 욕구, 구매행동과 밀접한 관계가 있는 경우가 많으며, 측정하기가 쉽기 때문에 가장 기본적이며 중요한 변수라 할 수 있다. 이는 인

구통계학적 변수가 건강척도 분석과 연관성이 깊으며, 측정이 용이하고, 시장의 규모를 파악하기에 적합하기 때문이다(예 고령화에 따라 파생된 가정간호서비스를 들 수 있다. 고객의 니즈와 욕구에 따른 건강에 대한 변화는 연령과 생명주기에 따라 변화하며, 진료과별 특성에 따라 연령대가 다른 이유도 이에 속한다. 소아과 명칭을 소아청소년과로 바꾸면서 고객의 연령을 만 16세 미만으로 정한 것, 산부인과의 주요 고객이 여성인 점 등이 이를 반영한다).

③ **인구통계학적 변수**는 여가활동의 선택과 선호도에서 중요한 의미를 지니기 때문에 의료관광특성에 따라 반드시 고려해야 하는 변수이다.

㉠ 성형, 피부의료관광의 경우 중년층의 관심을 끌기가 용이하고, 한방 의료관광의 경우 노인층, 가족단위의 방문객을 유인하기 쉬운 것도 바로 인구통계학적 변수와 관련이 있는 것이다. 여가활동과 소비행동에 커다란 영향을 미치는 요인 중 하나는 가족생활주기라고 할 수 있다.

㉡ 가족생활주기에 따라 일상생활에서 관심을 두고 있는 분야가 달라지기 때문에 마케팅 활동에 고려해야 할 요인이다.

④ 의료서비스에 있어서 인구통계학적 변수는 다음과 같다.

㉠ 성(性) : 성에 의한 시장 세분화는 의류, 미용, 화장품, 잡지 등에서 전통적으로 이용되어 왔다. 의료기관에서도 전통적으로 남, 여의 병실을 구분하고 있으며 최근에는 불임, 여성 건강진단, 폐경기, 유방암 등 여성과 관련된 의료서비스 개발에 관심을 갖게 되면서 성에 의한 시장 세분화를 고려하게 되었다.

㉡ 소득 : 소득도 시장 세분화를 위해 오래 전부터 이용되어 온 변수이다.

ⓐ 의료기관에서 병실을 선택하는데 있어 고객들의 소득수준이 중요한 변수이며, 성형수술, 종합건강진단, 치아교정 등과 같이 생명과 직접 관련이 없는 선택적인 의료서비스나 고가의 비보험 의료서비스의 경우 특히 소득수준이 강력한 시장 세분화 변수가 된다.

ⓑ 많은 병원들이 병실(특실, 1인실, 2인실)의 선택권을 환자에게 주고 있다.

ⓒ 특실 내지 1인실의 병실은 고소득층이 선호하고 있으며 이는 보다 더 치료를 잘 받고 싶은 고객의 욕구 때문이다.

ⓓ 환자의 소득이 어떤 의료기관에서 치료를 받을 것인가를 결정하는 요인이 된다.

㉢ 질병 : 의료기관에서 시장을 세분화하는데 질병의 분류가 사용될 수 있다.

ⓐ 의료기관마다 전문적인 영역이 다르게 되므로 질병을 중심으로 시장을 세분화하고 관련된 의료서비스를 종합적으로 제공하는 의료기관이 늘고 있다.

ⓑ 의학과 의료기술의 발달로 의료서비스의 전문화가 가속화되고 의료기관에

서도 자원의 제한으로 모든 분야에 대한 지원이 어렵게 됨에 따라 일정한 의료서비스를 집중적으로 지원하여 전문화하는 경향이 있다.

ⓒ 의료이용자들도 전문 의료기관을 선호하게 되면서 질병 또는 치료방법에 의한 전문화가 의료기관의 중요한 전략으로 대두되고 있다.

㉣ 심리적 요인 : 심리적 변수는 눈에 보이지 않는 사회계층, 생활양식(life style), 개성 등에 기초하여 고객의 특성을 고려하여 집단별로 분류하는 것이다.

ⓐ 심리적 변수를 객관적으로 측정하기가 어렵기 때문에 현실적으로 시장을 세분하기가 어렵다.

ⓑ 의료관광시장에서 이러한 사회계층은 계층에 따라 의료관광상품을 구매하는 행동과 패턴을 보여주는데 이는 계층별로 비슷한 가치관, 관심을 가진 집단군별로 행동 패턴을 보여줌을 의미한다.

ⓒ 의료분야에서 생활양식은 곧 생활습관병과 연계되며, 식습관(과식, 폭식 등), 생활습관(알코올 중독, 담배 등)에 따른 만성질환이 이에 해당된다고 할 수 있다.

5) 행동분석적 변수

시장은 고객의 지리적, 인구통계학적, 심리분석적 특성만이 아니라 의료이용이나 구매와 관련된 행동으로도 세분화할 수 있다.

① 고객들의 의료서비스 이용과 관련된 행동을 기준으로 시장을 세분화하는 것을 행동 세분화라 하며, 고객들의 의료서비스에 대한 지식, 태도, 이용 또는 반응을 기초로 하여 시장을 세분화하게 된다.

② 의료에서 빈도수는 고객의 건강상태에 따라 측정이 어렵기 때문에 가족까지 연계하여 분류할 수 있는 **고객관계관리**(Customer Relationship Management : CRM) **시스템** 구축 또는 건강증진센터에서 활용하는 재검진율 등을 통해 파악하는 방법이 있다.

③ 유치기관(에이전시)의 소개로 내원한 환자의 경우 브랜드 충성도는 유치기관의 역할에 의해 크게 좌우되나, 환자소개로 오는 환자의 경우 브랜드 충성도에 영향을 미치기 때문에 경쟁 의료기관과 차별화할 수 있는 마케팅 전략을 수립해야 한다.

④ 유치기관을 통해 환자를 소개받았다 하더라도 의료기관에서는 소개받은 환자가 다른 환자를 소개할 수 있는 고객의 충성도에 의한 환자유치가 가능하도록 브랜드에 대한 충성고객을 관리해야 한다.

⑤ **행동분석적 변수**로는 고객들의 의료서비스에 대한 이용계기, 편익추구, 이용상태, 이용량, 상표애호도, 구매준비 단계, 태도 등이 있다.

㉠ 서비스 이용계기 : 고객들이 의료기관을 이용하는 계기에 따라 의료서비스에 대한 욕구가 다르므로 의료서비스 이용계기도 시장 세분화 변수로 사용할 수 있다(예 환자들이 병원을 찾을 때 증상이 있어서 오는 경우도 있지만 증상이 없이 검진을 받기 위하여 내원하는 경우도 있다. 한 연구에 의하면 종합병원 내과를 방문한 환자 중 12[%] 정도가 질병의 치료보다는 단순히 검사를 위하여 내원한다).

병원에서는 이와 같이 검사만을 받기 위해 내원하는 고객들을 대상으로 검사대기와 결과회신 기간을 단축하는 프로그램을 개발하거나 종합건강진단센터를 설치함으로써 안락한 분위기 속에서 종합적인 건강진단을 받을 수 있는 서비스를 개발하고 있다.

㉡ 편익추구 : 의료서비스를 이용하는 고객들을 의료이용 시 추구하는 편익에 따라 구분할 수 있다. 어떤 고객들은 의료서비스의 특정한 편익을 추구하는 반면 다른 고객들은 여러 종류의 편익을 함께 기대하기도 한다.

편익추구에 의한 시장 세분화에서 편익추구 변수가 기타, 다른 변수들보다 연관이 깊으면 이 변수의 활용이 더욱 용이해진다. 의료기관에서는 고객들의 의료에 대한 기본적인 욕구로서 고통의 제거, 편의성 추구, 의료공급자의 환자에 대한 관심 등을 충족시키려고 노력해야 한다.

일반적으로 **고객들이 추구하는 편익**은 의료서비스의 기술, 안락성, 가치, 경제성으로 구분할 수 있다.

ⓐ **기술을 추구하는 집단** : 비용에 관계없이 가장 우수한 의료기술을 제공하는 의료기관을 원하며 의료기관을 선택할 때 대학부속병원이나 명성이 있는 병원을 찾아가게 된다.

ⓑ **안락성을 추구하는 집단** : 각 의료기관의 의료기술적인 수준은 비슷하다고 가정하고 안락한 서비스를 원하며, 의료기관을 선택할 때 친절하고 서비스가 우수한 병원을 찾게 된다.

ⓒ **가치를 추구하는 집단** : 가격에 비하여 가장 편익이 많은 의료서비스를 이용하려고 할 것이다.

ⓓ **경제성을 추구하는 집단** : 가장 저렴한 의료서비스를 선호하며 의료이용에 있어서 보건소와 같은 공공 보건기관의 이용을 선호할 것이다.

㉢ 이용상태 : 의료기관에서는 고객을 의료기관 이용상태에 따라 이용경험이 없는 고객, 이용한 경험은 있지만 현재는 이용하지 않는 고객, 잠재고객, 규칙적으로

이용하는 고객 등으로 구분할 수 있다. 이용상태에 따라 시장을 세분화한 후 고객들의 욕구에 맞는 서비스를 개발하면 효과적으로 시장에 접근할 수 있다(예 산부인과 병원에서 분만 서비스에 대한 잠재고객으로서 결혼 적령기에 있거나 갓 결혼한 신부들을 대상으로 임신과 분만에 대한 정보를 제공하면 장차 임신을 하게 될 경우 산전관리와 분만을 그 병원에서 받도록 유도할 수 있다. 또한 분만한 산모들과 유기적인 관계를 지속적으로 유지하면 다음의 분만도 그 병원에서 하도록 유도할 수 있을 것이다).

㉣ 이용량 : 고객들이 이용하는 서비스 양에 따라서도 시장을 세분화할 수 있다. 대량 이용자는 수직적으로는 시장에서 차지하는 비중이 낮지만, 전체매출로는 많은 부분을 차지하기 때문에 중요하다. 일반적으로 20[%]의 고객이 전체 매출의 80[%]를 차지한다.

ⓐ 종합병원의 경우 후송 의뢰된 환자를 분석해 보면 특정한 몇몇 의료기관에서 많은 환자를 의뢰한 것을 알 수 있다. 따라서 [그림 1-56]과 같이 고객들을 그룹으로 지정하여 대량 이용자에 대한 관리는 시장관리에서 중요하다고 할 수 있다.

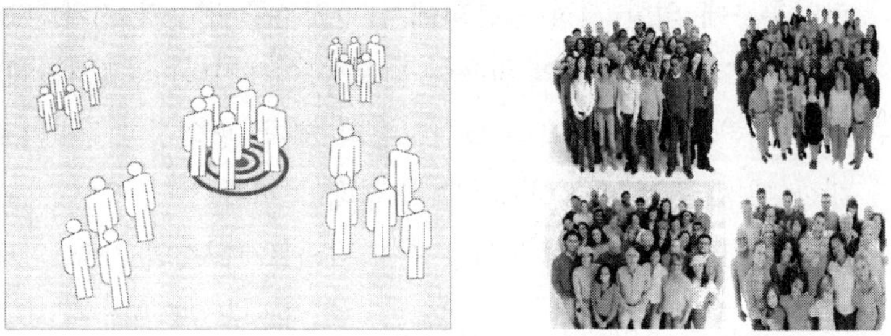

[그림 1-56] 고객들을 그룹으로 지정

ⓑ 의료서비스에서는 이용량과 관계된 사항을 달리 이용하는 경우도 있다. 금연 캠페인을 할 경우 금연협회는 대량 흡연자보다는 소량 흡연자를 주요 대상으로 캠페인을 하게 된다. 이는 제한된 자원으로 많은 성과를 올리기 위하여, 금연을 유도하기 어려운 대량 흡연자보다는 금연을 유도하기 용이하다고 판단되는 소량 흡연자를 대상으로 하는 것이 비용적으로 효과적이기 때문이다. [그림 1-57]은 효율적인 시장 세분화를 위한 표적시장의 선점을 나타낸 것이다.

ⓒ 고객을 그룹단위로 지정하고, 차별화와 포지셔닝을 통해 각 그룹에 맞는 마케팅 활동을 실시한다.

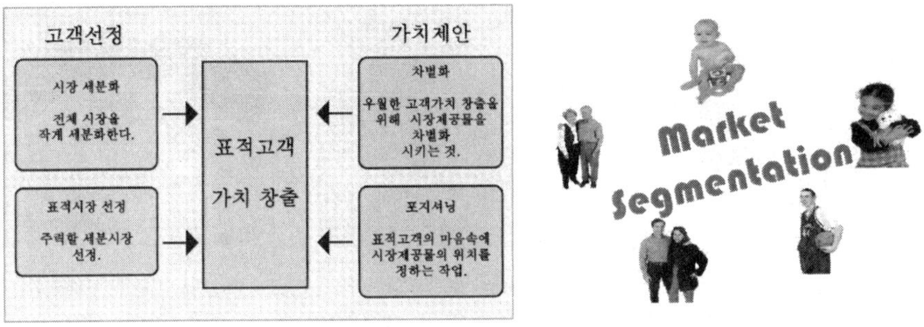

[그림 1-57] 표적과 시장 세분화

ⓜ 상표선호도 : 고객들이 어떤 특정 상표를 일관성 있게 선호하는 정도인데 상표 선호도에 따라 시장을 몇 가지 형태로 세분화할 수 있다.

ⓐ 고객 중에는 상표애호도가 높아서 한 의료기관만을 일관성 있게 이용하는 고객이 있고, 이보다는 낮으나 어느 정도의 충성도를 가지고 2~3군데 의료기관을 번갈아가며 이용하는 고객도 있다. 반면 상표에 관계없이 저렴한 의료서비스를 찾거나 매번 새로운 의료기관을 이용하는 사람도 있다.

ⓑ 고객들의 상표선호도가 높은 의료기관은 건실하다고 할 수 있다. 그러나 이러한 경우에도 의료기관은 충성도가 높은 고객들에 대한 분석을 소홀히 해서는 안된다. 충성도가 높은 고객들을 우선적으로 분석하여 이들의 욕구를 이해하고 충족시킬 수 있는 적합한 마케팅 믹스를 지속적으로 개발해야 한다. 다음으로 2~3군데 의료기관을 이용하는 고객들을 분석하면 경쟁 병원에 대한 정보를 알 수 있게 되어 경쟁 병원에 대한 효과적인 대응 전략을 수립할 수 있게 된다.

ⓒ 상표선호도에 의해 시장을 세분화할 때 주의할 점은 고객들이 한 의료기관만을 일관되게 이용한다고 해서 무조건 상표선호도가 높다고 해서는 안된다는 것이다. 그러한 행동은 습관적이거나 무관심 또는 인근에 적당한 의료기관이 없기 때문에 나타날 수도 있기 때문이다. 이와 같이 상표선호도는 다소 모호한 개념이므로 시장 세분화에 이용할 때 세심한 주의가 필요하다. [그림 1-58]은 일반기업의 브랜드화를 의료기관에 접목시켜 하나의 홍보수단으로 이용하고 있는 것을 나타낸 것이다.

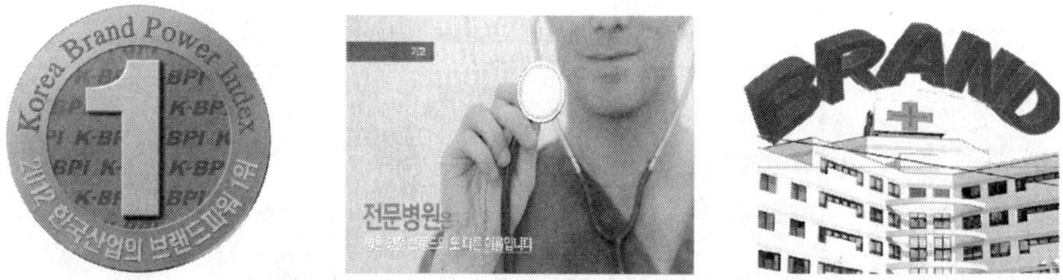

(a) 의료관광의 브랜드파워 (b) 의료기관의 브랜드화 강조 (c) 의료기관의 브랜드화

[그림 1-58] 과거와는 달리 요즘은 의료기관의 브랜드화

5) 효과적인 시장 세분화의 조건

시장 세분화에는 여러 가지 방법이 있으나 어느 방법이나 모두 유효한 것은 아니다. 시장 세분화를 하는 주요 목적은 표적시장을 선정하고 표적시장 내 고객의 욕구를 충족시킬 수 있는 마케팅 믹스를 효과적으로 개발하는데 있는 만큼 시장 세분화는 목적을 달성하는데 가장 적절한 방법으로 이루어져야 한다. 따라서 효과적인 시장 세분화를 위해서는 다음과 같은 시장 세분화 요건에 대한 검토가 필요하다.

① 측정가능성 : 세분화된 시장의 규모와 구매력을 측정할 수 있는 정도를 측정가능성이라 한다. 시장 세분화 변수 중에는 측정하기 어려운 변수도 있다. 따라서 시장을 세분화하는 경우에는 그 대상이 명확히 규명될 수 있어야 한다.

② 접근가능성 : 세분화된 시장에 접근하여 조직이 활동할 수 있는 정도를 접근가능성이라 한다. 만일 충분한 규모의 명확한 시장이 있다고 하더라도 의료기관과 세분화된 시장을 연결할 수 있는 수단이 없으면 시장 세분화는 성공할 수 없다(예 어떤 의료기관에서 전국을 대상으로 하는 새로운 의료서비스를 개발하여도 의료보험에서 진료권 밖의 고객들이 이용하는 것을 제한한다면 시장 세분화는 성공하지 못한다).

③ 시장규모 : 적어도 하나의 세분화된 시장은 조직이 활동할 수 있을 정도로 충분한 규모가 되어야 한다. 즉 세분화된 시장은 마케팅 프로그램을 추구할 규모가 되어야 시장으로서 가치가 있게 된다.

2. 세부시장별 프로파일 생성 및 매력도 분석

시장을 세분하는 전제조건은 시장을 세분해도 적정한 규모가 되어야 하고 세분된 시장을 측정가능하여야 하며 시장에 접근이 가능해야 한다. 즉, 세분된 시장의 매력도는 규모성, 측정가능성, 접근가능성의 조건을 충족할 수 있어야 높아진다.

① 의료기관은 표적시장을 선정하고 세분된 시장의 매력도 분석과 평가를 통해 마케

팅 전략을 수립해야 한다. 이러한 시장의 매력도는 다음과 같다.

㉠ 세분시장은 성장가능성과 적정한 이익을 낼 수 있어야 한다.

㉡ 의료기관은 경쟁에서 이길 수 있는 풍부한 자원과 의료기술을 보유하고 있어야 한다. 세분시장은 동기별 매력도 평가에 의한 평가기준을 세워서 시장분석을 하여야 한다(표 1-17).

〈표 1-17〉 의료관광의 동기별 시장분석

동 기	국 가	매력도
높은 비용	미국, 캐나다	낮음
긴 대기시간	영국, 캐나다	중간
의료기술	극동러시아, 중동, 중앙아시아	높음
관심(한류)	중국, 동남아시아, 일본	높음

② 세분시장의 평가기준은 세분시장의 매력도 평가의 진료분야별에 대한 시장분석은 〈표 1-18〉과 같다.

〈표 1-18〉 의료관광의 진료 분야별 시장분석

진료분야	국 가	매력도
한방	일본, 중동	높음
건강검진	극동러시아, 중앙아시아, 동남아시아, 재외동포(남미, 미국)	높음
미용	일본, 극동러시아, 중동, 중앙아시아	높음
성형	중국, 몽골, 동남아시아	높음
시술 및 수술	극동러시아, 중앙아시아, 중동	중간

3. 표적시장 선정

의료관광에 참가할 대상으로 많은 세분시장이 존재한다. 그러나 각각의 세분시장이 모두 매력적인 시장이라고 할 수는 없으며, 의료관광의 세부 목표달성이 가능한 세분시장, 실시환경에 부합되는 세분시장, 자원의 투입으로 경제적 또는 비경제적으로 긍정적인 효과를 거둘 수 있는 세분시장을 선택해야 한다.

(1) 시장 세분화

의료기관이 대상으로 하는 시장을 특성에 따라 구분하는 것으로 표적시장을 선정하는 전 단계이기도 하다. 표적시장을 선정하는 데에는 시장의 특성에 따른 방법과 시장과 서비스 특성을 함께 고려하는 방법이 있다. 시장의 특성에 따라 표적시장을 접근하는 데에는 비(非)차별적 마케팅, 차별적 마케팅, 집중적 마케팅의 전략이 있으며, 시장과 서비스 특성을 함께 고려하는 접근방법으로는 다섯 가지 방안이 있다. 의료기관은 이러한 표적시장 선정전략 중에서 의료기관의 특성이나 의료서비스의 특성을 고려하여야 한 가지 전략을 택하게 된다.

(2) 표적시장의 평가방법

의료기관 또는 유치기관에게 가장 적절한 표적시장을 성정하는 것은 마케팅 전략수립에 있어 중요한 요소이다.

① 표적시장의 요인, 경쟁요인, 해당 기관과의 적합성에 근거하여 세분시장의 매력도를 평가할 수 있다.

② 의료관광시장의 가능성과 경쟁요인을 비교하고 해당 의료기관의 장단점과 특성을 고려하여 평가하고, 의료관광시장에서 표적시장을 선정하는 것으로 이 과정은 마케팅 전략수립의 관건이라 할 수 있다.

(3) 표적시장의 결정전략

의료관광 수요시장의 매력도가 측정되면 의료관광마케터는 어느 세분시장을 표적시장으로 할 것인지와 얼마나 많은 세분시장을 표적시장으로 할 것인지를 결정해야 한다. 비차별화전략과 차별화전략, 집중화전략은 다음과 같다.

1) 비차별적 마케팅

수요자 전체시장을 대상으로 구분되지 않은 의료관광 프로그램과 동일한 촉진방법에 의해 불특정 다수의 대중을 대상으로 표적시장을 선택하는 전략이다.

① 비차별적 마케팅에서는 의료관광시장을 다양한 욕구의 집합체가 아니라 동질적인 집합체라고 이해한다.

㉠ 소수의 다양한 욕구는 무시해 버리고 공통적인 욕구에 초점을 맞추어 시장에 접근하게 된다.

㉡ 가장 많은 고객들이 원한다고 판단되는 의료서비스를 개발하는 것이 비차별적 마케팅이다.

② 비차별적 마케팅의 가장 큰 장점은 규모의 경제가 가능하다는 것이며, 시장 세분화가 필요로 하지 않아 시장조사와 세분화에 따른 비용을 절감할 수 있고, 한 가지

서비스만을 생산하기 때문에 대량 생산에 의해 비용절감이 가능하다. 즉 마케팅을 표준화, 대량화함으로써 규모의 경제를 이룰 수 있게 된다. 그러나 대부분의 의료관광마케팅 담당자들은 이 방법에 대해 강한 의구심을 갖고 있다.

③ 모든 고객들을 만족시킬 수 있는 하나의 서비스 또는 제품을 개발한다는 것은 매우 어렵기 때문이다.

㉠ 고객의 욕구는 다양하며 또 갈수록 복잡해지고 있기 때문에 비차별적 마케팅으로는 이러한 다양한 요구를 수용할 수가 없다.

㉡ 고객의 욕구가 다양하더라도 시장 세분화가 어려울 때에도 역시 이 방법의 사용이 가능하나 이 경우도 차선책에 불과하다.

④ 비차별적 마케팅에서는 해당 서비스에 만족하지 않는 고객이 발생할 수 있다.

㉠ 경쟁기관에서 이들을 대상으로 침투할 가능성이 있으며, 경쟁기관이 점차 영향력을 확대하여 위협적인 요인이 될 수도 있다.

㉡ 의료서비스의 경우 일반의가 지역사회에서 모든 종류의 환자를 대상으로 진료를 하는 경우 이를 비차별적 마케팅의 한 유형으로 볼 수 있다.

2) 차별적 마케팅

의료관광시장이 다양한 욕구를 가진 고객들로 구성되어 있다고 인식하고 세분화의 기준에 따라 시장을 세분화한 뒤 각각의 시장에 대하여 세분시장 내 고객들의 욕구에 가장 잘 부합할 수 있는 마케팅 믹스를 개발하는 것이다. 따라서 조직은 세분화된 각각의 시장에서 시장점유율을 높이려고 노력하게 된다.

① 차별적 마케팅의 장점은 비차별적 마케팅에 의해 의료이용이나 총 매출액을 늘릴 수 있다.

㉠ 다양한 고객들의 욕구에 맞추어 여러 가지 종류의 의료서비스를 제공하므로써 보다 많은 고객을 확보하여 전체 의료이용과 총 매출액을 늘릴 수 있다.

㉡ 차별적 마케팅 전략을 추진하는 데에는 많은 비용이 추가되며 다양한 서비스를 개발하고 생산하여야 하므로 원가가 높아지게 된다.

② 고객의 다양한 욕구를 골고루 충족시키는 과정에서 비용이 증가하는 것이 단점이다.

㉠ 대형 의료기관에서 여러 종류의 전문과목이나 전문센터를 설치하여 지역 내 다양한 의료욕구를 충족시키는 경우가 차별적 마케팅이다.

㉡ 일부 의료기관의 경우 차별적 마케팅을 너무 적극적으로 실시하여 의료기관이 감당할 수 있는 자원이나 능력 이상으로 세분화된 시장을 선정하는 경우도 있다.

3) 집중적 마케팅

시장을 세분화한 후 단 하나의 세분시장만을 표적으로 삼아서 마케팅 믹스를 개발하는 것으로 자원이 제한된 조직에서 세분시장에 집중해서 보다 높은 시장점유율을 확보하려고 할 때 선택하는 방법이다.

① **집중적 마케팅 전략의 장점**은 의료기관이 모든 마케팅 노력을 한 표적시장에서만 집중시키게 되므로 선정된 시장에서 고객의 욕구를 정밀하게 분석할 수 있으며, 따라서 최적의 마케팅 믹스를 개발하여 시장 내에서 강력한 지위를 확보할 수 있다. 또한 하나의 세분시장만을 대상으로 하기 때문에 비용이 많이 들지 않으며, 자원이 제한된 조직의 경우에는 집중적 마케팅이 최상의 전략적 대안이 될 수 있을 것이다.

② 집중적 마케팅은 시장의 불확실성에서 오는 위험이 크다.

㉠ 다른 전략과는 달리 하나의 표적시장을 가지기 때문에 의료관광시장의 수요변동에 영향을 쉽게 받게 되며 위험성이 증가할 수 있다.

㉡ 정신과 의원에서 알코올중독의 치료만을 전문으로 하는 경우 또는 산부인과 병원에서 불임진료만을 하는 경우 등이 집중적 마케팅이다.

(4) 시장-서비스 중심의 접근

표적시장을 선정하는 데에는 시장의 특성을 바탕으로 접근할 수 있지만 시장의 특성과 의료서비스의 특성을 결합하여 표적시장에 접근할 수도 있다.

① 모든 세분시장에서 경쟁이 없거나 수요가 공급을 초과하는 경우에는 의료기관이 세분시장을 대상으로 의료서비스를 제공할 수 있을 것이다. 그러나 몇 개의 세분시장에서 경쟁이 치열하거나 경쟁 의료기관이 경쟁적 우위를 확보하고 있다면 의료기관은 세분시장 중 어떤 시장을 표적시장으로 선정하여 경쟁력을 키울 것인지를 검토해야 한다.

② 세분시장 선정유형은 다음과 같다.

㉠ 시장서비스 집중화 : 의료기관이 하나의 의료서비스를 가지고 한 세분시장에만 집중한다.

㉡ 의료서비스 전문화 : 의료기관이 한 종류의 의료서비스에만 집중한다.

㉢ 시장전문화 : 의료기관이 하나의 시장에만 집중하며 여러 종류의 서비스를 제공한다.

㉣ 선택적 전문화 : 의료기관이 9개의 세분시장 중 매력적이지만 서로 관련이 없는

몇 개의 시장에만 집중한다.

㉤ 비차별화 : 의료기관이 모든 시장을 대상으로 모든 서비스를 제공한다.

(5) 표적시장 선정 시 고려사항

의료기관이 표적시장을 선정하는 데에는 의료기관에 주어진 상황에 따라 많은 요소들이 고려되어야 한다.

① 조직의 내 · 외적인 특성에 따라 표적시장을 선택하는 전략이 달라진다. 이러한 환경을 분석하는 데에는 SWOT 분석이 이용되는데 의료기관 내부의 강점과 약점, 그리고 외부환경으로부터 기회와 위협을 요약, 분석하는 것이다.

② SWOT 분석을 할 경우에는 먼저 의료기관의 강점과 약점, 환경의 기회와 위협을 정리한 후 이를 바탕으로 강점과 약점, 기회와 위협을 적절하게 일치시켜 전략적 대안을 마련한다. 〈표 1-19〉는 표적시장을 선정하는 SWOT 분석을 설명한 것이다.

〈표 1-19〉 SWOT 분석

구 분	강 점	약 점
기회	강점-기회	약점-기회
위협	강점-위협	약점-위협

(6) 포지셔닝

표적시장이 선정되면 그 다음 단계는 표적시장 내에서 해당 의료기관이나 서비스를 고객들의 마음을 움직일 수 있도록 전략을 수립해야 한다.

① 포지션은 의료기관이나 특정한 의료서비스가 고객의 마음속에서 경쟁기관의 의료서비스와 비교되어 차지하는 위치이다.

② 일반적으로 고객들은 의료서비스에 대해 많은 정보에 노출되어 있기 때문에 의료서비스에 대한 평가를 엄격히 적용하지는 않는다.

③ 고객들은 제품이나 서비스의 일정한 속성을 기준으로 경쟁제품이나 서비스를 인식하게 되며, 구매의사결정을 간단히 하기 위하여 이들을 범주화시켜 자신들의 마음속에 자리잡게 된다.

(7) 의료관광상품의 포지셔닝

의료관광상품을 포지셔닝(positioning)하기 위해서는 의료기관이 원하는 대로 자사의 상품을 소비자들에게 인식시켜 의료관광시장에서 자사의 제품이 독특한 위치를 차지할 수 있도록 자리잡는 것이다.

① 의료관광상품 포지셔닝을 통해서 의료기관은 자사상품을 경쟁제품과 차별화된 지위를 얻도록 하여 표적시장에서 고객의 욕구를 충족시킬 수 있다는 인식을 소비자들에게 심어주게 된다.

② 포지셔닝 전략을 세우기 위해서는 의료기관이 의료관광시장에서 차지하는 위치, 시장선도기업, 시장도전, 시장틈새 의료기관과 소비자들의 니즈와 브랜드에 대한 소비자의 지각, 자사의 마케팅 자원, 자사의 이미지 등 전반적인 사항을 고려해야 한다.

(8) 포지셔닝의 방법

포지셔닝 전략은 제품의 기능이나 편익 같은 제품속성, 사용자, 경쟁사 제품 등과 같은 여러 가지 요소에 의해 설정할 수 있는데, 이를 크게 소비자의 니즈를 기준으로 자사제품의 포지션을 개발하는 **소비자 포지셔닝 전략**과 경쟁자와의 경쟁환경을 기준으로 자사제품의 포지션을 개발하는 **경쟁적 포지셔닝 전략**으로 나눌 수 있다.

① **소비자 포지셔닝 전략**은 소비자의 니즈와 자사제품 편익의 연관성을 어느 범위에서 전달하느냐에 따라 구체적으로 포지셔닝하기도 하고 일반적으로 포지셔닝하기도 한다.

㉠ 제품의 편익을 구제적으로 포지셔닝하면 포지셔닝의 효과는 크지만 고객의 범위가 작아질 우려가 있고, 일반적으로 포지셔닝하면 범위가 크긴 하지만 막연하고 애매하기 때문에 커뮤니케이션에 문제가 생길 수 있다.

㉡ 제품의 편익과 소비자의 욕구를 연관시킬 수 있는 포지셔닝 전략을 세우는 것이 중요하다.

㉢ 제품의 편익과 연관성을 전달하는 방법에 따라서 정보를 제공하는 방법으로 포지셔닝하기도 하고, 상징적으로 심상을 전달하는 방법으로 포지셔닝하기도 한다.

② 포지셔닝의 유형으로는 다음과 같다.

㉠ 속성에 의한 포지셔닝 : 자사제품이 경쟁기업의 제품과 다른 기능적, 감각적 편익이나 속성 같은 차별점을 소비자에게 인식시키는 방법이다. 이 전략은 가장 흔히 사용되는 방법으로 기존 자사제품의 약점에 대한 개선을 인식시키거나 자사제품의 강점을 다시 한 번 부각시키기도 하고, 경쟁제품에는 없는 속성이나 약점을 부각시켜 포지셔닝한다.

㉡ 사용자에 의한 포지셔닝 : 자사제품이 특정 사용자 계층에 적합하다고 소비자에

게 인식시키는 방법이다(예 접대가 많은 직장인을 위한 숙취해소 음료, 아침 출근준비에 바쁜 직장인을 위한 린스 겸용 샴푸 등이 특정 사용자를 위한 포지셔닝이다).

㉢ 경쟁제품에 의한 포지셔닝 : 자사제품과 경쟁제품을 비교해서 자사제품의 우위를 소비자들에게 인식시키는 방법이다. 우리나라는 법적으로 비교광고가 금지되어 있기 때문에 직접적으로 표현해서는 안되지만 충족되지 않는 소비자의 욕구를 간접적으로 파고드는 전략을 사용할 수 있다.

㉣ 리포지셔닝 : 의료기관이 의도한 대로 제품 포지셔닝이 되었어도 시간이 흘러 고객의 니즈와 경쟁환경의 변화에 따라 처음의 포지셔닝이 효과를 거두지 못할 때가 있다. 시장환경에 맞게 기존 제품을 새로운 표적 세분시장에서 다시 포지셔닝해야 하는데 이것을 리포지셔닝이라고 한다. 리포지셔닝은 소비자들이 가지고 있던 인식이 깊이 뿌리박혀 있기 때문에 다소 어렵기는 하지만 기존의 제품으로 시장을 확대할 수 있다(그림 1-59).

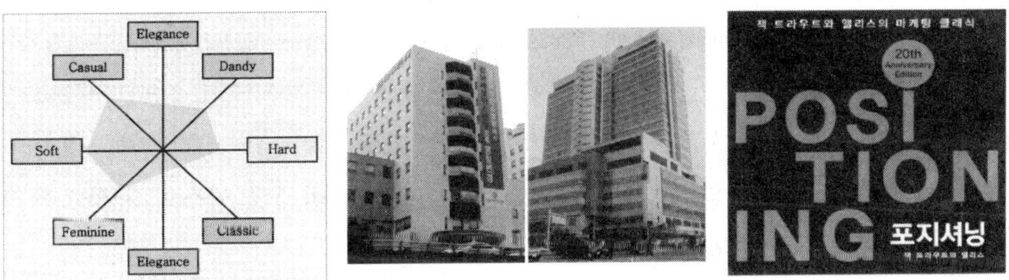

(a) 루코앤의 포지셔닝맵 (b) 의료기관의 포지셔닝 경쟁 (c) 포지셔닝의 위치

[그림 1-59] 포지셔닝의 방법

4. 마케팅 믹스

마케팅 믹스 개념은 대상 관광시장에서 세분화, 표준화, 정의화 분석에서 나타난 결과에 따라 그 시장을 개발하고, 판매목표를 세운 후 이를 달성하기 위해 해당 기업에서 이용할 수 있는 모든 수단의 결합을 마케팅 믹스 전략이라고 한다.

(1) 일반적으로 마케팅 믹스

① 관리자가 목표를 달성하기 위해 조종하고 영향을 미칠 수 있는 요소들로 구성되어 있다. 4P를 중심으로 한 마케팅 개념을 도입하고 그 요소들은 상품(Product), 가격(Price), 유통(Place)과 촉진(Promotion)으로 설정하고 있다. 오늘날에 와서는 4P에 사람, 물증, 진행과정을 추가하여 7P를 마케팅 믹스로 설정하고 있다.

㉠ 보건의료서비스의 마케팅 개념은 4P 대신 SCAP로 명명하였으며, **서비스**(Service), **수가**(Consideration), **접근 및 전달**(Access) **촉진**(Promotion)으로 분류하였다.

㉡ 의료관광마케팅에서 상품은 참가자의 입장에서 의료관광에 구성되어 있는 모든 요소들이다.

㉢ 의료관광에서 제공하는 프로그램, 의료기술과 직원서비스의 질과 수준, 부대시설, 정보교류의 기회 등이 포함된다.

㉣ 다수의 의료관광이 마케터의 생산지향적 사고로 의료관광객들의 욕구를 충족시키지 못하는 경우가 많다.

② 의료관광마케터에서 가격은 방문객이 의료관광에 참가하기 위해 지급해야 하는 비용으로 의료비 외에 시간비용, 교통비용, 숙박비용 등을 지급하게 된다.

㉠ 의료관광에 참여하고자 하는 방문객은 이에 필요한 직접비용과 기회비용을 비교하게 된다.

㉡ 유통 믹스는 의료관광에 참여하기 위해 상품을 판매하고 구매하는 유통을 의미한다(㉠ 여행상품은 여행사에서 판매할 수도 있고, 병원업무를 대행하는 알선업체에서도 구매할 수 있다).

㉢ 의료관광마케팅 믹스에서 촉진은 의사전달의 의미를 가지고 있어 커뮤니케이션 믹스라고 하며, 이는 의료관광을 알리는 활동, 즉 광고, 인적 판매, 홍보, 판매촉진 등이 해당된다). 〈표 1-20〉은 의료관광의 마케팅 믹스의 구성요소 및 내용을 나타낸 것이다.

〈표 1-20〉 의료관광의 마케팅 믹스 분류

구성요소	내 용
상품	의료관광프로그램, 병원 내 서비스
가격	의료비, 관광비용, 숙박, 항공료
유통	중간 판매인, 홍보매개체
촉진	광고, 인적 판매, 판매촉진
물리적 환경	병원시설, 부대시설, 관광시설
서비스 진행과정	도착부터 출발까지의 서비스 진행과정

(2) 상품(서비스)

마케팅에서 상품은 기업이 제공하는 잠재고객들의 욕구충족수단으로서 유형적인 재화뿐만 아니라 형태가 없는 서비스, 그리고 사람, 장소 등도 고객의 욕구를 충족시킬 수 있다는 점에서 상품의 개념을 확대하고 있다.

① 마케팅에 있어서 가장 기본적인 요소로서 상품에 대한 정확한 지식이 있어야 마케팅의 전략이나 방향을 설정할 수 있다.
② 의료관광상품인 경우 그 대상물인 의료 인프라시설, 교통, 숙박시설뿐만 아니라 장소로서의 관광지와 관광자원, 그리고 서비스까지 모든 것이 포함될 수 있어 시장에서 고객의 욕구와 요구를 충족시켜 줄 수 있는 모든 것이라 할 수 있다.
③ 일반적으로 의료관광은 물적 소유권의 변화 없이 무형의 활동, 편익 및 만족을 제공받는 것이다.
④ 의료관광서비스는 무형의 서비스로 가변적이며 인간의 직접적인 육체 및 정신적 노력에 의해 소비자에게 제공되므로 철저한 질적 관리와 신용을 최고의 조직목표로 삼아야 한다.

(3) 가격(의료수가)

마케팅 믹스의 요소 중 유일하게 이익을 가져다주는 요소이다. 반면 의료서비스의 특성상 의료수가에 대한 정부의 통제로 인해 마케팅 믹스 전략을 수립하는 데에 가장 제한적인 것이 가격이기도 하다. 그리고 항상 본인부담이 발생하는 바 의료수가에 대한 고객만족을 창출하기가 쉽지 않다. 그렇기 때문에 통제된 수가 외로 수가결정을 할 수 있는 의료서비스의 경우에도 신중해야 한다.

① 일반적으로 가격은 '원가'라고 하는 하한선과 '가치'라고 하는 상한선의 범위에서 '경쟁'이라는 변수가 작용하면서 형성된다. 원가는 적지만 고객이 느끼는 가치가 크고 경쟁상 우위를 점하고 있을 때가 가장 바람직한 상황이 된다. 따라서 개별 의료서비스의 가치를 높게 인식시키는 노력이 필요하다.
② 새로운 의료서비스의 수가를 결정하자면 기본적으로 3C 즉, 원가(Cost), 경쟁상대(Competitor), 고객(Customer)의 분석이 필요하나, 의도적으로 고가정책이나 저가정책을 사용하는 것도 상황에 따라 접근이 가능하며, 새로운 의료서비스인 경우에는 고가정책이 유효한 경우가 많다. 새로운 서비스일수록 고객이 인지하는 가치가 높고, 새로운 것이 우수하다는 일반적인 견해가 시장을 지배하기 때문이다.
③ 여러 종류의 의료서비스를 묶어서 각각의 합보다 낮은 가격으로 제공하는 묶음수가전략이나 의료수가와 관련된 의료이용자들의 의료이용행태를 심리학적으로 분석하여 수가를 결정하는 **단수수가결정**, **위신수가결정**, **유도수가결정** 방법도 응용할 수 있다. 이밖에 **시간적 수가결정방법**으로 서비스 이용시간에 따라 수가를 조정하는 방법, **예약시기에 따라 수가를 조정하는 방법** 및 **의료서비스 이용시간에 따라 수가**

를 조정하는 방법 등이 있으나 일반조직과는 달리 적용에 많은 한계가 있다.

(4) 접근경로

어떠한 과정을 거쳐 고객에게 서비스를 할 것인가 하는 문제를 다루는 마케팅 영역이다. 즉 의료이용자들이 의료서비스를 원활하게 이용할 수 있도록 지원하는 활동이다.

① 의료서비스 분야에서 접근경로는 서비스 전달과 생산이 동시에 발생하게 되어 접근경로가 짧고, 재고가 존재하지 않는다는 특성과 고객인 의료소비자가 서비스 전달 과정의 처음부터 끝까지 참여하며, 의료소비자가 서비스 경로를 스스로 통제하기 어렵고, 공공재적 특성과 국민의 의료정보에 대한 제한성을 보호하는 입장에서 각종 정책적 규제가 접근경로에 작용하게 된다는 특성이 있다.

② 접근경로의 범주를 크게 2가지의 경로로 구분한다.

㉠ 물리적인 접근, 시간적인 접근 및 정보에 대한 접근이 있다.

㉡ 의료기관들과의 관계와 의료이용경로에 대한 접근경로인 환자의뢰체계, 프차이즈 시스템, 집단개원 및 병원합동관리제도 등이 있다. 이 부분은 향후 많은 의료기관들이 관심을 가지고 노력하는 접근경로가 될 것이다.

(5) 촉 진

고객들이 원하는 서비스를 개발하고 적절한 가격정책을 수립하여도 고객들에게 서비스를 알리고 이에 대해 호의적인 태도를 갖도록 설득하며, 최종적으로 서비스를 이용하도록 하는 마케팅적 노력이 촉진이다.

① 기존고객뿐만 아니라 잠재고객에게도 서비스를 알리고 설득하여 장차 자신의 의료기관을 이용할 수 있도록 하는 마케팅 방법으로서 현실적으로 많은 병원들이 가장 손쉽게 접근하는 방법이다.

② 촉진활동에는 대가를 지불하고 비인격적 대중매체를 활용하여 정보를 알리는 광고, 제품이나 서비스를 대중매체에서 뉴스 또는 화제를 다루게 함으로써 고객에게 제품이나 서비스를 알리는 활동인 홍보, 광의의 개념에서 모든 촉진활동으로 정의하기도 한다. 이 방법 외에도 구전이나 병원 이미지 통일화를 활용하여 촉진활동을 수행할 수도 있다.

③ 촉진은 해당 의료기관의 특성, 즉 의료기관의 설립연도, 의료서비스의 특징, 의료서비스의 수명주기 및 고객들의 준비상태 등을 고려하여 촉진방법과 방향을 설정하는 것이 바람직하다.

(6) 의료관광상품의 유통

유통은 제품이나 서비스가 최종소비자에게 전달될 수 있도록 하는 과정과 일체의 상호의존적 조직체계를 의미하는데, 현대사회가 복잡 다양화되면서 의료관광상품의 유통경로도 시장에서 생산자로부터 직접 소비자로 전달하는 원시단계에서부터 인터넷을 통한 사이버 시장에서의 전달경로까지 다양한 방법으로 진행되고 있다.

① 의료관광의 경우 생산과 소비가 동시에 이루어진다고 해서 유통경로를 무시할 수 있는데, 적절하고 효과적인 유통 시스템을 구사해야만 최대의 효과를 거둘 수 있다.

② 일반적인 방법은 병원 및 여행사, 알선업체에 직접 방문 또는 전화로의 예약인데, 구매단계부터 여행, 도소매업자, 인터넷 등의 다양한 경로가 존재하기 때문에 자사의 의료관광상품에 맞는 유통경로를 구축해야 한다.

참고 2006~2008년 지역간 의료이용량 분석

1) 분석목적

① 건강보험환자의 의료이용이 수도권에 위치한 대형 의료기관, 특히 빅4병원 중심으로 증가하고 있는 것으로 나타났다.(건강보험공단 보도자료). 서울 소재 4대 대형병원의 건강보험 진료비가 3년 동안 60[%] 증가하였다,

② 지역별로 지역인구 대비 요양기관수와 같은 의료자원의 양적인 차이는 미비함에도 불구하고, 지방환자들의 수도권 또는 대도시의 대형 요양기관에서 진료를 받는 의료집중화 현상이 두드러졌나.

③ 본 분석자료는 실제 지역 간 의료이용 이동량을 분석하여 지방환자들의 대도시 의료기관의 의료집중화 현상의 근본적인 원인을 파악하고 이와 관련된 정책방향 설정을 위한 기초자료로 활용했다.

2) 분석자료

① 2006~2008년 의료기관 소재지 및 환자 실거주지별 입원 및 외래 건강보험 의료이용현황

② 자료항목 : 수진년도, 의료기관 소재지(시 · 도), 의료기관종별(종합전문요양기관, 종합병원, 병원급, 의원급, 기타), 환자실거주지(시 · 도), 진료형태(입원, 외래), 총진료비, 입내원일수

㉠ 병원급 : 일반병원, 요양병원, 치과병원, 한방병원

㉡ 의원급 : 일반의원, 치과의원, 한의원

㉢ 기타 : 보건의료원, 보건소, 보건지소, 보건진료소, 조산원, 약국

③ 자료해석 시 유의사항

㉠ 총진료비 : 입원 및 외래 건강보험 총진료비, 약국진료비 제외

㉡ 관내 의료이용률 : 해당 지역 환자들의 해당 지역 소재 의료기관 의료이용률

㉢ 관외 의료이용률 : 해당 지역 환자들의 타지역 소재 의료기관 의료이용률

④ 인구 1만명당 요양기관수 분포를 살펴보면 다음 표와 같이 3년간 지속적으로 증가하고 있는 것으로 나타났는데, 이는 지역의 인구수 증가율보다 지역의 요양기관수 증가율이 높다는 것을 의미한다.

㉠ 2008년도 전국 전체 요양기관은 인구 1만 명당 15.8378개가 운영되고 있으며, 전국 평균치

보다 높은 지역은 서울, 전북, 대전, 대구, 부산, 광주 순으로 나타났으며, 인구 대비 요양기관수가 가장 낮은 지역은 인천으로 나타났다.

ⓛ 3년간 인구 1만 명당 요양기관수가 가장 많이 증가한 곳은 서울(18.4962개 → 19.6886개)이며, 가장 작게 증가한 곳은 제주지역(14.9725개 → 15.1975개)으로 나타났는데, 제주지역은 3년간 지속적으로 인구 대비 요양기관수가 증가한 타 지역과 달리 2008년에는 2007년에 비해 소폭 감소하였다.

ⓒ 지역별 인구수 대비 요양기관수의 차이(표준편차)를 살펴보면 2008년도 현재 전체 요양기관 1.7249개, 종합전문요양기관은 0.0066개, 종합병원은 0.0283개, 병원은 0.1312개로 나타났으며, 3년 동안 지속적으로 지역 간 요양기관수의 차이가 커지는 것으로 나타났다.

(단위 : 기관수/인구 1만 명)

지 역	2006년				2007년				2008년			
	요양기관	종합전문	종합병원	병원	요양기관	종합전문	종합병원	병원	요양기관	종합전문	종합병원	병원
전국	15.1353	0.0087	0.0510	0.3272	15.5885	0.0087	0.0530	0.3925	15.8378	0.0087	0.0543	0.4435
서울	18.4962	0.0193	0.0406	0.2446	19.2746	0.0196	0.0412	0.2767	19.6886	0.0196	0.0402	0.3059
부산	15.5939	0.0110	0.0633	0.4070	16.0783	0.0112	0.0641	0.4850	16.2965	0.0112	0.0645	0.5470
대구	16.0471	0.0159	0.0279	0.4687	16.4483	0.0160	0.0321	0.5615	16.7808	0.0160	0.0281	0.5977
인천	12.6471	0.0075	0.0413	0.2248	13.0077	0.0075	0.0413	0.2852	13.2878	0.0074	0.0371	0.3454
광주	15.5302	0.0141	0.0989	0.3623	15.8973	0.0141	0.1132	0.4811	16.0329	0.0141	0.1195	0.5693
대전	16.7620	0.0136	0.0407	0.3820	17.1246	0.0136	0.0474	0.4405	17.3274	0.0135	0.0473	0.4929
울산	12.8469	0.0000	0.0272	0.4760	13.3637	0.0000	0.0364	0.5818	13.4573	0.0000	0.0360	0.5843
경기	13.1721	0.0009	0.0396	0.2650	13.4970	0.0009	0.0396	0.3187	13.6439	0.0009	0.0425	0.3675
강원	13.8882	0.0132	0.0924	0.3056	14.2040	0.0133	0.0931	0.3192	14.4905	0.0133	0.0928	0.3712
충북	14.6837	0.0066	0.0661	0.2743	14.9807	0.0066	0.0664	0.3252	15.2147	0.0066	0.0592	0.4014
충남	14.7688	0.0100	0.0400	0.3545	15.0787	0.0100	0.0451	0.4260	15.4022	0.0099	0.0446	0.4954
전북	16.7283	0.0106	0.0478	0.4710	17.1510	0.0107	0.0591	0.5692	17.4590	0.0108	0.0647	0.6628
전남	14.7839	0.0000	0.0972	0.4323	15.2552	0.0000	0.0985	0.5337	15.5602	0.0000	0.1042	0.5993
경북	13.9462	0.0000	0.0552	0.4203	14.3994	0.0000	0.0559	0.5109	14.6975	0.0000	0.0673	0.5685
경남	13.1264	0.0031	0.0686	0.4255	13.5504	0.0031	0.0688	0.5349	13.7695	0.0031	0.0744	0.6046
제주	14.9725	0.0000	0.1068	0.1074	15.2881	0.0000	0.1073	0.2146	15.1975	0.0000	0.1070	0.2140
표준편차	1.6200	0.0065	0.0264	0.1055	1.6795	0.0066	0.0264	0.1212	1.7249	0.0066	0.0283	0.1312

㈜ 자료출처 : 건강보험심사평가원

제2장

상품개발하기 (의료, 관광)

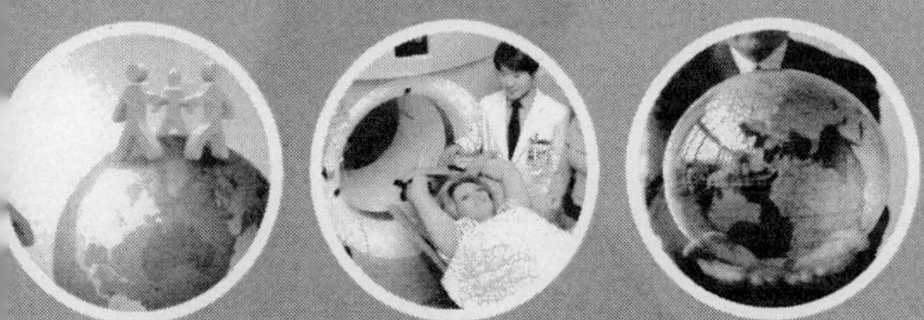

01 의료관광상품 기획

신제품 개발과정과 제품수명주기를 알아보고, 신제품의 개발과정을 구체적으로 알아보고, 이러한 신제품이 관리되고, 수용, 확산되는 과정을 살펴본다. 제품수명주기관리에서는 제품이 시장에 도입되어 성장, 성숙한 다음 쇠퇴하는 과정에 따른 시장특성의 변화를 파악하고 이에 적합한 마케팅 전략을 알아본다.

기업들은 엄청난 비용을 부담하면서 신제품 개발에 투자하는 이유는 소비자의 필요와 욕구가 변화하고 경쟁이 치열해지기 때문이다. 이러한 시장환경에서 제품의 영원성은 보장하기 힘들고, 따라서 매출에서 신제품이 차지하는 비중이 높은 기업은 신상품 개발에서 시작해 제품이 시장에서 소멸되는 과정을 더욱 구체적으로 알아볼 필요가 있다. 신상품에 대한 정의와 분류를 알아보고 신상품 개발과정을 살펴본다.

1. 의료관광의 신상품 아이디어 창출

신규 의료관광상품은 의료기관의 자원과 인프라, 의료기술, 내 · 외부고객, 경쟁사와의 비교분석, 유치기관 및 주요 관계자의 다양한 아이디어를 수집 및 분석하는 과정을 통해 개발된다.

신상품 개발을 위해 해당 의료기관이 가지고 있는 의료기술, 인적 자원, 다양한 서비스상품 등을 파악하여 분석해야 하고, 고객을 통해 주요한 정보를 수집해야 한다. 또한 고객의 불만과 만족도 조사뿐만 아니라 진료통역사나 코디네이터, 경쟁 의료기관의 사례 등 다양한 방법을 통해 조사된 내용을 상품개발에 적용하는 것이 바람직하다. 고객으로부터 얻은 정보의 활용가치는 매우 크다(예 백화점, 마트 등에서 주부평가단을 모집하는 것이 이러한 맥락에서이다).

또한 경쟁 의료기관의 주요 상품분석을 통해 의료관광상품, 가격경쟁력, 해당 기관의 강점 및 약점, 서비스 인프라 등을 비교 · 분석하고, 유치기관(에이전시) 및 주요 기관 관계자들을 통해 시장동향 파악 등의 정보를 수집하여 신상품을 개발해야 한다. 많은 의료기관에 있어서 성공적인 신제품 개발은 매출액과 이익증대에 기여한다.

미국의 한 조사에 의하면 여러 산업분야에서 수익성과 매출액 증대면에서 선도적인 의료기관들은 신제품의 개발로 인한 효과를 보고 있다. 특정 고객이 처음으로 어떤 상품을 구매할 때, 그 상품이 오래 전에 출시되었고 많은 사람들이 사용해온 것이라고 하더라도 그 고객에게는 새로운 상품이다.

의료관광기관이 성장하기 위해서는 고객요구에 부응할 수 있는 새로운 의료서비스를 지속적으로 개발하여야 한다. 새로이 설계된 의료서비스 컨셉이 기존의 서비스와 다르다고 하여 모든 서비스가 의료관광시장에서 성공하는 것은 아니다. 새로이 개발된 의료서비스가 고객으로부터 좋은 반응을 얻지 못하면 시장에서 사라지게 된다. 이처럼 의료기관이 신제품을 확보하는 방법에는 여러 가지가 있는데, 대조를 이루는 2가지 대표적인 방법으로 외부획득과 내부개발을 들 수 있다.

(1) 외부획득

타 의료기관의 상품들에 대한 소유권이나 판매권을 확보하는 여러 가지 방법을 총괄한다. 이 경우 상품들이 구매 의료기관에게는 신제품이지만 의료소비자들에게는 아니다. 외부획득에 사용되는 대안은 여러 가지가 있다.

① 합병은 한 의료기관이 다른 의료기관의 모든 제품들에 대한 소유권을 매입하는 것이다. 합병한 의료기관은 피합병 의료기관의 상품을 소유하며, 자사의 생산활동으로 통합하거나 피합병기관으로 하여금 기존의 생산활동을 계속하게 한다.

② 다른 방법은 의료기관 간의 협력을 들 수 있다. 의료기관 간의 협력은 둘 이상의 기관들이 특정 제품에 대한 생산 또는 판매권을 공유하는 것이다. 흔히 사용되는 방법으로 전략적 제휴, 합작투자*, 라이센싱 등이 있다. 각 방법마다 구체적 내용은 다르지만 공통적으로 한 의료기관이 계약을 통하여 상품을 타 의료기관으로 하여금 생산 또는 판매하도록 허용하는 것이다.

(2) 내부개발

한 의료기관이 신상품을 자체적으로 개발하는 것이다. 상품개발의 전 과정을 독자적으로 수행할 수도 있고, 설계나 엔지니어링 등 일부 과제를 타 의료기관이나 기업에게 의뢰할 수도 있으며, 전 과정에서 타 의료기관과 협력하는 경우도 있다.

① 신상품을 내부적으로 개발하는 것은 외부획득에 비하여 위험성이 높다. 한 의료기관이 신상품 개발에 소요되는 모든 비용과 위험을 부담하기 때문이다.

② 의료관광마케터는 신상품 개발에 외부적인 요소와 내부적인 요소를 적절히 결합하여 신상품 개발에 고려해야 한다. [그림 2-1]은 의료산업이 새로운 아이디어를 창출하기 위해 개최하고 있는 여러 공모전을 나타낸다.

---

* 합작투자 : 2개국 이상의 기업·개인·정부기관이 특정기업체 운영에 공동으로 참여하는 해외투자방식이다.

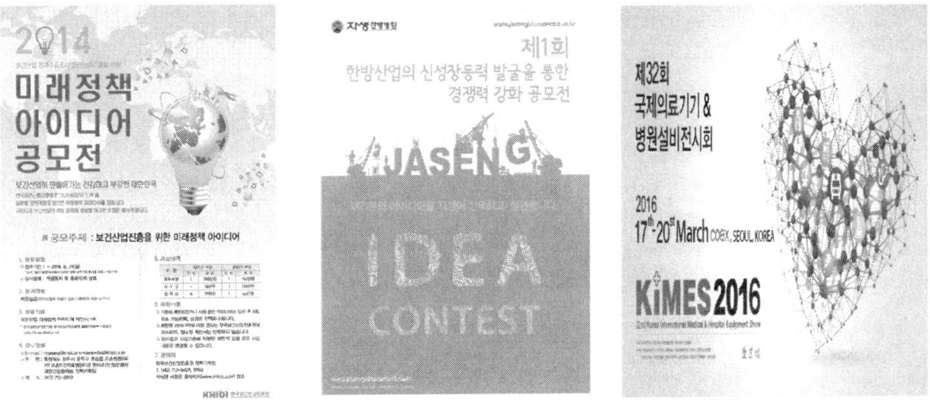

(a) 의료 미래정책 아이디어 공모전 (b) 한방산업 아이디어 공모전 (c) 2016 KIMES 전시회

[그림 2-1] 의료산업도 아이디어 시대

(3) 아이디어 창출

신상품 개발은 아이디어 창출로 시작된다. 의료기관들은 일반적으로 시장에 성공적으로 도입되는 상품수에 비하여 매우 많은 아이디어를 창출한다.

① 신상품 아이디어는 여러 원천에서 다양한 방법으로 나올 수 있다. 우선 의료기술발전을 들 수 있다. 기술의 진전에 의하여 많은 신상품 아이디어가 창출되는 것이다. 또한 고객들의 자사상품 사용의 관찰에 의해서도 신상품 아이디어를 얻을 수 있다.

② 고객들이 의료서비스를 이용하면서 겪었던 불편함이나 경험들을 토대로 의료상품을 개선하거나 효율적으로 변화시킬 수 있는 것이다. 그리고 경쟁상품들을 분석함으로써 상품개선이나 신상품에 관한 아이디어를 얻을 수 있다. 이러한 아이디어는 보통 자사상품을 경쟁상품들과 차별화하는 데 사용된다.

참고 아이디어 선별방법

아이디어 창출 단계는 비교적 적은 비용이 소요되므로 주목표는 가능한 한 많은 수의 아이디어들을 창출하는 것이다.

1) 아이디어 선별의 목적은 이러한 아이디어들을 평가하여 유망성이 높은 아이디어 조합으로 그 수를 축소하는 것이다.
2) 평가기준으로는 자사의 전략적 목표와 일관성, 시장수용도, 자사능력과의 부합정도, 장기적 이익공헌도 등이 될 수 있다. 이 단계의 주목표는 성공가능성이 낮은 아이디어들을 가능한 한 조기에 제거하는 것이다. 흔히 사용되는 아이디어 선별방법은 체크리스트이다.
3) 기본적 절차는 자사에 중요한 요인들을 열거하여 각 아이디어를 이러한 요인들에 의하여 평가하는 것이다.
4) 아이디어별로 각 요인에서의 평가점수를 합산하여 전반적 유망도를 산정하게 된다. 그러니까 합산

점수가 높을수록 그 아이디어의 유망도가 높은 것이다.

요 인	척 도						평가 점수
	0	1	2	3	4	5	
고객 니즈	전혀		맞지 않음	보통		매우 부합	5
경쟁	매우 많음				약간 없음		4
기술	자사에 전무					자사에 완비	4
마케팅	자사 매우 부적합					자사 매우 적합	5
생산	자사에 전무		설비수정	기존설비			3
경쟁대비 가격	경쟁자우위		중립			자사 우위	4
경쟁대비 성능	경쟁자우위		중립			자사 우위	5

1) 의료서비스 콘셉트의 개발

의료관광시장에 도입된 새로운 서비스가 성공하기 위해서는 무엇보다도 기존의 의료서비스와 다른 독특한 서비스 콘셉트와 그것을 전달할 수 있는 표적시장이 선정되어야 한다.

① 의료서비스 콘셉트는 서비스 기업이 제공하는 서비스에 대하여 고객에게 제공하는 약속으로서 신상품의 개발에서 매우 중요하다. 의료서비스 콘셉트에 의거하여 의료상품의 구성체, 즉 서비스 패키지가 개발되기 때문이다. 서비스 콘셉트에 핵심상품, 유형상품, 부가상품을 정의하게 된다.

② 서비스 콘셉트에 따라 서비스에 대한 고객의 접근가능성이 만들어지며, 고객과의 상호작용이 개발되며, 고객의 서비스 전달의 참여정도가 결정된다. 동시에 의료서비스 콘셉트는 서비스의 생산(전달)에 소요되는 적절한 운영자산을 알려주는 지침을 제공하기도 한다.

③ **의료서비스 콘셉트**에서 고객의 욕구를 만족시키기 위한 성과의 기초가 되며, 이는 바로 상품의 설계명세서로 전환된다. 상품의 설계명세서에는 서비스의 경험(결과)이 고객이나 장소에 관계없이 복사가 가능하도록 자세하게 기술되어야 한다. 병원의 성과명세와 콘셉트 대상에 대하여는 〈표 2-1〉에 나타내었다.

〈표 2-1〉 병원의 성과명세와 콘셉트 대상

성과명세	콘셉트 대상
병원을 이용하는 환자에게 친절한 진료 서비스를 신속히 제공한다.	① 환자의 불편처리 알고리즘을 운영하여 입원환자의 불평을 단계별로 관리한다. ② 환자만족 관리시스템을 가동하여 서비스와 관련된 만족, 불만족의 여러 요소들을 하나의 프로그램 속에 통합시킨다. ③ 서비스 보증을 실시하여 환자의 불만을 최대한 제거한다. ④ 환불보증을 실시하여 환자의 불만을 조건 없이 신속히 대응한다. ⑤ 온콜(on call) 시스템을 운영하여 불편 및 부당사항을 24시간 접수하고 즉시 해결한다.

〈표 2-2〉 상품의 설계명세방법과 분류

상품의 설계명세
① 특수층을 겨냥한 상품들로 구성(특수 클리닉)한다.
② 환자가 많은 진료과목을 중심으로 상품을 구성한다.
③ 초대형 주차장을 확보한다.
④ 검사결과를 다음 날이면 확인할 수 있는 시스템의 구축한다.
⑤ 토탈 케어 서비스를 제공한다.
⑥ 환자의 치료 시에는 장갑과 방전마스크를 사용하고 보건당국의 요구수준에 따라 철저한 소독관리를 한다.
⑦ 구강 영상진단기를 이용하여 환자의 구강내의 모습을 확대 촬영하여 자신의 치료상태를 완전히 파악할 수 있음은 물론, 진료 전과 후의 상태를 비교 분석할 수 있도록 한다.
⑧ 병실마다 독립적인 전화를 설치하여 환자들이 마음대로 통화를 할 수 있게 한다.
⑨ 폰콜* 서비스를 실시하여 내원환자들이 모든 검사결과를 주치의가 전화로 알려주어 이상이 있는 경우에만 내원하여 자세한 검사를 다시 받도록 한다.

④ 상품의 설계명세방법과 분류에 대해 〈표 2-2〉에 나타낸 것이다.

⑤ 새로운 의료관광상품 개발을 위해서 다음과 같은 원칙을 고려해야 한다.

㉠ 의료관광상품은 고객이 원하는 가치를 가지고 있어야 한다.

㉡ 의료관광상품의 가치는 그 상품을 찾는 고객수(유치환자수)에 의해 결정되는 것이므로 고객의 관심도를 높이기 위해 의료관광상품의 특징, 차별화된 의료서비스, 질높은 의료기술 등이 반영되어야 한다.

㉢ 의료관광 신상품에 대한 고객의 반응(호응도)을 분석 및 평가하여 새로운 의료관광상품을 개발해야 한다.

㉣ 의료기관의 입장이 아닌 고객의 입장에서 의료관광상품의 가치를 인지할 수 있도록 홍보 및 마케팅 활동을 기획해야 한다.

㉤ 새로운 의료관광상품은 의료기관의 장단점을 감안한 광의의 **건강 관련 상품**(헬스, 미용, 웰빙 등), **결합상품**(웰빙, 건강, 문화와 접목한 전통한국식 음식체험 등), **건강지향적인 테마 관련 상품**, 의료관광산업 유치기관 또는 기업과 연계한 상품(보험상품, 건강여행 패키지 등) 등으로 개발하여 의료기관의 목표에 맞는 마케팅 전략을 수립해야 한다.

2) 신상품의 개발

새로운 의료서비스의 독특한 콘셉트를 고객이 인식할 수가 없고, 그것을 전달할 표적시장을 잘못 선정하고, 서비스 전달과정상의 문제점을 파악하고 개선하지 못하면 새로운 서비스는 시장에서 성공할 수 없다. 새로운 의료관광상품이 시장에서 성공하기 위해

* 폰콜 : 호출 서비스를 가리킨다.

서는 다음의 3단계로 이루어진 상품개발이 이루어져야 한다.

① 독특한 서비스 콘셉트의 구현과 표적시장의 선정이다. 기존의 서비스와는 차별화되는 독특한 서비스 콘셉트를 올바르게 선정된 표적시장에서 고객이 인식할 수 있도록 효과적인 마케팅 활동이 이루어져야 한다.

참고 신제품 아이디어의 창출기법

1) 특성 열거법 : 제품의 주요 속성을 열거하고 그것을 변경, 개선하면 어떻게 될지를 모색해 아이디어를 얻는 방법이다.
2) 결점 열거법 : 문제가 되는 제품의 결점을 열거하고 이를 개선할 가능성을 모색해 아이디어를 얻는 방법이다.
3) 희구점 열거법 : 제품에 바라는 점을 열거해 제품 아이디어를 얻는 방법이다.
4) 공란 충족법 : 제품 속성에 따라 표를 만들고, 빈 칸과 관련되는 아이디어를 탐색하는 방법이다.
5) 강제 관련법 : 여러 가지 대상을 다른 대상과 관련하여 검토해 아이디어를 얻는 방법이다.
6) 형태적 분석법 : 문제의 구조적 측면을 확인하고, 그들 사이의 관계를 검토해 아이디어를 얻는 방법이다.
7) 문제분석법 : 소비자에게 제품과 관련된 문제점을 묻고 아이디어를 얻는 방법이다.
8) 브레인스토밍 : 6~10명에게 구체적인 문제를 제시하고 며칠 뒤에 모여 아이디어를 창출하게 하는 방법이다.
9) 시네틱스 : 브레인스토밍의 결함을 보완하여 더욱 일반적인 형태의 문제와 관련시켜 자유분방하게 아이디어를 내게 한 다음 점차 구체적인 문제로 유도하여 관련 있는 아이디어를 얻으려는 방법이다.
10) 입출력법 : 입력, 출력, 제약조건의 3가지 요인의 틀 안에서 아이디어를 개발하는 방법이다.

② 고객지향적 조직의 구성이다. 새로운 의료서비스를 고객에게 배달하기 위해서는 의료서비스 제공자와 고객 간의 상호작용을 통하여 일관성을 유지할 수 있고, 서비스를 반복적으로 전달할 수 있는 전달 시스템의 구축이 필요한 것이다. 이는 시장에서 자리(위치)를 정하는 서비스의 포지셔닝을 통하여 이루어진다.

③ 전달 가능한 서비스 이미지의 형성이다. 소비자가 기억을 분명히 하면서도 용이하게 할 수 있도록 하는 서비스 이미지의 형성이 필요하다. 이는 의료서비스의 제공자와 고객 간의 원활한 커뮤니케이션을 통하여 가능하다.

3) 신상품 아이디어 개발방법

새로운 의료관광상품을 개발하기 위한 아이디어는 의료관광객을 대상으로 한 의료서비스 이용의 선호도와 만족도 등의 조사를 통해 얻을 수 있다. 또한 의료기관은 타깃 국가와 특정 지역의 시장을 세분화하여 신상품을 개발해야 한다.

① 의료관광 신상품 개발을 위해서는 기존 상품 또는 서비스에 국한하지 않고 고객의 입장에서 상품을 구상해야 한다.

② 의료관광산업을 추진하는 의료기관은 이미 기존의 의료서비스 개념을 넘어 공항픽업, 호텔예약, 비자발급, 통역 및 번역서비스, 쇼핑대행 등 호텔과 여행사 그 이상의 서비스를 개발하기 위해 노력하고 있다.

③ 병원도 유치기관으로서 역할을 수행해야 한다는 필요성을 인지하고 있기 때문이다.

④ 의료기관의 입장에서는 자발적으로 내원한 환자에게 보다 좋은 정보 또는 서비스를 제공해야 하는 실정이다.

⑤ 새로운 의료관광상품 개발을 위한 아이디어는 기존 의료관광상품에 대한 고객의 반응과 호응으로부터 다양하게 수집할 수 있는데, 주로 진료통역 또는 의료관광마케터 등의 담당자가 고객과의 의사소통 채널을 통해 포괄적인 정보를 수집할 수 있다.

⑥ 고객만족도나 의료관광 수요조사 등을 통해 고객이 희망하는 의료관광상품과 기존 의료관광상품에 대한 의견을 수렴할 수 있다. 〈표 2-3〉은 의료관광의 신상품을 창출하기 위한 다양한 방법들이다.

〈표 2-3〉 다양한 아이디어 창출방법

구 분	방 법	예 시
①	문화를 뛰어 넘어라(Explore other culture)	다문화, 한류
②	커뮤니티를 만들어라(Build a community)	IKEA family
③	과거로부터 배워라(Go back to history)	
④	개인화 하라(Mini size me)	1인 가족 대상 상품
⑤	다른 것과 결합하라(Combine different categories)	의료+관광
⑥	스토리텔링을 하라(Do you have a story?)	스토리텔링
⑦	유용하게 하라(Search for more uses)	아이패드, 스마트폰
⑧	청소년이 참여하게 만들어라(Is a kids version possible?)	청소년검진
⑨	상품의 개념을 확장하라(Imagine product extensions)	커피머신의 변화
⑩	새로운 타깃고객을 찾아라(Find new target groups)	유전체검사
⑪	기능을 다양하게 결합하라(Make more combinations)	다용도 칼
⑫	고객의 시간을 관리하라(Reduce time)	대기시간 안내(SMS)
⑬	다른 기능을 추가하라(Add extra functions)	스마트폰, 의료+관광
⑭	고객의 소리에 귀 기울여라(Listen to the customers feedbacks)	VOC

⑦ 일반생활에서 쓰이는 사소한 도구들을 이용한 참신한 아이디어 상품들은 [그림 2-2]와 같다.

⑧ 의료산업 역시 전문적이고 접근하기 어려운 선입관을 깨고 주변 사물의 관찰이나 경험 등을 토대로 새로운 상품을 충분히 개발하고 발전시킬 수 있다.

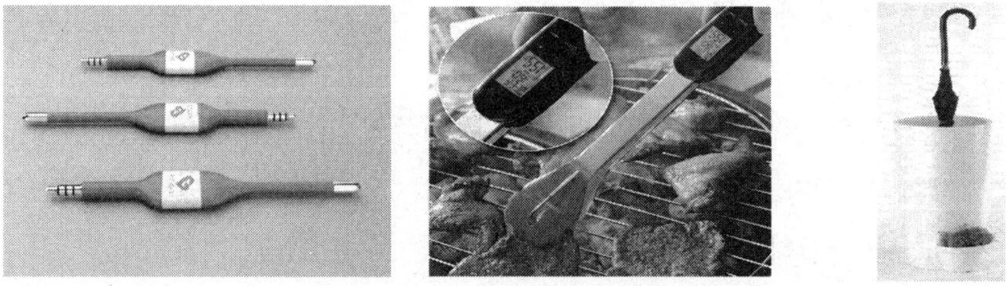

(a) 스마트 온도계 (b) 온도표시가 되는 집게 (c) 우산과 화분을 결합

[그림 2-2] 참신한 아이디어 상품들

2. 기존 의료관광상품 개선방안

새로운 서비스는 지금까지 존재하지 않았던 서비스를 새롭게 개발하여 제공하는 것도 해당되지만 의료분야에서의 새로운 서비스 도입을 검토하고자 한다면 흔히 새로운 의학기술이나 장비에 의한 서비스만을 새로운 서비스라고 생각하는 경우가 많다. 하지만 의료서비스 제품의 특성상 기존 서비스 제품의 핵심기능, 유형제품, 확장제품 등을 어떻게 개발하고 조합하느냐에 따라 고객이 인지하는 의료서비스 제품이 얼마든지 달라질 수 있다. 따라서 새롭고 창조적인 의료서비스의 개발영역을 넓혀가기 보단 기존의 의료서비스나 상품 등을 개선하고 발전시키는 방법도 좋은 접근방법이 될 것이다.

(1) 새로운 의학기술의 도입

새롭게 개발된 의학기술이나 의료장비를 사용하여 서비스를 제공하는 것을 의미하며 전통적인 의미에서 의료분야의 새로운 상품개발에 속하는 대표적인 영역이다.

① 현대 의학기술의 수명주기가 짧아지고, 발전속도가 가속화되면서 의료기관들이 적시에 새로운 의학기술을 받아들이지 못한 경우, 금방 기술이 낙후된 의료기관으로 경쟁에서 뒤처지는 결과를 초래하게 된다.

② 새로운 의료서비스 전략은 투자비용이 많이 들므로 기존 의료서비스를 부분적으로 개선하는 전략에 비해 불확실성에 따른 투자위험이 큰 것도 사실이다. 그러나 적절한 시기에 새로운 기술을 도입하면 의료기관의 핵심역량 강화와 기존 서비스에 대한 이미지 상승효과와 더불어 의료기관의 위상제고에 강력한 영향력을 미칠 수 있기 때문에 전략적으로 중요한 의미를 가진다.

③ 다른 의료기관이 제공하지 못한 새로운 의료서비스를 제공한다는 것은 시장에서 선발주자로서의 강점을 갖기 때문에 경쟁우위를 확보하는데 용이할 수 있다. 컴퓨터의 발달과 정보의 공유로 인해 과거보다 훨씬 발전된 의료기기를 신속하게 출시하고 있다.

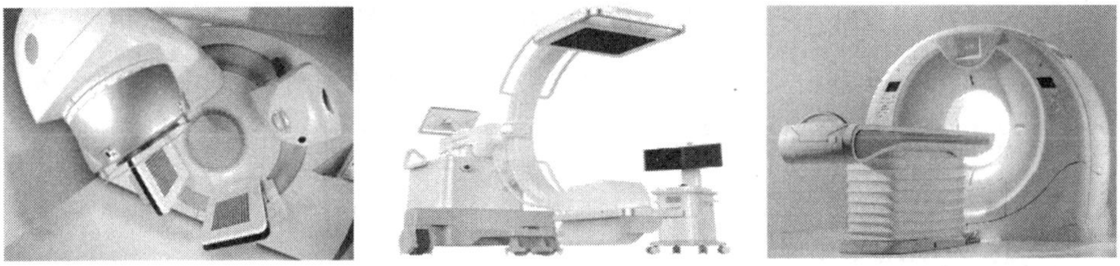

(a) 원자력을 이용한 기술 (b) 이동형 X-선 투시장치 (c) 첨단화되는 의료기술

[그림 2-3] 첨단화되는 의료기기

(2) 유능한 의사인력의 확보

의료산업은 대표적인 노동집약적* 산업이라고 할 수 있으며, 이 중 의사는 가장 결정적인 역할을 수행하는 인력이다. 동일한 내용의 의료서비스도 의료서비스 제공자인 의사의 기술수준과 환자관리 능력에 따라 서비스의 질적 수준이 천차만별이기 때문이다.

① 환자들은 의료이용 시 전문적인 의료서비스의 특성으로 인해 정보에 의한 합리적인 선택이 어렵기 때문에, 이미 이용한 경험자의 평가와 이러한 평가가 공론화된 대중적인 평판에 의존하는 경우가 많다. 그 결과, 유능한 한 명의 의사에 대한 상표이미지가 전체 의료기관의 이미지를 높이는 경우를 종종 볼 수 있다.

② 의료서비스 질은 향후 경쟁우위의 가장 핵심적 요소로 평가되고 있기 때문에 의료서비스 질을 좌우하는 유능한 의사인력 확보는 중요한 전략적 자원으로서의 가치를 갖는다.

(3) 기존 의료서비스의 개발 및 보완

이미 제공하고 있는 의료서비스 내용 중 핵심적 편익을 유지하거나 일부를 변화시키면서 유형 제품이나 확장제품의 내용을 변화시키는 것을 의미한다.

① 고객의 욕구 중 의료서비스 제공과정의 편이성이나 쾌적성을 강화시키기 위한 것으로 업무과정의 개선, 서비스의 특성이나 묶음형태의 변화 또는 재배열, 핵심 서비스에 대한 사후관리 서비스 강화 등 또 다른 자원서비스 제공으로 가능하다. 이러한 노력은 상대적으로 적은 재원을 투자하면서 서비스에 대한 인식이나 이미지를 변화시키는 전략이다(예 최근 많은 의료기관에서 활발하게 운영되고 있는 특수 클리닉들을 들 수 있다. 당뇨병 클리닉의 경우, 기존 내과에서 일반 환자들과 함께 진료하던 것을 독립된 공간에서 당뇨병 환자들에 대한 진료와 검사, 교육 등을 실시하여 환자의 이동거리를 줄이고, 관련 진료과목 의사들의 협진을 통해 의료서비스의 편의성을 개선하였다).

* 노동집약적 : 생산의 한 요소인 노동에 대한 투자(投資)가 자본에 대한 투자보다 큰 생산방법이다.

② 핵심적인 의료기술의 변화는 없지만 환자에게 제공하는 서비스 방법이나 내용의 변화를 통하여 환자의 만족도를 높일 수 있다는 측면에서 투자비용을 늘리지 않고 새로운 서비스 개발효과를 기대할 수 있는 유용한 전략이다.

3. 신상품 아이디어 수집

신상품 개발은 아이디어 창출로 시작된다. 기업들은 일반적으로 시장에 성공적으로 도입되는 상품수에 비하여 매우 많은 아이디어를 창출한다. 한 조사에 의하면 13개의 아이디어 중 하나의 성공적인 신상품이 나온다고 한다. 신상품 아이디어는 여러 원천에서 다양한 방법으로 나올 수 있다. 이렇게 나온 아이디어를 수집하여 분석 및 설계를 토대로 적절한 마케팅 전략을 수립해야 한다.

(1) 의료관광시장 환경을 파악하고 정의한다

의료기관이 직면하고 있는 대내외 환경의 변화와 향후 전망을 분석하고 의료기관의 사명과 목표를 비교하여 의료기관이 외적 변화에 적절하게 대응하고 있는지를 분석한다. 이를 위해 내부직원과 외부고객으로 팀을 구성한다.

(2) 새로운 서비스 개념을 개발한다

외적 환경의 변화와 내부, 외부고객의 욕구를 분석하는 과정에서 욕구에 부응하지 못하거나 새로운 욕구의 존재를 확인하게 되면 새로운 서비스 개발의 필요성이 제기된다. 이 과정에서 고객들의 욕구를 제대로 파악하려는 섬세한 노력이 필요하며, 이를 위해 내부직원과 외부고객의 지속적인 만남, 그리고 합리적인 의견수렴과정이 필요하다.

(3) 서비스 개념의 테스트와 가능성 분석

개발되어야 할 새로운 의료서비스 개념이 제시되면 이들 개념의 타당성과 실제 필요성을 재검토한다. 이를 위해 다양한 이해 당사자로 구성된 검토위원회에서 새로운 의료서비스의 개념을 구체적으로 토의하게 한다.

(4) 타당성의 검토

새로운 의료서비스의 가능성을 바탕으로 예상되는 의료공급자(의사, 간호사, 관련 직원), 서비스의 직접 적은 수요자들로 하여금 새로운 서비스 필요성과 현실성을 검토하게 한다.

(5) 의료서비스 개념의 정리 · 보완

이전 단계에서 제시된 각 욕구와 개념들을 세밀하게 재정의하고 종합된 의견을 반영하여 애초의 개념을 보완한다.

참고 의료관광상품 개발방법

의료관광상품에서 건강지향적인 테마별 상품을 개발하여 고객이 선택할 수 있도록 서비스를 개선하는 노력이 중요하다. 기존 의료관광상품들이 중증환자 치료관광, 체험의료관광, 미용 · 성형의료관광 등으로 구분되어 있었다면, 새로운 상품은 치료, 체험, 미용 · 성형 희망 고객을 서로 연계하여 보다 다양한 체험을 통해 한국의 우수한 의료기술을 알 수 있는 기회를 제공할 수 있도록 의료기관, 유치기관, 정부부처간의 상호 협력이 필요하다.

1) 중증치료 의료관광상품

최고의 의료기술과 시설, 서비스를 기반으로 암수술, 장기이식 및 심장수술, 척추수술 등 중증질환 중심의 치료관광은 중증질환 특성상 높은 치료비와 긴 체류기간, 가족동반 등이 특징이다.

① 의료기관은 치료 전 · 후 환자관리서비스, 동반 가족 및 보호자를 위한 체험서비스 등을 개발하여 치료 이외의 동반가족을 배려한 체험서비스를 개발하고 홍보해야 한다. 이는 보호자가 환자의 치료과정을 처음부터 끝까지 지켜보기 때문에 귀국 후 한국 의료의 우수성을 알리는데 홍보맨으로서 큰 역할을 할 수 있기 때문이다. 국내에서 치료받은 전업주부 환자가 귀국 후에 본국으로 가서 유치기관(에이전시)을 개업하고 본인의 친구, 친지 등에게 한국의 의료를 알리고 한국으로 환자를 의뢰한 사례도 있다.

② 중증치료 상품을 개발해도 환자 또는 가족의 비자문제로 한국으로 입국을 못해 다른 경쟁국가로 발을 돌리는 경우가 종종 발생한다. 이미 신장이식 수술에서 비자문제로 국내로 유입되지 못한 수많은 국내외 환자들이 장기를 쉽게 구할 수 있는 중국으로 발길을 돌리고 있다. 장기이식 또는 중증수술은 수술 후의 감염 및 재발 등에 대한 올바른 정보제공과 수술 후의 사후관리 서비스 시스템을 구축하여 환자를 관리할 수 있는 특화 상품을 개발해야 한다.

③ 중증환자의 경우 의료기관에서는 수술 및 시술로 치료를 끝내기보다는 환자 및 보호자와의 지속적인 정보교환 등을 통한 커뮤니케이션 채널을 구축하고 관리하는 것이 중요하다.

2) 체험 의료관광상품

기존의 의료서비스가 질병치료 중심이었다면 미래의 의료서비스는 치료 및 예방을 넘어 현재의 건강상태를 파악하고 질환의 발병률을 예측하고 생활습관, 운동치료, 교육 및 관리 등의 총체적 개념의 환자 맞춤형 건강관리상품을 개발하는 것이다.

① 기존의 건강관리를 위한 상품으로는 건강검진(양방, 한방), 체질개선 프로그램 등 예방 및 진단 프로그램과 한국문화체험, 템플스테이, 한국전통 음식체험, 온천, 쇼핑, 엔터테인먼트 등의 체험 위주의 의료관광 패키지 상품으로 개발되어 있다.

② 체험 의료관광을 좀 더 활성화하기 위해서는 계절별 다양한 축제와 관련된 관광상품을 의료기관과 연계하여 새로운 의료관광상품을 개발하거나, 의료기관에 방문한 국외 환자들과 보호자를 대상으로 한국에서 다양한 문화체험을 할 수 있도록 상호 협조할 수 있는 프로그램을 개발하여 홍보해야 한다.

3) 미용 · 성형 의료관광상품

건강한 미를 추구하고자 하는 고객의 욕구와 한류열풍에 힘입어 중국, 일본에 이어 동남아시아, 중앙아시아 지역의 환자들이 국내로 미용 · 성형을 위해 유입되고 있는 추세이다.

① 기존 상품이 미용·성형 수술과 치료에 국한되었다면 시술에서 피부 및 체형관리, 치과치료와 메이크업, 헤어 등의 토털미용관리 서비스로 포괄적인 미용상품을 개발하여 의료기관과 미용실, 피부관리, 스튜디오 등과 연계하여 고객이 미용·성형 전후의 자신의 모습을 비교할 수 있도록 하는 서비스를 제공하고 있다.
② 미용과 건강을 연계한 한국음식체험, 스파, 화장품, 건강보조식품 등의 다양한 상품과 접목하여 건강한 아름다움, 노화방지(anti-aging) 등의 고객 니즈를 반영한 의료관광상품들도 개발되고 있다.

02 상품 콘셉트 개발 및 평가

서비스가 가지고 있는 고유의 특징으로 눈에 보이지 않는 무형성과 생산, 소비가 분리되어 있지 않으므로 신상품의 콘셉트 개발과 평가의 단계는 매우 중요하다. 이 과정에서 초기 콘셉트에 최대한 부합하는 신상품(서비스)이 결과로 도출되고 평가되어야 한다. 콘셉트가 명확히 정해지면 특징 및 특성에 대해 뚜렷한 설명이 되어야 하고, 그 상품의 예상 타깃 고객과 서비스를 제공하는 직원이 누구인지에 대해서도 확인이 필요하다. 특징과 특성에 대한 설명은 신규 서비스의 필요성 및 당위성, 서비스의 내용, 시스템의 구체적인 프로세스, 혜택 등이 포함되어야 한다.

1. 신상품 콘셉트 개발

신상품의 개발에서 초기의 단계인 콘셉트 개발은 다양한 아이디어에서 상품화를 하기 전에 구체적인 서비스의 내용, 타깃, 제공형태, 서비스 제공자 등 명확한 정보를 체계화하여 명시, 최종적인 형태의 상품개발 전의 전반적인 토대가 되는 스케치라고 할 수 있다. 콘셉트의 단계에서 서비스의 고객만족도, 서비스 제공의 전체적인 방향에 대한 평가도 이루어질 수 있다.

(1) 신상품 콘셉트 개발의 중요성

근래에 들어 관광기업들이 직면하고 있는 치열한 경쟁과 다변화한 고객의 욕구와 기호, 신기술의 개발로 인한 상품수명의 주기단축은 기존상품의 진부화를 가속시킴으로써 신상품 개발의 필요성을 더욱 가중시키고 있다. 급격한 변화 속에서 고객의 욕구를 제대로 파악하고 그 욕구를 충분히 만족시킬만한 상품을 경쟁기업보다 먼저 시장에 선보이지 않으면 시장에서 도태되기 마련이다.

① 신상품 콘셉트는 신상품 개발의 초기 단계로서 상품의 최종형태를 결정하는 중요한 요소가 된다.

② 신상품의 개발은 기업에게 많은 물적 · 인적 자원, 막대한 비용 등 많은 위험을 수반하게 한다.

③ 신상품의 성공확률을 높이고 또 생산단계 전에 성공여부를 가늠해보기 위해서 필요한 것이 바로 신상품의 콘셉트이다.

④ 신상품의 실례에 관한 연구에 의하면 서비스 상품의 실패율은 약 18[%]에 육박한다. 이러한 높은 실패율의 부담을 안고서도 필수불가결한 신상품의 개발에서 명확한 콘셉트의 정립은 상품의 성공률을 높이는 중요한 요소이며 기업의 위험부담을 줄일 수 있는 최적의 방어수단이기도 하다.

(2) 신상품 콘셉트의 정의

관광상품을 제공하는 관광기업의 경우 상품의 콘셉트는 기업이 지향하는 이념이나 가치관, 사상을 담은 기업의 의사표명과 동시에 고객에 제공하고자 하는 가치의 명확한 형태가 될 수가 있다. 기업과 고객 간의 커뮤니케이션은 기업이 제공하는 상품에 의해서 이루어진다.

① 새로운 관광상품의 콘셉트는 고객관점에서의 편익을 우선시 하여 고객의 욕구를 충분히 만족시킬 수 있는 형태가 되어야 한다.

② 한 기업의 상품 콘셉트는 다른 상품과의 차별을 두어 **정체성**(identity)을 갖게 하는 요소가 되기도 하고, 표적시장에서 자사상품의 **위치설정**(positioning)을 명확히 할 수 있는 지표가 되기도 한다.

(3) 신상품 콘셉트의 요소

콘셉트는 다양한 상품개발 아이디어를 취합, 최종적인 상품개발의 청사진이 되기는 하지만 상품 그 자체라고는 할 수 없다. 일반적으로 콘셉트는 최종적인 형태의 신상품의 평가의 목적으로서 평가척도로 사용되고 있다. 상품 콘셉트의 평가는 다음의 3가지 관점에 근거하여 평가가 이루어진다.

1) 기 업

자본주의 사회에서 고객에게 만족스러운 상품을 제공함으로써 그에 따른 이윤을 창출하는 단체이기에 무엇보다도 고객중심의 관점에서 고객욕구를 최대한 충족시킬 수 있는 상품을 생산·제공하여야 한다.

① 기업의 목적 : 최종적인 기업의 목적은 이윤을 창출하는 것이지만 각각의 기업은 그 기업의 설립목적, 제공상품의 종류, 제공형태, 규모 등 제각기 다른 형태로 존재하고 있다. 그 중에서 기업의 목적은 기업 그 자체의 정체성을 확립시키는 중요한 근간이 된다. 아무리 많은 이윤을 창출하는 상품이라 할지라도 기업의 설립목적에 반하는 상품개발은 지양되어야 한다.

② 기업의 강점 : 기업이 각각의 정체성을 갖고 있듯이 기업은 경쟁사보다 특출한 강점을 지니고 있다. 이러한 강점이 경쟁사보다 부각되지 못한다면 경쟁시장에서 도태되어 결국엔 경쟁에서 밀려나게 된다. 기업의 상품개발 역시 그러한 자신만의 강점을 드러내지 못하거나 생산한 상품에 기업의 강점을 담아내지 못한다면 그 상품은 시장에서 경쟁력을 잃게 되고 만다.

③ 기업의 재원 : 기업이 상품을 생산하는데 가지고 있는 능력으로 기업의 재원 역시 상품개발에 중요한 요소가 된다. 수많은 아이디어 중에 하나의 콘셉트를 확립 이후 평가의 단계를 거쳐 생산에 돌입했을 시점에 콘셉트를 실질적인 상품으로 현실화·생산을 할 수 있는 물적, 인적 자원, 비용, 규모를 지니고 있지 못하면 그 콘셉트는 기업에 있어 무용지물에 불과하게 된다. 콘셉트 개발은 기업의 재원을 감안하여 행하지 않으면 안 된다.

2) 상 품

기업이 고객의 욕구를 충족시키기 위해 제공하는 최종적인 형태의 수단이며 상품에 대한 고객의 만족도에 의하여 기업의 이윤이 정해진다. 상품은 눈으로 보이는 일반적인 상품이지만 눈에 보이지 않는 서비스 제공도 역시 기업의 상품이라 할 수 있다. 관광상품 역시 서비스의 일종으로 기업의 이윤을 위한 수단이 될 수 있다.

① 상품의 목표 : 상품은 최종적으로 기업으로부터 고객에게 제공됨으로써 고객의 욕구를 충족, 그 상품을 제공받은 고객의 만족도에 비례하여 기업의 이윤으로 돌아오게 하는 수단이 된다. 상품은 어떠한 형태로 존재하여 어떠한 방법으로 전달되어 고객의 만족을 이끌어낼지 상품개발의 콘셉트 단계에서 결정된다.

② 상품의 독창성 : 상품은 기업정체성을 담은 형태로 독창성을 지녀야 한다. 경쟁시

장에서 독창성을 지니지 못한 상품은 고객의 주목을 끌지 못하고 더욱 치열한 경쟁시장에 뛰어들어야 하는 위험부담을 안게 된다. 경쟁사와 차별화를 둔 상품개발만으로도 경쟁에서 앞서 나갈 수 있는 중요한 요소이므로 현대 경쟁사회에서 독창성은 필수불가결한 것이라 할 수 있다.

③ 상품의 우수성 : 고객의 욕구에 맞춘 상품개발 목표, 타 경쟁상품과 차별되는 독창성을 지닌 상품이라 하더라도 절대적인 품질의 우수성을 지니지 못한다면 결국 고객의 외면을 받게 된다. 우수한 품질은 상품의 그 어떤 요소보다 우선시 되어 충족시켜야 할 필수요소 중 하나이다.

3) 표적시장

기업에게 가장 큰 이익을 주는 시장성과를 달성할 수 있는 최적의 시장이다. 즉 표적시장 자체가 회사가 보유한 상품을 가장 잘 팔 수 있는 시장이 된다. 기업의 판매율과 성과를 위해 제품에 대한 정확한 표적시장을 설정해야만 기업의 최대이익이 발생하게 된다.

① 표적시장의 크기 : 시장의 규모는 기업의 이익에 비례한다. 시장의 규모는 기업의 생산상품에 대한 예상소비자수라고 할 수 있다. 즉, 상품에 대한 구매욕구를 가진 고객의 수가 많으면 많을수록 기업에 커다란 이익이 기대될 수 있다. 아무리 좋은 콘셉트에 좋은 상품이라 할지라도 구매욕구를 일으키지 못하는 상품은 과감히 버려져야 한다.

② 표적시장의 성장가능성 : 성장가능성은 적절한 시기라고도 할 수 있다. 시장의 흐름을 분석, 파악을 하여 고객들의 소비 패턴이나 구매력, 욕구가 최적의 시기에 맞춰 상품을 시장에 내놓으면 최대의 이익이 기대될 수 있다. 또, 상품의 콘셉트나 목표, 성향이 이미 사장되고 있는 시장이 타깃 이라면 앞으로의 기대수익이 감소될 수밖에 없다. 그러하기에 상품개발의 초기단계에서 시장의 흐름을 파악하여 예상수익이 증가할 수 있는 시장을 타깃으로 정해야 한다.

③ 표적시장의 경쟁정도 : 독과점은 시장의 윤리, 법적제도, 기업의 이미지 등의 요인으로 인해 지양되어지고 있지만 기업의 이익만을 고려하였을 때 최고의 판매형태라고 할 수 있다. 경쟁상대가 많아지면 많아질수록 예상수익은 감소하게 된다. 즉, 경쟁자수에 따라 기대수익은 반비례한다. 신상품을 개발하고자 할 때 기존의 표적시장의 경쟁정도를 감안하지 않으면 기대수익이 예상불가하게 된다. 최대의 이익을 내기 위한 신상품 개발에서 수익을 예상하지 못하는 콘셉트는 무용지물이다.

2. 신상품 콘셉트 평가

신상품 콘셉트의 평가는 상품의 생산, 판매 이전에 성공가능성 여부를 가늠해 볼 수 있는 기준이 될 수 있다. 만약 상품잠재력이 부족하여 고객의 욕구를 충족시키지 못하여 시장의 기대에 부응하지 못하거나, 기업의 이미지와 강점에 부적합한 경우 그 상품 콘셉트는 과감히 버려져야 한다. 이러한 평가과정이 중요한 이유는 기업의 자원은 유한히 한정되어 있기 때문에 신상품 콘셉트에 따라 가장 성공적인 상품개발이 되는가 아니면 무참히 실패하여 그저 기업의 자원낭비에 그치는가가 결정되기 때문이다.

따라서 기업은 매우 엄격한 콘셉트 평가단계를 거쳐야 한다. 또한 이러한 과정을 통해서 전망있는 콘셉트를 엄격하게 선별하여 상품으로 개발하고, 불투명한 콘셉트에 재원을 낭비하는 것을 사전에 방지해야 한다.

3. 신상품 테스트 및 사후평가

급속히 변화하는 현대사회에서는 기술발전 및 고객의 욕구 또한 다양하고 빠르게 변화하고 있다. 따라서 기업은 수많은 신상품을 개발, 판매하고 있다. 하지만 시장에 내 놓은 신상품이 실질고객의 욕구충족과 가치평가를 받아야만 성공적인 상품이 되는 것이다. 이러한 점을 감안하여 기업은 수많은 신상품을 개발하여 시장에 공급하기 전 혹은 후에 고객의 필요와 욕구충족을 위한 시장조사와 모니터링을 통해 제품평가를 받고 이를 바탕으로 하여 상품을 개발, 보완하여 고객의 욕구를 충족시키는 상품을 만들어 내고 있다. 이러한 과정을 통하여 기업은 고객(소비자)들의 선호를 받게 되고 경쟁사의 상품들보다 더 가치가 있는 평가를 받음으로써 경쟁시장에서 우위를 점할 수 있다.

03 수요예측

산업 전체의 수요가 질적 · 양적으로 어떤 경향을 나타내고 어떤 상태에 있는가를 과거 및 현재의 자료를 기초로 하여 예측한다. 기업의 성과 및 성장을 규정하는 주요인은 개개기업이 제공하는 제품 및 서비스와 시장수요이다. 따라서 제품이나 서비스의 개량 · 개발과 함께 시장수요의 변동을 정확하게 파악하는 일은 중요하다.

수요예측은 단지 일정기간에 있어서의 기업의 전제품 또는 한 제품의 매상전망, 즉 개별기업의 범위 내에서의 예측에 국한하지 않고, 널리 다른 산업과의 관련, 경제 전체의 추세로까지 그 범위를 확대하는 것이 바람직하다. 수요예측은 현재로부터 장래에 걸친 기업활동을 위한 의사결정의 기초의 하나를 구성하기 때문이다.

일반적으로 예측의 기술적 문제 때문에 외부 환경요인 및 수단적 요인의 현상(現狀)을 주어진 것으로 하여 예측하는 경우가 많다. 따라서 이들 요인에 어떤 변동이 나타나면 예측값을 재검토하지 않으면 안되며, 또 기업활동의 의사결정결과를 분석 · 평가하는 경우에도 수요예측 단계까지 피드백되지 않으면 안된다.

1. 판매예측

입안된 마케팅 계획 또는 활동과 경영적에 입각하여 장래의 일정기간에 대한 매출액을 금액 및 물리적으로 예측하는 것으로서 특정상품 또는 모든 상품에 대하여 행해진다. 이것은 판매계획 · 광고계획 · 자재구매계획 · 투자계획 등 기업의 모든 계획과 입안 작업의 기초가 된다.

(1) 수요특성별 판매 마케팅 전략

새로 개발된 의료관광상품을 시장현황에 따라 수요를 예측하고 수요특성에 맞도록 마케팅 전략을 수립해야 한다. 〈표 2-4〉는 수요에 관한 특성 및 마케팅 전략에 관해 나타낸 것이다.

〈표 2-4〉 수요특성별 마케팅 전략

수요특성	내 용	마케팅 관리방법	마케팅 전략
무수요	건강한 사람의 의료서비스 수요	의료관광서비스를 개인의 기본적인 욕구와 연계 ㉾ 건강검진 프로그램	자극적 마케팅
부정적 수요	예방주사, 치과진료, 정신과치료 등	• 부정적 요소와 원인을 파악하여 서비스 재설계 • 고객이 가지고 있는 선입견과 개념의 변화촉진	전환적 마케팅 ㉾ 심리치과, 건강검진+백신 등
잠재적 수요	암, 심장질환, 통증 치료	• 잠재적인 의료관광시장 규모측정, 새로운 의료관광상품과 서비스 개발 • 고객에게 인식시키기 위한 다양한 정보제공	개발적 마케팅 ㉾ 암정밀검진, 심장정밀 건강검진 후 치료안내, 유전체검진 등
감퇴적 수요	의원급의 병원	• 새로운 표적시장과 타깃 선정 • 서비스 개발 및 특성 변경 • 커뮤니케이션 방법 • 경쟁 의료기관 대비 장단점 등 분석	리마케팅 ㉾ 전문분야 개발, 타깃 국가선정 및 집중화 전략
불규칙 수요	산부인과, 소아과	특정(㉾ 여성)고객을 타깃으로 한 촉진 프로그램 개발	동시적 마케팅 ㉾ 산부인과+조리원
충분한 수요	현재 수요수준에 만족	의료관광서비스 질과 고객만족도 분석 및 개선	유지 마케팅 ㉾ JCI 인증 등

① 의료관광수요와 관련하여 마케팅 계획에는 2가지 접근법이 있을 수 있다.

㉠ 계획이 먼저 수립되고 그 다음 계획을 달성하기 위한 노력이 투입되는 경우이다.

㉡ 시장수요를 측정한 다음 그에 따라 의료관광마케팅의 관리요소를 조정하는 경우이다.

② 의료기관이 독점적 위치를 누리고 있을 경우를 제외하고는 어느 한곳의 의료기관 만의 노력으로 의료관광시장 수요 전체를 크게 좌우하기란 힘들 것이다. 대부분의 병원이나 기타 의료기관들은 의료관광마케팅 계획을 수립하기에 앞서 그 계획기간내의 예상되는 판매량을 먼저 측정한 다음 그에 따라 계획을 수립하는 순서를 밟게 된다.

③ 의료관광의 수요는 마케팅 계획에 토대를 이루고 있는데 수요측정은 곧 시장수용의 양적 평가과정이다. 그러나 의료관광의 수요측정에도 여러 가지가 있을 수 있는데 종류는 많이 있지만 대략 6개의 제품수준과 5개의 공간수준, 3개의 시간수준에 따른 수요측정의 종류가 있다. 의료관광마케팅을 실시함에 있어서 시장의 세분화와 표적시장의 선점 등 각종 제반사항 등을 수렴한 계획을 해야 한다(그림 2-4)

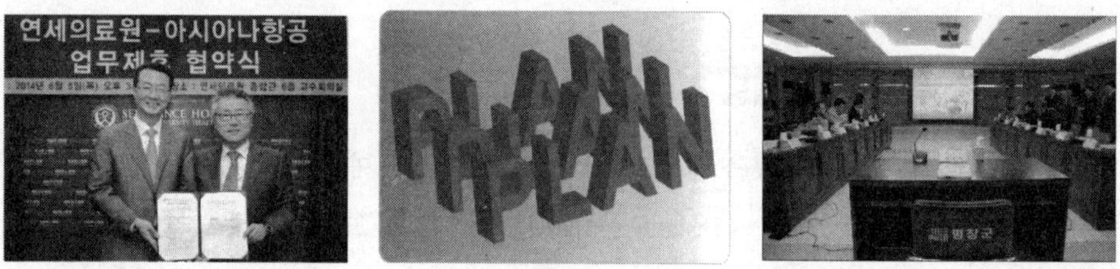

(a) 의료관광 수요확대를 위한 항공사와 협약 (b) 계획의 수립 (c) 평창의 한방 의료병원 계획

[그림 2-4] 수요측정을 통한 사업계획수립

(2) 시장수요

의료관광마케팅 계획을 평가함에 있어서 1차적인 단계는 의료관광시장의 총수요를 측정하는 것이다. 어느 의료관광상품의 시장수요는 “일정한 마케팅 환경과 마케팅 프로그램 하에서 일정한 지역의 의료소비자들에 의해 일정한 기간 동안 구매될 총량”을 의미한다. 이를 위해서는 의료관광수요의 장소적 · 시간적 차원은 물론 의료기관이 당면할 마케팅 환경과 그 기관이 적용할 각종의 마케팅 믹스에 관해서도 먼저 정의가 내려져야만 한다.

① 의료관광시장의 수요는 시장의 인구통계적 · 경제적 · 기술적 · 정치적 · 문화적 환경에 의해서도 영향을 받을 뿐만 아니라 의료기관의 마케팅 지출수준, 마케팅 믹스, 마케팅 노력의 효율성 등에 의해서도 탄력성을 보인다.

② 의료관광시장의 수요는 어떤 단일의 숫자개념이 아니라 하나의 함수로 이해되어야 한다. 즉, 마케팅 노력의 여하에 따라 의료관광시장의 수요는 탄력적으로 변하는

형상을 보인다. 이는 의료관광의 수요가 마케팅 노력이 증대됨에 따라 초기에는 증대하다가 차차 감소하는 판매반응을 나타내고 있기 때문이다.

③ 마케팅 노력이 증가함에 따라 그 효과는 체증하다가 체감하여 그 이상의 마케팅 노력은 큰 효과가 없으며, 그것은 점차 시장의 잠재력 한계치에 접근하기 때문이다. 그러므로 의료관광마케터는 의료관광의 시장규모를 확대하는 것보다는 시장점유율을 높이는데 자원을 투입하고 전략을 수립하는 것이 유리할 것이다.

(3) 의료관광시장의 잠재력

어느 시장이든 수요가 무한대일 수는 없다. 따라서 의료관광시장의 잠재력 혹은 잠재적 수요는 주어진 환경속에서 마케팅 노력을 무한히 증가시킬 때 달성될 수 있는 시장예측치의 상한선이다.

① 의료관광의 시장이 호황일 때와 불황일 때, 즉 '주어진 환경'이 다를 때는 시장잠재력이 다르고 역시 마케팅 노력이 동일하다 해도 다르게 나타날 것이다.

② 의료관광마케터는 각 의료관광시장의 잠재력과 수요잠재력을 분석하여 효율성 있는 전략을 수립해야 한다.

2. 재무매력도 평가

의료관광시장에서 개발된 상품이 성공할 수 있는 요인은 경쟁력 있는 가격과 의료서비스의 질이다. 그러나 끊임없이 새로운 의료기술과 의료관광서비스가 개발되기 때문에 새로운 의료관광상품이라 해도 시간이 지남에 따라 그 수명에 따른 가치가 달라질 수밖에 없다. 〈표 2-5〉는 의료관광의 시장주기에 따라 상품의 수요 및 재무매력도를 나타낸 것으로 의료관광마케터는 시기에 맞춘 마케팅 전략대응을 수립해야 한다.

〈표 2-5〉 시장주기에 따른 상품의 수요와 재무매력도 평가

구 분	도입(초)기	성장기	성숙기	쇠퇴기
마케팅 전략 및 목표	의료관광상품의 브랜드 인지도 증가	의료관광시장 점유율 확대	• 이익을 극대화 • 시장점유율 방어	• 비용절감 • 투자회수 • 독점적 지위
유치실적	적다	급속성장	많다	감소
고객당 평균비용	높다	평균	낮다	낮다
순이익	적자	증가 추세	흑자	감소 추세
고객층	• 혁신층 • 특정계층	• 조기 수용층 • 중간 다수층	• 중간 다수층 • 후기 수용층	후기 수용층
경쟁 정도	낮다	점차 증대	치열한 경쟁	점차 감소

3. 기존상품의 잠식가능성 분석

의료관광산업 마케팅 관리자는 의료관광수요를 분석하고 관리를 통해 유치 가능한 환자추이, 시기, 특성 등을 고려하여 의료기관의 목표달성에 도움이 되도록 기존 의료관광상품의 잠식 가능성을 현황과 비교하여 분석하고 전략을 수립해야 한다.

기존 의료관광상품의 매출현황 및 추이와 고객의 수요에 따라 잠식될 가능성을 감안하여 지속적으로 고객의 수요를 창출할 수 있도록 마케팅 관리방법 및 전략을 수립해야 한다.

① 의료관광산업은 국내 의료기관이 아닌 국가 대 국가의 경쟁산업이다. Reddy*(2004년)는 주요 의료관광 경쟁국가인 태국, 요르단, 인도, 말레이시아, 남아프리카, 쿠바 등의 강점과 실적을 국제의료관광 연구에서 발표하였다. 〈표 2-6〉은 세계 주요나라의 의료관광현황 및 강점에 대해 나타낸 것이다. 이러한 사례들을 종합하여 우리나라의 실정에 맞는 의료관광상품을 개발하고 마케팅 전략을 수립해야 한다.

〈표 2-6〉 국가별 의료관광현황 및 강점

국 가	2012년 외국 의료관광수(명)	의료관광객의 대표적인 국적	의료관광수익	강 점
태국	600,000	미국, 영국	4억 7천만 달러	미용 · 성형, 치과, 장기이식, 관절수술
요르단	126,000	중동	6억 달러	장기이식, 불임수술, 심장질환
인도	100,000	중동, 방글라데시, 영국, 개발도상국	N/A	심장질환, 관절수술, 라식
말레이시아	85,000	미국, 일본, 개발도상국	4천만 달러	성형수술
남아프리카	50,000	미국, 영국	N/A	성형수술, 치과수술, 라식
쿠바	N/A	라틴아메리카, 미국	2만5천~5천만 달러	성형수술

② 보건복지부는 대체적으로 의료기반시설이 부족하고 중증환자를 해외로 송출하는 중동지역의 환자를 국내로 유치하기 위해 중동지역 주요 대상 국가와 국내 의료기관과의 협력체계 구축을 지속적으로 추진하고 있다. 대표적인 의료관광국가인 싱가포르와 태국의 경우 인근 말레이시아, 베트남 등에서 의료관광 목적지로 선택한다.

㉠ 의료관광객이 접근성이 편이한 인근국가를 방문하거나, 새로운 문화체험(성형수술+사파리), 휴양(휴양+의료+관광) 등의 이유로 의료관광지를 선택하는 성향을 보이기 때문이다.

* 스리나스 레디 : 인도 건강증진재단 대표

㉡ 한국의 지리적 여건상 타깃 국가로서 적합한 지역은 일본, 중국, 극동러시아, 몽골 지역이며 이미 극동러시아와 몽골, 중국과 일본으로부터 많은 의료관광객이 방문하고 있다.

㉢ 국적별로 의료관광을 선택하는 상품에 다소 차이가 있으며, 성형시장이 주류인 중국은 중증수술 또는 건강검진 분야로, 피부관리에 관심이 높은 일본은 한방치료 분야로의 상품개발과 마케팅 전략이 필요하다. 그러므로 이미 의료관광시장에서 브랜드 인지도를 가지고 있는 주요 국가의 핵심 역량과 정책방향을 감안하여 현재 국내로 유입되는 의료관광객이 경쟁국가로의 유입될 가능성을 파악하고 경쟁력 있는 새로운 개념의 상품을 개발해야 한다.

제3장

가격 및 유통관리

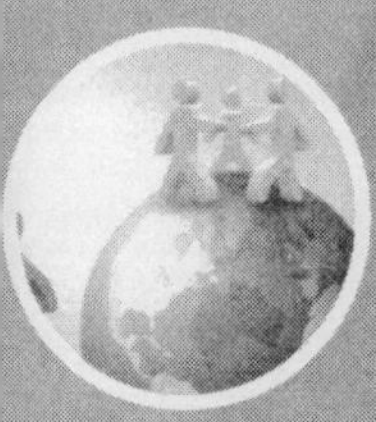
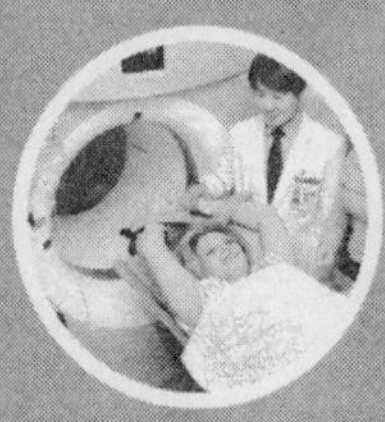
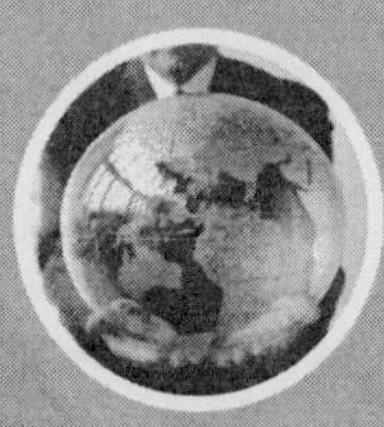

01 가격결정

가격결정은 대개 신제품의 경우에 발생하지만 기존 제품도 외부 환경변화와 기업의 내부 환경변화에 따라 가격이 변경되는 경우도 있다. 가격은 기업입장에서 기업이윤과 직결되는 도구이자 마케팅 전반에 관한 사항과 연관되어 있으므로 가격의 의미와 역할, 가격결정에 영향을 미치는 요인, 가격결정방법과 가격전략을 살펴본다.

마케팅 믹스의 4요소(제품, 가격, 유통, 촉진) 가운데 유일하게 이익을 가져다주는 요소가 가격이고 나머지 요소는 모두 비용을 발생시키는 요소이다. 의료기관이 상품을 통해 이익을 충분히 내려면 가격과 다른 마케팅 믹스 요소 사이의 유기적인 협조가 이루어져야 한다. 가격의 의미와 역할은 다음과 같다.

1. 신제품 가격전략

가격은 상품의 가치를 측정할 수 있을 뿐만 아니라 소비자에 대한 만족도의 평가도구이기도 하다. 소비자는 제품의 질과 가격이 비례한다는 일반적인 상식을 가지고 제품을 구매하기 때문에, 그 가격에 걸 맞는 제품의 구성요소가 결합되지 않는다면 이는 곧 불만의 요소가 될 뿐만 아니라 다음에 제품 선택에 있어서 부정적인 영향을 끼칠 수 있다.

적절한 가격결정을 위해서 기업의 내적 요소인 원가, 마케팅 방향, 조직의 내부적 특성과 외적 요소인 시장의 규모와 특성, 경쟁업체, 외부적 제약요소 등을 면밀히 분석하여 가격결정을 해야 한다.

의료관광마케터는 국가의 경제상황 및 환자의 소득수준을 감안하여 적절한 의료수가 정책을 개발해야 한다(그림 3-1).

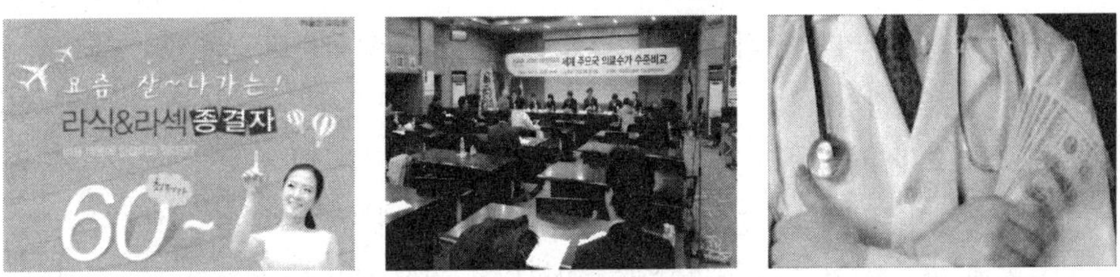

(a) 가격할인 (b) 의료수가의 정책토론 (c) 과도한 의료비로 인한 갈등

[그림 3-1] 적절한 의료수가

의료서비스에서는 제공한 제품 또는 서비스 대가로서 소비자가 공급자에게 지불하는 금전적 가치를 가격(수가)이라고 한다. 가격이 직접 소비자에 의해 지불된다면 가격은

서비스 이용의 장애가 되지만, 가격이 직접 지불되지 않는다면 소비자는 수가에 무관심하게 되고 가격이 서비스 이용결정에 중요한 변수가 되지는 않을 것이다. 특히 의료보험의 도입으로 인해 수요량은 더욱 둔감하게 되었다.

의료수가 중 의료보험수가는 정부가 고시를 하므로 의료기관에서 직접 의료보험수가를 결정하지 않으며 의료기관에서는 일반수가만을 결정하게 된다. 따라서 의료기관은 일반수가를 결정하는 데 있어 그 목적을 명확히 해야 한다. 일반적으로 가격을 결정하는 목적으로는 이익극대화, 원가보전, 이용극대화 등이 있다. [그림 3-2]는 활발하게 진행되고 있는 병원 간의 전자의무기록 협약식의 예를 나타낸 것이다. 의무기록에 대한 일반적인 정의는 환자의 질병에 관여되는 모든 사항과 병원이 환자에게 제공한 검사, 치료사실 및 결과를 입증할 수 있는 완전하고 정확한 내용이 기록되어야 하며 외래환자, 입원환자, 응급환자 등 모든 환자의 기록이 다 작성되어야 하는 기록이다.

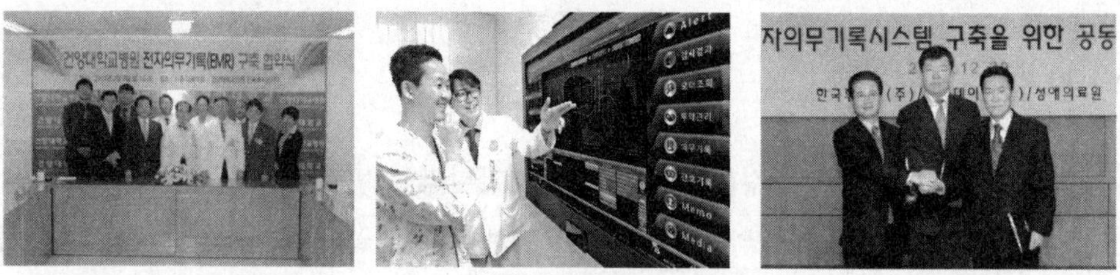

(a) 건양대 병원의 EMR 협약식 (b) 최첨단 의무기록 시스템 (c) 성애의료원 전자의무기록 협약식

[그림 3-2] 전자의무기록은 병원 간의 환자 정보

(1) 이익극대화

일반적으로 가격을 결정할 때 단기적인 이익의 극대화를 목적으로 하는 경우가 많다. 이익극대화를 추구하는 경우에는 장기적인 목표나 성과보다는 단기적인 재무성과에 초점을 두게 된다.

① 의료기관은 비영리조직으로서 이익의 극대화를 추구하기는 쉽지 않은 일이나 최근 들어 의료기관의 성장과 발전에 필요한 재원을 확보하는데 노력을 기울이고 있다. 의료기관의 경영여건이 악화되면서 의료기관도 영리기관과 비슷한 경영행태를 갖게 되었으며 경영성과 특히 이익에 관심을 두기 시작했다.

② 의료기관이 추구하는 경영목표를 이익의 극대화에 두기보다는 의료기관의 발전과 투자에 필요한 자본과 경영여건이 악화되는 것에 대비한 여유자금의 확보라고 이해하는 편이 맞다.

③ 의료관광마케터는 신상품의 가격전략을 수립할 때 공격적인 의료수가정책으로 병원의 이익극대화보다는 투명한 경영여건을 위해서 여유자금의 확보를 우선적으로

생각해 설정하는 것이 바람직하다.

(2) 원가보전

원가는 가격을 결정할 때 가격의 하한선을 정하는 요소이다. 일반적으로 원가에 적정 수준의 이익이 보장되도록 가격을 결정하므로 원가는 가격전략에 있어 중요한 구성요소가 된다.

① 우리나라는 행위별 수가제를 채택하고 있으므로 각각의 의료서비스 행위 및 약품재료에 대한 원가가 매우 중요한 의미를 갖는다.

② 의료서비스에 대한 수가가 원가를 보전하기 위해서는 각 진료행위에 대한 원가분석이 필수적이며 원가가 정확히 계산되어야만 적정한 수가의 결정이 가능하다. 그러나 의료기관에서 진료행위별 원가를 정확히 계산하는 것이 어려우며, 같은 진료행위에 대해서도 의료기관에 따라 원가가 다르므로, 원가보전에 충실한 진료수가를 책정하기는 어렵다. 현행 의료보험수가도 의료보험 실시 초기의 관행수가를 기준으로 행위별 진료수가를 책정하여 매년 일정률을 인상, 조정하여 왔으며 원가보전과는 거리가 있었다.

③ 의료관광마케터는 의료수가와 원가와의 차이를 파악하고 원가분석체계를 구축해서 신상품의 가격전략에 있어서 적정한 가격을 모색해야 할 것이다.

참고 전자의무기록

전자의무기록(EMR)은 종이의무기록에서 전산화된 형태의 정보로 변환시킨 의무기록이다. 미국 의무기록협회(Medical Record Insitute : MRI)에 의하면 전자의무기록은 환자에 대해 완전하고 정확한 자료를 제공하고 의료인에게 필요하나, 정보를 주어 임상결정을 도와주기 위한 전자적 형태의 환자기록이라고 정의하고 있다.

1) 컴퓨터를 기반으로 하여 임상정보를 전자적으로 보관하는 건강관리 시스템이다. 전자의무기록은 완전하고 정확한 자료와 여러 가지 의학지식에 기초한 기억보조와 의사결정 보조도구 등을 이용한 전문가 시스템을 통해 사용자를 지원하는 체계위에 세워진 전자형식의 의무기록이라고 하였고, 개인에 대해서 혹은 개인을 위해 장기적으로 전자건강정보를 수집하는 과정, 허가된 사용자에 의해 어떤 개인수준이나 인구수준의 직접적인 접근, 환자관리의 효율성, 안전성 향상을 증대시키는 의사결정 시스템과 지식공급의 근원이며 효율적인 보조수단이다.

2) 미국의무기록협회는 전자의무기록의 발전단계를 5단계로 나누어 정의하였다.

① 1단계 : 의무기록의 자동화(Automated Medical Record)
현재 병원이나 개인 외래에서도 부분적으로 행하여지는 것으로 의료보험청구를 위해 전산화 작업을 한다든지 환자의 관리를 위해 등록 등의 절차에 컴퓨터를 이용한다든지 하는 것이 1단계 의무기록의 자동화에 해당한다.

② 2단계 : 의무기록의 전자보관(Computerized Medical Record System)
종이를 이용한 의무기록에서 가장 먼저 발생한 문제인 의무기록 보관장소의 부족을 해결하기 위해 채택하기 시작한 것이 2단계인 의무기록의 전자보관이다.
㉠ 이 단계에서의 의무기록의 전산화는 단순히 의무기록을 사진으로 찍어서 컴퓨터에 보관하는 것 이상의 의미를 갖지 못한다.
㉡ 진료정보를 텍스트 형태로 입력할 수 있는 것은 텍스트로 입력하고, 이의 실현이 용이하지 않은 것은 스캐닝을 통하여 입력한 다음 이들을 체계적으로 연결해 활용하는 시스템이다.

③ 3단계 : 전자의무기록(Electronic Medical Record)
우리나라에서의 전자차트라는 개념은 아직 이 범주에 들지는 못한다.
㉠ EMR은 병원에서 사용되는 종이문서를 없애고, 모든 데이터를 전산매체에 저장하는 방식이다.
㉡ 의무기록 전산화가 추구하는 방향은 CPR이나 이의 실현은 상당히 많은 시간을 요하므로 먼저 병원 내의 의무기록전산화를 중심으로 개발하여 사용하는 것이다.
㉢ CPR은 전국 어디에서나 모든 병원의 환자에 대한 진료정보를 사용하는 것에 주안점을 두는 것인데 비해, EMR은 병원 내의 의무기록전산화에 주안점을 둔 CPR보다 협의의 개념이라고 할 수 있다.

④ 4단계 : 전자의무기록 시스템(Computer-based Patient Record System)
CPR은 환자의 진료정보를 필요시에 어느 병원이나 보건기관에서 즉시 사용할 수 있도록 전국적인 의무기록정보 시스템을 구축하는 것이다.
㉠ 사용자들에게 환자에 대한 완전하고 정확한 의무기록의 사용을 가능하게 하고 더 나아가 환자의 진료에 대한 결정을 도울 수 있는 의학지식과 연계하여 전산화된 의무기록이다.
㉡ 전자의무기록의 개념에 진료에 대한 의사결정을 지원할 수 있는 기능이 있어야 한다.
㉢ 4단계부터는 의무기록을 원격의료나 연구에 적극활용이 가능해진다.

(3) 이용극대화

대부분 기업이나 의료기관과 같은 조직의 목표는 이윤추구에 있으며 이를 위해 이윤의 극대화를 목적으로 가격을 결정하는 경우가 많다. 물론 의료기관은 비영리적인 목적의 성격을 가지고 있긴 하지만 최근 들어 경영악화로 들어서는 병원들이 많아지는 추세로 인해 이윤에 대한 관심을 두기 시작했다. 장기적인 계획하에 이용극대화는 시장점유율의 향상을 목적으로 하며, 높은 시장점유율은 단기적으로는 수익성이 저하되지만 장기적으로는 높은 수익성을 기대할 수 있다.

① **시장점유율을 높이기 위해서는 의료수가를 인하하고 홍보활동을 강화**하며, 고객들을 위한 다양한 서비스를 제공한다. 이로 인해 단기적으로는 수익성이 악화되지만 시장점유율이 확대되면 원가절감, 효율성 증대, 소비자의 인식 제고 등을 통하여 높은 수익성을 기대할 수 있게 된다.

② 의료기관에서는 시장점유율 확대를 위한 목적이외에 의료기관 본연의 사명인 지역

사회 건강증진을 위해서도 이용극대화에 관심을 가지게 된다. 하지만 의료수가 인하의 부정적인 영향도 고려해야 한다.

③ 일반적으로 서비스의 경우 가격과 질을 동일시하는 경향이 있어 의료수가의 저가정책은 의료서비스의 질이 낮다고 고객들이 인식할 수 있기 때문이다.

④ 의료관광마케터는 저가의 의료수가정책을 수립하되 의료서비스의 질에 부정적인 영향을 미치지 않는 범위 내에서 가격전략을 선택해야 할 것이다. 이처럼 시장점유율을 확대하기 위한 방안의 하나로 수가인하는 가장 효율적인 방법이다(표 3-1).

〈표 3-1〉 의료수가의 종류별 할인 적용범위

수가인하 종류	적용범위
금액	비용감면에 해당되는 금액할인은 의료기관에서 고객의 요청 또는 마케팅 전략으로 주요 고객(예 오피니언 리더들)에게 총 진료비에서 적정수가의 할인을 적용
수량	미용시술의 경우 10회 이용 시 1회 무료 등 방문횟수에 따라 할인을 적용
거래량	유치기관에게 유치활동을 할 수 있도록 소매형태를 적용해서 환자유치를 목적으로 할인율을 적용하는 것으로 보통 유치수수료 [%] 범위 내에서 거래실적에 따라 할인을 적용
계절	특정시기에 할인적용을 하는 것으로 건강검진의 경우 비수기에 프로모션 차원에서 구매독려와 자극을 위해 특정 기간 동안 혹은 특정 고객을 대상으로 할인을 적용

(4) 이미지 강화

수가는 의료기관의 이미지나 지역사회와의 관계를 고려하여 결정할 수도 있다.

① 의료서비스의 가격이 의료기관의 이미지나 지역사회와의 관계에 영향을 미칠 수 있다고 판단되는 경우 의료수가를 원가나 이윤에 관계없이 정책적으로 결정하는 것이다.

비영리적인 특성을 가지는 의료서비스 산업에서 국가에서 보장해주는 건강보험과 의료수가는 상당히 밀접한 관계를 맺고 있다.

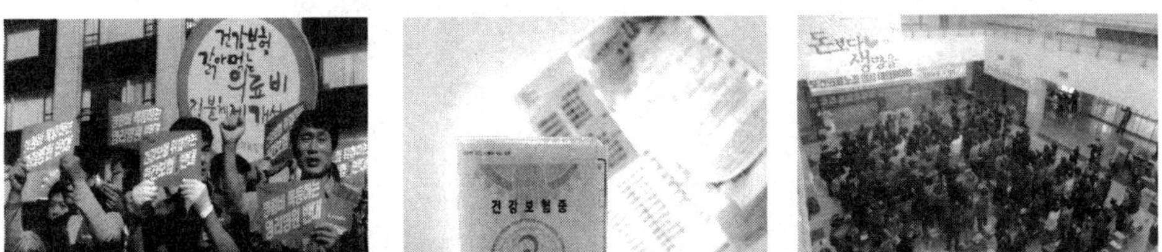

(a) 건강보험과 의료수가가 국민에 미치는 영향력 (b) 건강보험과 의료수가 (c) 의료수가의 개선요구 집회

[그림 3-3] 건강보험은 의료수가에 결정적인 영향

② 모든 병원의 의료수가체계는 건강보험과 밀접한 관련이 있으며 오늘날 점점 건강보험을 피해가는 의료수가정책을 펼치고 있어 국민들의 비용적인 측면이 부담이 되고 있다.

③ 일반수가 중 환자들이 쉽게 인식하는 수가를 선택하여 이를 낮게, 또는 높게 책정함으로써 의료기관의 이미지를 형성할 수 있다(예 병실요금, 식대 등 고객들이 쉽게 인지할 수 있는 항목의 수가를 경쟁 의료기관이나 주변의 의료기관보다 낮게 책정할 수 있으며, 반대로 의료수가를 높게 책정해서 차별화된 고급 서비스를 하는 의료기관으로 이미지를 형성할 수 있는 것이다).

④ 의료관광마케터는 의료소비자들이 쉽게 인식하는 의료항목과 상품들을 분석해서 저가정책과 고가정책의 가격수립전략을 강구해야 한다.

참고 - 의료수가의 결정방법

1) 원가 중심의 가격결정

원가에 목표이익을 가산하여 가격을 결정하는 방법이다.

① 환자는 원가가 비슷하면 가격 또한 비슷하게 된다. 하지만 의료기관의 경우 원가가 비슷하여도 가격은 비슷하지가 못하다.

② 의료서비스는 원가를 중심으로 가격을 결정하는 방법이 곤란하다.

③ 의료비의 결정이 원가를 중심으로 이루어질 수 없는 데에는 다음의 3가지 이유가 있다.

㉠ 의료서비스는 단위당 원가의 구성내용이 명확하지 않고 인적접촉에 의하여 가격이 결정되는 경향이 많기 때문이다.

㉡ 의료서비스는 유형의 상품과는 달리 효용(만족)을 구매하는 것이어서 이는 가치와 마찬가지로 고객에 의하여 그리고 경쟁의 정도에 의하여 결정되기 때문이다.

㉢ 의료서비스는 저장이 불가능하기 때문에 가격변화가 심하다.

2) 수요 중심의 가격결정

소비자에게 특정상품의 가치를 물어서 이를 기준으로 가격을 결정하는 방법이다. 만일 고객이 높은 수준의 의료서비스를 받기를 원한다면 그들은 그 가격의 간호를 선택할 것이다.

① 의료비를 높게만 책정할 수는 없다. 높은 수준의 의료비는 병원의 시장을 제한할 것이고, 낮은 수준의 의료비는 저급의 질을 유도할 가능성이 있기 때문이다. 또한 의료비를 너무 많이 할인하여 준다는 인식을 심어주어서도 안된다.

② 수요가 증가하면 가격은 반드시 내려야 하는 것을 의미하지는 않는다.

㉠ 가격과 서비스 질을 동등시하기 때문이다. 수요 중심의 가격결정은 가치를 중심으로 결정하는 만큼 이에 따른 가격차별화를 실시할 수 있다.

㉡ 특정의 서비스에 대하여 2가지 이상의 가격으로 판매하는 가격차별화를 실시할 수 있다.

㉢ 소비자에게 높은 가치가 있다고 판단되는 서비스에는 높은 가격을 설정함으로써 다른 서비스에서의 손실을 보충할 수 있다.

3) 경쟁 중심의 가격결정

의료관광시장에서 목적지로 인도를 선호하는 것은 선진국 수준의 의료서비스를 저렴한 비용으로 받을 수 있기 때문이다. 이러한 이유에서 미국의 주요 보험사들은 인도의 병원들과 계약을 체결하고 인도로 환자를 송출하고 있다.

① 인도는 의료관광 유치전략으로 선진의료기술에 대한 신뢰도 확보를 위해 노력하고 있는데, 아시아 전체 병원에서 획득한 32개 국제의료기관평가위원회(Joint Commission International : JCI) 인증기관 중 8개 기관이 인도병원이다.

㉠ 인도의 심장혈관우회수술(cardiac bypass) 성공률은 미국(97.5[%])보다 98.7[%]로 높았다고 보고되었다.

㉡ 미국 내 의과대학에 인도계열 학생이 10[%]이며, 이 중 5[%]가 미국 내 병원에서 근무하고 있고, 인도 정부가 미국에서 수련받은 실력있는 인도계 의사들이 인도에서 일할 수 있도록 하는 의료산업 육성정책을 추진하고 있기 때문이다.

② 경쟁업체의 요금을 근거로 가격을 정하는 것이며 경쟁업체와 동일하게 보다 높은 가격으로, 보다 낮은 가격으로 설정한다. 경쟁 중심의 가격결정은 가격과 원가 또는 수요 간의 고정된 관계를 유지하려고 하지 않는다.

(5) 공중관계 증진

어떤 의료기관은 공중관계 증진에 목적을 두고 가격결정을 하기도 한다. 병실가동률은 의료비보다는 공중의 영향을 더 많이 받기 때문이다. 공중의 관점에서 운영하는 의료기관들은 그들의 가격을 공중이 어떻게 보는가를 생각해야 한다. 만일, 병실가동률이 홍보가치 때문에 낮은 수준이라면 그 조직은 그러한 홍보의 영향을 받지 않는 다른 서비스의 비용을 인상함으로써 보상할 수도 있다(예 병원 인근의 가난한 주민들의 무료진료 확대를 위하여 응급실과 외래환자의 진료비를 인상하는 것을 들 수 있다. 높은 의료비가 높은 수입을 가져올 것이라는 기대와는 상관없이 가격변화는 공중관계의 목적에 따라 이루어질 필요가 있다).

참고 가격결정의 요인

의료서비스 가격결정에 영향을 주는 요인은 서비스 욕구를 발생시킨 문제인식의 파악과 해결방법을 제시하는 서비스 제공자의 처방으로 구성된다.

1) 서비스의 제공자들은 자신의 업무활동의 많은 부분을 조정함으로써 전문서비스의 가격에 영향을 미칠 수 있다.

예 의사들이 환자를 조기에 퇴원시키거나 불필요한 각종 검사를 받지 않게 한다면 환자들은 그만큼 의료비의 지불가격이 낮아질 것이다. 하지만 서비스 제공자들은 서비스 기업의 수입증대를 위해 불필요한 수요를 창출함으로써 서비스 기업과 고객들은 낭비를 초래할 수 있다. 의료서비스의 가격은 진단과 처방에 의해 결정된다. 진단은 제도화된 서비스의 부분으로 원가, 경쟁, 수요 등에 의해 서비스의 기본가격이 결정된다.

2) 처방은 개인화된 서비스의 부분으로 고객의 욕구를 충족시켜 줄 수 있는 서비스 제공자의 능력 및 경험 등에 따라 서비스의 부가가치를 증대시킨다. 이 처방이 서비스 가격의 변동성을 높게 한다.

3) 서비스는 고객의 주문에 따라 서비스의 내용과 수준이 결정되고 서비스 내용의 결정권이 서비스 제공자에게 있기 때문에 서비스 가격은 변동성이 높다.

4) 의료비의 결정에서 변동의 폭이 많은 데에는 4가지 이유가 있다.

① 의료비는 환자의 요구에 따라 결정되기 때문이다. 환자의 편의성 추구에 따른 서비스를 특별히 요구할 경우 의료비는 올라가게 된다.
② 의료서비스의 내용결정권이 환자가 아닌 의사에게 있기 때문이다. 의료서비스는 전문성이 강하여 일정자격을 구비한 의료인만이 제공하기 때문에 가격산정방법이 일반화 되어 있지 않다.
③ 의료비의 산정방법이 투자액에 대한 일정수익을 가산하는 원가 중심의 가격방법이 아니라 경쟁기관의 수준에 따라 결정하는 경쟁 중심의 가격방법이기 때문이다.
④ 의료인들이 병원활동의 많은 부분을 조정하기 때문이다. 만일 의사들이 환자를 조기퇴원을 시키거나 실험검사를 받지 않도록 한다면 환자들은 이용을 절약할 수 있어 실제로 지불하는 의료비는 낮아질 것이다.

5) 소비자가 지불하는 의료비의 변화가 심하기 때문에 의료비의 할인, 차등이나 지불방법에 따라 고객의 반응수준도 달라진다. 또한 의료비의 내역을 설명해 줌으로써 고객에게 만족을 줄 수 있다. 그리고 고객이 이해할 수 있을 정도의 적정한 의료비의 산정 또한 중요하다.

2. 유사상품의 가격분석

경쟁사가 제품을 얼마에 생산하여 얼마의 가격으로 시장에 내놓으며 경쟁사의 제품은 어떤 제품인지를 고려해야 한다. 즉 자사제품이 경쟁제품의 품질과 비슷한 수준이면 자사제품은 경쟁제품의 가격수준과 비슷한 수준에서 책정해야 한다.

(1) 가격에 탄력적으로 대응

경쟁사의 가격에 탄력적으로 대응하려고 자사의 가격이 변화될 수 있다는 사실을 인지하고 가격결정 때에는 자사의 가격변화에 경쟁기업의 반응도 함께 고려해야 한다.

① 경쟁사의 가격을 평가할 때 검토해야 할 사항은 다음과 같다.
㉠ 산업 내에 얼마나 많은 경쟁자가 있는가? 여기에는 대체재 생산업자도 포함해야 한다.
㉡ 그들의 시장점유율과 시장성은 어떠한가?
㉢ 그들의 자금동원 능력과 경쟁능력은 어떠하며 지금까지 이 제품에 어느 정도 투자했는가?
㉣ 자사와 비교하여 그들의 원가구조는 어떠한가?
㉤ 지금까지 어떠한 가격체계를 유지했는가?
㉥ 소비자들은 경쟁제품에 어떠한 반응을 보였는가?

② 시장의 수요는 가격의 상한선을 정해주고 원가는 가격의 하한선을 정해준다. 그런 상황에서 경쟁사의 가격을 고려해 가격을 설정한다. **가격결정방법에는 원가 중심 가격결정, 소비자 중심 가격결정, 경쟁제품 가격결정 등이 있다.**

(2) 경쟁 중심의 가격설정

의료수가를 경쟁기관의 가격을 기준으로 해서 설정될 때 이를 경쟁 중심 가격설정이라고 한다. 그러나 의료수가를 반드시 경쟁사의 가격과 동일하게 할 필요는 없다. 단지 경쟁기관의 의료수가에 대한 일정한 비율 그 이상 혹은 그 이하에서 설정되는 것이 보통이며, 그 주된 목적은 경쟁적 우위를 노리려는 데 있다.

① **원가 중심 수가결정**이나 **가치 중심 수가결정**에서는 시장에서의 경쟁상황이 수가결정에 고려되지 않는다. 그러나 실제로 경쟁은 수가결정에 커다란 영향을 미치게 되며, 따라서 수가결정 시 경쟁기관의 의료수가를 중요한 요소로 고려하는 수가결정 방법을 경쟁 중심의 수가결정이라고 한다. **경쟁 중심의 수가결정방법**으로는 **경쟁자와 같은 수준**으로 수가를 책정하거나 **경쟁자보다 수가를 낮게 책정**하거나 또는 **경쟁자보다 수가를 높게** 책정하는 방법이 있다.

② **경쟁 중심 수가결정**의 가장 큰 특징은 수가결정 시 경쟁기관의 수가정책을 최우선적으로 고려한다. 원가 중심의 수가 결정이나 가치 중심의 수가결정에서는 원가나 고객이 인지하는 가치가 변하면 수가를 조정하게 되나 경쟁 중심의 수가결정에서는 원가나 고객의 가치가 변하여도 경쟁기관의 수가가 변하지 않으면 수가를 조정하지 않게 된다. 그러나 원가나 가치의 변화가 없더라도 경쟁기관이 수가를 조정하면 같이 수가를 조정하게 된다.

③ 경쟁 중심의 수가결정으로 의료기관에서 가장 흔히 사용하고 있는 방법으로 모방에 의한 수가결정이 있다. 요즘 의료기관의 난립과 더불어 갈등이 심화되고 있으며, 이러한 갈등을 조절하고 해결해주는 기관이 필요하다(그림 3-4).

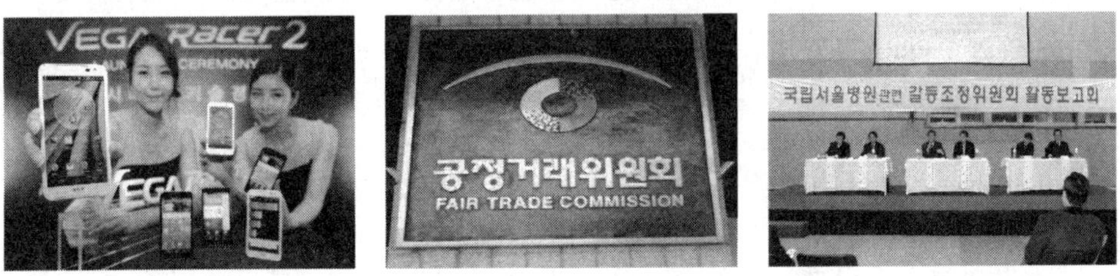

(a) 핸드폰 시장의 경쟁 (b) 갈등을 조정하는 공정거래위원회 (c) 갈등조정위원회 활동보고회

[그림 3-4] 과열된 경쟁으로 인한 갈등을 해소하는 기관

(3) 모방가격

판매가격을 업계의 평균수준에서 결정하는 것이다.

1) 가격설정법이 채택되는 근거

① 현존가격이 매가에 대한 업계전체의 지혜를 나타낸다.
② 현존가격을 유지함으로써 업계와 조화를 이룰 수 있다.
③ 구매자와 경쟁사가 가격 차이에 어떻게 대응할 것인가를 사전에 알기는 곤란하다.

2) 모방에 의해 결정된 수가

의료기관이 경쟁 의료기관들의 평균수준으로 진료수가를 결정하며 의료보험제도가 실시되기 전에 사용되었던 **관행수가**는 대부분 모방에 의한 수가결정이었으며, 현재 사용되고 있는 일반수가도 대부분 모방에 의해 결정된 수가이다.

모방가격은 그 시장이 순수시장이든 순수과점이든 간에 주로 제품의 동질성이 높은 시장에서의 가격설정방법으로 많이 채택된다. 왜냐하면 경쟁이 심한 시장에서 동질의 상품을 판매하는 회사는 가격에 대한 어떤 결정권을 갖고 있지 못하며, 무수한 구매자들과 판매자들의 상호작용에 의해서 형성된 단일의 가격만이 존재할 것이기 때문이다.

3) 판매가격 동향을 점검

의료관광마케터는 의료관광시장 업계의 판매가격 동향을 수시로 점검하여야 한다. 〈표 3-2〉는 국가별 수술종류의 수가를 비교한 것이다.

〈표 3-2〉 국가별 주요 수술수가 비교

(단위 : $)

국가 / 수술종류	미 국 (2011년)	캐나다 (2011년)	프랑스 (2011년)	한 국 (2012년)
맹장수술(충수절제술)	14,010	6,007	3,741	2,047
제왕절개	18,460	6,577	5,374	1,769
백내장수술(수정체소절기)	4,694	3,046	1,693	1,323

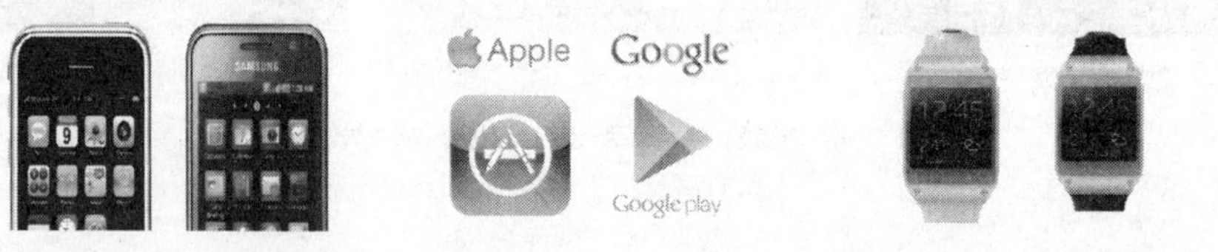

(a) 삼성과 애플의 모방가격 (b) 애플과 구글의 모방가격 (c) 삼성의 제품과 중국의 모방

[그림 3-5] 모방가격은 제품의 동질성이 높은 시장에서 발생

[그림 3-5]는 일반산업에서 나타나는 제품의 동질성이 높은 시장에서 발생하는 상품간 모방가격을 나타낸 것이다. 경쟁업체 간의 모방가격은 대부분 모방에 의해 결정된 가격들이다.

(4) 원가 중심의 수가결정

의료수가를 정하는데 있어 주로 원가를 기준으로 하여 의료수가를 결정하는 방법이다. 원가를 중심으로 의료수가를 결정하는 방법에는 **원가가산법**과 **손익분기 가격결정법**이 있다.

1) 원가가산법

원가에 일정률이나 일정액의 이익을 가산하여 가격을 결정하는 방법으로 일반 기업에서 널리 사용되고 있는데 그 이유는 다음과 같다.

① 가격결정이 매우 간단하다는 점이다. 수요는 정확히 예측하기 어려우나 원가는 확실하게 계산할 수 있기 때문이다. 즉 가격의 기준을 원가로 함으로써 가격결정을 단순화할 수 있게 된다.

② 원가를 보전하는 가격이므로 고객이나 정부에 대해서 설득력을 가질 수 있으며 모두 공정한 방법이라 생각할 수 있어 정부와의 거래에서도 쉽게 이용될 수 있다. 그러나 원가가산법은 다음과 같은 단점도 있다.

㉠ 원가를 정확하게 계산하기 어려운 경우가 많다. 특히 의료서비스의 경우 단위 서비스당 원가 구성요소가 많으며, 각 요소들의 단위 서비스에 대한 투입량을 산출하는 것이 복잡하여 원가를 정확히 산출하기 어려운 경우가 많다.

㉡ 원가결정시 일정한 수요를 기준으로 원가를 설정하게 되는데 실제 수요와 원가계산의 기준으로 사용한 의료 수요 간에 차이가 있을 때 이를 조정하기 어렵다는 점이다.

㉢ 원가가산법은 실제 수요가 원가설정의 기준이 된 예상수요를 상회하였을 때만 효과가 있게 된다.

③ 원가결정에 영향을 미치는 가격과 수량의 관계를 [그림 3-6](a)와 같이 그래프로 나타낸 것이다. 가격과 수량은 반비례 관계로 가격이 높을 시엔 수요가 적어지기 때문에 수량이 줄어들고, 가격이 낮을 시엔 수요가 높기 때문에 수량이 늘어난다.

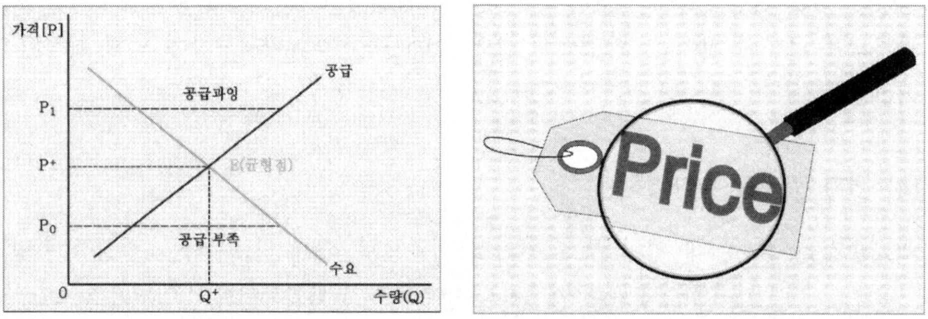

(a) 가격과 수량의 관계 (b) 마케팅의 요소인 가격

[그림 3-6] 마케팅의 가격과 수량의 관계

2) 손익분기 가격결정법

의료기관이 목표로 하는 이익이나 손익분기점을 달성할 수 있는 수준으로 수가를 결정하는 것이다. 이를 위해서는 손익분기도를 이용하여 손익분기량 또는 목표이익을 달성할 수 있는 수요를 산출하여 이를 바탕으로 수가를 결정하여야 한다.

(5) 가치 중심의 가격결정

고객들이 인식하는 가치를 기준으로 의료수가를 결정하는 방법이다. 이는 조직과 고객 간의 교환에 있어 고객들이 인식하는 가치를 교환의 대상으로 간주하는 것이다.

조직의 입장에서는 생산원가가 낮더라도 고객들이 제품이나 서비스에 높은 가치를 부여하여 높은 수준의 비용을 지불할 의사가 있는 경우에는 가격을 높게 책정하여 많은 이익을 낼 수 있다. 반대로 원가가 고객들이 인식하는 가치보다 높으면 가치 중심의 가격결정을 택하기는 어렵다. 따라서 가치 중심의 수가결정에서는 고객들에게 제공되는 서비스의 가치를 높게 인식시키려는 노력이 필요하다.

① 가치 중심의 수가결정에 있어서는 대상 고객과 서비스의 특성을 잘 이해한 후 수가를 결정하여야 한다. 특정 계층 고객의 경우 서비스의 가치보다는 수가에 민감하여 수가가 싼 의료서비스를 선호하기도 하며, 의료서비스의 기술적인 난이도가 낮거나 반복적인 서비스, 그리고 의료보험에서 급여하지 않는 서비스의 경우에는 제공되는 의료서비스의 가치보다는 수가를 중요한 의료이용 의사결정기준으로 사용하기 때문이다.

② 가치 중심의 수가결정을 할 경우에는 수가와 가치를 동일시하는 경우가 있다. 일부 의료서비스에 대해서는 수가가 높은 서비스가 질이 좋고 가치가 있다고 인식하

는 경우도 있다. 서비스에는 고객들이 해당 서비스에 대한 질을 평가하기 어렵거나, 난이도가 매우 높은 서비스가 해당된다. 따라서 이런 서비스인 경우에는 가치중심의 수가결정이 가능하게 된다.

3. 가격조정전략

의료기관에서 수가를 결정할 경우에는 원가, 경쟁상태, 그리고 고객이 인지하는 가치를 기준으로 수가를 결정하나, 새로운 의료서비스에 대한 수가를 결정할 경우에는 의도적으로 고가정책이나 저가정책을 이용할 수도 있다. 초기 고가정책은 새로운 서비스에 대한 수가를 고가로 책정하여 고가임에도 불구하고, 새로운 서비스를 수용하는 계층을 확보한 후 점차적으로 수가를 낮추어 시장을 확대해 나가는 전략이다.

초기 저가정책은 반대로 새로운 서비스에 대한 수가를 가능한 낮게 책정하여 초기에 시장점유율을 확대한 후 점진적으로 수가를 높게 조정하여 초기의 손실을 보전하는 전략이다. 초기 저가정책은 처음부터 시장에서 높은 시장점유율을 확보하여 원가를 낮출 수 있으며, 새로운 서비스를 고객들에게 알릴 수 있고 시장을 선점할 수 있다는 장점이 있다.

(1) 묶음수가전략

여러 종류의 제품이나 서비스를 묶어서 각각의 제품이나 서비스 수가의 합보다 낮은 수가로 공급하여 의료이용을 촉진하는 방법을 묶음수가결정이라 한다(예 치과에서 교정을 할 때 발치, 치아 X-선 촬영, 진찰료 등을 묶어서 일정한 수가를 정하는 경우이다).

묶음가격은 일반기업에서는 판매촉진의 수단으로 많이 활용되고 있으나 의료기관에서는 의료서비스 이용을 확대하려는 것뿐만 아니라 이용자들의 편의를 고려한 수가전략이라 할 수 있다.

(2) 심리적 수가결정전략

수가를 결정함에 있어 수가와 관련된 이용자들의 의료이용 행태를 심리학적으로 분석하여 수가결정을 하는 방법이다. 심리적 수가결정방법에는 여러 가지가 있는데 **단수수가결정과 위신수가결정, 유도수가결정** 등이 있다.

1) 단수수가결정

수가가 천단위, 만단위로 정확히 끝나는 것보다 특정 숫자(특히 홀수)로 끝나면 더 싸다고 인식하는 전제하에 가격을 결정하는 것이다. 즉 1000원이라는 가격의 상품을 990

원으로 홀수와 같은 특정 숫자로 설정하면 고객은 더 저렴하다고 인식하게 된다.

2) 위신수가결정

고객들은 가격이 높을수록 제품이나 서비스의 품질이 우수하다고 인식한다는 전제하에 제품이나 서비스의 가격을 높게 책정하는 가격결정전략이다. 의료서비스의 경우 성형수술이나 치과교정과 같은 서비스에서 위신가격에 의한 수가결정을 고려할 수 있다.

3) 유도수가결정

고객의 반응을 유도하기 위해 정책적으로 특정 제품이나 서비스에 대해 가격을 낮게 설정하는 것이다. 이때 고객은 특별히 할인을 받았다고 느끼거나 해당 조직에서 생산하는 서비스나 제품이 가격에 비해 품질이 우수하다고 느낀다는 전제에서 사용되는 가격전략이다.

① 정상적인 이익보다 낮거나 혹은 원가 이하의 가격을 설정한 서비스나 제품을 손실유도품*이라 하며 이는 보다 많은 고객을 유치하고자 할 경우에 이용된다(예 호텔이나 레스토랑에서 일부 서비스에 대해 낮은 가격으로 서비스하는 경우라든지, 의료기관에서 산전관리비를 의도적으로 낮게 책정하여 해당 의료기관에서 분만하기를 기대하는 것이 유도수가 결정이다).

〈표 3-3〉 의료수가를 결정하는 건강보험(건강보험 재정전망)

(단위 : 억 원, [%])

구 분			2010년	2011년 (예상)	전년대비 증가율	2012년 (예상)	전년대비 증가율
수입	계		335,605	377,444	12.5	409,771	8.6
	보험료 수입		281,650	321,040	13.9	350,270	9.1
	국고지원	일반회계	39,123	42,129	7.7	44,975	6.8
		증지기금	10,630	9,980	6.1	10,630	6.5
	기타 수입		4,202	4,295	2.2	3,896	9.3
지출	계		348,599	375,246	7.6	411,543	9.7
	보험급여비		336,835	363,459	7.9	398,649	9.7
	관리운영비		11,077	11,066	0.1	12,233	10.6
	기타 지출		687	721	4.9	661	8.3
당기주시			12,944	2,198		1,772	
적 립 금			9,592	11,790		10,018	
수가인상			2.1	1.6		2.2	
보험료율 인상			4.9	5.9		2.8	

* 손실유도품 : 유도가격전략의 한 형태이며, 매장으로 유인된 고객이 다른 제품에 상당히 많이 구매할 수 있는 시점과 상황에서 종종 시행된다.

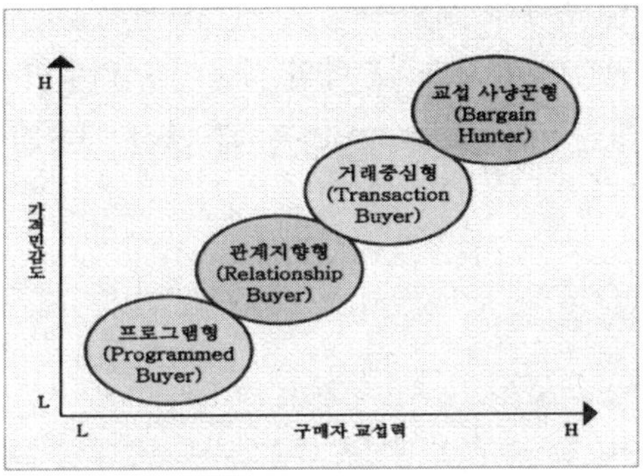

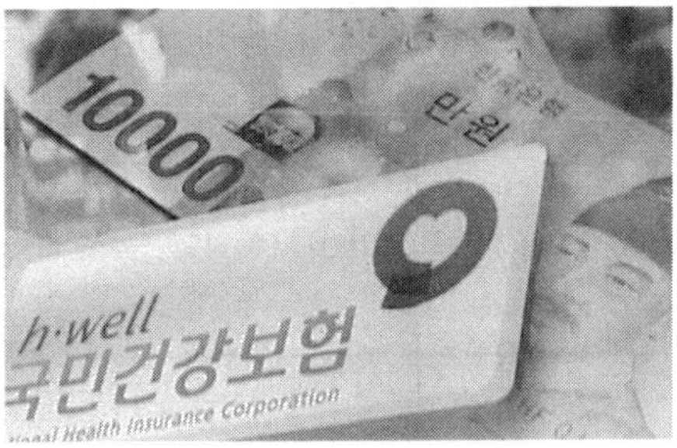

[그림 3-7] 의료수가를 결정하는 건강보험과 고객집단별 세분화

② 의료수가를 결정하는 데 있어 건강보험의 재정전망은 밀접한 관련이 있다. 따라서 건강보험의 약화는 의료수가의 고비용을 발생시키며 이는 환자에게 큰 부담으로 작용한다(그림 3-7).

(3) 시간적 수가결정전략

서비스는 생산과 소비가 동시에 일어나며 저장할 수 없기에 즉시 소멸하는 특성이 있다. 특히 서비스는 제품에 비해 상대적으로 고정비의 비중이 크기 때문에 수요와 공급을 일치시키려는 노력이 필요하다. 따라서 공급능력에 따라 수요를 조정하는 것이 중요하며 이를 위해 수가전략이 사용될 수 있다. 시간에 따라 가격을 결정하는 방법에는 서비스 이용시간에 따라 수가를 조정하는 방법과 예약시기에 따라 수가를 조정하는 방법이 있으나, 의료서비스에서는 이용시간에 따라 수가를 조정하는 방법을 사용한다.

(4) 침투가격전략

많은 의료이용 고객을 확보하고 유지하기 위하여 의료수가를 상품의 경제적 가치에 비하여 상당히 낮게 책정하는 것이다. 고(高)마진을 희생하더라도 높은 판매량을 창출하기 위한 것이다. 침투가격은 가치에 비하여 낮은 가격이라는 것이지 반드시 싼 가격을 의미하지는 않는다.

(5) 중립가격전략

시장점유율 확대에 또는 시장을 특정 고객층으로 제한하는데 가격을 사용하지 않는 것이다. 즉, 마케팅 수단으로서 가격의 역할을 최소화하고 가격 이외의 보다 효과적인 다른 수단에 주력하는 것이다. 중립가격전략은 고가격전략이나 침투가격전략 어느 쪽도 적합하지 않은 상황하에 있는 의료기관들에 의해서 채택되는 경우가 많다.

특히 의료이용자들이 가격 대비 가치에 민감하여 고가격전략의 사용이 어려우면서 동시에 경쟁기관들이 점유율에 민감하여 침투가격의 전략이 어려울 때 많이 사용된다.

참고 기타 가격설정법

1) 수급균형화에 따른 가격설정

수요와 공급을 일치시킴으로써 이윤극대화가 되는 최선의 가격을 결정하는 것이다. 비록 이윤극대화가 가격결정의 목표로 되어 있지 않은 회사라 할지라도 이 방법은 기준가격의 결정에 유용하게 작용한다.

① 수요와 공급 간에 균형을 유지함으로써 의료수가를 설정하기 위해서는 먼저 비용과 수입의 평균개념과 한계개념을 이해하고 있어야만 한다. 한계수입은 최종단위, 즉 한계단위에서 도출된 수입이고 평균수입은 총수입을 총판매량으로 나눈 것이다.

② 수요와 공급의 분석을 통한 의료수가결정법은 과거의 비용, 수입의 자료를 토대로 한 것이기 때문에 미래의 가격설정에는 부적합하다는 한계점을 지니고 있다. 그러나 오늘날 비용과 수요의 예측방법은 크게 개선되었다. 더욱이 컴퓨터를 이용한 자료처리기법이 발전함으로써 이들에 대한 보다 정확하고 상세한 정보를 얻을 수 있게 된 것도 사실이다.

가격의 수준	• 보전할 비용(고정비, 변동비)은? • 경쟁업자의 가격은? • 심리적 가격이 이용되는가?	• 소비자의 가격에 대한 민감성은? • 가격할인은 어느 정도로?
가격결정의 기초	• 행위의 종결(세탁, 미용) • 이용시간(렌트카, 객실) • 지리적 거리 • 패키지 상품의 단일가격의 부여?	• 입장료(극장, 스포츠 관람) • 물적 자원의 소비량 • 서비스의 중량
서비스 가격의 수령자	• 서비스 제공기업	• 전문적 중개인
가격의 지불장소	• 서비스가 제공되는 장소 • 소비자의 가정	• 소매대리점 또는 금융중개인
가격의 지불시기	• 서비스의 구매 전 또는 구매 후 하루 중 어떤 시간? • 주일 중 어떤 요일?	
가격의 지불방법	• 현금, 수표, 신용카드, 자동이체	
가격의 전달	• 커뮤니케이션 매체를 통하여 • 수납창구를 통하여	• 어떤 메시지를?

2) 구매자심리에 따른 가격설정

이는 가격이 제품의 원가나 경쟁사의 반응 혹은 시장수요에 토대를 두고 결정되는 것이 아니라 의료수가 그 자체나 의료기관의 이미지에 대한 소비자의 심리적 요인 혹은 구매습관에 두고 결정되는 경우이다.

3) 권위가격

가격이 높을수록 품질의 우수성이나 높은 지위를 상징하는 경우의 가격설정법을 권위가격이라고 한다. 가령 고급 의료서비스와 같은 경우 가격은 곧 품질의 지표로 사용된다. 그러한 가격을 일명 이미지 가격이라고도 하는데, 자아민감도가 높거나 품질의 객관적 평가가 곤란한 상품에 적용될 때 특히 효과적이다. 그러한 상품의 경우 가격을 약간 낮추면 정상적인 할인으로 보지만 크게 낮추게 되면 아예 품질을 의심하여 구매를 중단하게 된다.

4) 관습가격

오랜 기간에 걸쳐 일정한 가격을 유지하고 있는 경우이다. 이들 상품의 가격은 수요나 원가 혹은 경쟁에 의해서가 아니라, 관습에 결정되고 있어서 설령 이들 요인에 변동이 있다 해도 가격 그 자체는 그대로 두고 제품의 수량 혹은 품질을 조정하는 것이 관례로 되어 있다.

4. 공공정책과 가격결정

의료서비스는 다른 서비스 산업과 달리 제3자(정부 또는 보건복지부)에 의해 의료수가를 통제받아 왔다. 신성장 동력산업 육성정책의 일환으로 2009년 의료법이 개정되고 의료관광산업이 본격화되면서 국내 의료기관과 유치기관(에이전시)은 의료관광상품을 개발하고 적정 국제수가를 결정하였다.

(1) 의료관광상품

건강보험에 가입하지 않은 국외 외국인을 대상으로 국제(외국인)수가를 적용하는 것으로 정부의 통제에서 제외되었다. 특히 한류열풍의 영향으로 미용 · 성형에 관심이 높아짐에 따라 많은 의료관광객이 한국으로 유입되고 있으며, 보건복지부(한국보건산업진흥원)와 문화체육관광부(한국관광공사)는 의료관광산업 기반 마련에 힘써왔나. 다만 지금까지 지속적으로 제기되는 문제는 타 국가와의 경쟁력 강화를 위한 국제수가와 유치수수료의 적정성이라 할 수 있다.

① 현재 국내 의료기관에서 사용하고 있는 국제(외국인)수가는 의료기관별 의료기술, 브랜드 인지도, 인프라, 의료외 서비스(통역, 픽업 등)를 고려하여 책정하였으며, 국제수가 수준은 의료기관의 규모(예 종합전문병원, 종합병원, 병원 및 의원, 전문병원)와 특성(브랜드 인지도, 의료기술, 인프라 등)에 따라 다소 편차가 있다.

㉠ 신규시장 도입기에 국제수가 책정에 고려되었던 주요 요인은 유치수수료, 국내외 홍보활동비, 진료통역(또는 코디네이터) 인건비, 각종 기념품 및 홍보물 제작비, 인프라 구축비 등이었으나, 중증환자가 증가하여 보험가입이 증가함에 따라 국제수가에 의료사고 배상책임 보험료 포함 여부를 고려하게 되었다.

㉡ 의료기관의 입장에서 중증환자가 증가함에 따라 고비용 수술 및 장기입원 등으로 총 진료비가 증가하여 유치수수료와 통역인력 인건비 등 고정비 비중이 증가하고 있다.

ⓒ 무리한 유치활동과 높은 유치수수료 지급으로 인한 수가인상은 고객에게 경제적 부담을 주고 있으며, 이러한 비용부담은 결국 고객의 충성도와 가격경쟁에 영향을 미치게 될 것으로 예상된다. 이러한 부작용을 우려하여 정부기관에서는 유치기관을 대상으로 유치수수료와 국제수가 등을 조사하여 적정성을 유지하고 국가 간 경쟁력을 가질 수 있도록 독려하고 있다. 결국 국내 의료기관 간 지나친 국제수가경쟁은 의료관광시장에서 한국의 경쟁력에 영향을 미치기 때문이다.

② 의료기관은 의료관광상품과 서비스의 적정한 수가를 책정하기 위해 타깃 시장의 소비자 성향, 경쟁기관현황, 목표 및 전략, 마케팅 믹스 및 비용, 이익 및 손익분기점 등을 고려하여 의료관광시장(국가)별 의료관광상품을 개발하고, 국제수가의 적정성을 분석하여 마케팅 전략을 수립해야 한다. [그림 3-8]은 건강보험의 재정현황과 비급여항목의 클리닉이 늘어나고 있는 모습을 나타낸 것이다. 비급여 항목은 건강보험의 대상이 아니기 때문에 환자들의 부담이 가중된다.

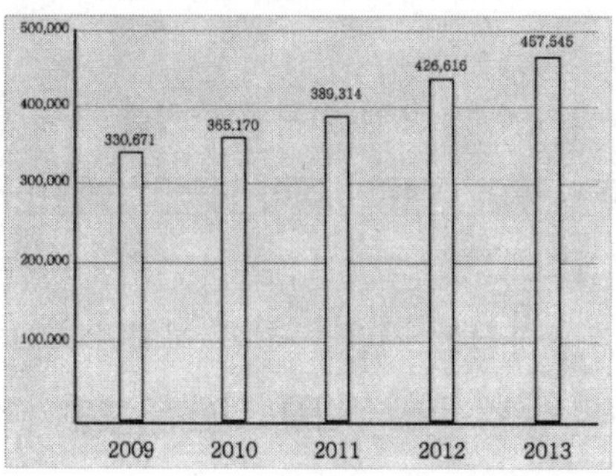

(a) 건강보험 재정현황

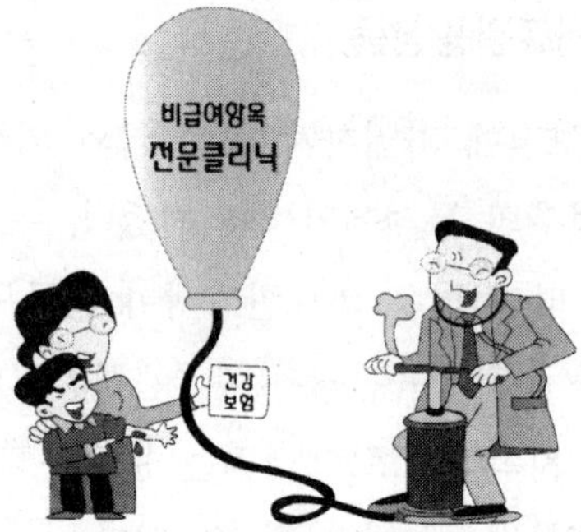

(b) 비급여 건강보험

[그림 3-8] 건강보험의 재정

(2) 의료수가의 구조

우리나라 의료수가는 의료보험제도가 실시되기 이전에는 각 의료기관들이 자체적으로 진료항목별 의료수가를 결정하였다. 그 당시에도 의료기관들이 수가를 변경하고자 할 때에는 정부의 승인을 받도록 되어 있었으나 형식적이었으며, 실제로는 의료기관들이 독자적으로 의료수가를 결정하여 운영하였다. 그러나 의료보험제도가 실시된 이후에는 정부가 의료보험수가*를 고시하면서 정부가 직접 통제하게 되었다.

① 현행 우리나라 의료수가는 성격에 따라 의료보험 급여대상 진료에 대한 의료보험

* 의료보험수가 : 보건복지부의 고시에 의해 의료보험 급여대상인 진료, 약제 그리고 진료용 재료에 대해 항목별로 구분되어 있다. 보건복지부 고시에 의하면 진료수가는 크게 13가지 항목으로 구분되며 모든 의료기관이 동일한 진료수가체계를 적용받고 있다.

수가와 의료보험에서 급여를 지불하지 않는 진료에 대한 비급여수가 그리고 선택진료*에 관한 규칙에 의한 지정진료수가로 크게 구분할 수 있다.

② 실제 진료수가를 적용하는 데 있어서는 의료기관의 종류와 환자의 특성에 따라 진료수가가 가감된다. 야간이나 공휴일 진료에 대해서는 진찰료와 처치 및 수술료에 대해 50[%]를 가산하고 있으며, 소아인 경우에는 입원환자 관리료, 방사선 촬영 또는 방사선 치료 등 일부 항목에서 20~50[%]의 가산을 적용하고 있다.

③ 의료보험의 진료용 재료는 진료수가 및 약값은 달리 모든 진료용 재료비 수가가 품목에 따라 별도로 고시되지는 않으나 보건복지부의 진료용 재료인정 등과 같은 기준에 의해 운영되고 있다.

참고 국민건강보험**

구 분	국민건강보험급여율(*)	생명보험지급률(**)	손해보험손해율(***)	비 고
2011년	108.8	58.9	83.9	-
2010년	118.6	64.7	80.7	-
2009년	114.8	61.6	78.4	-
2008년	106.7	64.6	77.2	-
2007년	113.0	59.8	77.1	-
2006년	114.8	56.6	79.2	-
평 균	112.8	61.0	79.4	-

* 건강보험급여율은 정부부담금을 제외한 자료이다.
** 생명보험지급률은 특별계정을 제외한 일반계정 지급률이다.
*** 손해보험손해율은 특별계정을 제외한 일반계정 손해율로 경과보험료 기준이다.

1) 보험료의 구성

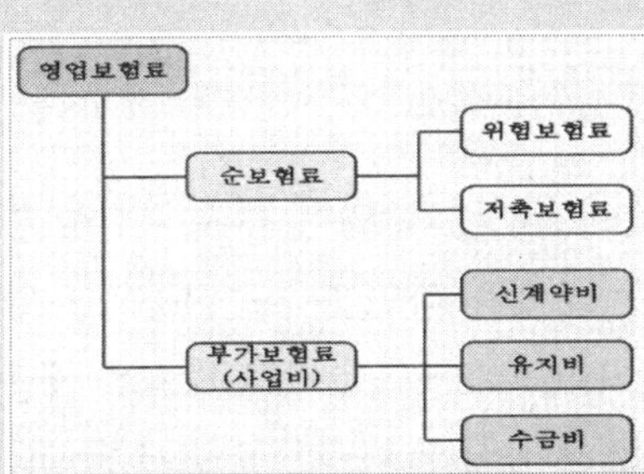

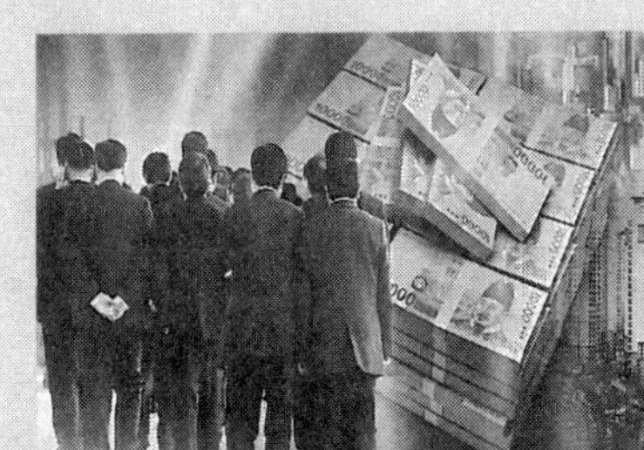

① 영업보험료 : 보험가입자가 납부하는 보험료이다.

* 선택진료제도 : 원래 특진제도였으나 지정진료로 명칭이 바뀌었고, 다시 2000.9.5 복지부령(제174호)에 의하여 선택진료라고 명칭이 바뀌었다.

** 건강보험통계연보(건강보험공단), 보험통계연감(보험개발원)

② 순보험료 : 장래 보험금 지급의 재원이 되는 보험료로서 위험보험료와 저축보험료를 합한 금액이다.
③ 위험보험료 : 질병, 상해, 사망 등 발생 시 보험금 지급에 사용되는 재원이다.
④ 저축보험료 : 환급금 등의 지급을 위한 책임준비금 재원이다.
⑤ 부가보험료 : 보험회사가 사용하는 비용이다.

2) 비급여수가

의료보험에서는 질병이나 부상의 치료목적이 아니거나 업무 또는 일상생활에 지장이 없는 질환, 그리고 보험급여의 원리에 부합되지 않는 진료나 이에 수반되는 약품, 진료재료에 대해서 보험급여 대상에서 제외하고 있다.

① 보험급여에서 제외되는 질환은 의료보험 요양급여기준에 명시되어 있다. 이와 같은 비급여 항목은 의료기관에서 자체적으로 수가를 책정하여 시 · 도지사의 승인을 받아 운영하게 되어 있다.
② 의료보험의 급여대상이 되지 않는 환자에 대해서는 모든 진료항목과 약값, 재료비에 대해 별도의 수가, 즉 일반수가를 적용하게 되어 있다.
③ 일반수가가 적용되는 대상으로는 의료보험에 가입하지 않은 환자, 외국인 등이 포함된다.
④ 일반수가와 비급여수가에 개념의 차이가 있으나 의료기관에서 가격을 책정한다는 의미에서는 유사할 수 있으며, 실제 의료기관에서는 비급여수가와 일반수가를 구분하지 않고 하나의 일반수가체계로 운영하고 있다.

3) 지정진료수가

일부 대학부속병원에서 임의로 시행하여 오던 지정진료(일명 특진)제도를 1991년 보건복지부령으로 제도화한 지정진료에 관한 규칙을 근거로 제정된 수가이다.

① 지정진료에 관한 규칙에 의하면 400병상 규모 이상의 병원으로 레지던트 수련병원인 경우 지정진료기관으로 지정받을 수 있으며, 지정진료기관에 소속하는 의사 중에서도 면허를 받은 후 10년이 경과되거나 대학병원의 전임강사 이상인 의사로서 레지던트 수련지정과에 근무하는 경우 지정진료의사로 임명될 수 있다.
② 지정진료수가는 모든 환자에게 부과되는 것이 아니라 환자 본인이 지정진료를 신청한 경우에만 부과할 수 있으며, 지정진료비는 의료보험급여 대상이 아니므로 전액 본인이 부담하여야 한다.

(3) 가격으로서 의료수가의 특성

한 기업에서 단일 품목만을 생산하는 경우는 거의 없고, 여러 제품 라인을 통해 복수의 제품 종류를 생산하는 것이 보통이다. 또한 동일 제품 라인에서도 시장의 다양한 소비자 욕구를 충족시키기 위해 규격, 품질, 성능, 디자인, 수명 등이 다른 다양한 제품을 생산하는 것이 일반적이다. 가격계열화는 기업이 보유한 제품에 단일가격을 설정하는 것이 아니라 품질이나 디자인 차이에 따라 가격대를 설정하고, 그 가격대 안에서 개별상품에 대한 구체적인 가격을 결정하는 것이다. 이처럼 의료수가와 달리 일반산업에서의 가격결정은 차이점이 있으며, 의료수가의 다원화, 정부의 통제를 받는 의료수가에 대해 살펴본다.

[참고]

보장구급여비 지급청구서

※ 유의사항 및 작성방법은 뒤쪽을 참고하시기 바라며, 바탕색이 어두운 난은 청구인이 적지 않습니다. (앞쪽)

접수번호	접수일	처리기간 7일
본인부담액 경감 대상자	[ ]「국민건강보험법 시행령」 별표 2 제3호라목1)에 해당하는 사람	
	[ ]「국민건강보험법 시행령」 별표 2 제3호라목2)에 해당하는 사람	

① 급여를 받은 사람	건강보험증 번호	
	성명	생년월일
	집전화번호	휴대전화번호
② 보장구	명칭	코드
	③ 구입일	
④ 제품정보	품목관리번호(제품코드번호)	모델명
	제조 연월일	제품일련번호
⑤ 구입처	명칭	대표자
	사업자등록번호	전화번호
	소재지(미등록 업소만 기록)	
⑥ 장애발생 경위	[ ]선천성 장애 [ ]후천성 질병 장애 [ ]후천성 사고 장애	
	(후천성사고 장애인의 경우 그 발생 경위 작성)	
	장애명	

⑦ 기준액	⑧ 고시금액 (전동휠체어, 전동스쿠터)	구입 상세 내용		
		⑨ 실구입금액(⑩+⑪)	⑩ 본인부담액	⑪ 청구금액

지급금액		지급의뢰일	
심사결정 내용			

⑫ 수령인	⑬ 금융기관명	⑭ 계좌번호	⑮ 예금주	⑯ 생년월일
[ ]가입자 또는 피부양자 [ ]보장구 제조·판매자				

「국민건강보험법 시행규칙」 제26조제2항에 따라 위와 같이 보장구급여비의 지급을 청구합니다.

년 월 일

⑰ 청구인 (서명 또는 인)
생년월일
급여를 받은 사람과의 관계 전화번호

국민건강보험공단 이사장 귀하

본인은 공단이 위에 청구한 보장구급여비의 지급 등을 위하여 「사회복지사업법」 제6조의3에 따른 전담기구 등에 관련 정보[급여비 지급 여부·품목, 내구연한(耐久年限) 등]를 제공하는 것에 동의합니다.

년 월 일

동의인 (서명 또는 인)

210mm×297mm[백상지 80g/m^2]

1) 의료수가의 다원화

우리나라에서 의료수가는 의료보험에서 급여를 하는 서비스에 대한 수가와 의료보험에서 급여를 하지 않는 서비스에 대한 수가로 구분된다.

① 의료보험수가는 정부가 보험에서 급여하는 모든 진료행위에 대한 수가를 미리 정하여 고시한 것이다. 반면에 일반수가는 의료보험의 급여대상이 아닌 진료행위에 대해 해당 의료기관이 설정한 수가이다. 일반수가는 의료기관들이 자체적으로 결정한 후 이를 해당 지방자치단체의 승인을 받도록 되어 있다.

② 의료보험수가와 일반수가 이외에 의료기관에는 자동차보험수가, 산재보험수가 등이 있다. 따라서 의료기관에서는 수가 종류에 대한 이해와 세부적인 내용을 잘 파악하여야 한다. 특히 일반수가의 경우 **의료기관에서 마케팅 믹스 관점**에서 통제 관리할 수 있는 유일한 수가이므로 관심을 갖고 접근하는 것이 필요하다.

2) 의료수가에 대한 정부의 통제

의료보험수가는 정부가 결정하여 고시하는 등 직접적으로 통제하고 있으며 일반수가도 지방자치단체의 승인을 받도록 되어 있어 정부가 간접적으로 통제하고 있다.

① 우리나라에서는 모든 의료수가를 정부가 직접 또는 간접적으로 통제를 하고 있다. 이와 같이 의료수가를 정부가 통제하는 이유는 다음과 같다.

㉠ 의료가 공공재의 성격을 갖고 있으며 비영리적인 특성을 지니고 있다.

㉡ 의료보험이 사회보험이므로 이의 재정안정을 도모하고 사회 안전망의 역할을 한다.

㉢ 의료수가에 대한 통제를 통하여 개인이나 사회의 의료에 대한 비용을 관리하기 위함이다.

② 의료수가에 대한 정부의 통제는 의료기관이 마케팅 활동을 하는 데 있어 커다란 제약이 되고 있다. 일반적인 제품이나 서비스의 경우 구매의사결정에 있어 가격이 중요한 의사결정요인이 되므로 마케팅 믹스 전략을 수립하는 과정에서 가격이 중요한 역할을 하게 된다.

③ 우리나라 의료기관에서는 의료수가를 마케팅 수단으로 활용하는데 있어 그 의미가 제한적인 실정이다. 그렇지만 일반수가를 적용하는 수익이 병원의 전체수익의 30[%]나 되는 점을 고려하면 의료기관에서 일반수가를 마케팅의 중요한 요소로 인식할 필요가 있다.

3) 많은 간접비용 소요

의료서비스를 이용할 경우 의료서비스에 대한 직접비용 이외에 고객들이 의료이용과 관련하여 정신적, 육체적 그리고 시간비용을 부담한다. 이러한 비용들은 의료기관에 지불하는 대가는 아니지만 고객의 입장에서 의료이용과 관련된 비용이므로 관심을 가질 필요가 있다.

① 의료서비스의 경우 일반제품이나 서비스에 비해 상대적으로 많은 간접비용이 발생한다. 이는 의료서비스의 경우 진료에 소요되는 시간이 많이 걸리고 다른 서비스에 비해 정신적, 육체적 고통이 크기 때문이다.

② 의료기관 마케팅 관리자는 고객이 지불하는 직접비용 이외에 고객들의 간접비용에 대해서도 많은 관심을 가져야 한다. [그림 3-9]의 MRI와 같은 촬영은 병명상황에 따라 비용전액을 본인이 부담해야 하는 본인부담금이 발생하는 치료에 대해서는 민감도가 떨어지게 된다. 상대적으로 저렴한 다른 촬영 치료를 선호하며, 본인부담금이 발생하는 치료는 간접비용을 많이 소모하게 한다.

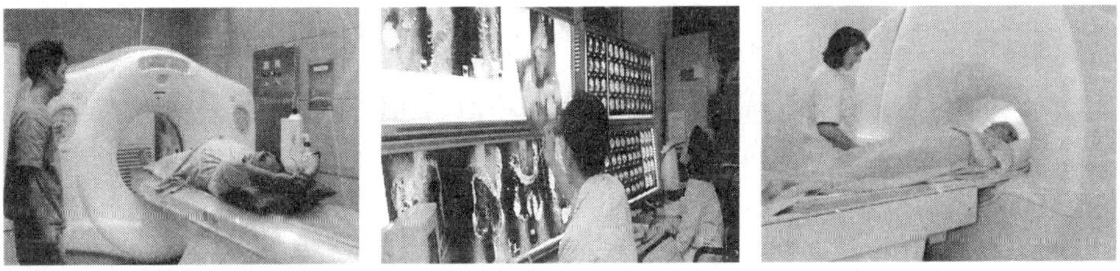

(a) CT 촬영기 (b) X-ray 촬영증상확인 (c) MRI 촬영

[그림 3-9] 상대적으로 부담이 적은 CT나 X-ray 촬영

4) 진료비 본인부담

일반적으로 제품이나 서비스를 구매할 경우에는 소비자가 그 대가를 전액 본인이 부담한다. 그러나 의료서비스의 경우 의료보험에서 급여하는 의료서비스에 대해서는 진료비를 의료보험에서 일부 부담하고, 나머지는 의료이용자가 부담하며 비급여 서비스의 경우에는 본인이 진료비 전액을 부담하게 된다.

① 본인이 진료비의 일부만 부담하는 경우에는 본인이 진료비를 전액 부담하는 경우보다 진료비에 대한 민감도가 떨어져 의료이용에 영향을 미치게 된다.

② 의료기관에서는 수가와 관련된 정책을 결정하는데 있어 의료기관 수익의 기본이 되는 수가에도 관심을 두어야 하지만 의료이용자들이 부담하는 본인부담금의 크기에 대해서도 관심을 두어야 한다.

(4) 원가의 구조와 특성

원가는 가격을 결정하는데 있어 가장 중요한 요소 중의 하나이다. 따라서 원가의 구조와 원가에 영향을 미치는 요인들에 대한 이해는 가격을 검토하는데 있어 매우 중요하다.

1) 원가의 개념

"원가는 경영에서 일정한 급부와 관련하여 재화 또는 용역의 소비를 화폐가치로 표시한 것이며, 경영목적 이외의 경제가치의 소비나 비정상적인 경제가치의 감소를 포함하지 않는다"라고 설명되어 있다.

① 원가분석*은 일반적으로 경영활동의 실태를 파악하기 위하여 원가수치를 분석하는 것이며, 이를 토대로 계획과 통제를 위한 의사결정의 경제적 효과 예측, 손익결정과 자산평가 그리고 가격결정 등을 수행한다. 의료기관에서의 원가정보는 기업과 같이 수익성을 분석하고 수익수준에 따른 원인을 파악할 수 있는 필수적인 경영정보일 뿐만 아니라 의료보험수가의 보상수준에 대한 기준과 관련하여 기초 자료를 제공하기 때문에 매우 중요하다. 그러나 이런 필요성에도 불구하고 우리나라 대부분의 의료기관이나 보험자들은 원가에 대해 관심이 낮은 실정이다.

② 우리나라 의료기관의 원가 시스템이 낙후된 원인은 다음과 같다.

㉠ 의료기관은 제조업과 달리 서비스 산업에 속하기 때문에 원가계산을 하지 않고도 재무제표를 작성할 수 있다.

㉡ 미국의 경우에는 의료기관이 보험자에게 진료비를 청구할 때 부문별 원가계산서를 필수적으로 첨부해야 하지만 우리나라는 그러한 외부적인 요청이 없다.

㉢ 의료기관의 최고 경영자가 대부분 의사이므로 원가계산에 관심이 적다.

㉣ 원가계산을 할 수 있는 회계처리가 이루어지지 못하고 있다.

③ 원가는 구성요소에 따라 **인건비, 재료비, 관리비**로 분류되며 이것을 원가의 3요소라 한다. 또한 원가는 **원가발생의 형태**에 따라 **고정비**와 **변동비**로 분류할 수 있으며, 이를 세분화하면 **준고정비**와 **준변동비**로 분류할 수 있다.

2) 원가에 영향을 미치는 요인

원가는 생산량에 따라 규모가 커짐에 따라 원가가 하락하거나 상승하는 것을 규모의 경제 또는 비경제라고 한다.

① 의료기관에서도 규모의 경제가 존재한다. 특히 의료기관의 병상규모를 기준으로

---

* 원가분석 : 원가수치를 분석하여 경영활동의 실태를 파악하고 이에 대한 해석을 내리는 것을 원가분석이라고 한다.

규모의 경제를 분석하여 가장 경제적인 병상규모를 찾으려는 연구들이 시도되고 있다. 그러나 의료기관에서 규모의 경제를 논하는 데에는 일반 기업과는 달리 제한점이 있다.

② 의료기관마다 생산하는 서비스 믹스가 다르고 의료기관 내에서 성격이 다른 다양한 종류의 서비스를 생산하므로, 병상을 기준으로 규모의 경제를 분석하는 것이 제한적일 수 있기 때문이다. 따라서 의료기관에서는 방사선과, 임상병리과 등과 같이 부서를 단위로 규모의 경제를 검토하는 것이 필요하다.

3) 학습효과와 원가

원가에 영향을 미치는 요인으로는 경험효과 또는 학습효과이다. 이는 생산경험이 축적됨에 따라 생산원가가 감소하는 현상으로 누적된 생산경험에 의해 생산과정, 관리 등에서 학습효과가 나타나기 때문이다.

① 학습효과는 새로운 의료서비스를 먼저 개발하여 경쟁우위를 확보하고 초기단계에 높은 시장점유율을 확보한 경우에 기대할 수 있다. 〈표 3-4〉는 경기침체기에 따른 원가의 분석과 가격탄력성이다. 의료관광마케터는 현재 세계경제의 불황을 잘 파악하고 이에 따른 가격적 탄력을 고려해야 한다.

〈표 3-4〉 경기침체와 가격탄력성

전략적 대안	채택근거	결 과
현재의 가격·품질을 그대로 유지. 고객들을 선별적으로 거래	회사가 높은 고객충성도를 확보하고 있을 때, 수익성이 낮은 고객들을 경쟁사에 포기한다.	• 시장점유율의 하락 • 수익성 감소
가격과 인식품질의 상승	증대된 원가를 커버하기 위해 가격인상, 품질개선	• 시장점유율의 하락 • 수익성 유지
가격은 현상유지, 품질은 개선	가격을 현상유지하고 품질을 개선하는 것이 유리	• 시장점유율 감소 • 단기적인 수익성 감소 • 장기적 수익성 증대
가격을 다소 인하, 인식품질은 개선	가격인하를 해주는 대신 개선된 품질을 강조	• 시장점유율은 현상유지 • 단기적인 수익성 감소 • 장기적으로 수익성 증대
가격은 대폭 인하, 인식품질의 현상유지	가격경쟁을 억제	• 시장점유율 유지 • 단기적으로 수익성 감소
가격은 대폭 인하, 인식품질은 하락	가격경쟁을 억제, 수익성 현상유지	시장점유율과 단기적 수익성은 유지되나 장기적 수익성 감소
가격은 현상유지, 인식품질은 저하	인상된 원가를 극복하기 위해 마케팅 비용을 감축	• 시장점유율 감소 • 마진의 현상유지 • 장기적 수익성 감소

② 학습효과를 얻기 위해서는 저가격정책이 활용될 수 있다. 초기에 저가격으로 시장점유율을 높이면 학습효과에 의해 원가절감이 가능해지며, 이로 인해 지속적인 경쟁우위를 확보할 수 있기 때문이다. 그러나 학습효과는 생산경험에 의해 원가절감이 가능한 경우에 기대할 수 있으며, 일반적으로 기술의 변화가 빠른 기술 중심의 의료서비스에서 학습효과를 기대할 수 있다.

③ 의료기관에서의 학습효과는 원가와 의료서비스의 질이라는 두 가지 형태로 설명할 수 있다. 의료서비스의 질과 관련된 학습효과로는 의료서비스의 양이 많을수록 해당 의료서비스의 질이 높아질 수 있다(예 심장수술을 많이 하는 병원에서 심장수술로 인한 사망률이 심장수술 건수가 적은 의료기관의 사망률보다 낮은 것을 볼 수 있다. 이는 심장수술의 경험이 축적되어 심장수술과 관련된 기술, 팀활동 등이 안정되기 때문이다).

④ 의료서비스의 원가와 관련된 학습효과는 의료서비스 양이 늘어나면, 서비스팀의 생산성이 향상되고 관리비용이 감소하여 원가가 줄어드는 것이다. 이러한 원가절감 효과는 심장수술, 내시경을 이용한 수술, 방사선치료 등의 첨단장비나 기술을 이용한 의료서비스에서 기대할 수 있다. 이들 의료서비스에서 경험이 축적되면 유지관리비의 절감, 투자비용의 조기회수, 기술상승으로 인한 생산성 향상 등으로 원가절감이 가능해지기 때문이다.

5. 의료수가의 결정요인

의료서비스 가격결정에 영향을 주는 요인은 서비스 욕구를 발생시킨 문제인식의 파악과 그것에 대하여 해결방법을 제시하는 서비스 제공자의 처방으로 구성된다. 서비스의 제공자들은 자신의 업무활동의 많은 부분을 조정함으로써 전문서비스의 가격에 영향을 미칠 수 있다(예 의사들이 환자를 조기에 퇴원시키거나 불필요한 각종 검사를 받지 않게 한다면 환자들은 그만큼 의료비의 지불가격이 낮아질 것이다. 하지만 서비스 제공자들은 서비스 기업의 수입증대를 위해 불필요한 수요를 창출함으로써 서비스 기업과 고객들은 낭비를 초래할 수 있다).

(1) 의료서비스의 가격

진단과 처방에 의해 결정된다. 진단은 제도화된 서비스의 부분으로 원가, 경쟁, 수요 등에 의해 서비스의 기본가격이 결정된다. 한편 처방은 개인화된 서비스의 부분으로 고객의 욕구를 충족시켜 줄 수 있는 서비스 제공자의 능력 및 경험 등에 따라 서비스의 부가가치를 증대시킨다. 이 처방이 서비스 가격의 변동성을 높게 한다.

① 주요 나라의 의료수가에 비해 우리나라의 의료수가는 저렴한 편이며 이는 건강보

험의 역할이 크다(그림 3-10). 미국과 같은 경우 병원의 영리성을 허용함으로 인해 자본주의의 성격이 결합된 영리병원이라고 볼 수 있다.

㉠ 영리병원의 경우 자본력이 있는 고객의 경우 최상의 서비스를 받을 수 있는 장점이 있는 반면에 빈민층이나 경제력의 어려움을 겪고 있는 많은 환자들에게 의료서비스조차 받을 수 없는 상황이 오게 된다.

진료내용	미국	인도	한국	인도 비교 [%]	미국비교 [%]
위내시경	100만원	15만원	4만원	25.0	3.3
대장내시경	160만원	33만원	5만원	14.8	3.0
심혈관조영술	430만원	86만원	14만원	16.7	3.3
관상동맥우회술	4140만원	830만원	350만원	43.5	8.7
승모판치환술	5700만원	1140만원	180만원	16.0	3.2
맹장수술비	900만원	180만원	30만원	16.7	3.3
담낭절제술	770만원	160만원	55만원	35.7	7.1
용종절제술	270만원	54만원	14만원	26.7	5.3
대퇴골 치환술	3700만원	430만원	43만원	10.0	1.2
슬관절 치환술	6600만원	710만원	50만원	7.1	0.8

* 자료 : http : //www.incredibleindiahealthcare.com/, 건강보험공단 수가 2009

(a) 주요 국가들의 의료수가 비교

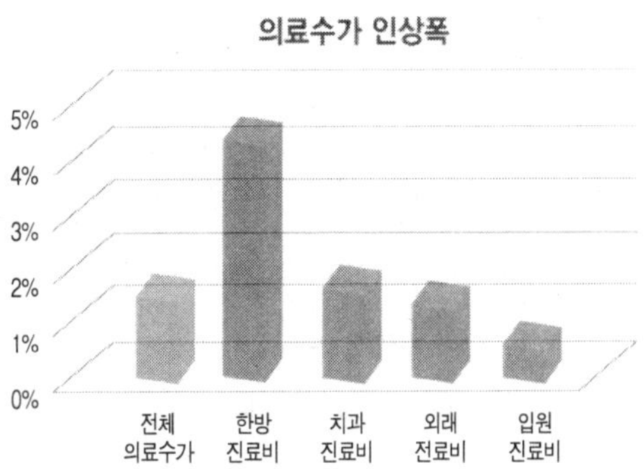

(b) 의료수가 인상폭의 그래프

[그림 3-10] 의료수가는 각 나라의 경제상황 및 소비자 수준을 고려

㉡ 서비스는 고객의 주문에 따라 서비스의 내용과 수준이 결정되고, 서비스 내용의 결정권이 서비스 제공자에게 있기 때문에 서비스 가격은 변동성이 높다.

㉢ 의료비의 결정에서 변동의 폭이 많은 데에는 4가지 이유가 있다.

ⓐ 의료비는 환자의 요구에 따라 결정되기 때문이다. 환자의 편의성 추구에 따른 서비스를 특별히 요구할 경우 의료비는 올라가게 된다.

ⓑ 의료서비스의 내용결정권이 환자가 아닌 의사에게 있기 때문이다. 의료서비스는 전문성이 강하여 일정자격을 구비한 의료인만이 제공하기 때문에 가격산정방법이 일반화되어 있지 않다.

ⓒ 의료비의 산정방법이 투자액에 대한 일정수익을 가산하는 원가 중심의 가격방법이 아니라 경쟁기관의 수준에 따라 결정하는 경쟁 중심의 가격방법이기 때문이다.

ⓓ 의료인들이 병원활동의 많은 부분을 조정하기 때문이다. 만일 의사들이 환자를 조기퇴원을 시키거나 실험검사를 받지 않도록 한다면, 환자들은 비용을 절약할 수 있어 실제로 지불하는 의료비는 낮아질 것이다.

② 의료수가에 영향을 미치는 요소들을 분석하고 이에 맞는 마케팅을 실시해야 한다. 소비자가 지불하는 의료비의 변화가 심하기 때문에, 의료비의 할인, 차등이나 지불 방법에 따라 고객의 반응수준도 달라진다.

㉠ 의료비의 내역을 설명해 줌으로써 고객에게 만족을 줄 수 있다. 그리고 고객이 이해할 수 있을 정도의 적정한 의료비의 산정 또한 중요하다.

㉡ 가격은 서비스 질에 비례하는 것으로 인식되고 있다.

㉢ 서비스 가격이 높으면 서비스가 우수한 것으로 여기고, 서비스 가격이 낮으면 그렇지 못한 것으로 여기는 경향이 있다. 그래서 서비스 가격의 결정이 중요한 과제가 되고 있다.

㉣ 영리조직은 영리추구가 목적인만큼 높은 가격을 받아도 된다.

㉤ 비영리조직은 영리조직과는 다른 가격을 받아야 하고 이윤은 제로수준이 되어도 무방한가?이다.

ⓐ 비영리조직은 공공성이 강한 만큼 영리위주의 운영을 하여서는 안된다. 하지만 비영리조직도 영리조직처럼 이윤은 추구해야 한다.

ⓑ 이윤의 추구행위가 서비스 기업의 목적이 되어서는 안되지만 기업목표를 달성하는 수단이 되기 때문이다.

ⓒ 서비스 기업은 영리목적의 여부에 관계없이 이윤을 추구하고 있다.

ⓓ 실제로 우리나라의 병원도 영리성 여부에 관계없이 서비스 가격에는 차이가 없으며, 동질의 의료서비스를 제공하고 있다.

(2) 가격결정의 고려사항

서비스의 가격은 서비스의 수요에 영향을 미칠 뿐 아니라, 서비스 기업이 고객에게 어떠한 서비스를 판매하고 있는가를 알려주는 기능도 담당한다. 고객에게 제시해 보일 수 있는 유형의 대상이 아니어서 고객은 가격과 같은 부차적 근거를 기초로 자신들의 서비스에 대한 기대수준을 결정하기 때문이다.

① 서비스 기업이 그들이 제공하는 서비스의 가격을 소비자들에게 알린다면, 그들의 기대수준을 통하여 소비자들은 자신들이 어느 수준의 서비스를 기대해야 하는가를 결정하게 되는 것이다.

㉠ 의료기관의 서비스에 대한 가격결정은 매우 중요하다.

㉡ 가격수준이 수요에 영향을 미침은 물론, 서비스에 대한 기대수준을 형성하기 때문에 서비스의 가격만이라도 광고의 허용범위에 포함되어야 한다.

② 서비스 기업이 서비스의 가격결정에 관련된 중요한 문제들은 다음과 같다.

㉠ 표적고객은 누구인가?

표적고객에 적합한 서비스의 개발도 중요하지만 가격결정 또한 중요하다(예 표적고객의 소득수준에 따라 동일한 서비스라도 가격이 다르게 책정되어야 한다. 아무리 우수한 서비스라고 하더라도 그들이 지불할 수 없는 가격수준이라면 그것의 구매는 불가능하기 때문이다. 표적고객의 특성에 따라 가격결정이 이루어질 필요가 있다).

㉡ 고객이 바라는 편익은 무엇인가?

바람직한 표적고객이 선정되었으면 그들이 원하는 편익이 무엇인가를 알아야 한다. 그들이 원하는 편익을 충족시켜 줄 때, 높은 수준의 서비스 가격을 책정할 수 있다. 고객의 편익요소에 따라 서비스 가격범위가 달라진다. 고객이 필요로 하고 원하는 편익요소를 충족시켜 주는 서비스의 개발을 통하여 서비스의 부가가치를 높일 수 있다.

㉢ 편익에 대한 고객의 부가가치는 어느 정도인가?

고객이 원하는 편익요소의 충족은 서비스의 부가가치를 높여준다. 하지만 서비스의 가치에 대한 고객의 인식은 의료기관의 인식과는 다를 수 있다. 동일한 서비스에 대하여 의료기관은 그 가치를 높게 인식하더라도, 고객은 상대적으로 그 만큼 인식을 하지 않을 수 있다. 의료기관은 고객으로 하여금 높은 가치를 인식할 수 있도록 서비스의 편익요소를 강조할 필요가 있다. 서비스에 대하여 고객이 인식하는 가치의 정도를 파악하여 그것을 높일 때 서비스의 부가가치가 증대된다.

(3) 가격결정의 종류

가격결정방법으로 기업은 기본가격을 책정할 수 있다. 가격이 처음 결정될 때 매우 적합했지만 상황변화에 따라 적합성이 떨어져 가격변경을 검토해야 하는 경우가 있다. 이러한 가격조정 전략에는 할인과 공제, 세분화 가격결정, 촉진적 가격결정 등이 있다. 대부분의 기업은 고객이 대금을 미리 지불하거나, 대량 구매하거나 비수기에 구매하는 경우 고객들에 대한 호의로 기본가격을 조정하여 판매한다. 이 조정가격을 할인과 공제라고 한다.

1) 현금할인(Cash discount)

구매대금을 즉시 지불하는 구매자에게 가격을 할인해주는 방법이다. 현금할인은 할인

조건을 충족시키는 모든 구매자에게 할인가격을 제공하는 것이다. 현금할인은 많은 산업에서 관례로 사용되었으며, 판매업자의 현금상황을 개선해주고 또한 외상매출금의 회수비용을 감소시키는 장점이 있다(그림 3-11).

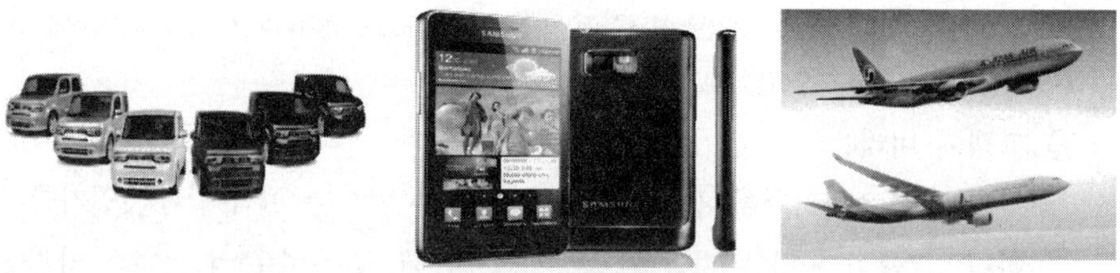

(a) 자동차 현금할인 (b) 핸드폰 현금할인 (c) 항공권 현금할인

[그림 3-11] 구매대금을 즉시 지불하는 고객에게 제품가격을 할인

2) 수량할인(Quantity discount)

많은 양을 구매하는 구매자에게 가격을 할인해주는 것이다. 법적으로 수량할인은 모든 고객에게 동일하게 적용되어야 하며, 할인폭이 대량판매로 발생된 판매업자의 원가 감소분을 초과해서는 안된다. [그림 3-12]의 예처럼 일반산업에서 흔히 볼 수 있는 할인경쟁이 현재는 의료기관에서도 일어나고 있다. 특히 성형 · 미용의 경우 정부에서 정해준 의료수가 체계가 아닌 자율적으로 의료수가를 책정하기 때문에 병원 간의 의료수가 차이가 심하다.

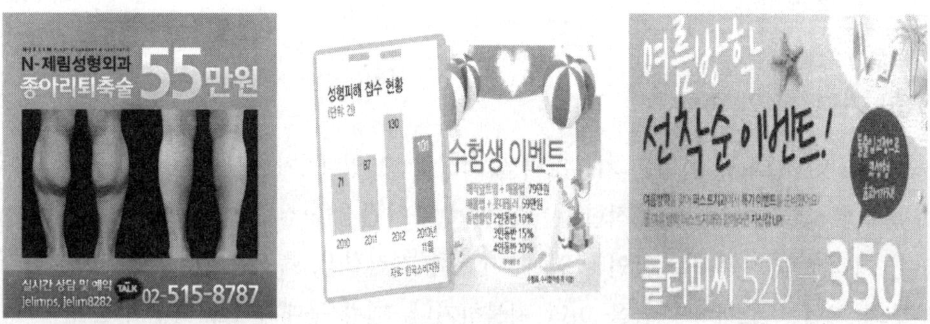

(a) 의료비용의 할인 (b) 할인경쟁 (c) 각종 이벤트성 할인

[그림 3-12] 경쟁업체 간 할인경쟁이 심화

(4) 세분화 가격결정

기업은 고객별, 제품별, 장소별 차이에 따라 기본가격을 조정해야 하는 경우가 발생한다. 세분화 가격결정은 기업이 한 제품이나 서비스를 둘 또는 그 이상의 상이한 가격으

로 판매하는데 이 가격 차이는 원가의 차이에서 기인하는 것이 아니라는 점이 특징이다.

1) 세분화 가격결정방법

① 고객 세분시장별 차별가격은 동일한 제품이나 서비스에 대하여 고객별로 상이한 가격을 책정한다(예 박물관 입장료는 학생과 노인에게는 낮은 가격을 부과한다).

② 제품형태별 차별가격은 제품형태의 차이에 따라 서로 다른 가격을 책정한다. 이는 단지 제품원가의 차이 때문에 가격차이가 발생하는 것은 아니다.

③ 장소별 차별가격은 판매장소의 차이에 따라 가격을 다르게 책정하는 것이다.

④ 시간대별 차별가격은 계절별, 월별, 일별, 시간대별 가격을 다르게 책정하는 것이다(예 놀이공원은 입장시간에 따라 차등적으로 입장권 가격이 다른데 바로 시간대별 차별가격이다).

2) 가격의 수준

소비자가 지불할 서비스 가격의 수준을 어느 정도로 유지할 것인가의 문제이다. 가격수준의 결정을 위하여 보전할 비용, 소비자의 가격에 대한 민감성, 경쟁업자의 가격, 가격할인의 폭 등에 대한 조사가 이루어져야 한다.

3) 가격결정의 기초

특정 서비스의 가격은 무엇을 기초로 결정되어야 하는가의 문제이다. 가격결정의 기초로 행위의 종결, 입장료, 이용시간, 물적 자원의 소비량, 패키지 상품의 경우 단일가격으로의 제공여부 등을 조사하여야 한다. 의료서비스는 행위의 종결, 이용시간, 소비량, 진료난이도 등의 복합요인을 기초로 가격이 결정된다.

4) 서비스 가격의 수령자

소비자가 이용한 서비스의 가격을 누가 받을 것인가의 문제이다. 서비스 가격의 수령자로 서비스 제공자가 직접 받을 수 있고, 전문적인 중개인이 받을 수도 있다. 중개인이 서비스 제공자의 업무를 대리하는 경우 중개인은 수수료를 받게 된다. 의료서비스는 서비스 제공자인 의료인이 직접 받지를 않고 수납직원이 수령한다. [그림 3-13]은 포괄수가제에 대한 갈등을 나타낸 것이다.

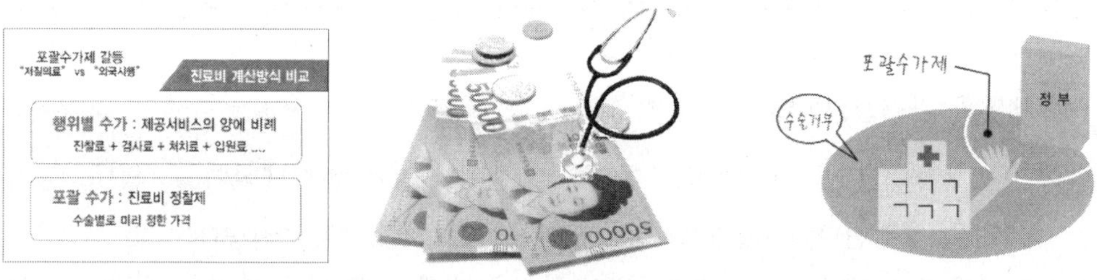

(a) 행위별 수가와 포괄수가의 비교 (b) 포괄수가제 적용에 따른 환자부담금 (c) 정부와 병원 간의 입장차이

[그림 3-13] 포괄수가와 행위수가의 입장차이가 심화

5) 가격의 지불장소

서비스 가격의 지불장소를 어디로 할 것인가의 문제이다. 가격의 지불장소로서 서비스가 제공되는 장소, 중개인을 통한 가격의 지불, 서비스를 제공받은 소비자의 가정 등이 이용된다. 의료서비스는 서비스가 제공된 장소에서 가격지불이 이루어진다.

참고 포괄 및 행위수가제

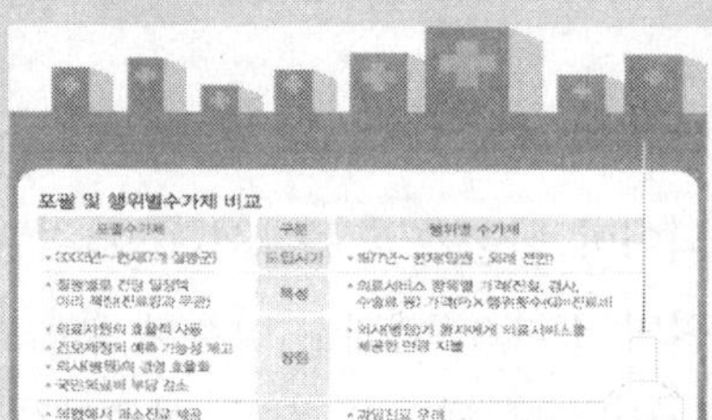

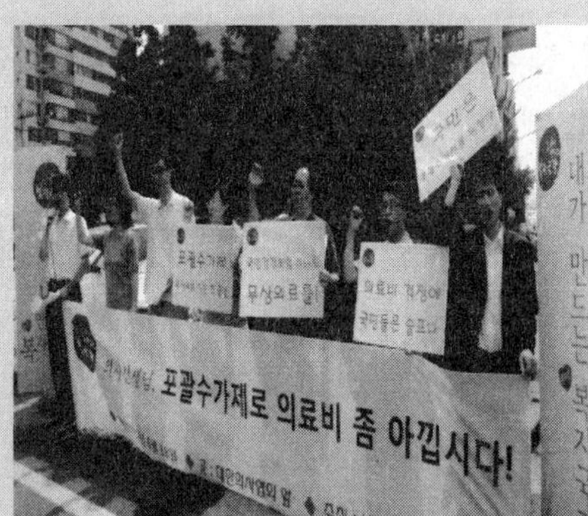
포괄수가제로 의료비 좀 아낍시다!
무상의료를
내가 만드는 복지국가

자료 : 보건복지부

환자가 병·의원에 입원해서 퇴원할 때까지 진료를 받은 진찰·검사·수술·주사·투약 등 진료의 종류나 양과 관계없이 미리 정해진 일정액의 진료비를 부담하는 제도이다. 그러나 모든 질병을 포괄하는 것은 아니고, 7개 질병군에 관련된 질환에 한정되며 단계적으로 도입될 예정이다.

1) 2011년 8월 3일 보건복지부는 건강보험지불제도 개편 방향을 의결하여 2002년부터 시험 적용되고

있는 4개 진료과, 7개 질병군에 대한 포괄수가제를 2012년 7월부터 전국 병원과 의원으로 확대 실시하였다(종합병원 · 상급종합병원은 신청한 병원에 한해서 적용).

2) 4개 진료과, 7개 질병군
   ① 안과 : 백내장수술, 수정체수술
   ② 이비인후과 : 편도수술 및 아데노이드 수술
   ③ 외과 : 항문수술(치질 등), 탈장수술(서혜 및 대퇴부), 맹장수술(충수절제술)
   ④ 산부인과 : 제왕절개분만, 자궁 및 자궁부속기(난소, 난관 등) 수술(악성종양 제외) 등이며, 중증 정도에 따라 다시 52개 질병군으로 세분화해 진료비가 책정된다.
      ㉮ 백내장수술을 할 경우 수술 대상이 한쪽 눈이냐 양쪽 눈이냐 또는 수정체를 어떻게 절개하느냐에 따라 진료비 책정 유형이 달라지는 것이다.

3) 행위별 수가제가 개별 진료행위수가를 모두 합해 총 진료비를 산출하는 데 반면에 진료비 총액이 미리 책정되어 있는 점이 기존의 행위별 수가제와 다르다.

4) 현재 7개 질병군에 대해서는 전체 의료기관의 약 70[%]가 자율적으로 참여하고 있으며, 2013년 7월 종합병원 및 상급종합병원으로 확대 적용할 예정이다.

5) 포괄수가제를 보완해 복잡한 질병에도 적용을 확대하기 위해 시행하는 지불제도인 '신포괄수가제'는 2009년 일산병원에서 시범사업을 운영하였고, 2011년 총 4개 기관으로 늘렸으며, 2012년 7월 1일부터 일산병원을 포함하여 전국 40개 공공병원(지방의료원, 적십자병원)에서 실시되고 있다.

6) 항생제 사용과 같은 불필요한 진료행위와 환자의 진료비부담이 줄어들고, 진료비 계산을 둘러싸고 병 · 의원과 이견이 없는 대신 의료서비스의 질저하나 건강보험 재정부담 등이 단점으로 지적된다.

6) 가격의 지불시기

서비스 가격의 지불시기를 언제로 할 것인가의 문제이다. 가격의 지불시기로서 서비스의 구매이전이나 구매이후에 지불할 수도 있다. 경우에 따라서는 서비스를 구매한 이후에 지불하는 것보다 구매이전에 지불하는 것이 서비스 제공자와 소비자 모두에게 유리한 경우가 있다. 의료서비스는 구매한 이후에 진료비를 지불한다. 외래환자의 경우는 그날그날 지불하며, 입원환자의 경우는 일주일마다 진료비를 지불한다.

7) 가격의 지불방법

서비스 가격을 어떠한 방법으로 지불하게 하느냐의 문제이다. 가장 일상적인 가격의 지불방법은 현금이다. 현금은 고객의 입장에서 볼 때, 많은 금액의 경우 소지가 불편하고 안전상의 문제가 발생한다. 고객의 편의를 위하여 현금지불은 지양되었으면 한다.

① 고객의 안전과 편의의 측면에서 볼 때 현금 다음으로 신용카드가 이용된다. 병원 당국에서는 신용카드로 의료비를 지불받을 경우, 수수료지급 및 서류작업 등의 이유로 기피하고 있는 실정이다. 현재 일부 대형병원에서만 실시되고 있는 신용카드에 의한 지불방법이 널리 확산되어야 한다. 고객의 입장에서 생각하는 지불방법이

고객만족을 가져온다.

② 외래진료비 계좌제도가 있다. 이 방법은 외래진료비를 지정된 은행계좌로 지불하는 방법이다. 외래환자가 진료를 받은 후 의료비의 지불을 위해 장시간 기다릴 필요 없이 진료가 끝나면 바로 귀가할 수 있는 제도이다. 병원당국은 진료명세서와 의료비청구서를 정리하여 환자의 집으로 보내면 환자는 은행계좌로 지불하면 된다.

8) 가격의 전달

서비스의 가격을 어떠한 방법으로 전달하느냐의 문제이다. 경쟁업자와 비교될 수 있는 수단과 방법이 강구되어야 한다. 소비자들이 가격의 내용을 알기 쉽도록 명확한 방법으로 가격이 전달되어야 한다. 이를 위하여 정부에서는 진료비 내역에 대한 환자의 권리와 의사의 직무를 명시하도록 하였다. 의료서비스의 가격을 전달하는 방법이 과거의 현금지불방식에서 신용카드와의 제휴를 통해 후불방식제도를 도입하는 등 편의성과 안전성을 갖춘 가격지불방식이 선호되고 있다(그림 3-14).

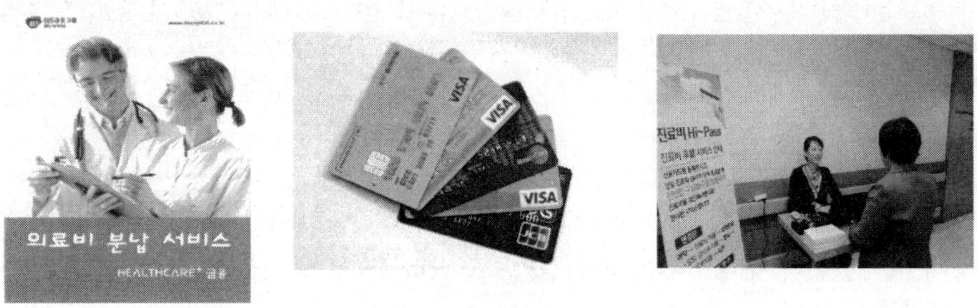

(a) 의료비분납 서비스 (b) 다양한 신용카드들 (c) 병원과 신용카드의 제휴

[그림 3-14] 병원비의 지불형식

02 마케팅 경로와 공급망관리

유통은 다른 마케팅 전략에 직접적인 영향을 미치는 중요한 **마케팅 믹스 요소**이다. 또한 많은 기업들이 창의적인 유통 시스템의 개발에 따라 경쟁우위를 확보하고 있다. **유통경로**는 분배경로 또는 판매경로라고도 하는데, 한 제품이 생산자에서 소비자에 이르기까지 그 제품의 소유권 또는 물리적인 점유권을 거치는 통로이다. 즉 제품과 서비스가 소비자에 옮겨지는 과정에 참여하는 모든 개인과 기관을 가리킨다. 유통경로에는 언제나

생산자와 소비자는 물론이고, 이들 양자를 연결하는 도매상, 소매상, 대리점 등 각종의 중개상이 관련된다. **중개상**은 도매업자와 소매업자 간을 연결하는 매개체 역할을 한다.

1. 마케팅 경로의 접근방법

유통경로는 서비스 상품을 생산자로부터 소비자에게로 전달하는 과정에 참여하는 중간상의 집합으로 정의된다. 의료서비스의 전달과정에 참여하는 중간상은 의료기관 내지 의사들이 된다. 따라서 유통경로는 서비스의 전달을 가능하게 해주는 수단이라고 할 수 있다. 의료기관이나 의사들이 존재하기에 의료서비스의 전달이 가능하게 된다. 의료기관이 시장 세분화를 통하여 표적시장을 선정하면 그 표적시장에 적합한 서비스를 전달시켜야 한다. 의료기관이 그들의 상품을 표적시장에 어떻게 접근시킬 것인가를 결정하여야 한다. 이것을 가능하게 해주는 것이 유통경로이다.

(1) 의료서비스의 유통경로

의료서비스의 전달체계로서 이를 구축하는 목적은 자원의 획득과 이용을 용이하게 하는 데 있다. **진료예약시스템**을 운영하여 오랜 시간동안의 대기시간을 줄일 수 있으며, 환자가 도착한 즉시 진료를 받을 수 있도록 준비를 함으로써 고객의 만족을 기대할 수 있을 것이다.

① 일반적으로 마케팅 경로는 특정제품이나 서비스가 생산자로부터 소비자에게 전달되는 과정을 용이하게 지원하는 활동으로 정의한다. 이러한 개념을 의료서비스에 적용해 보면 의료서비스 분야의 마케팅 경로는 의료이용자들이 의료서비스를 원활하게 이용할 수 있도록 지원하는 활동들을 정의할 수 있다.

② 의료서비스 접근경로와 관련된 논의는 의료이용자들이 의료서비스를 이용하는 경로에 국한된 활동들을 지칭하는 경우가 많으며 다음과 같이 크게 구분한다.

㉠ 의료이용자가 의료기관을 선택 : 의료이용자가 의료기관을 선택하고 방문하는 경우 의료기관에 대한 접근경로를 의미한다. 이는 다음과 같이 구분한다.

ⓐ 물리적인 접근(physical access) : 의료이용자가 거주하는 지역이나 의료서비스를 이용하는 의료기관의 위치, 시설 등을 물리적인 접근이라고 한다.

ⓑ 시간적인 접근(time access) : 의료이용자가 의료서비스를 이용하기에 용이한 시간대에 병원을 방문하는 것을 시간적인 접근이라고 한다.

ⓒ 정보에 의한 접근(information access) : 의료이용자가 소속해 있는 준거집단이나 그룹 내의 구전 커뮤니케이션 활동으로 습득한 정보를 바탕으로 접근하는 것이다.

㉡ 의료이용자가 자신의 건강문제를 해결하기 위하여 거치게 되는 의료기관들과의 관계와 의료이용경로에 대한 관심으로서 의료시장 내에서의 접근경로가 이에 해당한다. 이중 우리나라 의료시장에서 관심사가 되는 주제는 다음과 같다.

ⓐ 환자의뢰체계(referral system) : 제한된 의료자원을 효율적으로 운용하면서 국민들이 필요한 때 필요한 만큼의 의료서비스를 적절한 장소에서 제공하게 하여 국민건강을 증진시키려는 노력이라고 정의할 수 있다. 단순히 의료자원을 누가, 무엇을, 어떻게, 어디서 제공할 것인지 유기적인 관계를 만들어야 한다는 내용이 제시되고 있다.

ⓑ 프랜차이즈 시스템(franchise system) : 정부가 공공 서비스를 제공할 때 일정한 구역 내에서 공공 서비스를 제공하는 권리를 민간조직에 인정하는 방식의 민간위탁 유형이다. 시민 또는 이용자는 서비스 제공자에게 비용을 지불하며, 서비스 수준과 질은 정부가 규제한다.

ⓒ 집단개원(group practice) : 흔히 공동개원과 혼용해서 사용한다. 그러나 공동개원은 단독개원에 대응되는 용어로 몇 명이상의 의사가, 동일한 장소에, 의료자원을 공유하고 수입을 일정한 규정에 따라 분배하는 형태이며, 집단개원은 동일한 건물에 서로 다른 조직과 서로 다른 전문진료과가 입점하여 상호 경쟁 보완하여 시너지를 일으킬 수 있는 개원의 형태이다. 집단개원은 상호 서로 다른 의료조직의 요건을 갖추고, 각기 운영하는 조직이며, 다만 동일한 장소에서 병원을 개원하여 환자를 진료하는 형태이다.

〈표 3-5〉 마케팅 유통경로 설계과정

목표설정	• 해당 기관의 마케팅 목표와 부합 여부 파악 • 마케팅 유통경로 실행계획 수립	• 계량적인 목표(수익증대, 시장점유율 등) • 비계량적인 목표(글로벌 브랜드 인지도 재고, 충성고객 확보, 고객만족도 증대 등) • 실행계획(검진당일 진료서비스, 검진 후 3일내 결과확인 등)
네트워크 구축 전략수립	• 마케팅 유통경로 범위결정 • 네트워크 관리시스템 및 프로세스 결정	• 정책 및 의사결정에 따른 유통관리 전략수립 • 지원범위에 따른 전략(유치기관 계약 및 관리, 마케팅 홍보활동 횟수, 선택적 마케팅 경로설정 등)수립 • 네트워크별 관리 전략(유치기관을 통한 환자수와 직접 방문환자수의 비율구성, 충성고객 관리방법 등)수립
네트워크 관계관리	유치기관 및 관계기관의 동기부여와 갈등관리	• 마케팅 네트워크(예 유치기관)가 구축되면 성과를 달성하기 위한 지속적인 관리방법 모색 필요 • 유치수수료 또는 서비스 개발을 통한 동기부여 필요 • 네트워크 관계 관리를 위해 사전에 갈등이 발생할 수 있는 소지를 파악하여 갈등 또는 문제를 효과적으로 해결, 즉 유치기관과 의료기관, 의료기관과 의료기관 사이에서 서로의 이익을 극대화할 수 있는 마케팅 전략수립 및 공조체계 구축

③ 의료이용자가 의료기관을 선택시 의료기관에 대한 접근에 대해서는 최근 많은 의료기관들이 관심을 가지고 개선노력을 기울이는 분야이며 향후 경쟁우위 요소로서 그 중요성이 더욱 강조될 것으로 보인다.

㉠ **의료기관 경영전략 차원**에서 분원 시스템이나 프랜차이즈 시스템이 도입되면서 이 분야에 대한 인식이 변하고 있으며 향후 경쟁이 심화될 경우 조직차원의 공격적인 접근경로 전략이 다양하게 시도될 것으로 전망된다.

㉡ **마케팅 유통경로**는 의료관광상품이나 의료서비스가 상품화될 수 있도록 하는 과정에서 연계된 상호의존적인 조직 또는 고객들의 집합이다.

㉢ 마케팅 경로의 설계목적은 의료관광상품이 타깃 시장에서 최종 소비자에게 제공(전달)되도록 하는 것으로 고객이 원하는 상품을 개발하고 고객의 욕구를 만족시켜 의료기관의 목표달성을 위해 최적의 경로를 설계하는 것이다(표 3-5).

④ **의료관광상품**(서비스)의 **마케팅 유통경로**는 타깃 국가의 고객이 출국 전 치료결정 과정부터 **비자발급 그리고 입국 및 치료 후 귀국과 귀국 후 환자관리**까지 총체적인 환자관리 프로세서를 의미한다.

⑤ 의료관광을 희망하는 환자는 특성상 치료 전 상담과정이 매우 중요하다. 아는 환자와 보호자가 치료 전 상담을 통해 최종결정을 내리며 이때 상담자의 태도를 통해 신뢰를 형성하고 오기 때문이다.

㉠ 치료결정 후에는 비자발급 여부에 따라 한국행이 최종 결정되는데, 이때 의료기관에서는 치료목적으로 오는 환자와 보호자의 비자발급을 위해 최대한의 지원 서비스를 제공해야 한다. 물론 이때 국내외 유치기관(에이전시, 여행사 등)의 역할이 매우 중요하다.

㉡ 원활하고 지속적인 환자와의 의사소통을 위해 의료기관은 타깃 시장에 따른 국가별 의료통역 코디네이터 또는 전담자를 채용하거나 유치기관의 유치활동을 통해 환자를 유치할 수 있다.

⑥ 의료관광마케팅 유통경로설계를 위해서 고객의 욕구를 파악하고, 마케팅 목표와 전략을 수립하고 유치기관 또는 해당 국가 관련 기관(협회, 정부기관, 병원, 학교, 보험회사 등)과의 네트워크 구축 · 관리가 매우 중요하다.

(2) 서비스 유통경로의 특징

시장 세분화에 의하여 하나의 매력적인 표적시장을 선정하여 표적고객의 욕구를 충족시킬 수 있는 서비스를 생산하였어도 그것을 표적시장에 접근시킬 수가 없다면 그 서비스는 상품으로서의 가치를 상실한다. 표적시장에의 접근가능성은 매우 중요하다. 표적시장에의 접근을 용이하게 해주는 것이 유통경로이다.

서비스의 전달체계이며 이것의 관리가 유통관리이다. 이러한 의미에서 서비스 전달은 상품과 가격을 매개로 하는 서비스 기업과 고객 간의 상호전달 과정이라고도 할 수 있다. 서비스의 유통경로의 특징을 들 수 있다.

1) 전달과정의 단순성

서비스는 생산과 소비의 동시성으로, 서비스의 생산자가 소비자에게 직접 판매를 한다. 재화의 경우와는 달리 의료서비스는 생산자와 소비자 간에 중간상이 존재하지 않는다. 하지만 서비스의 전달과정에 중간상이 존재하는 경우도 있다.

2) 고객과의 접근성

의료서비스는 제품과는 달리 생산과 소비가 동시에 이루어지고 무형의 상품인 관계로 품질관리가 어렵다거나, 품질관리를 용이하게 하기 위해서는 서비스의 생산자가 직접 서비스를 소비자에게 판매를 하든가, 아니면 중간상이 소비자에게 서비스를 판매하더라도 중간상이 소비자 근처에 있으면 된다.

① 소비자가 있는 곳에 의료서비스의 생산자나 중간상이 다가가서 서비스를 판매하여야 한다.

② 제품의 경우는 소비자가 생산자 가까이 다가가지만 의료서비스의 경우는 생산자가 소비자 가까이 다가가지 않으면 서비스의 효율적인 전달이 이루어지기 어렵다.

3) 전달방법의 다양성

의료서비스는 의료이용자가 참여한 자리에서 생산되고 판매되기 때문에 의료기관은 저마다 서비스의 전달방법이 다르다. 일반적인 서비스 전달방법은 TV, 라디오 등 전파매체와 인쇄매체 등을 이용하지만 의료기관은 의사, 간호사, 코디네이터, 의공기사, 의료시설 등 다양한 전달방법을 이용한다.

(3) 의료서비스 분야에서 접근경로의 특성

의료서비스에서의 접근경로를 이해하기 위해서는 의료서비스 접근경로의 특성들을 살펴 볼 필요가 있다. 의료서비스는 일반제품의 접근경로에 비해 다음과 같은 차이점이 있다.

① 일반제품은 물리적인 접근경로를 따라 제품이 이동하기 전에 제품이 생산되어 있는 반면 의료서비스는 접근경로가 끝나기 전까지는 서비스 생산이 완료되지 않는다. 즉 서비스 전달과 생산이 동시에 일어나며 이로 인해 접근경로가 짧고, 재고가 존재하지 않기 때문에 창고기능이 필요 없는 접근경로 과정의 특성이 있다.

② 유형제품의 소비자는 제품이 유통되는 과정에 참여하지 않고 경로의 끝에서 제품을 구매하게 되지만 의료서비스 소비자는 전달과정의 처음부터 끝까지 참여하고 의사결정에 참여하기도 한다.

③ 서비스는 소유될 수 없기 때문에 서비스 제공자는 소비자가 서비스를 받는 각 경로를 통제할 수 없으며, 여러 경로로 소비자에게 동시에 서비스를 제공할 수도 없다.

④ 의료서비스의 공공재적 특성과 국민의 의료정보에 대한 제한성을 보호하는 입장에서 접근경로 과정에 각종 정책적 규제가 작용하며 이러한 규제는 간혹 경쟁을 제한하는 결과를 초래하기도 한다.

⑤ 의료서비스는 서비스 제공자인 의사의 주관적 판단에 따라 서비스 내용이 결정되기 때문에 최초 서비스 제공자나 최종 서비스 제공자가 중간 단계의 제공자를 통제할 수 없다.

㉠ 병원 입장에서는 일차 의료기관 의사들이 최종 서비스 제공자인 병원의 대리인보다는 연결자로서 중간상의 의미를 갖는다.

㉡ 의료산업의 유통경로와는 다른 일반산업에서의 유통경로의 예를 [그림 3-15]에 나타낸 것이다.

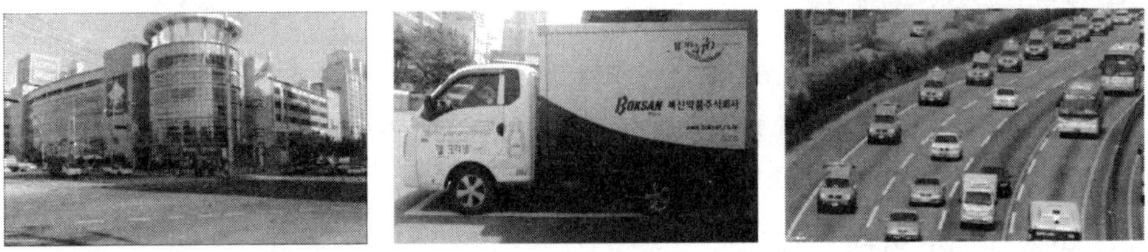

(a) 마케팅의 유통경로 (b) 의약품 유통경로 (c) 일반적인 유통경로

[그림 3-15] 의료서비스 경로의 특성

2. 의료서비스의 물리적 접근

의료이용자가 의료서비스를 받을 수 있는 방법으로는 동네 개원의나 보건소를 가든지, 좀 더 이동하여 병원급 의료기관을 방문하거나, 약국이나 한의원 등을 이용하는 방법이 있다.

환자에게 의료서비스를 제공하는 방식이나 유형을 서비스 이용경로라고 한다. 가장 전통적인 접근방식은 가볍고 기간이 짧은 질병의 경우 간단한 외래 방문을 통해 그리고 좀 더 심각하거나 충분한 진료가 필요한 질병의 경우엔 의료기관에 입원하여 진료받는 것이 일반적이었다. 최근 의료서비스 제공방식에 큰 변화가 일어나고 있다. 가장 대표적인 예가 통원수술이라 할 수 있다.

(1) 전통적인 방식

의료기관에 입원하여 수술서비스를 받아야 할 질병이지만 외래서비스를 통해 해결하고 가정에서 회복을 꾀하는 서비스 유형이다. 이는 의료서비스 내용의 변화인 동시에 환자에 대한 서비스 제공방식의 변화를 의미한다. 가정간호 역시 만성퇴행성질환의 증가에 따라 보다 비용 효과적인 진료방식을 모색한 결과이다.

컴퓨터 통신이나 인터넷을 이용한 상담과 진료, 전화상담, 원격진료 시스템 등도 종전의 공간적 제약을 뛰어넘어 새롭게 대두되고 있는 의료서비스 경로이다. 의료마케팅을 수립하는 데 있어서 고려해야 할 요소 중 하나인 물리적 접근경로에 대한 것이다(그림 3-16).

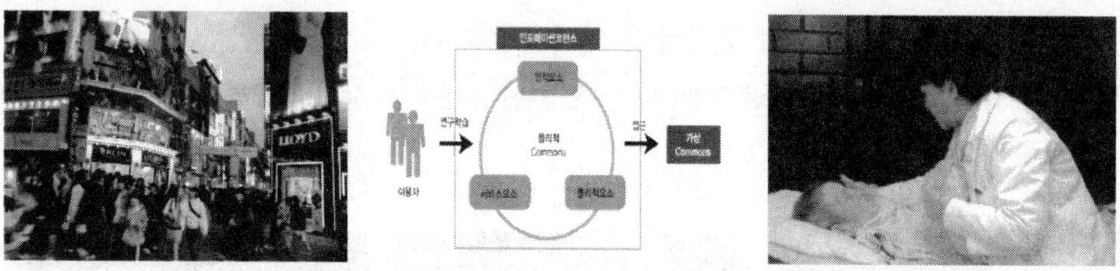

(a) 유동인구 (b) 물리적 접근방법 (c) 물리적 접근방식인 가정간호

[그림 3-16] 물리적 접근은 유동인구

(2) 의료기관의 위치

의료기관들이 적절한 입지조건에 대해 관심을 갖기 시작한 것은 마케팅에 대한 논의가 있기 전부터이다. 특히 의료기관의 입지조건이 진료성과 밀접한 관련이 있으며, 의료소비자를 대상으로 한 연구에서 의료기관을 선택할 때 지역적인 편의성이 중요한 요건으로 제시되면서 의료기관의 입지조건 분석은 마케팅 전략의 핵심 주제로 대두되고 있다.

지역 내 의료기관수의 증가로 경쟁강도가 심화되면서 과거와는 달리 개원을 준비하는 의사나 의료기관경영자들은 의료기관의 위치나 주변 여건에 대해 높은 관심을 보이고 있으며, 제한된 자료를 이용하여 입지분석을 시도하는 경우들이 늘어나고 있다.

1) 입지조건 분석 시 고려사항

일반적으로 의료기관의 입지를 설정하거나 적절성을 분석하는데 있어 고려해야 할 요소로는 의료기관의 규모나 개설 진료과목에 따라 다소 차이가 있겠으나, 대체로 의료기관의 입지조건을 분석할 시 고려해야 할 사항들을 〈표 3-5〉에 나열한 것이다.

〈표 3-6〉 의료기관의 입지조건 분석사항

- 해당 지역의 경쟁강도는 어느 정도인가?
- 공급량과 수요량을 비교할 때 공급초과인가? 혹은 공급부족인가?
- 대상 지역의 인구는 증가 혹은 감소하고 있는가?
- 대상지역의 현재 인구와 미래 예측되는 인구규모는 어느 정도인가?
- 대상 지역의 사회·경제적 특성은 어떠한가?
- 교통이 혼잡한 지역인가? 유동인구가 많은 지역인가?
- 대중교통수단이나 주차시설에 대한 접근성은 어떠한가?
- 입지의 개방성으로 간판이나 시설이 보행자나 차량탑승자에 의해 쉽게 목격될 수 있는가?
- 인근지역에 다른 의료시설이나 후송시설이 필요한가?
- 필요할 경우 시설을 확장하거나 축소할 수 있는 여지가 있는가?

2) 입지조건 분석단계

입지조건 분석요인들을 처음부터 검토하는 데는 기술적인 어려움이 있으므로 적절한 입지를 체계적으로 선정하기 위해서는 [그림 3-17]과 같이 3단계로 구분하여 각 단계의 적절성을 검토하는 것이 유용할 수 있다.

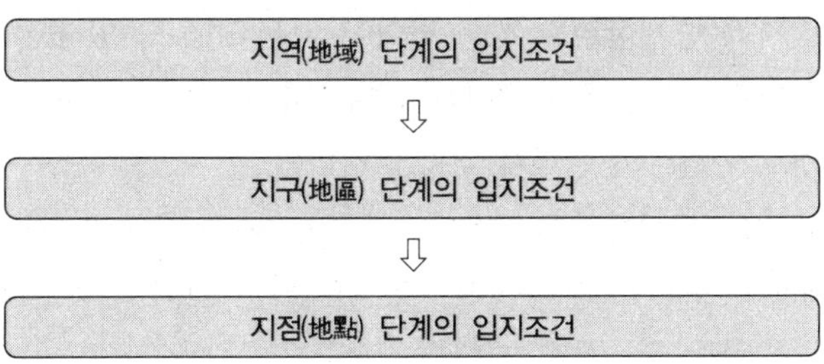

[그림 3-17]

① 지역단계 : 특별시, 광역시, 경기지역 등 시·도 단위와 시군 등 행정구역에 대한 결정이다.

② 지구단계 : 일정 지역 내에 위치한 상권 혹은 생활권을 의미한다. 이들 지구는 경우에 따라 자연발생적으로 형성된 상가들도 있을 수 있고 아파트 상가나 쇼핑센터

처럼 계획된 단위일 수도 있다.

③ 지점 : 해당 의료기관이 위치하는 점, 즉 가장 좁은 의미의 점포시설 입지를 의미한다(예 지구 내 중심에 위치하거나 혹은 변두리에 위치할 수 있으며 경쟁 의료기관에 인접한 지점일 수도 있다).

대체적으로 검토하고자 하는 건물, 상가 또는 부지는 지역 내 특정 지구의 특정 지점에 위치하게 되며, 입지에 대한 검토는 해당 지역, 지구, 지점의 순으로 검토해나가는 것이 바람직하다. 그러나 때로 이들 조건들을 순차적으로 검토하기보다도 지점이 적절할 경우 지역이나 지구의 조건은 상대적으로 중요성이 낮아지는 등 동시적으로 이루어지기도 한다. 따라서 이러한 정보들을 토대로 한정된 도시지역 내에서는 보다 좋은 입지를 선점하려는 경쟁이 치열해질 수 있으며 때로 경쟁강도가 약한 지방으로의 이동도 예상된다.

(3) 의료관광 유통경로의 성격

소유권의 이전 여부는 별 문제로 하더라도 의료관광 생산자는 유통경로의 결정에 신중을 기하지 않으면 안된다. 유통경로가 일단 결정되면 그것은 의료관광의 상품이나 가격, 판매원 등 다른 마케팅 결정에도 직접 영향을 미치기 때문이다.

① 유통경로의 결정은 대체로 유통업자들과의 장기계약이나 오랜 관행에 따라 이루어지기 때문에 추후 사정이 바뀌었다 해서 쉽게 번복될 수가 없기 때문이다. 따라서 의료관광시장에서 최선의 유통경로를 설계·관리하기는 용이하지 않다. 유통구조는 일정불변의 것이 아니라 동태적이며 회사의 사정도 수시로 바뀌기 때문이다. 그뿐만 아니라 의료관광 생산자가 중개상을 직접 통제하기 곤란한 경우가 있으며 심지어 생산자가 중개상의 통제를 받아야 하는 경우도 있다.

② 의료관광의 마케팅 효율을 극대화하기 위해서는 생산자로부터 의료소비자에게 이르는 유통경로가 하나의 단일체 내지는 하나의 총 시스템화를 이뤄서 관리되지 않으면 안된다. 즉, 생산자와 중개상이 모두 의료관광 유통경로에 대한 업무를 맡고 있는 한 체계적 조직의 한 구성요소로 인식하는 것이 무엇보다 중요하다.

(4) 의료관광마케팅에서 중간상의 필요성

의료관광의 생산자의 입장에서 의료소비자에게 직접 판매할 것인지, 아니면 중간상을 이용할 것인지에 대한 판단은 생산자의 재량에 달려 있겠으나, 오늘날 판매업무의 일부 혹은 전부를 중간상에게 위임하고 있는 추세이다. 하지만 이렇게 중간상에게 판매활동을 위임한다는 것은 의료관광의 상품이 언제, 어떻게 그리고 누구에게 판매되느냐에 대한 통제권의 포기를 의미한다. 그럼에도 생산자가 중간상을 필요로 하는 데는 다음과 같은 이유가 있다.

① 직접 마케팅을 수행할 만한 충분한 재정을 갖추지 못한 의료관광기업 및 유치기관들이 있을 것이다. 대부분의 소규모 단위로 운영되는 의료기관들은 직영점이나 전속대리점과 같은 개념의 자회사들을 운영할 만큼의 충분한 자원을 보유하지 못하고 있다.

② 직접 마케팅을 수행함으로써 오히려 경쟁사의 중간상 기능까지도 수행할 우려가 있는 경우이다. 경쟁사와의 비슷한 의료관광상품의 판매를 하고 있을 경우 경쟁사들의 유사품까지 동시에 취급하지 않는 한 유통에 있어 규모의 경제를 얻을 수 없을 것이다.

③ 직접 마케팅에의 투자수익률이 기회비용*을 하회하는 경우이다. 가령 직접마케팅에서 오는 투자수익률이 10[%]에 불과한 데 반해 기회비용이 20[%]에 달한다면 다른 투자기회에 그 자금을 투입하는 것이 훨씬 더 유리할 것이다.

④ 중간상을 통한 판매가 보다 효과적인 경우이다. 대체로 중간상은 오랜 시간동안 축적되어온 경험, 전문적인 지식, 규모의 경제로 의료관광 생산자의 직접 마케팅보다 우수한 판매효과 내지 보다 큰 유통능률을 가져올 수가 있는데, 이는 소위 전문화의 원칙에 의한 경우 중간상은 소비자에게는 구매대리상, 생산자에게는 판매전문상의 기능을 각각 수행하고 있다.

(5) 유통경로 흐름의 종류

회사가 어떤 유통경로를 택하는지는 회사의 다른 모든 마케팅 결정에 큰 영향을 미친다. 그렇기 때문에 신중을 기하여 적절하고 효율적인 유통경로를 선택해야 한다. 표적소비자들이 언제, 어디서 어떻게 구매하는지를 규명하는 일이 중요하며, 상품단위의 수가 적고, 대기시간이 짧고, 유통판매점의 수가 많을수록 서비스 수준도 그만큼 높다.

1) 물적 흐름

원자재, 반제품, 부품 등의 물적 유통의 대상이 최초의 공급업자에서 운송기관이나 도·소매상을 거쳐 최종 소비자나 중간 사용자에게 유통된다. 그러나 제조업자로부터 운송기관이나 도·소매상을 거침이 없이 직접 소비자에게 이전되는 경우도 있다.

---

* 기회비용(opportumity cost) : 어떤 재화의 여러 가지 종류의 용도 중 어느 한 가지만을 선택한 경우, 나머지 포기한 용도에서 얻을 수 있는 이익의 평가액(評價額)이다.

2) 대금지불 흐름

물적 흐름이나 소유권 흐름과는 달리 이는 소비자에서 출발하여 생산자로 이전되는 역류현상을 보인다. 즉 처음 소비자는 소매점에게 제품의 대금을 지불하고 소매상은 다시 도매상에게 도매상은 생산자에게 각각 그에 상응하는 대금지불의 흐름이 있게 된다.

3) 정보흐름

마케팅 채널의 각 구성기관들은 서로 정보를 교환하게 된다. 따라서 정보흐름은 이상의 흐름과는 달리 일방향적(one-way)인 것이 아니라 각 인접기관 혹은 비인접기관들 간에 쌍방향적으로 이루어지는 것이 특징이다.

4) 촉진흐름

광고 · 인적 판매 · 판촉 · 홍보 등 촉진활동이 채널 시스템의 한 구성기관으로부터 다른 기관으로의 흐름이다. 생산자는 도매상이나 소매상 혹은 직접 소비자들을 상대로 촉진활동을 수행하지만 이와는 달리 소매상이나 도매상과 같은 중간상이 촉진활동에 직접 관여하는 경우도 있다. 〈표 3-7〉은 마케팅의 유통경로 기능들에 대해 나타낸 것이다.

〈표 3-7〉 유통경로의 각종 기능들

기능	내용
조사기능	교환을 계획 조성하는 데 필요한 정보의 수집
촉진기능	제품구매를 설득하기 위한 커뮤니케이션의 설계 및 전파
접촉기능	잠재구매자들의 탐색 및 그들과의 접촉
적합기능	제품을 구매자의 필요에 따라 형태를 변경하거나 적합화
협상기능	가격이나 기타 제품구매의 조건을 충족시켜 줌으로써 소유권이전이나 소유가 가능하도록 함
물적 유통기능	상품의 수송 및 보관
금융기능	유통활동의 비용을 충당하기 위한 자금의 조달 및 배분

(6) 유통경로의 기능

유통경로는 본질적으로 상품을 생산자로부터 소비자에게 이전시키는 과업을 조직화하는 한 방법이라 할 수 있으며, 그 과업의 목적은 생산자와 소비자 간의 시간적 · 공간적 · 소유적 차이를 극복하려는 것이다. 이 과업을 생산자와 중간상 중 누가 수행하든 그 활동의 수행결과 시간 · 장소 · 소유 등의 효용이 창조하게 되며 중간상의 기능도 마땅히 이들을 창조하는 데 있다. 물리적 접근의 결정 시에는 위치를 고려하여야 한다. 의료서비스를 제공하는 대부분의 서비스 시설은 소비자와 가까운 곳에 있어야 한다. 제품과는 달리 서비스의 수요처는 여러 곳에 분산되어 있어 서비스 시설은 여러 곳에 위치하여야 한다.

① 서비스 시설을 여러 곳에 위치하기 위하여 서비스 기업들은 지점이나 가맹점을 활용한다. 미국의 미네소타에 본거지를 둔 Mayo Clinic 병원*은 캘리포니아주 전역의 40여 곳에 지역진료소를 운영하고 있다.

② 소비자의 접촉을 용이하게 하기 위하여 소비자와 지리적으로 가까운 여러 지역에 서비스 시설을 입지시키면 시설의 이중성이 비용을 상승시키는 요인으로 작용한다. 그 결과 제품보다도 생산성이 낮기 때문에 여러 곳에서 생산되는 의료관광서비스를 한 곳으로 모아서 중앙집중적으로 생산하도록 해야 한다. 이를 위하여 의료기관은 보조적 서비스를 중앙의 시설에 병합시키는 전략이 필요하다.

③ 의료기관이 환자들로 하여금 장거리를 이용하여 찾아오도록 하기 위해서는 가격 인센티브를 제공하거나 양질의 서비스를 제공할 수 있어야만 한다. 따라서 의료기관은 분원을 여러 곳에 설치하지를 않고 소수의 한정된 곳에만 분원을 운영하는 경우가 많다. 보조적인 서비스를 중앙시설에 병합시키는 전략으로 종합병원이 좋은 경우이다. 의료서비스의 제공자인 각 전문의들은 중앙시설의 분담된 비용에서 이점을 누릴 수 있다.

④ 의료기관의 위치선정은 마케팅의 중요한 결정사항이다. 왜냐하면 환자의 시장은 의료기관과의 근접여하에 따라 세분되기 때문이다. 그리고 병원을 선정하는 최선의 요인은 가구와의 접근성이다. 이것은 응급실에 가야 되는 급한 상황에서 가장 중요한 접근요인이 된다. 일반적으로 의료기관의 위치선정에 있어서 소비자와의 거리는 중요하다.

⑤ 의료기관과 지리적 거리의 중요성은 소비자의 교육수준이나 소득수준에 반비례하는 경향이 있다. 즉 소비자의 교육수준이나 소득수준이 향상됨에 따라 소비자들은 의료기관과의 지리적 거리를 중요하게 여기지 않는다는 연구결과가 있다. 교육수준과 소득수준이 높은 소비자들은 장거리를 이동해서라도 특정병원을 찾아간다.

⑥ 유통경로 구조의 설계를 나타내었다(그림 3-18).

* Mayo Clinic 병원 : 미국 미네소타주에 있는 병원이다. 환자 중심의 서비스와 정밀한 검사로 유명하다. 미국 미네소타주 로체스터에 있는 병원으로 존스홉킨스 병원과 함께 미국의 양대 병원으로 꼽힌다.

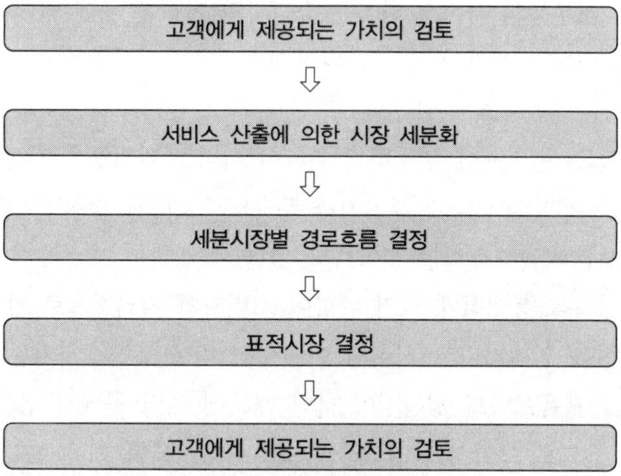

[그림 3-18] 유통경로 구조의 설계

⑦ 유통구조개선은 6단계에서 4단계로 줄이는 안을 내어 놓았다(그림 3-19).

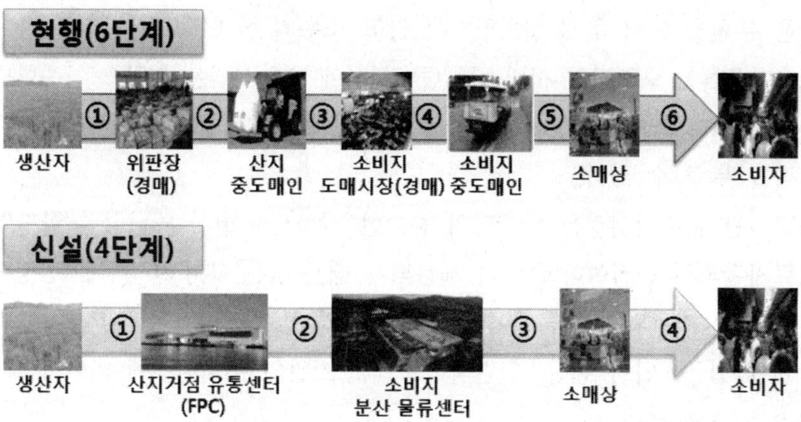
현행(6단계)
①
②
③
④
⑤
⑥
생산자
위판장
(경매)
산지
중도매인
소비지
도매시장(경매)
소비지
중도매인
소매상
소비자
신설(4단계)
①
②
③
④
생산자
산지거점 유통센터
(FPC)
소비지
분산 물류센터
소매상
소비자

[그림 3-19] 수산물 유통구조 개선안

⑧ 생산자에서 소비자로 전달되는 유통과정의 단계적인 방법이다(그림 3-20).

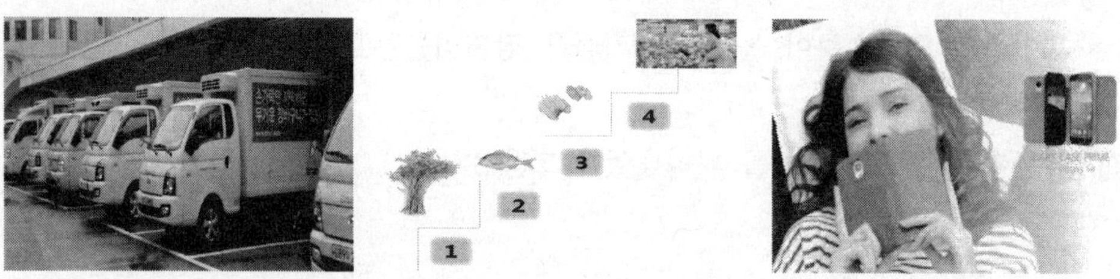

(a) 마트에서 소비자에게 배달 (b) 유통경로의 단계적 특성 (c) 경로와 소비자 욕구

[그림 3-20] 유통경로의 단계적인 특성

3. 의료관광마케팅 경로의 시간적 접근

전통적으로 접근경로에서는 주로 공간적인 문제가 관심사가 되어 왔으나, 현대사회에서 시간비용의 중요성이 높아지면서 신속성, 즉 원할 때 이용할 수 있는 시간적 적절성이 접근경로 전략의 중요한 과제로 대두되고 있으므로 시간과 관련하여 현안이 되고 있는 진료시간과 대기시간에 대한 문제를 살펴본다.

진료시간의 변경을 나타낸 것으로 의료시장 점유율을 증대시키려는 경영전략으로 최근 들어 움직임이 많아지고 있다(그림 3-21). 야간 진료서비스는 물론이고 아침에 조기 진료를 하는 의료기관도 출현하고 있다.

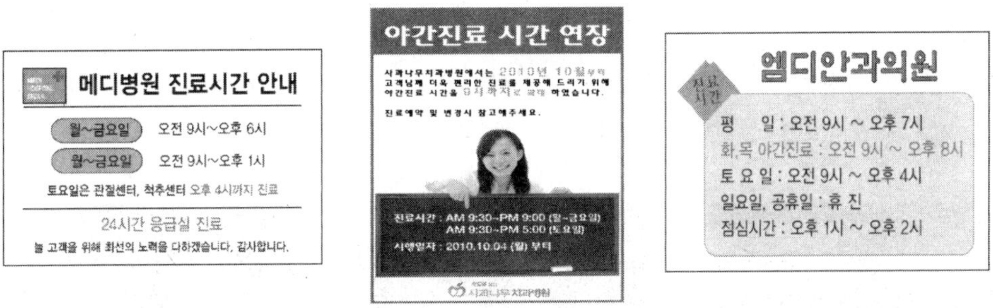
메디병원 진료시간 안내
월~금요일 오전 9시~오후 6시
월~금요일 오전 9시~오후 1시
토요일은 관절센터, 척추센터 오후 4시까지 진료
24시간 응급실 진료
늘 고객을 위해 최선의 노력을 다하겠습니다. 감사합니다.
야간진료 시간 연장
진료예약 및 변경시 참고해주세요.
진료시간 : AM 9:30~PM 9:00 (월~금요일)
AM 9:30~PM 5:00 (토요일)
시행일자 : 2010.10.04 (월) 부터
엠디안과의원
평 일 : 오전 9시 ~ 오후 7시
화,목 야간진료 : 오전 9시 ~ 오후 8시
토 요 일 : 오전 9시 ~ 오후 4시
일요일, 공휴일 : 휴 진
점심시간 : 오후 1시 ~ 오후 2시

(a) 메디병원의 진료시간 (b) 치과병원의 야간진료 (c) 엠디안과의원의 진료시간

[그림 3-21] 각 병원의 진료시간

참고 진료시간

그 동안 진료시간은 주로 의료공급자의 근로시간 제한과 의료기관의 경영상의 이유, 추가적인 시설관리비, 인건비 지출 등으로 인해 제한되어 왔으며 의료공급자 입장에서 진료시간대가 정해져온 것이 현실이었다. 그러나 불가피하게 정규 진료시간을 활용할 수 없는 의료이용자들이 늘어나면서 이들의 편의를 위해 진료시간을 연장하는 의료기관이 증가하고 있다.

1) 진료시간의 변경은 의료시장 점유율을 증대시키려는 경영전략의 일환으로서 시행되는 경우가 많으며 야간 진료서비스는 물론이고 아침에 조기 진료를 하는 의료기관도 출현하고 있다. 이러한 전략은 서비스의 저장 불가능성으로 인해 수요가 집중되는 것을 분산시키는 효과와도 관련되어 더욱 활성화될 것으로 보인다.
2) 시간적 접근과 공간적 접근을 높이기 위한 전략으로서 24시간 전화정보 서비스를 통해 고객의 접근 편이성을 높이는 전략도 모색되고 있다. 이 외에 고객의 불만사항 신고와 진료요구에 대한 신속성을 높이기 위해 다양한 형태의 직통전화를 운영하는 것도 역시 고객의 시간에 대한 욕구를 해결해주는 방안으로 활용되고 있다.
3) 의료소비자들이 원하는 시간에 맞춰 서비스를 받기 위해서는 마케팅 경로의 시간적 접근체계가 구축되어 있어야 한다. 만약 그렇지 못할 경우엔 3분의 진료를 받기 위하여 3시간을 기다려야 하고 약을 타는 데도 1시간 이상씩 걸리게 되는 상황이 될 것이다. 이처럼 시간적 접근의 장애가 될 수

있는 문제들을 개선하기 위해서는 많은 새로운 유통경로가 개발될 필요가 있다. 또한 동시에 과거의 유통경로들은 점점 변화되고 있다.

4) 시간적 접근에서 가장 중요한 것은 영업시간과 대기시간일 것이다. 의료서비스는 불특정의 시간에 이용하기 때문에, 소비자들은 언제라도 자유롭게 의료기관을 이용할 수 있어야 한다. 가령 최근에는 소비자의 시간적 접근을 용이하게 해주는 의료기관들이 증가하고 있다. 화요일과 금요일에는 저녁 9시 30분까지 연장하여 직장인들이 야간진료를 이용할 수 있도록 편의를 봐주고 있고, 이 외에도 많은 의료기관들이 진료시간을 탄력적으로 운영하여 의료소비자들의 시간적 접근성을 도와주고 있다.

5) 의료기관에서는 이러한 소비자들의 인식을 심각한 문제로 받아들이고 대기시간 단축을 위한 여러 가지 방안들을 모색해왔으며 그 결과로 최근에는 대기시간이 감소하는 추세에 있다. 그러나 경쟁 속에서 살아가는 현대인들에게 서비스의 신속성은 여전히 강력한 흡인요인이 되고 있으며, 시간 절약은 갈수록 치열해질 것으로 전망된다.

① 시간적 접근과 공간적 접근을 높이기 위한 전략으로서 진료시간이나 대기시간을 줄일 수 있는 방안을 강구해야 한다(그림 3-22).

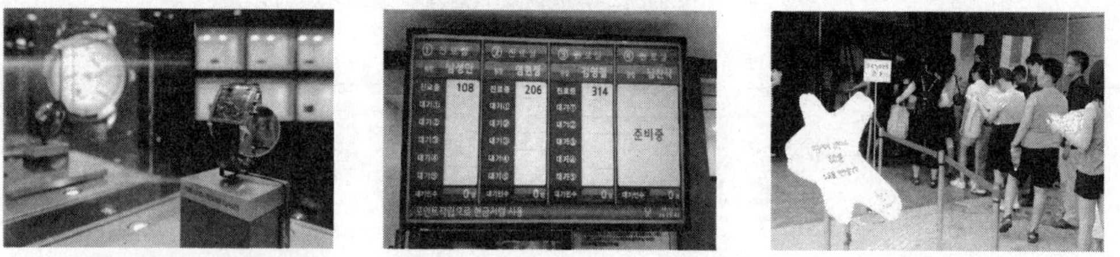

(a) 시간은 중요한 마케팅 요소 (b) IT를 이용한 대기 순번 알림 시스템 (c) 장시간의 대기

[그림 3-22] 장시간의 의료대기시간은 고객들의 불만을 불러온다

② 대기시간은 마케팅을 수립하는데 있어서 가장 중요한 선결과제이다. 〈표 3-8〉은 의료기관을 이용하는 소비자들의 진료를 기다리는 시간동안의 심리적인 상태를 표현한 것이다.

〈표 3-8〉 대기시간에 대한 심리적인 고찰

• 고객은 시설이용에 소비하는 시간보다 시설이용을 위해 기다리는 시간을 더 길게 느낀다. • 서비스의 시작을 기다리는 것이 서비스 과정 중에서 기다리는 것보다 더 길게 느껴진다. • 초조함은 기다림을 더욱 길게 느끼게 한다. • 무작정 기다림은 확실한 기다림보다 더 길게 느껴진다. • 설명되지 않는 기다림이 설명되는 기다림보다 더 길게 느껴진다. • 정당하지 않은 기다림은 공정한 기다림보다 더 길게 느껴진다. • 가치 있는 서비스가 제공될 때 고객들은 더 기다릴 마음의 여유가 생긴다. • 혼자 기다리는 것이 집단적으로 기다리는 것보다 더 길게 느껴진다.

③ 시간적 접근에서 대기시간은 진료시간 못지않게 중요하다. 대기시간을 줄이는 문제는 의료기관에서는 매우 중요한 문제이며 필연적으로 발생하는 문제이다. 그것은 공급능력이 수요를 충족시켜주지 못했을 때 일어나며 의료이용자들은 대기시간을 좋아하지 않는다.

㉠ 대기시간은 실제적인 대기시간과 심리적인 대기시간까지도 포함된다. 심리적인 대기시간을 줄이기 위해 의료기관들은 잡지, 신문 등의 단순한 비치에서 벗어나 대기하는 환자들에게 유용한 비디오 기기와 장난감, 신간서적 등으로 대기시간 동안 지루함을 덜 느끼도록 배려하고 있다.

㉡ 최근에는 보다 적극적으로 심리적 대기시간을 줄이기 위한 노력들이 강구되고 있다. 일본의 한 병원에서는 환자들이 대기시간에 대학 캠퍼스를 산책하거나 벤치에 앉아서 햇살을 즐긴다.

㉢ 자기(환자) 순서가 되면 병원측이 호출기를 통하여 몇 번 진료실로 오라는 연락을 해주고 있다. 의료기관들은 환자들의 대기시간을 보다 즐겁고 편리하게 해줌으로써 심리적 대기시간을 줄여주고 있다. 이처럼 심리학적 고찰을 응용한다면 환자와 내방객들의 심리적 대기시간을 줄여주는 동시에 병원에의 접근을 용이하게 해줄 것이다(그림 3-23).

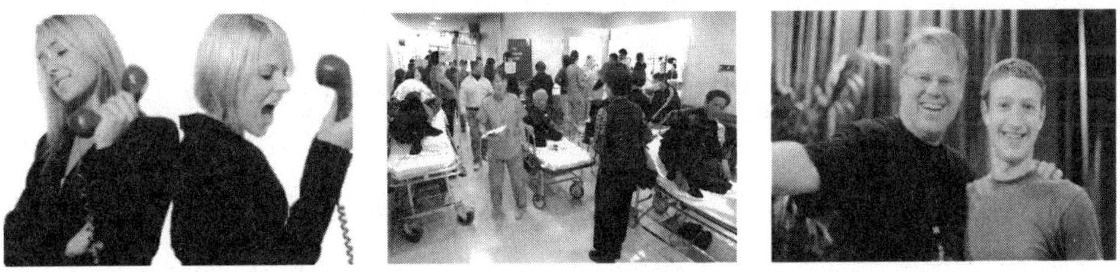

(a) 대기시간에 따른 불만 (b) 장시간 응급실 대기 (c) 성공을 위한 마케팅

[그림 3-23] 대기시간의 불만해소는 성공을 위한 마케팅

㉣ 의료서비스 특성에 따른 〈표 3-9〉와 같이 물리적 시설유형을 나타낸 것이다.

〈표 3-9〉 서비스 특성에 따른 물리적 시설 유형

구 분	복 잡	단 순
셀프 서비스 (고객만 이용)	골프장, 서핑	자동현금지급기, 우체국, 표발매 전문회사, 영화관, 간이수화물 취급소
상호 서비스 (고객과 종업원 모두 이용)	의료기관, 호텔, 레스토랑, 은행, 항공, 학교	세탁소, 핫도그 가게, 미용실
원격 서비스(종업원만 이용)	전화회사, 보험회사, 유틸리티	통신판매업, 자동응답기로 서비스하는 업체

참고 대기시간의 관리전략

1) 대기고객을 차별화하라.
   ① 단골고객이나 의뢰된 고객 등 중요한 고객에게 서비스 우선권을 부여한다.
   ② 차별화된 가격에 따라 서비스 우선권을 부여한다.
2) 심리적인 대기시간을 관리하라.
   ① 무료한 시간은 무언가를 하는 시간보다 길게 느껴진다.
      → 놀이공간, 잡지제공, 영화상영 등 시간 소일거리를 제공한다.
   ② 서비스 이전의 기다림이 서비스 과정 내에서의 기다림보다 길게 느껴진다.
      → 서비스를 준비하는 과정에 참여시킨다.
      (문진 등에 대한 정보제공자로 활용, 의료정보제공, 교육 등)
   ③ 불확실한 기다림이 더 길게 느껴진다.
      → 자신을 기억하고 있음을 확인시키고 앞으로 기다려야 할 시간에 대한 정보를 제공한다.
      (대기순서표 제시, 추정 대기시간 공지 등)
   ④ 설명되지 않은 기다림이 더 길게 느껴진다.
      → 고객에게 기다림의 원인이나 기다림의 불가피성에 대해 설명하여 이해를 구한다.
   ⑤ 가치가 높은 서비스일수록 기다림이 덜 길게 느껴진다.
      → 여러 서비스 또는 중요한 서비스를 받아야 하는 고객보다 간단한 서비스로 해결할 수 있는 고객의 문제를 먼저 처리한다.
   ⑥ 불공정한 기다림이 더 길게 느껴진다.
      → 대기에 대한 규칙이 불공정하거나 규칙이 없을 경우 기다림에 대한 불만이 높기 때문에 합리적이고 공정한 대기규칙을 고객들에게 제시한다.
   ⑦ 혼자 기다릴 때 더 길게 느껴진다.

4. 유통경로의 설계

어떤 의미에서 유통경로의 설계는 이상과 현실의 선택 문제라고도 할 수 있다. 그 이유는 어느 한 지역시장만을 상대로 하는 소규모의 회사는 기존의 도매상 · 소매상 · 운수회사 등의 유통기관을 이용하는 길 이외에는 선택의 여지가 별로 없었을 것이다.

반대로 다수의 지역시장을 상대로 하는 대회사는 소시장에서는 소매상에게 직접 판매하고, 다른 보다 큰 시장에서는 유통업자를 이용하여 필요에 따라서는 전속대리점을 설치하거나 프랜차이즈를 부여하는 등 유통정책에 있어서 보다 신축성을 가질 수가 있을 것이기 때문이다. 회사가 택할 유통 시스템의 형태는 회사의 노출목표에 따라 좌우된다. 만약 회사가 개방적 내지 집중적 노출을 계획하고 있다면 집중적 유통으로 가급적 이용 가능한 유통기관들을 모두 활용해야만 할 것이다.

그러나 이 전략은 대개 편의품의 유통에 이용되며 선매품*이나 전문품에는 선별적 노출에 의한 선별적 유통전략이 채택된다. 이는 신용 · 평판 · 재무능력 등의 점에서 자격을 갖춘 몇몇 유통기관에 한해서 판매권을 부여하는 것으로서 집중적 유통과 전속적 유통의 중간 형태라고 할 수 있다.

의료관광산업에서 유통경로의 전략적 접근방법은 **선별적 유통전략**이 유용할 것이다. 즉, 검증된 유통기관에 한해서 판매권을 부여하고 의료이용자들에 대한 신뢰를 쌓아가는 것이다.

(1) 유통경로설계의 제약요인

경로설정은 다른 모든 결정과 마찬가지로 여러 제약조건하에서 이루어질 수밖에 없다. 그러므로 최적경로의 결정 역시 이들에 의해 영향을 받게 되며 경로결정자의 재량권도 그만큼 제약을 받게 된다.

1) 소비자의 특성

의료이용자의 수가 많을수록 경로는 길어지는 경향이 있다. 그러나 이는 고객의 지리적 분산도와 구매빈도에 따라 그 조건이 주어진다(예 의료이용자가 지리적으로 집중되어 있고 구매빈도가 낮을수록 경로는 짧은 것이 유리하다).

2) 의료관광상품의 특성

상품의 부피가 크고 관리가 어려울수록 또 기술적 지원의 필요성이 크고 비표준화되어 있을수록 경로는 짧은 것이 원칙이다. 즉, 어려운 수술이나 확률이 높지 않은 치료분야에 대한 경로설정은 짧은 것이 유리하다. 또한 의료수가가 높은 상품의 경우도 마찬가지다.

3) 경쟁의 특성

경쟁기관이 어떠한 경로전략을 채택하고 있느냐에 따라서도 경로설계는 영향을 받는데, 경쟁기관과 동일한 판매점에서 정면으로 서로 경쟁을 시도할 수도 있고, 아니면 전혀 상이한 경로를 모색할 수도 있다.

---

* 선매품 : 제품을 구매하기 전에 가격 · 품질 · 형태 · 욕구 등에 대한 적합성을 충분히 비교하여 선별적으로 구매하는 제품이다.

4) 중간상의 특성

경로설계는 중간상의 촉진 · 협상 · 보관 · 고객접촉 등 각종 기능의 수행능력을 고려하지 않으면 안된다. 또한 그들과의 거래조건이나 반품 및 그들에 대한 훈련의 필요성 여부도 경로결정에 영향을 미친다.

5) 회사의 특성

의료기관의 규모가 크고 재무조건이 유리할수록 경로선택에 있어서 그만큼 재량권을 가질 수 있다. 반대로 재정이 빈약한 중소규모의 의료기관일수록 중간상을 이용한 판매가 보다 유리하겠지만 그렇지 않은 경우에는 독자적인 유통경로를 확보해야 할 것이다. 그리고 의료기관의 상품믹스도 경로결정에 영향을 미친다.

① 의료관광상품 믹스의 폭이 넓을수록 직접 판매하려는 경향이 있으며 상품믹스의 평균 깊이가 깊을수록 직영 혹은 전속대리점을 선호할 것이다.
② 의료기관의 마케팅 정책과 고객욕구도 경로설계에 직접 영향을 준다(그림 3-24).
③ 대형병원과 같은 종합병원은 재무자원의 규모가 크기 때문에 대대적인 홍보활동 및 마케팅 활동을 할 수 있지만 중소규모의 의료기관은 지역 내의 구전 마케팅과 같은 저비용 홍보활동을 할 수밖에 없다.

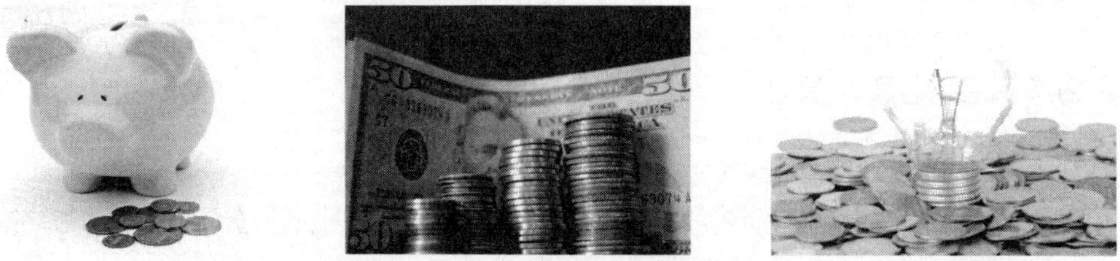

(a) 재화 (b) 재무적 상황에 따른 의료기관의 마케팅 설계 (c) 재화의 활용

[그림 3-24] 의료기관의 재무적 상황에 따라 마케팅 경로의 설계

(2) 유통경로설계의 절차

소비자들이 원하는 서비스를 분석한 다음에는 그들에게 어느 정도의 서비스를 제공할지를 결정해야 한다. 이러한 목표는 기업이 추구하는 장 · 단기적인 목표를 고려해 설정해야 하며, 목표는 가능한 한 계량화할 수 있고, 수치화될 수 있게 구체적으로 설정해야 한다.

1) 서비스 욕구의 분석

유통경로의 설계를 위한 제1단계는 표적소비자들이 언제, 어디서, 무엇을, 어떻게, 왜,

구매하느냐를 규명하는 일이다. 마케팅 경로의 구성원들이 수행하는 기능이나 흐름은 이른바 아웃풋*으로 나타낼 수가 있다. 이러한 아웃풋으로는 대기시간 · 공간편익 · 상품다양성 등이 있을 것이다. 로트크기가 작고 대기시간이 짧으며 유통점의 수가 많고 상품다양성이 높을수록 서비스 수준도 그만큼 높은 것이 된다.

2) 경로목표의 설정

경로목표 역시 제공될 서비스 아웃풋의 수준으로 나타난다. 따라서 경로설계자의 임무는 제공될 서비스 아웃풋의 총 비용이 최소화 되도록 과업을 조정하는 일이다. 흔히 소비자집단별로 그들이 원하는 서비스 아웃풋의 수준이 다르기 때문에 의료관광시장에 부합되는 유통기관과 아웃풋 수준을 결정하는 것이 좋을 것이다.

3) 경로대안의 탐색

경로대안의 탐색을 위해서는 우선 제품의 판매와 유통기능을 수행할 중간상의 유형은 어떤 것인가를 결정해야 한다. 그 다음은 각 단계별로 필요한 중간상의 수가가 결정되어야 하는데, 이는 상품의 특성과 의료기관의 노출목표에 따라 각기 다를 것이다.

4) 경로대안의 분석 및 평가

여러 마케팅 경로대안들 중 어느 것이 의료기관의 목표를 최선으로 달성시켜 줄 수 있을 것이냐를 결정하는 일이다. 적어도 경제 · 통제 · 적응이라는 3가지의 조건을 고려하여 결정할 문제이다.

① 경제적 기준 : 기준 중에서 가장 중요한 것이 바로 경제성이다. 그 이유는 나머지 통제와 적응이라는 2가지 기준도 결국은 의료기관의 장기적 이익을 전제로 한 것이어야만 하기 때문이다.

② 통제적 기준 : 경로의 선택에는 경제성뿐만 아니라 통제나 갈등과 같은 비경제적 요인도 함께 고려되어야 한다. 따라서 비경제적 요인의 비중이 높을 때는 제대로 된 마케팅 활동을 하기가 쉽지 않다. [그림 3-25]는 경로효율이 최대한으로 발휘되기 위해 멤버들 간의 갈등조정이 필요하다.

---

* 아웃풋 : 기업에서 그 힘 등을 발휘하는 양 또는 어떤 특정한 시간에 생산되는 양, 양의 비율이다. 또 입력에 대응해서 출력과 같은 경우에도 사용된다.

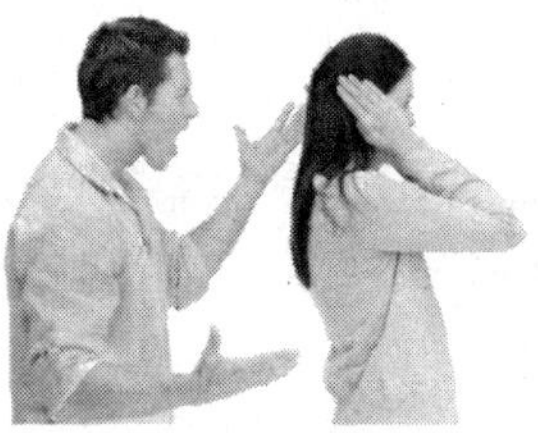
(a) 커뮤니케이션의 갈등

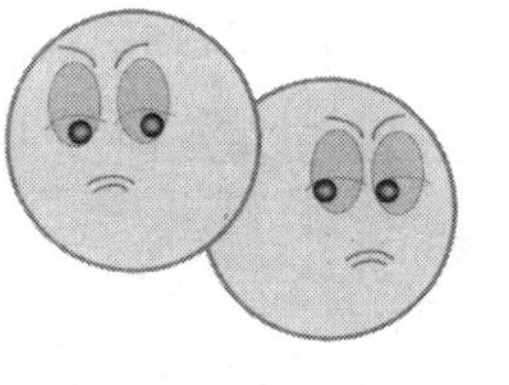
(b) 갈등의 표출

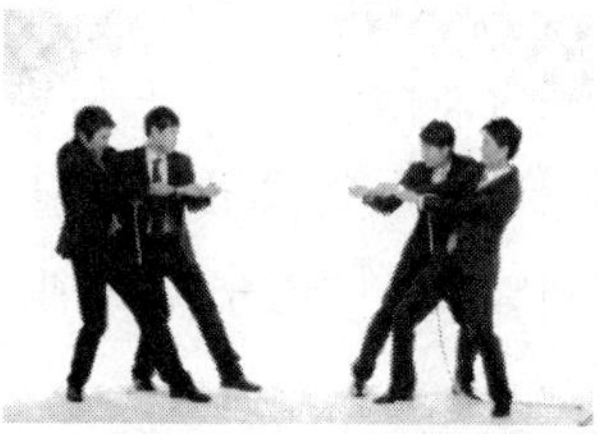
(c) 서로에 대한 갈등조정

[그림 3-25] 경로 멤버들 간의 갈등조정

③ 적응적 기준 : 환경변화에 대한 적응성이다. 경로는 한번 결정되면 변경하기가 힘들기 때문에 장기간 의료기관에 제약이 될 수 있는 경로결정이라면 그것은 특히 경제와 적응이라는 2가지 측면에서 충분히 정당화되지 않으면 안된다.

(3) 마케팅 경로의 갈등

의료기관의 유통경로는 갖가지 독립된 기관들의 집합이기는 하지만 경로효율이 최대한으로 발휘되기 위해서는 우선 그들이 하나의 시스템을 형성하도록 운영되지 않으면 안된다. 경로구성기관들 간의 협동과 그들 활동의 상호조정이 요청되며, 그러기 위해서는 리더를 필요로 하고 그를 중심으로 권력구조가 균형이 유지되도록 해야 한다. 그러나 경로 멤버들의 상대적 권력은 수시로 바뀌기 마련이며 그에 따라 권력구조 역시 불균형을 초래하게 된다. 그렇게 되면 마케팅 경로 내의 갈등도 더욱더 심화되기 때문에 경로 멤버들 간의 갈등을 어떻게 조정할지에 따라서 경로의 시스템 능률도 결정된다.

참고 경로갈등의 관리

회사의 유통경로는 갖가지 독립된 기관들의 집합이기는 하지만 경로효율이 최대한으로 발휘되려면 그들이 하나의 시스템을 형성하여 운영해야 한다. 경로갈등은 유통경로 구성원 간 이해의 대립인데 수평적 갈등과 수직적 갈등이 있다.

1) 수평적 갈등
동일수준의 유통기관 간에 발생하는 갈등으로 이는 동종의 유통기관 간의 갈등과 이종의 유통기관 간의 갈등이 있다. 수평적 갈등은 회사의 다각적 상품화정책에서 발생하는 경우가 많다.

2) 수직적 갈등
경로상 서로 다른 수준에 있는 유통기관들 간에 발생하는 갈등이다. 즉 소매상, 도매상, 생산자와 소매상, 생산자와 도매상 간의 경로의 상·하위 계층 간 발생하는 갈등이다.
① 수직적 갈등은 어느 경로나 항상 존재하며 약간의 갈등은 바람직한 것으로 보아야 한다.
② 지나치게 적은 갈등은 자극제의 결핍을 의미하며, 반대로 지나치게 갈등이 많으면 경로 멤버 간에 심한 충돌과 적대감을 가져와 오히려 비생산적이 될 수밖에 없다.

(4) 마케팅 경로의 시스템화

전통적으로 독립된 유통기관들에게 맡겨졌던 유통기능은 점차 생산자의 직접 마케팅 시스템에 의해 흡수되거나, 아니면 계열화를 통해 경로통제가 강화되는 경향이 생기게 되었다.

1) 수직적 마케팅 시스템

전통적인 마케팅 경로구조라 하면 단지 시스템을 지향하는데 그치고 그것이 완전히 시스템화 되지는 못했다. 대부분의 경로는 단순히 중·소규모 중간상들의 집합에 불과할 뿐 그들은 자신들의 이익만 추구하려 했다. 이를 해결하기 위한 방안으로 등장한 것이 수직적 마케팅 시스템으로 전통적 구조와는 달리 **중앙 통제적 조직망으로 구성**되고, 전문적으로 관리됨으로써 유통에 있어서 규모의 경제와 경로 멤버들 간의 조정을 다 같이 기하려는 시스템이다. 흔히 국내에서 유통계열화라고 하면 수직적 마케팅 시스템이다.

2) 수평적 마케팅 시스템

2개 혹은 그 이상의 의료기관들이 서로 대등한 입장에서 일종의 연맹체를 결성하는 경우이다. 대개 어느 한 의료기관만으로는 자본·노하우·생산 혹은 마케팅 설비를 모두 감당하기가 곤란하거나, 이를 모두 감당하기에는 많은 위험이 수반되기도 한다. 하지만 이러한 연맹체를 유지함으로써 상당한 시니지 효과를 기대할 수 있을 때 이러한 수평적 마케팅 시스템이 형성된다. 특정분야에서 공존·공영할 것을 협약하거나 혹은 제3의 조직체를 결성하여 공동이익이 달성되도록 공동운영하는 경우가 많다. 〈표 3-10〉은 수평적 마케팅 시스템 중 경쟁기업 간의 관계에 대해 나타낸 것이다. 연맹체의 유지관계에 따라 시너지 효과를 기대할 수 있다.

〈표 3-10〉 수평적 마케팅 시스템의 사례

경쟁기업 간 협력	LG와 IBM	LG전자의 전국 유통망과 생산공장을 IBM의 상표인지도와 기술력에 접목함
	대한항공과 아시아나항공	1999년 완공예정인 양양 국제공항 여객터미널 건설공사에 컨소시엄을 구성하여 건설교통부로부터 공사를 따냄
비경쟁기업 간 협력	대우자동차와 쌍용자동차	대우자동차에는 없는 차종인 쌍용자동차의 4륜 구동차와 소형승합차를 대우자동차의 전국 판매망을 통하여 판매할 계획하고 있음
	애경산업과 진로 하이리빙	하이리빙 프리미엄이라는 통합상표 하에 고농축, 생분해성 세제류의 생산은 애경산업이, 판매는 진로 하이리빙이 분담하기로 함

(5) 마케팅 경로목표 및 제약조건 설정

유통경로 목표는 표적고객에게 제공하고자 하는 서비스 수준과 경로비용에 관하여 설정된다. 보통 하나의 제품시장에는 상이한 수준의 경로 서비스를 원하는 여러 세분시장들이 있다.

① 특정 기업으로서는 이중 표적으로 할 세분시장과 각 세분시장에 가장 적합한 경로를 결정해야 한다. 기업은 각 세분시장에서 소비자가 원하는 수준의 서비스를 최소비용으로 제공해야 하는 것이다. 특정 기업의 유통경로목표는 자사의 제품, 기업정책, 중간상, 경쟁사 및 환경의 영향을 받는다.

② 기업규모와 자금상황은 자사가 직접 수행할 수 있는 마케팅 기능과 중간상에게 위임해야 할 기능의 결정에 영향을 준다(예 규모가 크고 자금사정이 좋은 기업일수록 많은 유통 기능을 직접 수행하고자 할 것이다. 그리고 신속 배달을 강조하는 기업은 많은 수의 도·소매점포와 급송이 가능한 운송방식을 사용해야 할 것이다).

③ 중간상의 특성도 경로설계에 영향을 준다. 기업은 우선 자사제품의 유통에 필요한 과업들을 수행할 능력과 의사가 있는 중간상을 찾아야 한다. 개별 중간상에 따라 촉진, 고객접촉, 제품보관, 신용제공 등을 수행하는 능력에 큰 차이가 있다. 경로설계에는 경쟁사의 유통경로도 고려되어야 한다.

④ 경기, 법제와 같은 환경요인도 경로설계에 영향을 준다. 경기침체기에는 많은 제조업체들이 소비자 가격인하를 목표로 보다 짧은 경로를 선호하고 불요불급한 서비스를 제거할 것이다(예 법제의 경쟁을 크게 축소시키거나 독점을 초래할 우려가 있는 유통경로설계는 금지되어 있다).

5. 마케팅 경로관리

의료관광산업에서 마케팅 유통경로 관리의 핵심은 유치기관(에이전시)이며, 이는 제조업에서 중간상처럼 고객과 의료기관을 연계하는 매개체로서 중요한 역할을 수행하기 때문이다.

유치기관은 외국의 환자(고객)가 한국에서 원하는 치료를 받을 수 있도록 연계해주는 것에 국한된 것이 아니라, 계약된 의료기관의 홍보 및 마케팅 대행업무와 고객의 의견을 수렴하여 상품개발에 조언해 주는 등의 중요한 역할을 수행한다.

(1) 의료관광마케팅 유통경로유형

의료기관이 직접 고객인 외국인환자를 대상으로 유치활동을 하는 방법과 유치기관(에

이전시)을 통해 환자를 유치하는 방법으로 구분된다. 의료관광시장 초기 진입방법으로는 유치기관과 협력하여 홍보 마케팅 전략을 실행하는 협력 네트워크 구축이다.

① 국내 의료관광시장이 도입기에서 성숙기로 성장하는 과정임을 감안할 때 마케팅 경로를 효율적으로 관리하기 위해 유치기관(에이전시)을 통해 유입되는 환자와 직접 방문고객의 충성도를 높일 수 있도록 관리해야 한다.

② 의료기관이 직접 방문고객을 유치하는 데 소요되는 시간과 업무량을 감안할 때 유치기관을 통해 유치환자수를 확보하는 것이 비용절감과 단기적으로 환자수와 매출을 증대하는 데 다소 유리하다. 그러나 특정 유치기관이 독점적으로 환자를 유치하는 경우 유치수수료 비용부담이 증가함과 동시에 시장독점으로 인해 의료기관을 압박할 우려가 있는 점을 간과해서는 안된다.

③ 국내 의료기관들은 이러한 문제점을 예상하여 직접 방문고객관리를 위한 다양한 서비스를 개발하고 있으며, 특정 유치기관이 독점적으로 환자를 의뢰하는 유통구조의 위험성을 낮추기 위해 신규 시장개척과 다양한 유치기관(에이전시, 보험사, 기업 등)을 통한 마케팅 유통경로를 관리하고 있다.

④ 네트워크 구축 및 관리는 의료관광시장 도입기에 의료관광산업 추진을 위한 협력기관을 선정과정부터 관리까지 매우 중요하다. 의료기관이 자체적으로 **글로벌 네트워크**, 뛰어난 의료기술과 세계적인 브랜드 인지도를 가지고 있는 경우를 제외하고는 대부분의 의료기관은 의료관광시장 도입기에 유치기관과의 협력관계 구축을 기반으로 사업을 추진해야 한다.

(2) 협력 네트워크 유치기관

협력 네트워크 유치기관(에이전시)에 대해 다음과 같은 주요 항목을 확인하고 평가하여 선정해야 한다.

① 의료기관의 입장에서 무분별한 협약을 방지하고 의료기관 현황에 맞게 유치기관을 선정하여 쓸데없는 업무로 인한 시간과 비용을 줄일 수 있는 방법이라 할 수 있겠다. 〈표 3-11〉은 마케팅 경로의 네트워크 능력을 키우기 위해서 고려해야 될 사항들을 나열한 것이다. 선정기준과 점수를 매겨가면서 유치기관을 선정하는 기능도 한다.

② 기업에서는 유통경로를 계약조건에 따라 **개방형**, **선택형**, **독점형** 등의 형태로 관리하거나, 유통회사별로 계약조건을 다르게 계약을 체결한다. 이들 3가지 형태의 유통경로는 의료관광시장에서 다음과 같은 특성이 있다.

㉠ **개방형 네트워크** : 해당 의료기관에서 의료관광상품 또는 의료기술을 누구든지

〈표 3-11〉 유치기관 선정을 위한 주요 항목 리스트

선정기준	점 수				
	①	②	③	④	⑤
① 의료관광시장 장악능력(네트워크 능력)					
② 예상 매출규모					
③ 비용(수수료, 통역인건비, 픽업서비스 등)					
④ 인적, 물적 자원					
⑤ 수익성					
⑥ 관리능력 및 시스템					
⑦ 동기부여(인센티브 등)					
⑧ 명성(브랜드 인지도)					
⑨ 경쟁정도					
⑩ 협약(계약)조건 및 협약기관 규모					

판매할 수 있도록 공개함으로써 환자유치를 대량으로 할 수 있도록 경로를 관리하는 방법으로 유치기관수의 제한이 없다. 이때 의료기관은 유치기관과 고객 모두를 고려하여 마케팅 경로를 관리하고 마케팅 활동을 추진해야 한다. 그러므로 개방형 네트워크 관리는 의료기관에서 고객과 유치기관의 의존도를 파악하고 분석하여 어떻게 효율적으로 마케팅 활동을 추진하고 관리해야 할지 결정하는 것이 매우 중요하다.

㉡ **선택형 네트워크** : 특화된 유치기관을 상대로 차별적인 마케팅 네트워크를 구축하여 관리하는 것으로 개방형 네트워크로 저변확대 및 시장선점을 하면서 동시에 기존 방식과 다른 차별화된 서비스를 제공하고자 할 때 적용된다.

6. 공공정책과 유통경로설정

의료관광시장이 활성화되면서 보건복지부는 주요 환자송출국가의 보건복지부와 협약을 체결하고 있다. 특히 중동지역의 환자송출사업을 집중적으로 공략하기 시작했으며, 국내 의료기술의 국제화, 글로벌 네트워크 구축, 의료산업육성, 거점지역 내 국내 의료기관 해외진출사업 등을 추진하고 있다.

기존의 의료관광마케팅 유통경로가 유치기관(에이전시)을 통하거나, 환자(고객)의 직접 방문이었다면 의료관광산업이 활성화되면서 미래 성장기반 확보 및 구축을 위해 정부부처 간 협력과 다양한 방법으로 국내외 인프라 및 네트워크 구축을 위한 프로젝트를

개발하고 있다.

그 일환으로 정부는 2012년 한국의료 해외진출 활성화를 위한 전략기획 사업을 추진하였고, 6개국의 8개의 의료기관이 선정되어 현지 의료관광 시장현황과 의료환경(의료법, 제도, 의료기관수, 의료인력, 교육정도, 주요 질병 등)을 조사·분석하여 국내 의료기관 해외진출의 타당성과 전략수립을 위한 프로젝트를 수행하였다.

의료관광마케팅 유통경로를 구축하기 위한 한국정부의 노력의 일환이다. 의료시설과 전문의료 인력부족으로 해외로 환자를 송출하는 중동지역의 관계부처와의 업무조율 및 공조체계 구축으로 이미 국내 주요 병원과의 계약을 성사시켰고, 중동지역에서 송출된 환자가 국내로 유입되기 시작하였다.

이와 같이 의료관광마케팅 유통경로는 정부의 정책과 밀접한 관계가 있어 정부가 추진하고자 하는 국제적인 협력관계와의 연관성을 고려해서 타깃 국가를 선정하고 유치사업전략을 수립하는 것이 매우 중요하다.

(1) 의료관광객 수요파악

최근 세계적 글로벌 산업환경이 치열한 경쟁구도를 만들어가고 있으며 이미 레드오션이 되어버린 굴뚝산업을 비롯해 선진국의 금융산업마저 신뢰를 잃어가는 추세이다. 우리나라도 급속한 경제성장을 거듭해온 결과 이제는 21세기 신성장동력으로서 의료관광시장을 개척하고 활성화하고자 정부와 의료기관, 기업 및 학교 등을 비롯한 연관된 모든 기관의 협력을 도모하는 중이다.

의료관광은 환자가 치료를 목적으로 자국의 의료기관을 대신하여 자국의 영토를 벗어나 해외의 의료서비스를 받는 만큼 우리나라의 마케팅 경로설정도 이에 맞춤형 경로설계가 필요하다. 국내에서의 의료관광이 고부가가치산업으로 선정, 분류됨으로써 관광, 쇼핑, 문화 콘텐츠, 숙박업 등 다양한 산업 전반에 걸쳐 시너지 효과를 창출할 수 있고 고용창출의 효과를 얻을 수 있는 미래산업으로서의 마케팅 경로설계가 필요하다.

1) 명확한 타깃 국가선정

현실적으로 모든 국가를 대상으로 마케팅 경로를 설계하는 것은 불가능하다고 할 수 있다. 그렇다면 최선의 방법은 효율성이 높은 타깃 국가를 선정하고 집중적으로 마케팅 경로설계를 해야 한다. 능숙한 언어적 능력이 있다고 어설픈 상식으로 대상 국가를 선정한다면 더욱 더 실패할 확률이 있기 때문에 훈련된 전문인력을 통해서 문제를 해결해야 한다. 이러한 타깃 국가선정을 위해 선행되어야 할 필수 조건은 다음과 같다.

① 타깃 국가의 의료환경 분석 : 해당 국가의 전반적인 의료수준과 서비스의 질이 유치하고자 하는 의료기관과 비교해 앞서있다고 판단할 수 있어야 한다.

러시아, 몽골, 중국, 일본, 아랍 등의 국가에서는 이미 많은 사람들로부터 한국의 높은 의학수준에 대하여 좋은 평가를 내리고 있다. 현지의 열악한 의료시설이나 서비스, 장시간의 대기시간, 시술범위가 자국의 수준을 넘어설 때 해외로의 치료를 생각하게 된다. 따라서 이에 맞춘 마케팅 경로의 설계가 필요하다.

② 전반적 사회·문화형태에 대한 조사 : 해외 원정치료에 대한 전반적 사회적 분위기가 중요하다(예 우리가 쉽게 생각하는 타깃 국가 중 모든 환경적 요인으로 보면 정말 좋은 대상 국가임에는 틀림없지만 사회전반에 깔려 있는 문화적 배경을 보면 해외진료에 대한 거부감이나 또는 사회적 비판의 대상이 될 수 있는 국민적 정서가 강하다면 이 국가를 대상으로 마케팅 활동은 어렵다).

또한 국내 입국을 위한 비자발급의 원활함, 특히 전반적인 국가호감도 등이 경쟁국가에 비해서 앞서야 한다. 최근 중국이나 일본 그리고 동남아에서 일고 있는 '한류' 열풍은 아주 좋은 마케팅 경로설계의 예이다.

③ 주요 질병에 대한 사전조사 : 국가별 빈번하게 일어나고 있는 질병에 대한 사전조사와 분석을 통해 유치기관과의 비교를 통해 객관적인 자료를 제시해야 한다(예 러시아의 경우 심혈관질환과 고관절 등의 질병군들이 많이 발생한다고 했을 때 이런 데이터를 근거로 상품을 구성해야 한다).

④ 직항로 등의 교통편의 : 항공편상으로 약 4~8시간 이내의 근접국가가 유리하다. 아무래도 몸이 불편한 환자들이 직접 이동하기 때문이다. 물론 국가특성에 따라 예외상황이 있을 수 있다(예 러시아의 경우 워낙 넓은 땅과 지역으로 분포되어 있어 10시간 내외의 이동시간을 그리 크게 생각지 않는 문화적 환경의 국가도 있다).

그러나 너무 많은 시간의 이동은 환자로 하여금 부담이 될 수밖에 없으며 피로도가 적고 쾌적한 이동시간이 환자유치에 중요한 요인으로 작용한다.

⑤ 사회보장제도(보험제도 등) : 각 국가들은 자국민의 의료정책에 막대한 예산을 투입하고 있다. 따라서 각 국가들은 의료보험의 다양한 형태를 구축하고 있으며, 이런 국가별 의료보험을 활용하여 치료비용을 보존할 수 있는 방법을 찾아주는 것도 필요하다.

㉠ 아무리 좋은 사회의료보험체계를 갖추고 있는 일부 국가의 경우도 많은 대기시간으로 치료시기를 놓칠 수 있다는 불안감으로 해외 치료를 선택하기도 한다.

㉡ 긍정적인 생각으로 면밀히 조사하고 분석한다면 모든 가능성은 항상 열려있다. [그림 3-26]은 최근 증가추세를 보이는 한국방문을 하는 러시아 환자들의 모습이다.

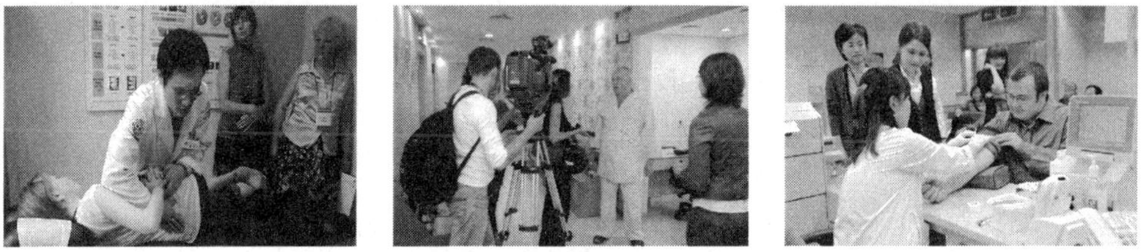

[그림 3-26] 러시아 외국인환자

ⓒ 사회보장제도 중 러시아 국민의 특정질병 내원현황 등을 〈표 3-12〉와 같다.

〈표 3-12〉 러시아 국민의 특정 질병 내원현황

(단위 : 천명)

구 분	2001년	2002년	2003년	2004년	2005년
전염성 질병 및 기생충에 의한 질환	6,350	5,939	5,414	5,505	5,312
혈액, 조혈관 질환	1,237	1,295	1,287	1,375	1,357
면역체계이상 질병	563	74	554	654	648
내분비체계 질병, 소화불량, 신진대사 장애	1,297	1,546	1,373	1,407	1,365
신경계질환	4,701	4,836	4,722	4,871	4,778
안과질환	4,701	4,836	4,722	4,871	4,778
이비인후과질환	3,234	3,305	3,231	3,415	3,425
혈액순환장애	2,605	2,481	2,854	2,458	2,699
호흡기질환	46,155	47,005	46,585	45,454	47,856
소화기질환	4,841	5,149	5,066	5,079	5,034
피부 및 피하 세포조직질환	6,405	6,452	6,587	6,622	6,647
근골격계질환 및 결체조직질환	4,574	4,589	4,512	4,523	5,001
비뇨기질환	5,412	5,489	5477	5,472	5,411
산부인과질환	2,055	2,123	2,144	2,178	2,199
장애 관련 질병	211	233	222	244	258
외과질환	12,577	12,547	12,511	13,444	13,585

ⓔ 주요 국가들의 의료보험시스템은 〈표 3-13〉과 같다. 주요 국가의 의료보험과 우리나라의 의료보험시스템을 잘 비교하고 분석해야 한다.

〈표 3-13〉 국가별 의료보험시스템의 특징

국 가	주 특징	의료비 지출 GDP[%]	공기관 자금[%]	사회 · 경제문제
미국	사보험, 회사보험	15	45	16의 국민이 비보험인 결과 가격이 더 높아진다.
영국	국민이 모두 NHS 공보험	7.7	83	정부가 통제하기 때문에 국민이 원하는 만큼의 제공 못하는 부분이 있다. 자원의 배분, 진료의 거절, 긴 대기시간이다.
캐나다	모든 국민이 피보험	9.9	70	정부가 증가하는 의료비 때문에 부담, 오랜 대기시간
독일	회사외 회사원이 거의 모든 국민을 위해 보험을 낸다.	11.1	78	개인의 소득과 고용률에 과도하게 의존한다.
스위스	사보험 가입이 의무, 비용이 너무 비쌀 경우 지원	11.5	58.5	중앙에서 정해지는 최소 패키지, 사회평가제도, 중앙에서 정해진 가격들이 융통성을 억제하고 미국과 반대의 결과를 유래할 수 있다.

ⓜ 다른 나라들의 수술 종류별 청구비용은 〈표 3-14〉와 같다. 주요 국가의 의료보험과 우리나라의 의료보험 시스템을 잘 비교하고 분석해야 한다.

〈표 3-14〉 다른 나라들의 수술비용

(단위 : $)

수 술	인 도	태 국
골수이식술	30,000	62,500
간이식	40,000	75,000
심장수술 open surgery	4,400	14,250
엉덩이 치환술	4,500	6,900
무릎수술	4,500	7,000
자궁절제술	511	2,012
담낭절제술	555	1,755

⑥ 경쟁국가에 대한 면밀한 조사 : 우리보다 앞서 해외환자 유치사업이라는 마케팅 경로를 시작한 국가들에 대한 사전 조사와 분석은 후발주자인 우리의 입장에서 보면 지극히 당연한 일이라 할 수 있다. 그러나 표면적인 성공요인분석이나 공식방문을 통해 얻은 극히 적은 정보만을 갖고 마케팅 경로를 설계한다면 그만큼 리스크 발생요인도 크다. 따라서 정확한 정보와 분석을 통해 경쟁력을 확보해야 한다.

㉠ 경쟁국가의 의료관광상품의 특징과 장점을 충분히 분석하여 경쟁력 있는 상품을 개발하고 이에 맞는 적절한 마케팅 경로의 설정이 필요하다(예 태국, 싱가포르의 특정 수술의 경우 입원기간 수술, 치료 등의 비용 등을 한국과 비교하여 경쟁력 있는 상품을 출시하며 저렴한 비용으로 마케팅을 수립할 수 있는 새로운 경로를 개척해야 한다).

㉡ 주요 의료기관의 시술가격을 파트별로 조사하여 경쟁력 있는 적정한 수가를 개발해야 한다.

㉢ 경쟁국가보다 저렴한 의료수가는 해외환자 유치를 위한 마케팅 경로설계에 있어서 중요한 요인이 되며 경쟁적 우위에 있을 수 있는 위치를 가질 수 있다.

㉣ 의료 외에 기타 서비스, 즉 원내에서 제공할 수 있는 부분(스파, 마사지, 건강보조제 등)에 연구하고 분석하여 경쟁력 있는 부가서비스를 개발해야 한다. 단순히 치료뿐만이 아니라 즐거움과 건강을 함께 누릴 수 있는 마케팅 경로설계방법이 필요하다.

㉤ 기타 매출을 올릴 수 있는 모든 형태와 원내 다양한 서비스 제공에 대한 분석과 경쟁할 수 있는 상품을 개발해야 한다. 국제의료관광코디네이터의 전문적인 양성을 통해 경쟁적 우위에 있는 위치를 가져야 한다(그림 3-27).

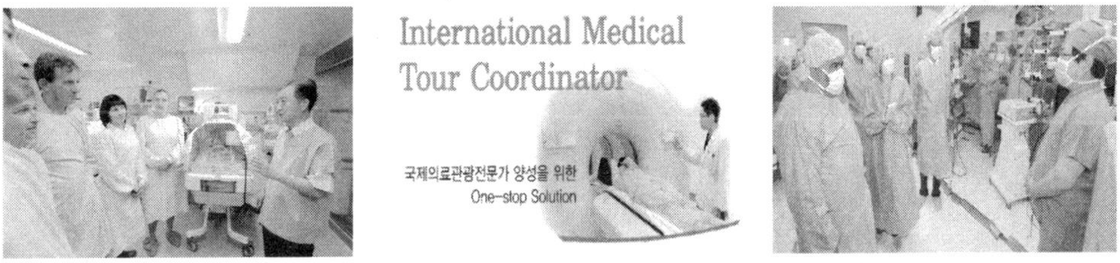

(a) 의료기술 교류 (b) 의료관광전문가 양성 (c) 외국방문객에게 의료기기 설명

[그림 3-27] 각국 의료진들의 기술과 노하우

ⓗ 오늘날 심화되고 있는 국가간의 경쟁은 주변국가의 마케팅 활동을 분석하고, 우리나라의 실정에 맞는 방안들을 강구하여 이에 대응해야 한다(그림 3-28).

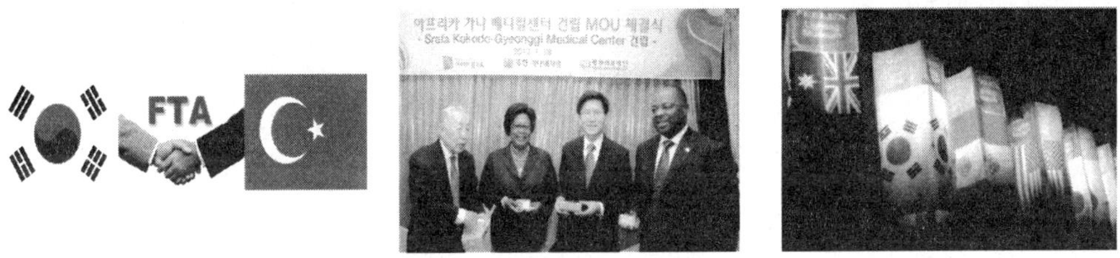

(a) 각 나라와의 협력관계 (b) 각 나라의 의료기술지원 및 교류 (c) 경쟁국가들

[그림 3-28] 의료관광시장의 경쟁이 심화

참고 암통계의 필요성

1) 세계보건기구(WHO)의 발표자료에 의하면 2007년 암으로 인한 사망자는 7백9십만 명에 이르고 있으며 그것은 전체 사망원인의 13[%]를 차지하며, 2030년에는 암으로 인한 사망자가 1천2백만 명이 될 것으로 추정하고 있다. 그러나, 이러한 암사망의 30[%]는 암과 관련된 생활습관의 변화(금연 등)으로 인해 예방되어질 수 있다고 밝히고 있다(http : //www.who.int/cancer).
2) 현재 우리나라 국민의 사망원인 질환 1위는 '암'이다. 통계청이 2009년 8월에 발표한 《2008년 사망원인통계연보》에 의하면 2008년 우리나라 전체 사망자는 24만6,113명이었고, 이중 암(악성신생물)으로 인한 사망자는 6만8,912명으로 전체 사망자 28.0[%]가 암으로 사망한 것으로 보고되고 있다.
   ① 우리나라의 암사망률은 과거 11년 전과 비교할 때 타 질환의 사망률 추이보다 크게 증가하고 있는 상황이다. 1997년 암은 우리나라 사망원인의 1위였지만 당시에는 암으로 인한 사망자 수가 전체 인구 10만 명당 112.7명이었으나, 11년 후인 2008년에는 전체 인구 10만 명당 139.5명이 암으로 사망하였다. 불과 11년 사이에 10만 명당 26.8명이 증가한 것이다.
   ② 앞으로도 우리나라는 인구노령화가 급속하게 진행되고 있기 때문에 암환자의 발생률과 사망률은 계속 증가할 것으로 예상된다.

제4장

통합적 커뮤니케이션

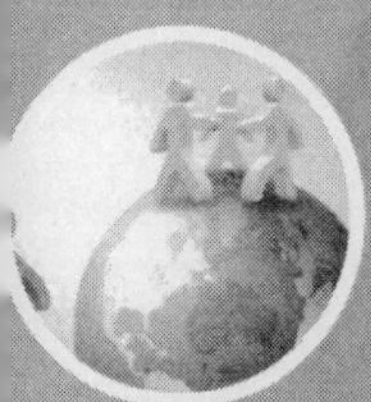
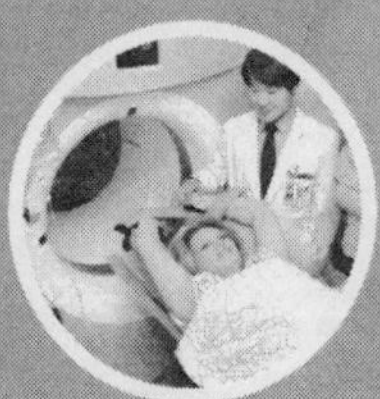
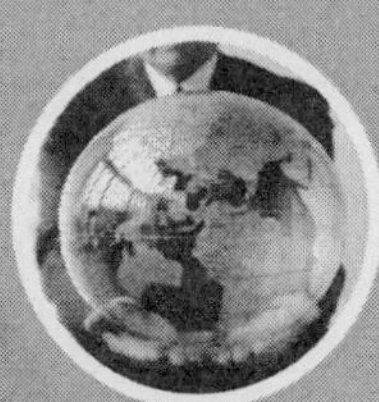

01 통합적 커뮤니케이션 이해하기

조직과 그 제품에 대한 명백하고, 지속적이며 유도하는 메시지를 전달하기 위해 주의 깊게 기업의 많은 커뮤니케이션 경로를 통합하고 조정하는 것이다. 오늘날 매우 다양한 촉진활동 및 다양한 매체를 통한 촉진이 행해지고 있지만 과거에는 주된 매체를 통한 '광고'가 매우 큰 비중을 차지했다. 하지만 광고 외에도 다양한 촉진수단이 개발되고 수행되며, 마케팅 효과가 발생하자, 광고에 치중했던 기존의 커뮤니케이션 활동이 기타 촉진활동으로도 분산되었으며, 광고비용이 기타 촉진비용으로 전환하게 되었다. 이러한 배경에는 인터넷의 급속한 성장과 더불어 정보통신의 발달로 인해 소비자 매체 등이 새로운 촉진으로 부상하였다.

지난 100년 동안 전화는 이러한 커뮤니케이션의 요구를 충분히 담당하여 왔었고, 현재도 가장 보편화된 실시간 통신매체가 되어 있으며, 정보전달에 있어서는 이메일이 인터넷을 포함한 네트워크의 발전과 맞물리면서 불과 10여 년이 안 되는 짧은 시간에 전화 이상의 가장 중요한 정보 전달의 매체로 자리잡게 되었다.

이처럼 기술의 변화속도는 그 대체 주기를 점점 더 짧게 하며 급속히 발전하고 있으며, 이중에서 최근의 커뮤니케이션 기술들은 한층 발전된 멀티미디어 기기와 무선 인프라들을 활용하여 현실의 실제 업무환경에서 장소와 시간에 구애받지 않고 직접적인 데이터 접근과 영상, 음성을 동시에 상호 통합하고, 이를 기업의 업무 프로세스로 연결하는 복합적이고, 통합적인 **커뮤니케이션**(converged and unified communications)이라는 발전된 시대적 요구를 충족하기에 부족함이 없을 것이다.

1. 커뮤니케이션의 과정

마케팅 커뮤니케이션의 궁극적 목표는 표적 청중에 도달하여 구매행동에 영향을 주는 것이다. 이러한 궁극적 목표를 달성하기 위해서는 중간 단계를 거치게 된다. 이러한 관점에서 마케팅 커뮤니케이션의 주요 목표는 고지와 설득 및 상기라고 할 수 있다(예 잠재 구매자의 호의적 태도 형성을 유발하는 것이다).

(1) 마케팅 커뮤니케이션에 사용될 수 있는 수단

광고, PR, 판매촉진, 인적 판매 및 직접 마케팅 커뮤니케이션이 있고 특정 기업이 자사의 마케팅 커뮤니케이션 목표를 달성하기 위하여 구성하는 수단들의 조합을 마케팅 커뮤니케이션 믹스라고 한다.

① 마케팅 커뮤니케이션 믹스에는 고지, 설득, 상기가 있는데 살펴보면 다음과 같다.

㉠ **고지** : 마케팅 커뮤니케이션의 주요 기능 중 하나는 현재의 잠재고객에게 자사제품에 관하여 고지시키는 것이다. 신제품이 시장에 출시되면 항상 마케팅 커뮤니케이션에 의하여 표적고객이 그 제품을 이해하도록 해야 한다.

㉡ **설득** : 마케팅 커뮤니케이션은 고객을 설득하여 자사제품을 구매하도록 하는데 초점을 맞출 수도 있다. 캠페인을 통한 상대적인 저가격 홍보나 자동적으로 추첨권 행사에 참여하는 자격을 부여하도록 하는 등의 시스템을 통해 인적 판매 및 촉진이 사용되고 있다.

㉢ **상기** : 소비자들이 자사 상표에 대하여 잘 알고 있고 긍정적 태도를 가지고 있는 경우 마케팅 커뮤니케이션의 주목표는 상기가 된다.

② 소비자가 자사제품을 선호하고 있더라도 경쟁사 소구에 이끌릴 여지가 있다. 그래서 소비자에게 자사제품의 이점을 상기시키고 그들이 바른 선택을 하고 있다는 확신을 재차 주입하는 것이다.

③ 커뮤니케이션은 송신자와 수신자 사이에 의미를 공유하고 아이디어를 교환하며 정보를 전달하는 과정이다.

④ 마케팅 커뮤니케이션에 있어서 수신자는 판매원의 판매제안을 듣고 있는 구매대리인일 수도 있고, 잡지광고를 읽고 있는 소비자일 수도 있으며 주주나 정부기관과 같은 공중일 수도 있다.

(2) 마케팅 커뮤니케이션 계획수립 과정

마케팅 커뮤니케이션 계획수립에는 마케팅 전략의 검토, 상황분석, 커뮤니케이션 과정 분석, 예산책정, 마케팅 커뮤니케이션 프로그램 작성, 통합 및 실행 그리고 평가 및 통제의 7요소 과제가 있다.

1) 마케팅 전략의 검토

한 기업의 마케팅 커뮤니케이션 계획은 자사의 전반적 마케팅 전략 및 목표에 크게 의존한다. 따라서 자사의 마케팅 전략의 검토에서 마케팅 커뮤니케이션 계획이 출발해야 한다.

2) 상황분석

자사의 능력과 제약조건과 같은 내부요인과 **마케팅 믹스** 변수들이 마케팅 커뮤니케이션에 어떤 영향을 주는지 분석한다. 또한 현재와 미래의 마케팅 환경을 고려해야 한다. 경쟁 환경, 경제적 환경 및 사회적 환경이 마케팅 커뮤니케이션에 미칠 영향을 고려하는 것이다. **마케팅 커뮤니케이션**은 제품, 가격 및 유통경로 특성과 일관성이 있어야 한다. 제품의 구성성분, 색상, 규격 등과 같은 물리적 특성과 상표명은 소비자에게 상당한 커뮤니케이션 기능을 수행한다.

3) 마케팅 커뮤니케이션 과정분석

마케팅 관리자는 효과적 메시지를 창출하고 적절한 메시지 경로를 선정하기 위하여 잠재적 수신자들의 해독과정을 이해하고자 한다(예 잠재고객으로부터 호의적 반응을 유도하기 위하여 유능한 판매원의 상세한 제품정보가 필요한지 아니면 단순한 판매시점 전시가 좋은지와 같은 질문에 답할 수 있도록 하는 것이다).

마케팅 커뮤니케이션의 목표도 이 단계에서 설정된다. 일반적 목표를 생각해보면 수요창출, 시험구매 유발, 제품차별화 등 매우 다양하다. 경영상의 다른 목표와 마찬가지로 마케팅 커뮤니케이션 목표도 매우 구체적으로 제시되어야 그 효과성이 측정될 수 있다.

4) 예산책정

마케팅 커뮤니케이션 예산은 투입과 산출을 고려하여 높은 생산성이 확보될 수 있도록 결정되어야 한다. 그러나 예산결정에는 사실상 상당히 주관적인 판단이 개재된다. 또한 예산지출에 대한 효과를 정확히 측정하는 것은 매우 어렵다. 마케팅 커뮤니케이션 예산에는 기업규모, 재무자원 보유정도, 제품유형, 자사의 시장위치 등이 영향을 미친다. 시장성장률이 높다는 것은 당해 제품을 알고 있지 못하는 미개척 시장이 상당한 규모라는 의미가 되므로, 기업은 이러한 시장을 개척하기 위하여 많은 자금을 책정할 것이다. 그리고 시장점유율이 높은 기업은 자사의 점유율을 보호하고 신규기업의 진입을 억제하기 위하여 많은 예산을 책정할 것이다.

5) 마케팅 커뮤니케이션 프로그램 작성

일반적 마케팅 커뮤니케이션 전략을 수립하고 총예산을 마케팅 커뮤니케이션 믹스 요소별로 할당한다.

① **푸시 전략**(Push strategy) : 중간상에게 영향을 주어 자사제품을 유통경로상 다음

단계의 고객에게 권유하도록 하는 것이다. 즉 제조업체 마케팅 커뮤니케이션의 초점은 도매상에게 영향을 주는 것이고, 다시 도매상은 소매상에게, 소매상은 최종소비자에게 영향을 행사하는 식이다. 이러한 경우 인적 판매가 주 수단이 되며, 중간상들을 겨냥하는 판매촉진과 광고가 많이 사용된다.

② **풀 전략**(Pull strategy) : 최종소비자에게 영향을 주어 이들로 하여금 중간상에게 그 제품을 찾도록 하고, 결국 중간상이 그 제품의 취급을 원하게 하는 것이다. 제조업체는 마케팅 커뮤니케이션의 초점을 최종소비자에 둔다. 시장에서 입증되지 않은 신제품에 대하여 중간상이 취급을 원하지 않는 경우 PULL 전략이 사용되어야 한다. 의료기관들은 혼합전략을 사용하여 마케팅 커뮤니케이션의 대상이 중간상과 최종소비자 모두에게 해당된다. 즉 푸시 전략 또는 PULL 전략 중 어느 한쪽에만 치중하는 것은 마케팅 커뮤니케이션의 힘을 충분히 활용하지 못하는 것이다. 그러나 자원이나 자금에 제약이 많은 의료기관은 어느 한 쪽에 보다 의존하게 될 것이다.

6) 통합 및 실행

실행은 마케팅 커뮤니케이션 계획을 행동으로 옮기는 것이다. 광고를 사용하는 경우 광고를 제작하고 매체시간과 공간을 구입해야 한다. 그리고 인적 판매, 판매촉진도 각기 마케팅 커뮤니케이션 목표를 달성하도록 실행되어야 하며 각 요소가 조화를 이루도록 하는 것이 매우 중요하다.

7) 평가 및 통제

기업들은 마케팅 커뮤니케이션의 결과를 모니터하고, 평가, 통제하기 위하여 여러 가지 방법을 사용하고 있다. 마케팅 관리자들은 마케팅 커뮤니케이션의 효과를 평가하기 위하여 실험을 많이 사용한다. 때로는 판매성과를 관찰하고, 판매량의 변화를 마케팅 커뮤니케이션에 연결짓는다. 마케팅 커뮤니케이션의 절대적 효과성을 평가하는 것은 현재 어렵지만 지속적 노력이 필요한 분야이다.

커뮤니케이션은 마케팅 활동의 기초가 된다. 커뮤니케이션의 부재는 경로멤버들간의 갈등의 원인이 되며, 유통흐름을 방해하는 등 부작용이 나타난다. 의료관광마케터는 마케팅 활동을 계획하는 데 있어서 계층 간의 커뮤니케이션 조율과 중재 역할을 해야 한다(그림 4-1).

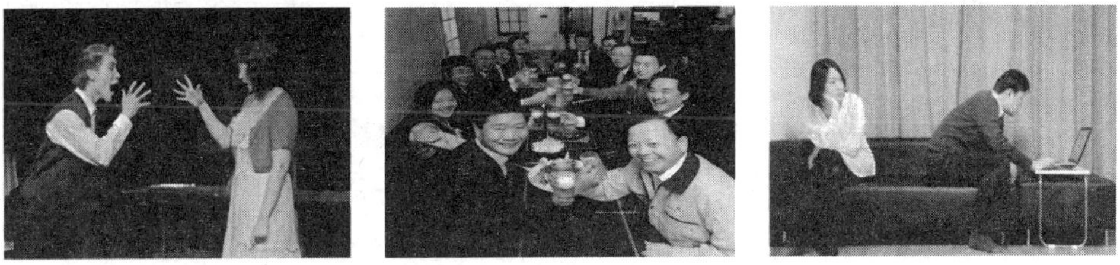

(a) 커뮤니케이션 활동 (b) 활발한 의사소통으로 원만한 관계 (c) 의사소통의 부재

[그림 4-1] 커뮤니케이션은 마케팅 활동의 기초

8) 촉진전략의 모색

의료기관은 마케팅 전략수립을 위해 의료관광상품, 상품가격, 마케팅 네트워크가 결정되면 이를 판매하기 위한 다양한 촉진(promotion)전략을 모색해야 한다.

① 기업에서는 내부 인적 자원과 외부조직을 기반으로 **통합적인 마케팅 커뮤니케이션**(Integrated Marketing Communication : IMC) 활동을 한다.

② 의료관광산업 추진을 위해 의료기관은 의료광고, 세일즈 프로모션, 클리닉데이, 무료 의료봉사, 의료체험 및 시술 등의 다양한 방법으로 커뮤니케이션을 시도하고 있다. 이러한 활동들은 의료기관이 고객에게 의료서비스의 우수성을 알려 소비자의 구매를 유도하고 설득하여 의료관광을 결정하게 하기 위한 방법의 일환이다.

③ 의료관광시장 도입기에 의료기관에서는 신규시장 개척 및 선점, 브랜드 인지도 제고 등을 위해 공격적이고 적극적인 마케팅 커뮤니케이션 활동을 추진하였다.

④ 의료기관 단독으로 고객에게 의료관광을 인식시키기 어려운 상황에서는 정부기관 및 유치기관과의 공조체계를 구축하여 마케팅 홍보활동을 하는 것이 필요하다. 결국 의료기관은 다양한 프로모션 전략과 커뮤니케이션 활동으로 소비자에게 의료관광을 인신시키고 설득하는 과정을 통해 의료관광객을 유치할 수 있게 된다.

⑤ 의료기관의 브랜드 인지도가 높고, 세계적인 의료기술 및 의료진, 충분한 조직역량과 글로벌 네트워크를 확보하고 있다면 독자적으로 의료관광산업을 추진할 수 있다. 다만 1992년에 노스웨스턴 대학의 돈슐츠가 주장한 대로 의료기관은 광고, 세일즈 프로모션, 그리고 홍보 등의 커뮤니케이션 활동에서 서로 유기적으로 연결되어 일관되고 분명한 메시지 전달을 통해 효과적인 커뮤니케이션을 해야 한다.

⑥ 국내 의료기관은 포괄적이고 일반적인 커뮤니케이션 활동으로 타깃 국가를 대상으로 한국의료를 홍보하기 위해 정부산하기관(한국보건산업진흥원, 한국관광공사, 지방자치단체 등), 유치기관 등과 협력하여 세일즈 프로모션 및 의료체험행사, 나눔의료 등을 통해 우수한 국내 의료기술 알리기에 총력을 기울이고 있다.

⑦ 의료기관의 특성과 여건에 따라 종합병원, 전문병원, 미형 · 성형 클리닉 등이 유치기관, 공공기관과 함께 해외홍보활동을 추진하기도 한다.

⑧ 컨소시엄 형태의 홍보활동에서 참여 의료기관은 전문분야가 겹치지 않으면서 서로 협력하여 홍보 및 마케팅 시너지 효과가 극대화될 수 있도록 실행전략을 추진해야 한다. 실질적이고 다양하며, 효과적이고 통합적인 마케팅 커뮤니케이션을 위해서는 의료광고, 이벤트, 메일, 대중매체, 세일즈 프로모션 등이 서로 유기적으로 결합되어 한국의 우수한 의료기술을 고객에게 인식시키고 신뢰를 높이는 데 노력을 기울여야 한다.

⑨ 의료기관은 커뮤니케이션의 목적이 과장 광고 또는 홍보가 아닌 정확하고 일관된 정보제공을 통해 지속적으로 고객과의 신뢰를 만드는 과정임을 인식해야 한다.

(3) 의료기관의 커뮤니케이션 주요 활동

커뮤니케이션 활동은 그 특성상 다른 조직보다 먼저 아이디어를 내어 새로운 이미지로 고객에게 접근해야만 성공할 수 있다. 이러한 의미에서 새로운 마케팅 커뮤니케이션 활동이 끊임없이 이루어져야 하며, 조직의 입장에서는 남과 다른 새로운 커뮤니케이션 방법을 지속적으로 개발해야 한다.

(4) 통합적인 마케팅 커뮤니케이션(IMC)의 등장배경

마케팅 실행방식과 전통적인 광고의 역할을 변화시킨 몇 가지 현상은 통합적 마케팅 커뮤니케이션의 등장을 촉진했다. 광고비용의 기타 촉진비용으로의 전환, 광고 중심 접근에서의 탈출, 시장에서 소매업자 역할의 중요성 증대, 매체시장의 세분화 현상 등이 주요 원인이다.

1) 광고비용의 기타 촉진비용으로의 전환

매체광고에 쓰이던 비용이 소비자나 무역 중심의 촉진활동을 위해 쓰이고 있다. 기업들은 전통적인 광고는 너무 비싸고, 비용 대비 효과가 크지 않다. 또한 시장에서의 치솟는 가격경쟁으로 그들의 촉진예산을 매체광고가 아닌 가격촉진에 투자하게 되었다.

2) 광고 중심 접근에서의 탈피

커뮤니케이션 문제를 해결하기 위해 네트워크 텔레비젼과 잡지 같은 대중매체의 의존에서 탈피하여 적은 비용으로 타깃에 초점을 맞춘 커뮤니케이션 도구에 눈을 돌리게 되었다(예 이벤트 마케팅, 스폰서십, 디렉트 메일, 인터넷과 같은 것을 마케팅 커뮤니케이션 전략도구로 발전시키고 있다).

3) 데이터베이스 마케팅의 급성장

오늘날 기업들은 고객이름, 지리적·인구통계적·심리묘사적 정보 등을 보유하고 있다. 기업들은 이러한 정보를 이용하여 타깃 고객을 정하고 각각의 고객에 맞는 직접 마케팅 수단을 사용한다.

4) 광고대행사의 책임증대

많은 회사들이 인센티브에 기반을 둔 시스템으로 옮겨가고 있다. 그 시스템에 의해 부분적으로 판매, 시장점유율, 이익에 기초하여 광고대행사에 대한 보수가 정해진다. 책임에 대한 요구는 광고대행사들에게 다양한 커뮤니케이션 도구를 고려하도록 동기화되고 있다.

5) 인터넷의 급속한 성장

인터넷 매체 사용자수는 급속히 성장하며 인터넷은 기업에게 통합적 마케팅 커뮤니케이션 전략과 비즈니스 전략을 위한 쌍방향적 매체로서 역할을 한다.

참고 인적 커뮤니케이션

의료기관에서의 인적 커뮤니케이션은 일반 기업에서 주로 활용하고 있는 판매원에 의한 커뮤니케이션 활동과는 달리 주로 의료기관의 진료부서나 행정부서의 직원들에 의해 수행된다. 따라서 이들이 어떻게 행동하느냐가 곧바로 의료기관의 커뮤니케이션과 연결된다.

1) 의료기관에서 인적 커뮤니케이션 활동을 잘 수행하기 위해서는 모든 직원들이 적극적으로 커뮤니케이션 활동에 참여해야 하는데 특히 환자와의 접점에 있는 직원들이 중요하다. 이들 직원에게는 계속적인 교육을 통하여 촉진에 대한 인식을 심어 주어야 한다.
2) 직원들에게 커뮤니케이션에 대한 내용을 교육하는 방법에는 판매위주의 접근방법과 고객위주 접근방법이 있는데 이 방법을 적절히 조화시켜 활용해야 한다.
   ① 고객위주 접근방법 : 고객만족의 증진을 통해 의료서비스 이용을 증진시키려는 방법이다. 즉 환자들에게 의료서비스를 받는 목적과 내용 등을 구체적으로 설명함으로써 현재 의료서비스에 대한 만족을 높이고 새로운 의료서비스 내용을 결정하도록 도와주는 것이다.
   ② 판매위주 접근방법 : 의료기관을 찾는 고객들에게 의료서비스 이용의 필요성을 강조함으로써 새로운 의료서비스를 유도하는 방법이다. 하지만 이 방법은 특성상 저항감을 유발하여 장기적으로 의료기관의 성장을 저해할 수 있기 때문에 고객위주 접근방법과 균형을 이루도록 노력이 필요하다.
3) 마케팅 커뮤니케이션은 소비자가 직접·간접으로 구매결정에 영향을 미칠 수 있는 사람을 통하여 잠재적 구매자들에게 판매자가 자사상품에 대하여 우호적이고 설득적인 정보활동을 할 수 있는 모든 기법이다.
4) 서비스의 특성인 무형성과 생산과 소비의 동시성으로 인하여 서비스 제공자와 소비자가 함께 한 자리에서 그들의 상호작용 속에서 서비스가 생산되고 고객에게 전달된다. 따라서 서비스 질의 향상과 고객만족은 종업원의 태도, 능력, 노력 등의 영향을 받는다.

참고 - 구전 커뮤니케이션

준거집단의 구성원 또는 고객 및 판매원과 같이 두 명 이상의 사람들 간의 인적인 커뮤니케이션이며, 자신의 상업적 이익을 목표로 하지 않고 수행하는 비공식적인 구두 의사소통을 의미한다. 즉, 소비자들 간의 직접 대화나 전화는 물론 개인의 편지 등을 이용하여 개인적으로 의견을 교환하는 방식을 의미한다.

1) 보건의료서비스의 특징상 나타나는 정보의 비대칭성과 소비자 무지의 성향으로 인해 의료기관을 전에 이용해 본 경험이 없는 고객은 의료기관에 대한 정보를 구하기 어렵고, 전문적 지식이 많지 않으므로 의료서비스 기관을 선택할 때 병원이용의 경험을 가진 사람들의 구전 커뮤니케이션에 의한 정보전달에 크게 의존한다.
2) 구전 커뮤니케이션 유형에는 발신자, 수신자, 독립자 유형 등이 있다.
   ① 발신자 : 특정 주제에 대하여 자기의 주관적 판단과 인상을 가지고 다른 사람에게 정보를 제공하는 사람이다.
   ② 수신자 : 정보를 제공받는 사람이다.
   ③ 독립자 : 다른 사람에게 정보를 제공하지도 않고 도움을 받지 않는 사람이다.

2. 병원마케팅과 지역사회

원래 병원은 지역주민을 대상으로 의료서비스를 제공한다. 대부분의 병원은 지역주민을 위한 기능이 있고 어떻게든 지역주민에 인지되어 받아들여지는 것이 살아남기 위한 큰 핵심이다. 이를 위해서 병원 주위에 거주하는 사람들의 특성을 파악하여 적극적으로 지역사회에 나서서 지역주민들과의 의사소통을 할 필요가 있고, 내원한 환자 및 지역전략의 수립도 필요하다.

(1) 소비자의 가치관

병원경영에 있어서는 소문에 의한 평판이 큰 역할을 하는 것으로 알려져 있다.

① 소문은 쓸데없는 이야기를 상사시키는 것으로 생각할 수도 있지만 의식화된 것은 아니다. 이 병원은 어떠한 점이 우수하여 어떠한 점이 잘못되었는가? 에 대하여 지역주민들은 소문을 통하여 가장 적극적으로 정보를 교환한다.

② 소문에 의해서 전해진 평판은 소문, 평 등과는 다르게 확인되어 나온 신뢰성이 있는 정보로써 소비자의 행동에 큰 영향을 끼친다. 특히 의료법에 의한 광고규제라는 명목뿐으로 병원은 매스컴을 통하여 화려한 광고를 내보내어 왔다.

③ 소비자가 구체적으로 자기들의 가치기준을 가지고 병원을 선택하는 오늘날은 병원들이 소비자의 라이프스타일이나 가치관에 매혹되지 않으면 안된다.

④ 소비자로 하여금 공감을 갖게 하고 병원 자신이 평판이나 독특한 이미지 창출에 전력하지 않으면 안된다. 따라서 병원은 시장(고객)과 의사소통을 할 수 있는 능력을 가져야 하며 이것은 마케팅 이론 가운데서 주목되는 개념이기도 하다.

(2) 의사소통의 구성요소

병원마케팅의 기초가 되는 의사소통능력은 다음의 요소로 구성된다.

① 의사소통의 대상으로 이것은 **경영자원**인데 사람, 물건, 자본, 경영의 노하우 등 모두를 총칭하여 소비자의 구매력을 앞당긴다. 혹은 병원의 독자적인 경영이념을 알기 쉽게 제시하는 것도 커뮤니케이션, 즉 무언의 대화를 통한 판매의 요소가 된다.

② 네트워킹으로 단순한 환자의 데이터, 리스트화가 아닌 라이프스타일에 관한 정보를 모아 내원에서 귀가까지의 흐름을 파악하는 것이다. 의료이용자의 지향점을 읽고 그 욕구의 충족을 위한 병원으로 만들어 가는데 필요한 정보수집을 **네트워킹**이라 할 수 있다.

③ 이벤트 등에 의한 정보창조기능을 만드는 것인데 이벤트 장소는 비일상의 장소에 사람, 물건, 정보 등을 집중시켜 참가자에게 만족감을 줄 수 있는 일로 **마케팅**을 할 수 있는 계기가 되는 것이다.

(3) 지역전략과 재택진료

최근 우리나라도 고령화가 급속히 진행되면서 재택진료에 대한 환자지원은 추세가 되어가고 있다.

① 환자의 사후 지원뿐만 아니라 지역주민으로서 노인을 적극적으로 지원하는 것이 필요하다.

② 노인들이 비교적 많이 거주하고 있는 진료권이라면 방문간호를 실천함으로써 원내의 공간을 노인들에게 개방하여 건강체조나 바둑, 장기 등의 휴게실로 활용하는 것도 하나의 지역전략이라 할 수 있다.

3. 예산계획 수립

효과적인 커뮤니케이션 방법이 개발되면 활용계획에 따라 추정비용을 산정하고 예산계획을 수립해야 한다. 의료기관은 다양한 커뮤니케이션 방법 중에서 의료관광 타깃*시장의 특성을 고려하고 의료관광시장의 구조, 의료기관의 목표 및 마케팅 전략, 활용 가

* 타깃(target) : 목표, 대상, 표적, 겨냥하다.

능한 자원 및 인프라 등을 감안하여 예산계획을 수립해야 한다.

① 커뮤니케이션 방법선정 실패와 현지의료시장 현황파악과 정보부족으로 국내 의료기관과 유치기관은 시행착오를 겪고 있다.

㉠ 국내 의료기관과 유치기관은 국내 홈쇼핑시장의 효과와 시장규모 등을 감안하여 홍보전략으로 홈쇼핑 광고를 선택하고 타깃 시장에서 홈쇼핑 광고를 추진했으나, 타깃 국가의 현지시장에서는 홈쇼핑 시장이 비활성되어 있어 홍보에 실패한 사례도 있다.

㉡ 의료관광시장 도입 시기에 국내 기관들은 현지의료시장 현황 및 제도와 커뮤니케이션에 대한 이해도가 낮아 시행착오를 통해 배워 왔으며, 의료관광시장이 점차 활성화됨에 따라 현지의료시장에 적합한 커뮤니케이션 방법을 개발하고 효과적으로 고객들과 소통할 수 있는 방안을 모색하고 있다.

㉢ 초기 의료관광시장 진입을 위해 초기 투자비용을 투자하더라도 시장선점을 목표로 다양한 방안의 공격적인 마케팅 전략으로 접근해야겠지만, 국내 의료기관의 실정을 감안할 때 최소의 예산으로 최대의 효과를 얻어야 하며, 이것의 의료관광산업 마케터로서의 역할이라 할 수 있겠다.

② 타깃 국가의 의료관광시장 현황 등을 파악하여 현지시장의 소비자들이 어느 나라에서 의료관광을 하고 있는지, 의료관광 선택 시에 가장 고려하는 점이 무엇인지, 타깃 국가의 현지 유치기관은 있는지, 의료비 지불능력과 경제수준은 어느 정도인지 등을 감안해야 한다.

㉠ 한국의료를 알리기 위해 어떤 방법으로 커뮤니케이션하는 것이 효과적인지 생각해 보아야 한다. 어떠한 커뮤니케이션 방법에 자원이 많이 소요되는지(전단지 광고를 좋아하는 타깃 국가의 경우) 전단지를 제작해서 언제, 어디서, 어떻게 배포할지에 대한 계획을 세워야 한다.

㉡ 전단지 제작비뿐만 아니라 배포를 위한 인건비까지 포함하여 예산계획을 수립해야 하기 때문이다.

㉢ 비용을 최소화하기 위해 현지 유치기관 등과 협력하여 인력을 지원받을 수 있는지 등을 감안하여 고정비성 간접비와 인건비 및 제작비 등 소요되는 예산을 추정하여 산정해야 한다.

③ 마케팅 목표를 달성하기 위해 커뮤니케이션 활동 중에 발생할 수 있는 모든 문제를 감안하여 의료관광마케팅 전략에 따른 커뮤니케이션 방법을 개발하고 예산계획을 수립해야 한다.

㉠ 예산수립 시에 국내의료가 타깃 국가 의료관광시장에서 얼마나 알려져 있는지,

환자유치 시 예상되는 의료관광시장 규모 및 예상매출, **소요 추정비용**(인건비, 활동비, 수수료, 인프라 및 시설투자비, 세일즈비용 등), 기타 필요한 자원에 **투자되는 비용**(광고, 협력 유치기관 인력교육비, 광고비, 소요되는 시간, 투자비용 등), 고객유지 및 관리비와 커뮤니케이션 방법에 따른 소요되는 모든 예산을 고려하여 추정해야 한다.

ⓛ 예산계획이 수립되면 의료기관은 전략적으로 마케팅 전략과 목표에 맞춰 효과적인 커뮤니케이션을 할 것인지 결정하고 선택해야 한다. 그리고 어떻게 국내외 유치기관을 선정하고 유기적인 협력관계를 맺어 의료관광산업을 추진할 것인가는 예산수립에서 매우 밀접한 연계성을 갖게 된다. 그리고 가장 중요한 것은 이러한 예산계획은 목표매출 대비 몇 [%] 이내에서 예산을 수립하고 이익을 남길 것인가를 감안해야 한다.

4. 커뮤니케이션 방법결정 및 통합

커뮤니케이션의 목적은 고객과의 소통을 통해 의료기관을 알리고 인식시키는 것이다. 이러한 의료관광마케팅 활동의 커뮤니케이션 방법은 의료광고, PR, 세일즈 프로모션, 스폰서십, 전시회 및 박람회, 통합이미지(Hospital Identity : HI), 홈페이지, 미디어 활동, 의료봉사, 의료체험, 팸투어 등을 선택하여 효과적으로 활용하는 것이다.

① 의료기관은 타깃 국가 고객의 니즈와 욕구를 고려하고 유치목표를 달성하기 위한 다양한 마케팅 전략을 수립하게 되는데, 이때 의료기관의 통합된 이미지와 특화 의료기술과 브랜드 인지도를 통해 의료관광시장에서 지속적인 신뢰를 형성하고 고객(환자)과의 관계를 유지할 수 있다.

② 일반적으로 소비자는 잘 알지 못하는 상품을 구입하지 않으려는 습성을 가지고 있다. 그러므로 의료기관은 국내의 우수한 의료기술과 양질의 의료서비스를 다양한 커뮤니케이션 방법을 통해 고객과 상호 간 신뢰있는 커뮤니케이션을 지속적으로 할 수 있어야 한다.

③ 의료기관의 입장에서는 커뮤니케이션 믹스를 통해 의료기관의 신뢰도와 브랜드가 형성되기 때문에, 커뮤니케이션 방법과 통합을 결정하는 것이 매우 중요하다(예 PR은 각종 미디어 홍보, 기자 간담회, 보도자료 등으로 초기 시장진입 시에 활용되는데, 의료기관이 직접 홍보하는 것보다는 제3자의 객관적인 견해로 고객과의 신뢰성을 쌓는 것이 상품을 알리는 데 파급효과가 크기 때문이다).

참고 커뮤니케이션의 단계

커뮤니케이션 방법과 통합을 결정하기 위해 다음과 같은 단계를 반드시 거쳐야 한다.

1) 의료기관의 의사결정권자(병원장 등)는 커뮤니케이션에 대해 높은 이해도를 가지고 의료관광산업 추진 및 관련 부서를 적극적으로 지지해야 한다.
2) 의사결정과정에서 일관된 메시지 전달을 위해 주요 정책결정에 의견을 통합할 수 있는 의료기관 조직내부의 커뮤니케이션을 계획하고 활성화해야 한다.
3) 의료기관 통합 이미지(Hospital Identity : HI)에 적용되는 색상, 글씨체, 로고 등을 고려하여 서식, 리플렛, 브로슈어, 기념품 등을 통일된 브랜드 이미지를 줄 수 있게 제작하여 고객과 소통할 수 있게 해야 한다.
4) 명확하고 구체적인 의료관광마케팅 커뮤니케이션 전략에 집중하여 차별화할 수 있게 해야 한다. 즉, 모든 커뮤니케이션이 의료기관의 브랜드 가치에 부가적으로 기여하고 있는지 확인하고 경쟁우위를 선점할 수 있도록 의료관광시장에서 차별화된 영역을 개발해야 한다.
5) 새로운 커뮤니케이션 계획수립 시 예산을 감안하여 우선순위에서 선택과 집중을 결정해야 한다.
6) 고객의 입장에서 고객접점의 커뮤니케이션을 우선시하여 각 단계에서 고객과 접촉할 수 있는 방법을 고려하여 고객접점 프로세스를 개선하고 개발해야 한다.
7) 고객과 의료기관과의 관계정립 및 유지를 위한 커뮤니케이션 도구의 활용방법을 확인해야 한다.
8) 의료관광마케팅 정보수집 및 관리를 통해 누가, 언제, 어떤 정보를 필요로 하는지 알려 줄 수 있는 고객정보관리 시스템을 구축해야 한다.
9) 의료기관은 커뮤니케이션(이메일, 우편, 전시회 부스, 축하카드, 보도자료, 웹사이트) 방법들이 상호간 연계되어 의료기관의 이미지를 일관성 있게 홍보할 수 있도록 기획하고 제작해야 한다.
10) 의료기관은 고객의 니즈에 따라 의료관광마케팅 전략과 실행계획을 의료관광시장 변화에 따라 변경할 수 있어야 하며, 고객의 체험으로부터 정보를 얻고 지식으로 활용해야 한다. 즉, 의료관광마케터는 항상 새로운 커뮤니케이션 방법을 개발하고 통합할 수 있는 의료관광시장 변화에 혁신적인 자세로 임해야 한다.

④ 커뮤니케이션의 내용으로 의료관광마케터는 항상 계층 간의 원활한 소통과 새로운 커뮤니케이션을 개발, 발전시켜 나가야 한다(그림 4-2).

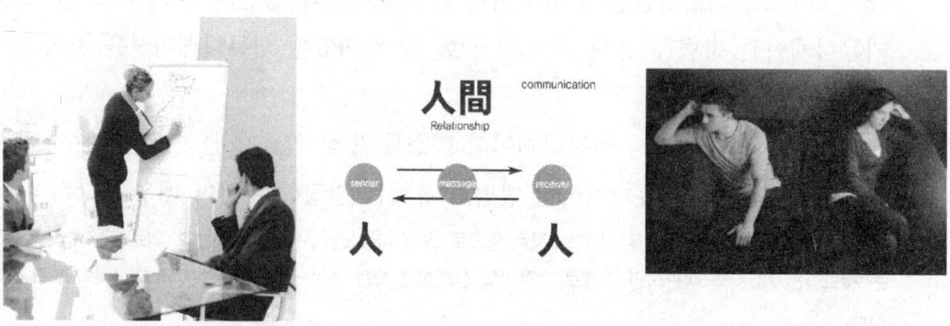

(a) 커뮤니케이션 절차 (b) 인간관계 흐름 (c) 커뮤니케이션의 부재

[그림 4-2] 커뮤니케이션은 인간관계에서 가장 중요

02 광고와 홍보

광고는 특정 광고주가 대가를 지불하고 제품, 서비스, 아이디어를 비인적 매체를 통하여 널리 알리고 구매를 설득하는 모든 형태의 촉진활동이다. 광고는 형태와 사용용도가 매우 다양하기 때문에 광고의 특성을 일반화하여 정의하기는 어렵다. 그러나 광고의 뚜렷하면서도 공통적인 특성은 다음과 같다.

① 광고되는 제품은 표준적이고 합법적인 제품이라는 공공적인 특성이 있다. 이는 소비자들이 제품광고를 보면서 그 제품을 구매하는 것은 사회적으로 받아들여질 수 있는 행동이라고 생각한다.

② 광고의 반복성과 관련된 특성으로서 같은 메시지를 반복적으로 사용할 수 있기 때문에 그 결과 소비자들이 메시지 내용을 점차 깊이 알 수 있으며, 또한 여러 경쟁기업들의 메시지들과 비교할 수 있다.

③ 광고는 다양한 표현이 가능한 촉진방법이다. 즉 기업들은 예술적인 색상, 음향, 배경 등을 사용해서 제품을 극적으로 표현할 수 있다. 또한 광고는 단기간 동안 가격할인 내용을 전달하는 등 단기적인 판매촉진 방법으로도 사용된다.

④ 광고의 단점은 많은 사람들에게 빨리 전달 가능하더라도 비인적 커뮤니케이션 방법이기 때문에 판매사원을 사용하는 방법처럼 설득적이지는 못하다. 광고는 소비자에게 기업체의 일방적인 의사전달 방법이기 때문에, 소비자는 광고에 주의를 기울여야 하고 반응해야 한다는 의무감이 없다. 또한 광고는 일반적으로 꽤 많은 비용을 필요로 하는 것도 단점으로 지적되고 있다.

1. 의료광고의 규제와 허용

전문서비스의 광고에 대하여 찬성과 반대의 논란이 있다. 전문서비스의 광고는 경쟁을 야기시켜 가격인하, 서비스 질의 향상 및 정보제공의 효과를 가져다준다는 이유로 찬성을 하고 있다.

(1) 전문서비스의 광고

비용증대에 따른 가격인상, 서비스 질의 저하, 현혹적 광고가 범람하게 된다는 이유로 반대를 하고 있다.

① 소비자가 서비스의 구매 전에 제대로 알고 구매하기 위해서는 서비스에 대한 정보 제공이 필요하다. 하지만 광고의 부작용을 들어 전문서비스의 광고를 반대하는 주장도 팽팽하다. 〈표 4-1〉은 오늘날의 전문서비스의 의료광고 규제와 허용에 대해 찬성과 반대의 입장을 나타낸 것이다. 비영리적인 특성을 지닌 의료기관의 특수성을 감안한 의견대립이 팽팽해지고 있다.

② 찬성과 반대의 어느 쪽이 옳은가를 판단하는 것은 현실적으로 어렵다. 하지만 소비자에게 정보제공이라는 측면에서 볼 때, 전문서비스의 광고는 이루어질 필요가 있다는 찬성론으로 기울것으로 보인다. 그 어느 쪽도 실증적 검증절차도 없이 주장된 것이어서 체계적인 검증이 이루어져야 할 것이다. 이를 위해 특정지역에 대하여 광고를 실시하여 결과를 보아가면서 전체지역으로 점차 광고를 허용하는 것이 바람직할 것이다.

〈표 4-1〉 전문서비스의 광고에 대한 견해

찬성론	반대론
광고는 정보를 저렴하게 제공한다.	광고비용이 고객이나 환자에 전가된다.
정보탐색 비용의 추가적 부담 없이 전문인의 평가가 용이하다.	광고는 상품차별화를 가능하게 하고 이는 자유경쟁을 해치는 산업장벽을 형성한다.
수요의 환기 및 증대를 기할 수 있다.	광고에서의 규모의 경제가 형성되고 이는 진입장벽을 구축한다.
생산성 향상 및 비용절감을 위한 전문화를 추진할 수 있다.	가격담합이 발생한다.
기민한 가격설정이 불가능해지고 질적 저하가 방지된다.	현혹적이며 기만적인 광고가 범람한다.
수요 대중화에 따른 공급증대는 전문서비스의 대중화에 기여한다.	경쟁의 격화는 전문인 윤리의 위반을 가져온다.

(2) 의료광고의 실정

현행 의료법에 의하면 "특정 의료기관이나 특정 의료인의 기능, 진료, 방법이나 경력 또는 약효 등에 관하여 대중광고, 암시적 기재, 사진, 유인물 등에 의하여 광고를 하지 못한다."고 명시하고 있다. 그나마 허용되는 의료광고의 범위는 외형적인 사항(전문과목과 진료과목, 소재지, 진료일과, 진료시간 등)에 한하고 이러한 광고는 일간신문과 의료관계 전문지 등에 월 1회를 초과할 수 없도록 하고 있다.

① 의료행위의 광고가 상당한 제한을 받고 있고, 의료광고를 보는데 소비자들이 익숙하지 않은 실정이다. 의료광고를 금지하고 있는 배경은 〈의사의 윤리강령〉에서 알

수 있다. 개정되기 전의 윤리강령에서는 의사는 의료행위에 있어 영리적 동기의 영향을 받아서는 안 되고, 부당한 보수를 받아서도 안 되며, 의사의 품위를 손상시키는 자기선전이나 광고를 하여서는 안 된다.고 하였다.

② 최근에 개정된 윤리강령에서는 영리적 동기와 부당한 보수의 항목은 삭제되고, 의사의 품위를 손상시키는 자기선전이나 광고를 하여서는 안 된다고만 하고 있다. 광고에 대한 의사들의 편견이나 생각은 아직도 변화되지 않고 있다. 그들은 아직도 신성한 의료행위를 광고하는 것은 불경한 것이라는 믿음이 의료인들 간에 보편화되어 있다.

(3) 의료광고의 규제

의료구매자의 알 권리에 대한 침해라는 주장이 제기되었다. 이에 대하여 1980년대 초반 미국의 연방법원은 의료행위의 광고규제는 독과점금지법이나 수정헌법에 명백히 위배된다는 판결을 내린 이후, 광고규제가 철폐되어야 한다는 주장이 강하게 일고 있다.

아직도 많은 의료 관련 전문가와 조직들은 광고와 판매촉진을 피하고 있다. 법률의 변화에도 불구하고 광고에 대한 전문가 집단의 규범은 거의 변하지 않고 있다.

① 의료광고 효과의 불확실성은 잠재적 광고주들로 하여금 신중하게 만들고 있다. 그러나 의료광고가 성장하리라는 기대 속에, 많은 의료집단들은 법률의 변화에 대응하기 위하여 새로운 광고지침을 작성하고 있다.

② 의료구매자들은 의료기관의 선정에 필요한 정보원천으로 주로 인적·독립적 정보원천에 의존하고 있다. 때문에 부적절한 정보를 이용하는 경우가 많으며, 의료기관을 서로 비교하여 선택하는데 필요한 정보의 획득이 용이하지 못하다. 특히 의료기관을 과거에 이용해 본 경험이 없는 소비자들은 의료기관에 대한 어떠한 정보도 구하기 어려운 실정이다.

③ 광고는 의료기관의 선정에 필요한 정보를 소비자에게 제공해주는 한편, 소비자로 하여금 의료인의 도움이 필요하다는 사실을 깨닫게 하며, 그리고 적절한 의료기관을 선정할 수 있도록 해준다. 반면에 광고에 의한 정보가 믿을 수 없을 경우, 이로 인한 과대광고는 소비자들의 서비스에 대한 기대수준을 높여 구매 후 평가 시 불만족의 원인이 될 수도 있다.

④ 의료광고에 대한 소비자들의 인식수준은 의료비에 대한 지식정도에 반비례하며, 소비자의 수입에는 비례한다. 의료인에 대한 기대치와는 반비례한다. 다시 말하면 소비자들은 의료광고가 의료비의 인상을 가져오는 경우가 있더라도 의료기관의

합리적인 선택에 필요한 정보획득이 용이한 관계로 의료광고를 바람직한 것으로 여기는 반면에 의료인들은 의료광고를 반대하고 있는 것이다.

⑤ 의료광고에 대한 소비자들의 태도는 다음과 같다.

㉠ 가격을 잘 모르는 소비자일수록 의료광고에 적극적이다. 가격을 모르는 그들은 결국 광고에서 가격에 대한 정보를 얻으려고 한다.

㉡ 교육수준이 높은 소비자일수록 의료서비스에 대하여 많은 것을 배우려고 한다. 광고는 이들에게 지식을 전달하는 적절한 수단이 된다.

㉢ 다른 전문직업인과 비교하여 의료인의 직업에 대한 이미지는 중요하게 작용한다. 의료직에 높은 이미지를 갖는 소비자일수록 의료광고에 덜 적극적이며, 일반소비자들도 의료인의 사업적 수행에 비교적 보수적인 반응을 보인다. 비영리특성의 의료기관이 영리적인 목적의 광고를 허용과 규제가 딜레마이다(그림 4-3).

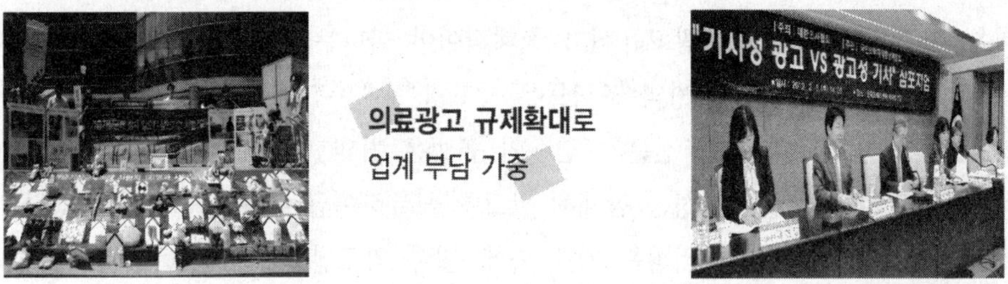

(a) 의료기관 과대홍보의 경고　(b) 의료광고의 부작용　(c) 의료광고의 허용과 규제에 대한 심포지엄

[그림 4-3] 의료광고의 허용과 규제에 대한 찬반

참고 의사의 윤리강령

우리 의사는 사람의 고귀한 생명과 건강을 위한 보전 향상하는 일을 탐구하고 실천함을 본적으로 삼는다. 의사는 인류사회에 대한 봉사정신에 투철하고 지성인으로서의 긍지를 갖는다.
이에 우리 의사들은 다음과 같은 윤리를 준수할 것을 서약한다.

1. 의사는 환자의 인격을 존중하고 그들의 질병을 예방 진료함을 사명으로 한다.
1. 의사는 직무를 수행함에 있어 최고의 의학수준을 유지하도록 끊임없이 연구·노력한다.
1. 의사는 과학적 근거 위에 정립되지 않은 예방 및 치료에 종사하거나 관여하지 않는다.
1. 의사는 새로운 진료방법을 쓰거나 사람을 의학의 조사·연구대상으로 함에 있어 신중을 기한다.
1. 의사는 의학적 판단과 의술을 훼방하는 어떠한 행위에도 구애받지 않으며 직무에 대한 권위와 명예를 드높인다.
1. 의사는 환자를 진료함에 있어 최선을 다하고 필요할 때에는 다른 의사의 협력을 요청한다.
1. 의사는 진료 등 직무수행에 따른 적정한 보수를 받는다.
1. 의사는 정당한 사유 없이는 직무상 알게 된 환자의 비밀을 누설하지 아니한다.
1. 의사는 보건의료의 직무와 더불어 지역사회의 발전에 적극 참여한다.

참고 의료전문직협회 위원회의 광고지침서

1) 사실을 잘못 표현하거나 기만이나 오진을 방지하는데 적절한 구체적 사실을 빠뜨릴 때
2) 평균적인 환자들이 도달할 수 없는 회복의 안심을 약속하는 사실을 포함할 때
3) 진료의 효율성과 다른 환자의 전형적인 경험을 대변하지 못하는 서비스와 관련되는 증명서를 포함할 때
4) 의도적이거나 거짓을 창출하고 또는 인정되지 않은 호의적 결과를 창출할 때
5) 의사가 기술을 소유하거나 유사한 숙련을 받은 다른 의사들보다 우수한 서비스를 제공하는 주장이 실제적으로 구체화되지 않고 그것에 내포될 때
6) 온당하지 않은 사람의 두려움, 허영심, 근심 또는 이와 유사한 정서를 수반할 때
7) 지향하는 공중을 기만하거나 오도할 수 있는 주장을 내포할 때
8) 거짓이거나 예상을 오도하거나 또는 만족스러운 결과나 치유가 전문서비스의 성과에서 나온다는 것을 넌지시 암시할 때
9) 과장된 주장을 사용하여 환자를 유인하고자 할 때

(4) 의료광고의 수행과제

결론적으로 소비자들은 의료광고를 원하고 필요로 한다. 반면에 의료인들은 사업적 동기를 불경스러운 것으로 생각하여 그들의 이미지에 손상을 준다고 여기는 것이다. 하지만 소비자들이 의료광고를 원하고 있는 한 의료광고가 의료인의 이미지를 손상한다 하여 그냥 내버려 둘 수는 없다. 대세는 의료광고의 허용으로 하고 있으며 문제는 광고를 할 것인가 말 것인가보다는 광고를 어떻게 수행하느냐에 있다.

① 의료광고의 효율적인 대중매체는 무엇이며 어떠한 내용을 광고할 것이며 그리고 어떤 의료서비스를 제공받을 수 있으며 그것을 선택하는데 필요한 정보는 무엇인가? 등이 의료광고에서 수행되어야 할 과제이다.

② 의료광고의 규제와 허용을 두고 찬반양론이 팽팽한 가운데 의료광고를 확대하자는 주장이 탄력을 받고 있다. 과거의 의료기관은 비영리적인 특성으로 봉사활동의 성격이 강했지만 의료기관 경쟁의 심화와 글로벌 경제침체 위기 등으로 인해 경영악화로 의료광고를 허용해야 한다는 주장이 일고 있다(그림 4-4).

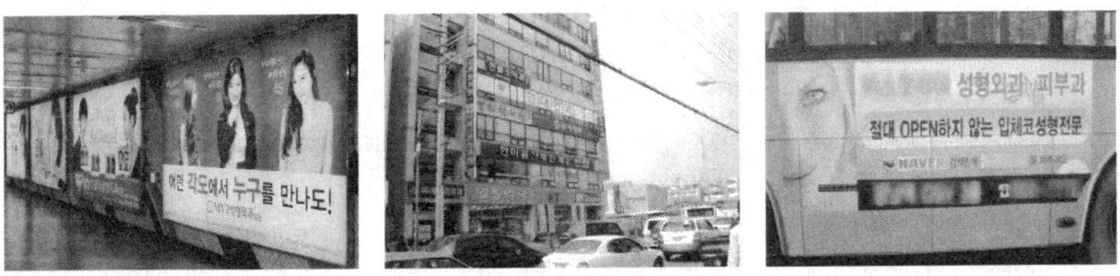

(a) 지하철 내부의 의료광고 (b) 의료광고 확대 (c) 병원의 홍보

[그림 4-4] 현재 의료광고를 확대하자는 주장

1) 광고매체

현재 우리나라에서 의료서비스에 대한 방송광고가 금지되고 있으며 이를 제외한 매체 수단이 이용 가능하다. 전화번호부, 인쇄물우편, 옥외광고 등이 의료기관에서 이용 가능한 광고매체이다. 효율적인 광고를 위해 이들의 매체 믹스가 필요하다.

2) 광고내용

의료광고의 내용으로 해당 병원의 특수 클리닉, 즉 암치료센터, 심장병센터 등의 특성을 다룰 수 있다. 이것은 해당병원을 다른 병원과 차별화시켜 주기도 하며 해당 병원의 이미지를 부각시켜 주기도 한다. 게다가 소비자들의 의료서비스에 대한 지식욕구에도 도움을 준다.

참고 코웰(Cowell, 1984년)의 8가지 의료광고지침

1) 명백하고 분명한 메시지를 사용하라
   무형의 의료서비스를 소비자에게 알리기 위해서는 명백하고 분명한 메시지를 사용하여야 한다.
   ① 의료서비스는 추상적이기 때문에 효과적이고 간결한 메시지를 구성하는데 많은 어려움이 따른다.
   ② 심볼, 그림, 표식 등을 적절히 사용하여 의미의 전달이 가능하도록 하는 창의성이 필요하다.
2) 편익을 강조하라
   특정의 의료서비스를 이용함으로써 어떠한 효과 내지 편익이 있는가를 강조할 필요가 있다. 효과 내지 편익은 고객욕구를 충족시킬 수 있는 메시지일수록 소비자에게 효과적으로 전달된다.
3) 고정 가능한 서비스만을 약속하라
   의료서비스는 의료인과 고객과의 상호작용에 따라 서비스 질이 달라질 수 있는 가변성을 지닌다. 그러므로 실제로 제공 가능한 최소 수준의 서비스만을 고객에게 약속하여야 한다. 과도한 약속은 고객의 불만을 야기시킬 수 있다.
4) 종업원에게 먼저 광고를 하라
   의료서비스에서 병원의 종업원(특히 의료인)은 내부고객이다.
   ① 외부의 고객에게 서비스의 광고를 행하기 전에 이들 내부고객에게 먼저 광고를 행함으로써 고객만족을 기할 수 있다.
   ② 내부고객이 만족하고 이해할 수 있는 서비스라면 그 서비스는 외부고객에게도 이해를 시킬 수 있고 만족도 줄 수 있다.
5) 구전 커뮤니케이션을 활용하라
   의료서비스의 구매에 영향을 주는 주요 정보원천은 과거 이용해 본 경험이 있는 사람들이 다른 사람들에게 입으로 전달하는 인적·경험적 정보원천이다. 그러므로 만족을 느낀 고객으로 하여금 잠재고객에게 호의적인 말을 전할 수 있게 하면서 기존고객과 잠재고객의 상호접촉관계를 강화시키는 장치가 필요하다.
6) 유형의 실마리를 제공하라
   소비자는 의료서비스의 구매 시 위험을 인식한다. 의료기관의 물리적 환경의 요소를 강조함으로써 구매위험을 줄일 수 있다.

① 물리적 환경의 요소들을 살펴봄으로써 소비자들은 의료서비스의 수준을 어느 정도 짐작할 수가 있다.

② 물리적 환경의 요소는 소비자가 서비스 질을 평가할 수 있는 단서를 제공하여 준다.

③ 유형의 실마리를 통하여 소비자들은 실제 사용해보지 않고서도 서비스 질을 탐색하게 된다.

④ 소비자들이 구매 전에 탐색할 수 있는 유형의 실마리를 제공함으로써 구매위험을 줄일 수 있다.

7) 광고를 지속적으로 하라

의료서비스는 무형의 상품이기 때문에 이것에 대한 특정 이미지를 형성하거나 경쟁사와 차별화를 기하기 어렵다. 하지만 이미지의 형성이나 차별화가 전적으로 불가능한 것은 아니다. 심볼이나 테마, 형식 등을 이용하여 지속적으로 광고하는 것이 필요하다.

8) 구매 후의 두려움을 제거하라

의료구매자들은 서비스의 구매 후에도 위험을 느낀다. 과연 내가 선택을 잘한 것일까?

① 내가 비용을 비싸게 지불한 것은 아닐까? 수술결과가 잘못된 것은 아닐까? 등의 두려움 내지 의심을 하게 된다.

② 의료구매자들이 서비스를 구매한 이후에도 이러한 두려움 내지 의심이 든다면 심리적 불안의 현상인 인지부조화를 느껴 불만을 야기시킬 수 있다. 이의 방지를 위하여 자신의 선택과 구매결과에는 아무런 하자가 없다는 믿음을 줄 수 있는 내용의 광고를 수행해야 한다.

3) 서비스의 내용과 접근

해당 병원에서 제공하는 의료서비스는 어떠한 것들이며, 그러한 의료서비스를 제공받기 위한 조건, 시간, 내용 등에 관한 정보가 소비자들에게 제공되어야 한다.

① 의료기관은 광고를 통하여 미래의 잠재적 의료소비자들에게 이용 가능한 서비스의 내용을 알리는 동시에 그 서비스를 이용하는데 필요한 여러 정보를 제공해주어야 한다.

② 소비자들은 서비스의 가치와 수혜가능성, 특정의 서비스에 대한 교육을 받음으로써 잠재적 의료구매자들이 그러한 서비스에 용이하게 접근할 수 있다.

(5) PR의 방법

PR*은 매스컴을 통해서 활동할 수 있으며, 전형적인 것은 활자에 의한 것으로 원내보다는 원외보이다. 최근에는 몇 개의 병원이 네온사인을 사용한다든지 야간에 정원수를 전기로 밝혀 시민에게 휴식공간을 제공하는 것은 좋은 PR의 방법이다.

PR은 대외적인 것만은 아니며, 조직의 외부환경을 염두에 두고 조직에 대한 신뢰와 이해를 생산하는 재활동이기 때문에 조직 내 구성원들의 신뢰와 이해를 구하는 것도 중요한 일이다.

* PR : 공중(公衆)과의 관계를 좋게 하기 위한 행위 또는 기능. 다시 말해 기업 혹은 단체가 관계하는 공중의 이해와 협력을 얻기 위해 자신의 목표방향과 의지를 커뮤니케이션 수단으로서 선전·설득하는 행위이다.

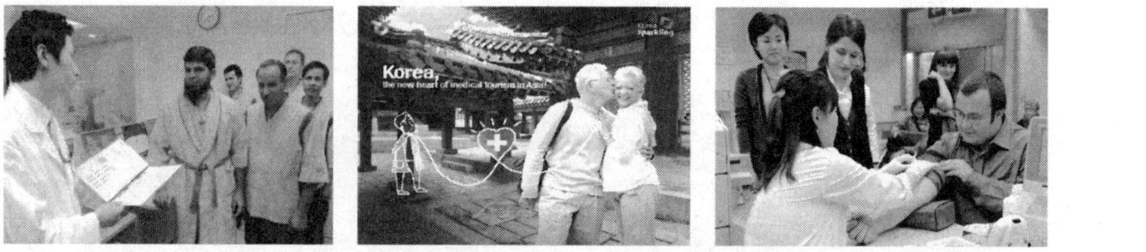

(a) 외국인환자의 유치 (b) 외국인을 대상으로 한 의료광고 (c) 외국인환자의 증가

[그림 4-5] 의료광고의 규제완화는 외국인환자의 유치

[그림 4-5]는 의료광고 규제 완화로 PR 홍보를 통해 외국인환자를 유치하는 모습이다.

(6) 주요 국가의 의료관광현황

미국, 영국 등 선진국들의 보건시스템에서 노출되고 있는 각종 문제점들과 의료서비스 선호 변화가 세계 의료관광시장의 성장을 촉진시키는 원동력이 되었다. 미국과 영국, 일본 그리고 많은 유럽 국가들에서 중년(60세 이상)의 비중이 급격하게 증가하고 있으며, 따라서 만성질병의 수와 종류가 증가하였고 의료수요의 의료 인프라 공급규모에 대한 초과는 진료비 인상과 대기시간 확대를 초래하였다.

이와 같은 상황들이 해외로 의료관광을 떠날 수밖에 없는 상황을 만들었다. 개발도상국의 보건 인프라가 크게 개선되었고 임상기술이 선진국 수준으로 향상되었다는 점도 긍정적 요소로 작용하였다.

의료관광객들의 국적별 현황을 보면 미국, 캐나다, 유럽, 일본 등과 같은 선진국 환자들이 대부분을 차지하고 있는 것으로 나타나고 있어 선진 국민들의 해외 의료서비스에 대해 대책과 준비가 필요하다.

1) 일 본

의료기관의 의료광고는 의료법 제68항 '의료 등에 관한 광고 규제'에 근거하며, 일부 개정(2002년 4월 1일)으로 광고제한이 대폭 완화되었다. 개정된 사항은 진료과목과, 담당의 성명 등의 허용 제한에서 의사약력, 연령, 성별과 의료기관의 의료기술 정도와 실적을 평가할 수 있는 수술건수, 감염관리실태, 의료사고예방을 위한 관리체계 등에 관한 내용광고를 허용하여 범위까지 확대하였다.

① 개정된 의료광고에 대한 의료법에서는 광고에 대한 정의를 불특정 다수를 대상으로 하는 방법에 따른 환자유인의 목적을 갖는 것이라 정의하였으며, 연보 또는 내원환자용 팸플릿 등의 의료기관의 개요에 관한 객관적인 정보제공은 홍보로 간주

되어 광고에 해당되지 않는 것으로 정의하였다.

② 일본의 관광정책상 한국 기업은 주관적으로 일본 내 의료광고가 용인되지 않는 상황임을 고려하여 현지 에이전시와의 전략적 제휴 등을 통해 광고가 아닌 홍보형태의 접근방법을 기획하고 실행해야 한다. 여기에는 광고매체와 의료관광 홍보매체가 있는데 다음과 같다.

㉠ 광고매체 : 전 세계적으로 인터넷을 활용하여 정보를 수집하는 고객의 비율이 점차 증가하는 추세와 더불어 일본인이 한국 여행정보의 수집방법으로 인터넷을 활용한 비율(57.9[%])이 높은 것으로 조사되었다(2005년 일본인 관광실태조사 분석보고서).

ⓐ 인터넷 이용 연령층을 비교하면 10～40대의 인터넷 사용률이 90[%] 이상이었고 주로 건강 관련 정보를 수집하는 것으로 나타났다.

ⓑ 조사결과에 의하면 응답자의 73[%]가 인터넷에서 원하는 정보를 얻고, 자신뿐만 아니라 가족의 건강정보에 대한 관심도 2배가 넘는 것으로 조사되었다(Datamonitor, "The e-Health Market in Japan", 2005).

㉡ 의료관광 홍보사례 : 일본 내 여행사를 대상으로 조사한 결과에 따르면 의료법상 현지 여행사와 제휴한 의료광고상품의 홍보가 가능하며, 주로 여행사에서 의료관광 고객을 유치하고 있으며, 주로 의료관광 패키지를 상품으로 만들어 고객을 모집하는 방법으로 하고 있다.

ⓐ 홍보사례로 스파, 미용마사지, 건강검진 등 치료보다는 건강 중심의 의료관광상품 중심이며, 국외 의료기관의 광고로 신문, 잡지 등에 기사화된 형식의 보도기사로 광고활동을 하는 것이 파악되고 있는 실정이다.

ⓑ 일본 내 의료광고와 국내의 일본 의료봉사활동으로 인해 최근 국내를 방문하는 외국인환자 중 중국인을 비롯해 일본인이 급증하고 있다(그림 4-6).

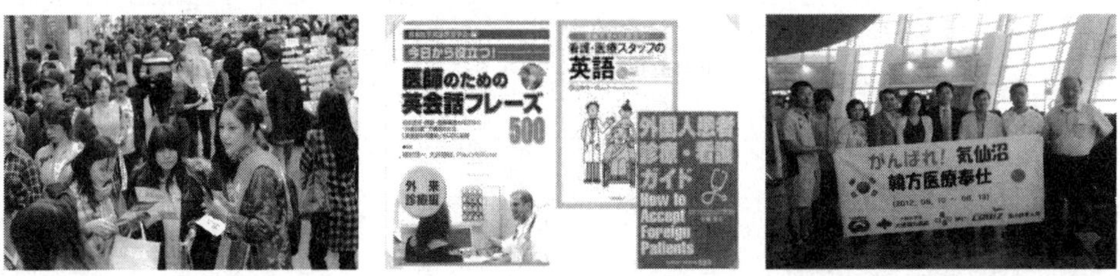

(a) 중국인의 국내 의료방문　(b) 일본 의료관광의 홍보　(c) 대전병원의 일본 의료봉사활동

[그림 4-6] 최근 중국 관광객을 비롯한 일본 관광객의 방문

2) 미 국

의료보험회사가 해외 의료관광을 커버하지 않고 있는 점이 가장 큰 제약요인으로 작용하고 있다. HMO(Health Maintenance Organization)* 및 대다수의 미국 주정부들이 해외 의료관광 조항이 들어 있는 의료보험 약관을 승인해주지 않고 있다.

① 자체적으로 보험을 운영하고 있는 대기업들의 경우 비용절감을 위해 해외 의료보험 검토를 고려하고 있으나, 직원들에게 해외 의료관광을 강요할 수 없는 상황이어서 현재로서는 불확실한 상황이다.

참고 미국 내 한인 동포들의 의료관광현황

1) 현지 의료보험이 없는 한국 교포들은 대부분 한국방문 시 건강검진을 받고 있다. 검진분야는 큰 수술보다는 간단한 치료, 피부관리, 피부성형 등이 주류를 이루고 있다. 한국 내 친지를 통하거나 또는 자신이 직접 한국 병원과 연락해 검진 약속을 잡는 경우가 많다.

2) 한국 내 건강검진 프로그램 판매는 대부분 현지 여행사가 하고 있으며, 뉴욕 및 LA 소재 대형 한인 여행사들은 여행상품과 함께 건강검진 프로그램도 판매하고 있다. 미국 시민권을 가진 한인 동포들은 한국 체류 시 국민건강보험 혜택을 받을 수 있으므로 한국 병원의 이익은 크게 없는 것으로 판단하고 있다.

최근 한국 병원의 미국 의료관광유치 노력

지 역	미국측	한국 병원	내 용	시 기
LA	삼호관광	강남세브란스	간호사 상주	2011년 3월
LA	삼호관광	세련피부과(서울 소재)	협약 체결	2011년 3월
LA	삼호관광	누네안과(서울 소재)	협약 체결	2011년 3월
LA	미주한인회총연합회	동산의료원 (대구 계명대학교)	협약 체결	2010년 10월
워싱턴	한인상공회의소	동산의료원 (대구 계명대학교)	협약 체결	2010년 9월
뉴욕	고려대학교 교우회	고려대학교 안암병원	홍보 세미나 활동	2010년 5월
뉴욕	동부관광	서울아산병원	사무소 설치 및 직원파견	2010년 5월
LA	한국여행사	한양대학교병원	협약 체결	2010년 3월
LA	-	서울성모병원	사무소 설치	2010년 1월
LA	-	서울대학교병원	사무소 설치	2008년 11월

자료원 : 뉴욕 KBC 자체조사

3) 국내 병원의 미국 환자유치 우수사례는 다음과 같다.

① 강남 세브란스 병원

㉠ 삼호관광을 통해 2009년에 환자 700명 유치

* HMO(Health Maintenance Organization) : 직역을 하면 '건강관리조직'이라고 할 수 있다. 1945년에는 미리 의사에게 일정액을 지불하면 건강진단을 비롯한 포괄적인 의료서비스를 받을 수 있는 문자 그대로 회원의 건강유지를 목적으로 하는 조직체였으나, 1970년대쯤 의료비 억제를 위해서 이용자의 의료서비스 선택을 제한하는 방식으로 바뀌게 되었다.

㉡ 삼호관광은 '2010 Medical Korea 외국인환자 유치대상'에서 선도기업상 수상
㉢ 간호사를 여행사 사무실에 상주시켜 고객 개인별 최적의 검진 프로그램 설계
㉣ 신속 건강검진 시스템인 'Fast Track Program'을 운영해 검진에서부터 치료에 이르는 원스톱 서비스 제공

② 서울대학교병원
2008년 11월에 LA사무소 개설 이후 2012년까지 환자 3000여명 유치

4) 기타 참고사항
세브란스 병원은 현지 여행사와 협력, 2010년 10월부터 LA 지역에 원격진료 서비스를 제공하고 있으며 향후 사무소 설치 등을 통해 의료서비스 확대계획

② 의료광고 관련 규정 : 미국 내에서 의료기관의 의료광고는 1970년대 중반 이후 합법화되었고, 의료기관의 TV 광고가 허용되는 등 최대한의 자유가 보장되고 있으나, 의료기관 입장에서 의료광고와 관련하여 의료소송의 원인이 될 수 있음을 감안하여 조심스럽게 의료광고를 하고 있는 실정이다.

㉠ 보고서에 따르면 의료기관의 광고비용으로 966백만 달러(1997년)가 소비되었다(Jaklevic, 1995년). 주요 매체로 신문, 잡지 등 인쇄물(53[%]), 우편물광고(51.5[%]), 전화번호부 광고(11[%]), TV와 라디오(10.5[%])이다(Hogan 외, 1999년).

㉡ 의료광고 제한에 관한 별도의 규정은 없으나, 여러 가지 법규정 및 미국의사회(The Americcan Medical Association : AMA) 등의 가이드라인과 모니터링으로 규제되고 있다,

③ 미국 내에서 해외 의료기관이 의료관광 홍보활동을 하는 것에 대한 제도적 제한은 없으나, 미국 내 주마다 다른 규정으로 적용됨을 감안하여 국내 의료(유치)기관은 사전에 충분한 검토와 조사를 해야 한다.

참고 미국 내의 광고매체 및 홍보사례

1) 미국 내의 광고매체는 다음과 같다.

① 국내 의료(유치)기관은 한국의 우수성을 잘 알고 있는 강력한 네트워크인 재미한인회(총 157개)와 협력체계 구축을 통해 재미교포를 대상으로 홍보활동을 하고 있다.
② 주요 홍보활동으로 미국 내 현지 사무소를 개설해 현지에 인력(의사, 간호사 등) 파견 및 전문상담 서비스를 제공하고 있다.
③ 미국에 진출한 국내 주요 의료기관들은 이미 뉴욕과 LA 등에 사무소를 개설하고 간호사와 의사를 파견하여 진료상담을 시행하고 있으며, 일부 의료기관은 여행사와 업무제휴로 건강검진상품을 개발하고 유치활동을 하고 있다.
④ 미국 내에서 주로 활동하는 의료관광 에이전시로는 해외로 환자를 전환하는 형태의 사업모델인 Planet Hospital Foundation(Planet Hospital에서 2002년 설립)과 해외 의료기관과의 네트워크

를 통해 의료관광을 인도, 태국, 말레이시아, 브라질, 아르헨티나, 터키, 남아프리카 등 7개국 183개 기관에 알선하는 의료관광산업을 하고 있는 MedRetreat*가 있다.

⑤ 홍보활동의 일환으로 해외 의료관광 정보사이트에 주요 연락처, 의료상품가격, 진료절차, 전문분야 등의 정보가 제공되고 있다.

㉠ 치과분야 의료관광 정보제공 사이트 : dentist abroad inc.(2000년 멕시코에 설립한 미국계 멕시코 의료관광 에이전시)

http : //dentist-mexico-costa-rica-thailand-hungray-poland-dentistry.com

㉡ 성형분야 의료관광 정보제공 사이트 : plastic surgery abroad inc.(1999년 멕시코에 설립한 미국계 멕시코 의료관광 에이전시)

http : //plastic-surgery-mexcio-costa-raca-thailand-india-cosmetic.com

2) 의료관광 홍보사례는 다음과 같다.

① 미국 내 주마다 다소 차이가 있으나 의료관광 홍보가 가능한 뉴욕에서는 싱가포르 관광청이 의료관광 홍보활동을 활발히 하고 있다.

② 로스앤젤레스에서는 의료관광 홍보는 가능하나 반드시 사전허가를 받아야 하는데, 이미 말레이시아 관광청에서 건강검진, 치과, 미용 및 노화방지 등의 상품을 소개하고, 병원정보를 제공하고 설명하는 등의 의료관광 홍보활동을 전략적으로 추진하고 있다.

③ 미국에 진출한 국내 의료기관으로 서울대병원, 서울성모병원, 서울아산병원, 자생한방병원, 차움병원, 함소아한의원 등이 있다.

④ 한국보건산업진흥원은 미국 내 현지 사무소를 개설하고 미국 진출 한국의료기관협의체 구성 및 다른 인종 환자유치 공동사업을 추진하기로 협의하였다. 그리고 미국 내 아시아인들을 위한 특화 진료상품 개발 및 홍보, 한류열풍과 연계한 다양한 의료관광상품 개발 등으로 한국의 국가브랜드 인지도 향상으로 미국 내 주류 사회진출을 목표로 하고 있다.

3) 인 도

세계 인구 2위의 대국으로 250여개의 의과대학에서 매년 3만 명의 의사들을 배출시키고 미국 다음으로 많은 의사들을 보유하고 있어 의료진의 공급량을 기준으로 보면 세계적인 대국이다.

① 인도에서 졸업한 의사들의 12[%]는 보다 수입이 좋은 미국, 영국, 캐나다 등 외국으로 진출하고 있다. 현재 미국의사들 중 약 5[%](약 4만 명) 정도가 인도출신으로 알려져 있다. 이러한 양적 질적으로 우수한 의료진들과 IT 분야의 경쟁력을 이용하여 과거에는 미국병원의 영수증이나 진료사본과 같은 배후업무처리를 주로 하였으나, 최근에는 적극적인 치료센터로 전환하여 응급치료를 요하지 않는 환자들에게 긍정적인 의료서비스 국가로 거듭나고 있다.

② 인도정부도 적극적인 지원을 위하여 2006년 의무, 교통, 관광, 철도 등 특별팀을

* MedRetreat : 보험회사로서 남미와 동남아시아 지역에 성형, 치과, 일반 의료관광을 주선하고 절차 서비스를 제공한다.

구성하여 국영 의료기관 또는 민간사업부에 큰 지원을 하고 있다. 또한 보건의료관광 비자제도의 도입, 의료분쟁과 의료보험에 대한 개선, 적절한 가격유도 등 소비자들의 편의를 도모하고 복건의료서비스와 관련된 제도를 개선하고자 노력하고 있다. 앞으로 인도시장은 의료관광시장의 대국이 될 가능성이 있다(그림 4-7).

③ 인도는 세계적인 의료대국으로 입지를 다졌으며 우리나라도 인도와의 비자협약이나 정부정책을 통해 국내 의료관광시장에 활력을 불어 넣어야 한다.

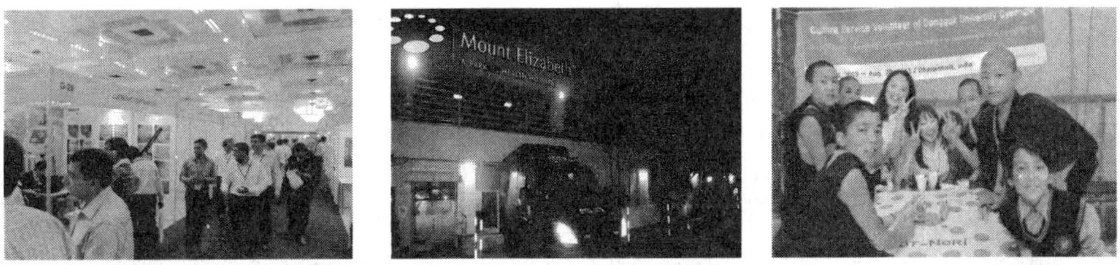

(a) 인도의 활발한 의료시장 홍보활동 (b) 인도 엘리자베스 병원 (c) 인도 의료봉사활동

[그림 4-7] 인도 의료관광시장은 잠재가능성이 무한

참고 중국 의료광고 규정

중국 정부는 의료광고에 대해 관대한 입장이나 점차적으로 감독·규제를 강화하고 있다.

1) 의료기관은 의료광고를 위해 의료광고법 제8조에 근거하여 반드시 광고주가 위생 행정부에서 발행한 '의료광고증명서'를 발급받아야 한다. 의료광고에 관한 규정은 현재 개정 중인 국내 의료광고와 비슷하게 소극적으로 8개 금지내용 이외에는 의료광고를 최대한 허용하나 의료광고 게재 금지사항은 다음과 같다.
   ① 외설적이고 미신과 관련된 황당한 내용
   ② 타인을 비하하는 내용
   ③ 치유를 보장하거나 은근히 치료를 보장하는 의미를 내포한 내용
   ④ 치료성공률 등의 진료결과를 선전하는 내용
   ⑤ 환자 혹은 기타 의학권위기구, 의사의 명의와 이미지를 이용하거나 추천서를 사용해서 선전하는 내용
   ⑥ 조상대대로 내려오는 비방이라고 하거나 명의에게 전수받았다는 내용을 덧붙이는 내용
   ⑦ 단순히 일반통신방법으로 질병을 치료한다는 내용
   ⑧ 기타 유관 법률, 법규에 위반되는 내용
2) 중국 내 의료기관들이 의료광고를 하기 위해서는 '공상등록증, 광고허가증'을 발급받아야 하며, '광고허가증'은 각 매체 광고시안을 정부로부터 사전에 허가받은 후 승인된 광고시안만 사용해야 한다.
3) 정상적인 잡지광고는 국내 의료법 수준만큼 규제가 심하며, 의료광고는 지방에 따라 관리·감독의 수위가 다르다.
4) 북경과 상해와 같은 대도시에서는 의료광고가 엄격하게 관리·감독되고 있으나, 경제적 수준이 낮은 지방 정부의 경우 의료광고의 관리·감독이 소홀한 편이다.

2. 광고개발 및 활동

의료기관은 의료관광시장에서 마케팅 활동 및 목표와 예산계획이 수립되면 타깃 시장에 맞는 광고 메시지를 개발해야 한다. 광고는 의료기관 입장에서 의료관광상품이 최대한 팔릴 수 있도록 소비자에게 전달하고자 하는 바람직한 면(desirabillity)을 고려하여 경쟁 의료기관과의 차별성, 진실성, 신뢰성 등 일관성 있는 메시지를 전달해야 한다. 그러므로 의료상품의 우수성과 기술을 알릴 수 있도록 의료관광상품 광고 메시지의 문구를 표현하는 방법이 개발되어야 한다.

(1) 광고유형의 개발

의료관광상품의 광고는 기본적으로 의료기관의 브랜드 인지도와 일관되게 메시지를 전달할 수 있도록 유형을 개발해야 한다. 〈표 4-2〉는 의료관광상품을 개발하는데 있어서 광고유형과 그에 따른 예제이다. 의료관광마케터는 의료기관의 브랜드 및 이미지에 맞게 메시지를 전달해야 한다.

〈표 4-2〉 의료관광의 유형 및 예제

유 형	예 제
의료관광상품의 물리적인 개발속성 설명	타 의료기관에 비해 성형기술이 뛰어나다는 광고
의료관광상품의 구입으로 곧 고객이 획득할 수 있는 이점을 효과적으로 설명	건강검진은 주요 암, 심장 등의 질환예방과 조기 발견이 가능하다는 광고
고객유형별 의료관광상품을 차별화시키는 광고문안	고가 특화 건강검진 광고
의료관광상품의 가치를 정확하고 신뢰있게 전달하는 광고문안	우수한 의료기술의 강점을 강조한 광고

(2) 광고활동

의료관광상품의 광고효과는 내용을 전달하는 광고 메시지뿐만 아니라 광고문안의 표현하는 방식에 따라 영향을 받는데, 의료관광시장에서 타깃 시장 고객의 관심과 니즈를 유발시킬 수 있는 의료서비스의 특성을 감안하여 이성적, 인증(보증)적, 감성적 접근방법이 있다. 각 기관에 처한 상황에 맞게 접근하는 것이 좋은 마케팅 방법이며 〈표 4-3〉

〈표 4-3〉 광고활동방법에 따른 특징

방 법	특 징
이성적 접근법	의료관광상품의 결과 수준을 객관적인 자료에 근거하여 설명하고 고객으로 하여금 선택할 수 있도록 유도하는 방법
인증(보증)적 접근법	공식적인 인증(SCI 논문 등)이나 과학적인 증거를 자료로 제시하여 차별화된 의료기술의 우수성을 강조하거나 의료진의 전문분야, 경력 등을 설명하여 소비자로 하여금 선택을 유도하는 방법
감성적 접근법	나눔의료를 제공하고 체험사례를 통해 의료기관의 이미지를 전달하는 방법

은 의료관광상품의 광고활동의 여러 가지 방안들에 따른 특징들을 나타낸 것이다.

3. 광고유형별 특징

광고매체를 선정하는 것이 효과적인 광고와 직결되는 점을 감안하여 타깃 시장에 맞게 유형별 특성과 장점 및 단점을 고려해서 광고매체를 선정해야 한다.

(1) 고객군별 광고

타깃 시장에서 주요 고객층이 선호하는 매체의 이용빈도를 파악하여 광고계획을 수립하는 것이 효과적이다(㉠ 20~30대 직장인이 주요 고객군이고, 라디오를 즐겨 듣는다고 가정한다면 출근시간대에 라디오를 통해 광고하는 것이 TV보다 효과적이다).

(2) 의료상품 광고 메시지

의료관광상품의 광고 메시지에 따라 매체의 종류가 달라지며, 중증시술 및 고가 수술인 경우 의학전문지 같은 전문적인 매체를 통해 홍보하는 것이 보다 효과적이다.

(3) 주요 광고매체 종류

각 매체는 장단점을 가지고 있으며 그 가격도 천차만별이다. 의료기관은 마케팅 전략과 현황에 맞는 광고매체를 선정해야 한다(㉠ 신문을 통해 광고할 경우 선택하는 신문의 발행부수, 광고 크기 및 디자인, 광고비용, 신문사 브랜드 인지도와 이미지, 독자층 등을 고려하여 광고 투자비용 대비 마케팅 효과를 얻을 수 있는지 감안하여 결정해야 한다).

① 외국인 관광객에 따른 상담과 교육을 통해 환자유치를 하는 모습이다(그림 4-8).

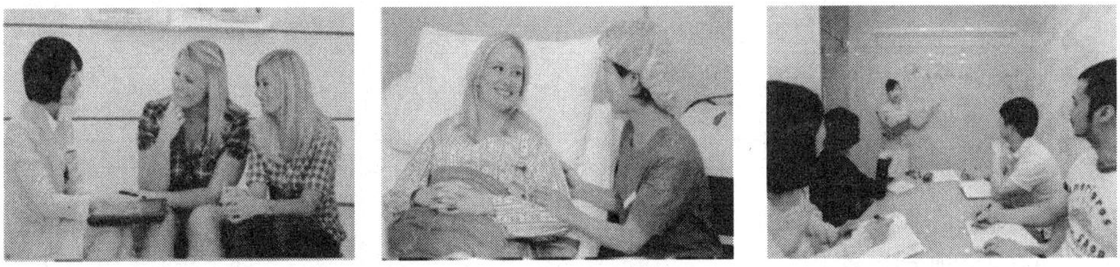

(a) 외국인 관광객을 위한 교육 (b) 외국인환자 간병모습 (c) 외국인환자의 유치를 위한 교육

[그림 4-8] 외국인환자의 유치를 위한 교육

② 주요 광고매체의 유형과 특성은 〈표 4-4〉에 나타내었다. 과거의 신문이나 잡지를 통한 정보의 습득보다 정보통신 및 인터넷의 발달로 정보의 습득이 빠르고 다양해지고 있다.

〈표 4-4〉 광고매체의 유형과 특성

구 분	유 형	판매단위	비용 산정기준	장 점	단 점
신문	• 지역신문 • 주간신문 • 전문신문 등	• 광고행수 • 단어 수 • 인쇄행수 등	• 빈도 • 인쇄도수 • 발행부수 등	• 높은 신뢰성 • 신속성 • 다양성 • 광범위성	• 짧은 수명 • 다른 광고의 간접효과 독자들에게 잘 읽히지 않음
잡지	• 의학전문지 • 여성잡지 등	페이지	• 발행부수 • 출판비용 • 인쇄도수 등	• 높은 신뢰성 • 긴 수명 • 타깃 고객 대상 호소가능	• 낮은 직시성 • 낮은 고객층 • 다른 광고의 간접효과 시작 메시지만 전달 가능
라디오	• 공영방송 • 민영방송 등	10, 15, 20, 30초	• 시간대 • 시청률 • 빈도 등	• 넓은 고객층 • 저비용 • 광고변경의 용이성 • 빠른 전달력	• 짧은 수명 • 낮은 청취자 • 집중력 • 청각적 메시지만 전달 가능
TV	• 공영, 민영 • 지역방송 • 케이블채널 • 위성방송 등	10, 15, 20, 30초	• 시간대 • 시청률 • 빈도 등	• 넓은 고객층 • 빠른 전달력 • 높은 집중력 • 시청각 메시지 전달	• 고비용 • 광고변경이 어려움 • 짧은 노출시간 • 낮은 메시지 전달력
옥외 광고	• 포스터 • 간판 광고	• 장당 • 단위당	• 크기 • 위치 • 빈도 등	• 반복 노출 • 저비용 • 지역선택 가능 • 높은 가시성	• 짧고 단순한 메시지 • 선택적 노출 불가능

(4) 광고주기와 특징

광고매체 선정 시 구체적인 광고계획과 일정에 따라 연간 광고계획에 맞게 예산을 편성하고 광고활동 여부에 따라 적정한 의료관광상품의 광고시기를 결정해야 한다.

〈표 4-5〉 광고의 주기와 특징

구 분	특 징	예 시
연속적	• 캠페인 기간 동안 규칙적, 지속적 광고 • 신제품 출시 광고 시 주로 활용	TV 주요 방송 전·후 광고
집중적	신제품 출시 후 의료관광시장의 수요급증이 예상될 시기에 맞춰 광고	• 여름철 여름 상품광고(예 에어컨, 아이스크림) • 여름휴가 전 다이어트 상품광고 • 휴가철 의료관광 패키지 체험광고 • 국외방송 홈쇼핑 • 여름휴가 후 손상된 피부관리 상품광고
주기적	• 일정한 간격을 두고 정기적으로 광고 • 표적시장 내 브랜드 인지도 향상 시 활용	• 건강검진 재진환자를 위해 지속적인 건강관리 및 재검진 프로그램 안내 • 해피콜, 6개월 전, 11개월 전 전화상담 또는 광고
불규칙적	• 투입비용 및 시간이 일정하지 않은 경우 • 단기적 의료관광상품 광고효과 필요시 활용	• 판매촉진 기획으로 단기적 매출을 올리기 위한 광고 • 비수기 프로모션 건강검진 할인광고

광고계획은 타깃 국가의 광고형태와 시장상황에 따라 광고주기가 결정되며, 연속적, 집중적, 주기적, 불규칙적 등으로 분류할 수 있다. 〈표 4-5〉는 일반적인 광고의 주기와 특징에 대해 나타내었다.

4. 광고매체의 효과분석

광고매체 선정은 광고매체의 도달범위, 빈도, 효과강도에 따라 그 효과를 분석하여 추정할 수 있다.

참고 효과분석 예시

의료관광상품을 인구 100만 명 도시에서 70[%]에 해당되는 70만 명에게 1.5효과강도에 3번 노출을 목표로 특정 매체가 1,000명의 고객에게 한번 노출되는 데 소요되는 비용(Cost Per Mill : CPM)이 1만 원이라면 광고비용 3,150만 원을 다음과 같이 추정할 수 있다. 그리고 광고예산 3,150만 원을 투자해서 70만 명 중 의료기관에 와서 1인당 평균 지불하는 총 진료비와 유치환자수를 추정할 수 있다면 광고비용 투자 대비 효과분석을 통해 향후 매출증대와 광고효과 기여도를 파악할 수 있다.

도달범위(reach)	일정기간 동안 특정 광고가 표적시장 내 고객들에게 전달된 비율
빈도(frequency)	일정기간 동안 특정 광고가 표적시장 내 고객에게 노출되는 평균횟수
효과강도(impact)	효과를 비교하면 TV를 통해 전달하는 메시지는 시각, 청각으로 전달되기 때문에 라디오, 신문의 매체보다 효과가 크다.

(1) 견본품 제공

견본품 제공은 약간의 제품을 무료로 제공하는 것으로 소비자의 사용을 유발하는 데는 효과적이지만 가장 비싼 방법이다(그림 4-9).

① 견본품 제공은 시장에 신제품이나 상표를 소개하려고 사용하며, 경쟁제품에 만족하는 고객이나 현재 자사제품을 사용하는 고객에게는 적용되지 않는다.

② 견본품 제공은 광고로 설명할 수 없는 제품의 특징이나 장점이 있을 때 아주 중요하다. 이 방법이 가치가 있으려면 상표가 독특하고 우수한 장점을 지녀야 한다. 그렇지 않으면 견본품을 사용해본 고객이 다른 상표로 가거나 재구매하지 않기 때문이다.

③ 견본품 제공의 비용은 많은 소비자가 정식 고객이 될 때 만회될 수 있다. 견본품 제공의 또 하나의 한계는 제품의 우수함을 즉각적으로 측정하기 어렵다는 점이다. 하나의 상품이 효과를 보이는 데 상당한 시간이 요구된다.

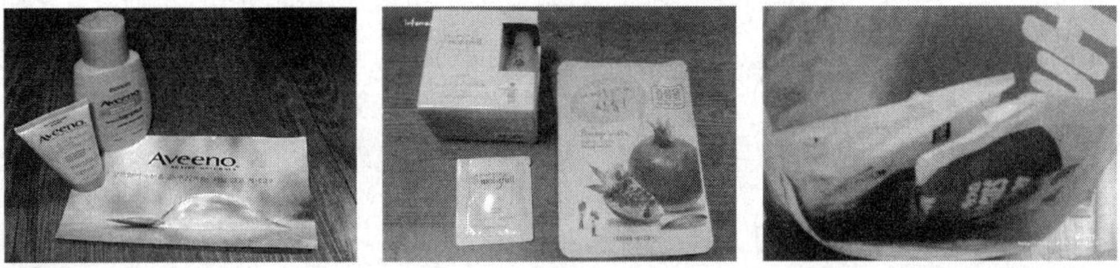

(a) 화장품 견본품　(b) 미용팩 견본품　(c) 귀저기 견본품

[그림 4-9] 견본상품

(2) 쿠 폰

쿠폰은 표시된 금액만큼 구매시점에 인하된 가격으로 구매할 수 있음을 보장하는 일종의 증서이다(그림 4-10). 쿠폰은 소비자에게 낮은 가격을 제공함으로써 새로운 제품에 대한 소비자의 지각된 위험을 줄여줄 수 있고, 사용 후 재구매를 장려할 수 있다.

① 쿠폰의 가장 큰 이점은 가격할인을 받으려고 하는 소비자를 대상으로 가격할인의 기회를 제공함으로써 해당 제품의 구매를 유도하는 것이다.

② 쿠폰을 사용하거나 찾게 함으로써 소비자는 그들의 구매행동을 정당화할 동기를 갖게 된다. 이러한 쿠폰 사용의 단점은 추적이 불가능하다. 어떤 소비자가 해당 쿠폰을 사용했으며, 언제 활용할지를 정확히 예측하기가 힘들며, 쿠폰 기간을 명시하면 어느 정도 예측 가능하지만 소비자의 즉각적인 반응을 알아내기 어렵다.

③ 소매업체는 제조업체 쿠폰을 회수하고 가격할인 등 쿠폰에 적힌 효용을 소비자에게 제공하는 역할을 한다.

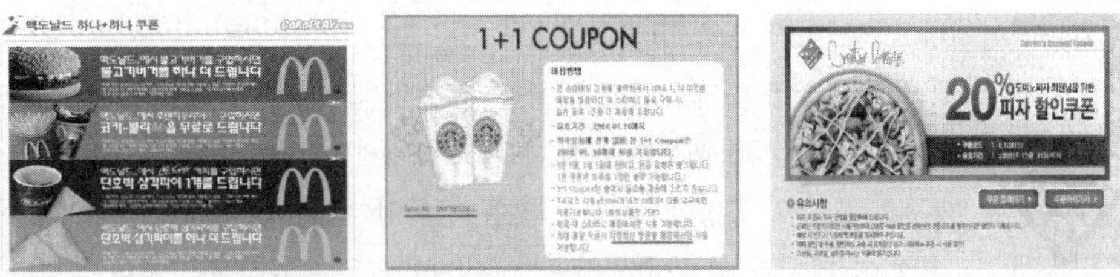

(a) 맥도날드 할인 쿠폰　(b) 스타벅스 1+1 쿠폰　(c) 도미노 피자 할인 쿠폰

[그림 4-10] 할인 쿠폰

(3) 프리미엄

프리미엄(premiums)은 자사제품을 구매한 고객에게 추가적인 인센티브로서 무료나 저렴한 가격으로 특정 제품을 제공하는 판촉도구이다.

① 신용카드 회사들은 신규 고객을 유치하기 위해 다양한 선물을 준비해 놓고 고객에게 문서에 사인하도록 권유하곤 한다.

② 프리미엄은 광고의 특별한 형태로서 무료 선물이나 해당 제품을 구매할 수 있는 할인 쿠폰과 병행하여 활용하며 백화점에서 화장품을 구매할 때 머플러나 가방 등을 함께 지급하는 것 등이 예이다.

(4) 리펀드와 리베이트

리펀드(refund)는 소비자가 구매하는 시점에 소비자에게 현금으로 바로 돌려주는 형태이고, 리베이트(rebate)는 소비자들이 제품을 구매했다는 증빙서류를 보내면 구매가격의 일정액을 돌려주는 형태이다.

① 리펀드와 리베이트는 고가품목에서 가격을 의식하는 소비자에게 유용한 판매촉진 수단이다.

② 리펀드와 리베이트는 즉각적인 절약방법으로 인식될 수 있으므로 새로운 고객을 창출하거나 상표전환을 장려해 반복 구매행동이나 브랜드 전환을 유도할 목적으로 활용되는 경우가 많다.

(5) 가격할인

소매가격을 직접적으로 인하하는 형태의 촉진으로서 보통 패키지 위에 할인율이 표시된다.

① 가격인하 판촉은 신제품 도입과 기존고객의 사용량 증대, 신규 고객에게 기존 제품 사용 구매유도 등을 위해 사용된다.

② 가격인하 판촉은 남용되지 않게 주의해야 한다. 특정 상표에 가격인하 판촉을 빈번하게 사용하면 소비자는 가격인하를 기대하여 가격이 인하되지 않으면 구매하지 않으려 할 것이다. 동일 제품에 대한 빈번한 가격인하는 결국 정상판매를 어렵게 하고 상표의 가치를 떨어뜨린다.

(6) 시연회

시연회(demomstration)는 실연을 통해 상품의 사용법과 차별화된 우위성을 이해하게 하는 방법이다(그림 4-11). 시연회는 전문품, 대중이 직접 시험하기에는 무리인 제품, 샘플로 제작이 어려운 제품을 촉진하기 위해 사용된다.

① 시연회는 보통 점두 또는 점내에서 전개되는데 이것은 매장에서의 전개를 통해 구

입과 직접 연결하기 위한 전략이다. 보통 이벤트 형식으로 치러지기도 하며 제품 발표회나 전시회 등의 형식으로 하기도 한다.

② 시연회는 시연장소에서 직접적인 판매성과를 노리기도 하지만 그보다 더 많은 고객층이 브랜드의 행사에 참여하고 접촉하는 데 주된 목적이 있다.

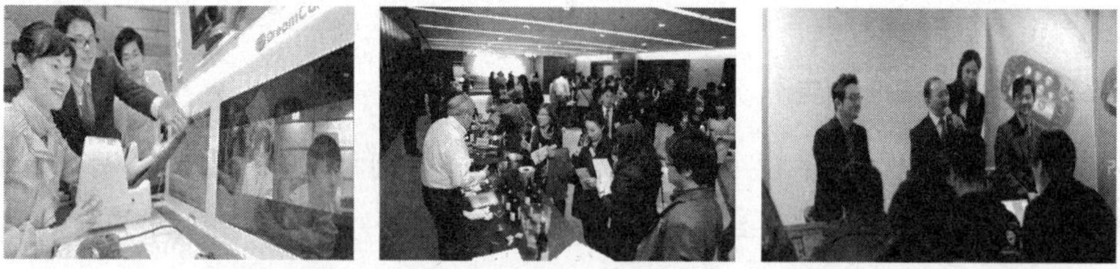

(a) 국제 의료기기 신제품 시연　(b) 와인 제품 시연회　(c) 소니 PSP 비타 발표회

[그림 4-11] 시연회

5. 병원홍보

상업주의가 팽배된 오늘의 자본주의 사회는 물질적인 사용가치뿐만 아니라 교육, 예술, 사상, 도덕 및 인간 존재영역에까지 최대의 이윤 실현이라는 수단이 작용한다. 상업주의는 거대한 매스미디어의 출현으로 사회기구와 인간활동, 문화구조, 심층부까지 침투하고 있으며, 심지어는 적자생존을 위하여 책임질 수 없는 수단까지 동원하는 일과성 현상까지 드러내고 있는 실정이다.

상업활동은 복지와 종교단체 그리고 의료의 영역까지 작용함으로써 의료를 점차 상업적 시각으로 인식하려 하고 있다. 의료의 본질과 의료인의 사명감을 광고라는 상업적 수단으로부터 비영리 공익단체에서 공리적 목표를 상업적으로 표현하는 PR과의 관계를 구별함으로써 병원의 사회적 역할을 재인식하고 재조명할 필요성이 증대되고 있다.

(1) 병원홍보의 필요성

일반적으로 병원은 공익을 위한 서비스업으로 분류된다. 병원의 경영자들이나 종사자들은 병원이 일반기업처럼 이윤을 추구하는 기관으로 분류되는 것을 좋아하지 않는 경향이 있다. 병원이 일반적인 서비스업에 비해 윤리적인 면이 더 강조된다는 점 등은 서비스업에서 차별화를 할 수 있겠지만 병원도 역시 이윤이 있어야 운영된다는 점은 부인할 수 없는 일이다.

특히 병원업계를 보는 일반사회의 시각은 이미 병원이 이윤을 추구하는 기관으로 돌아서 있고, 정부의 조세정책을 비롯한 의료정책도 병원을 일반기업과 같은 취급을 하려는 경향으로 변화하고 있다.

병원은 공익을 추구할 뿐만 아니라 의료상품을 판매하는 기관이며, 이윤을 추구해야 하는 기관이라는 점을 의료인들이 먼저 인식하는 것이 필요하다. 특히 최근에는 다음과 같은 이유로 병원의 홍보가 중요하게 되었다.

1) 대중의 이미지가 퇴색

우리나라에서의 의료는 심약하고 병든 사람을 치료해 주는 의료인들의 희생적 시술로 인식되어 왔었다. 그러나 고도의 경제성장을 거치면서 국민복지적 사회보장의 일환으로 전환되었다. 이는 폭발적인 의료수요를 창출해 내는 한편 의료에 대한 대중의 이미지를 급속도로 퇴색시켰다.

2) 건강정보에 대한 수요의 증가

건강에 관한 욕구가 증대됨에 따라 국민들의 건강에 관한 정보도 그 수요가 대폭 증가하고 있다. 이에 따라 신문, 방송을 비롯한 각종 매스컴들은 경쟁적으로 건강에 관련된 지면과 시간을 할애하는 등 건강 관련 보도의 비중을 높이고 있다. 이러한 경향은 역동적으로 병원의 홍보에 더 많은 기회를 제공하는 것이기도 하지만 지나치게 전문적인 부분까지 일반 대중에게 공개함으로써 오히려 건강에 해를 줄 수도 있다는 비판도 있다.

3) 병원 내 종사자 간의 의사소통 필요

병원은 다양한 직종의 많은 사람들이 환자의 진료를 위해 협력하는 노동집약적 산업이다. 병원운영의 중심이 의사임은 부인할 수는 없다. 그렇지만 원활한 환자진료를 위해서는 다른 여러 사람의 협력이 필요하다는 점 또한 부인할 수 없다. 그러므로 병원도 다른 기업이나 단체처럼 원내의 직원 간 의사소통이 반드시 필요하다.

(2) 병원홍보의 문제점

병원의 홍보에 있어서 가장 먼저 전제되어야 할 것은 홍보업무에 몇 가지의 제한이 있다는 점이다.

① 다음과 같은 사항이 일반 서비스업과는 구별된다.

㉠ 의료업 제4장(의료광고) 제46조 및 제47조는 의료에 대한 광고의 제한 내지 금지를 내용으로 하고 있으며, 의료법 시행규칙 제33조는 광고를 할 수 있는 범위

를 극히 제한적으로 규정하고 있다.

㉡ 대한의학협회재정 의사의 윤리강령 제7항은 의사의 품격과 명예를 손상시키는 선전이나 광고를 하지 않는다고 되어 있다.

㉢ 대한병원협회가 재정한 병원윤리강령 제9항에서는 병원은 도의적이며 적정한 홍보활동을 하고 타 병원을 비방하거나 환자를 유인하는 행위를 하지 않는다고 되어 있다.

② 의료는 고도의 윤리성이 필수적인 것이 사실이다. 위의 법률이나 선언들이 병원의 홍보활동에 제한을 둔 것은 바로 이러한 윤리성을 감안한 것이라고 할 수 있다. 이러한 윤리적인 면에만 초점을 맞춘다면 경쟁과 개장의 시대에도 불구하고 의료기관만은 여전히 공익을 추구하는 기관으로 안주해야 할 것이다.

③ 법인세나 지방세 등의 문제가 대두했을 때 국가나 사회가 의료업을 보는 시각은 일반적인 기업의 영리행위에 다름없이 취급하는 경향이 뚜렷해진 것이 현실이기 때문에 과연 계속해서 고도의 윤리성만을 강조해야 할 것인지는 갈등으로 남아 있다.

㉠ 건강정보에 대한 일반대중의 욕구가 증가하고 있다고 해서 의료의 전문성을 고려하지 않고 매우 전문적인 분야까지 공개해야 하는가 하는 문제를 생각하지 않을 수 없다. 지나치게 전문적인 분야를 기사화함으로써 오히려 자가진단에 의한 위험이 늘어나고 있는 현상을 무시할 수 없기 때문이다.

㉡ 어떠한 기준으로 일반대중에게 건강에 대한 정보를 전달해야 하는가, 어떠한 기준으로 병원의 마케팅과 윤리성이 서로 대칭되는 모순을 조정하는가 하는 문제는 보다 깊이 있는 연구와 토론의 과정을 거칠 필요가 있다.

④ 병원들은 생명존중의 차원에서 계속해서 의료윤리를 제고함과 동시에 경영의 차원에서 홍보활동을 해야 하는 이율배반적 상황에 놓여있다는 점이 일반기업과 크게 다르다. 병원의 홍보업무는 이러한 특성 때문에 매우 까다롭고, 병원 내와 의료계에서의 이해와 지지를 받기도 어렵다. 이 때문에 아주 오랜 기간 병원들은 홍보활동에 적극성을 보이지 못했다.

(3) 전문인력의 부족

병원의 홍보는 마케팅 차원에서 이루어지는 일반기업의 홍보활동과 매우 다르고, 의료자체가 가지는 고도의 전문성과 윤리성이라는 특징 때문에 홍보활동을 수행할 전문인력을 확보하는 데에 어려움이 많다.

① 전문지식과 의료윤리에 뚜렷한 의사나 간호사 등 전문인이 말하는 것이 바람직하

기는 하지만 사회전반에 걸쳐 폭넓은 지식과 현상을 이해하는 능력에 있어 홍보담당자의 적격자를 찾기는 힘든 일이다.

② 인문·사회과학을 전공한 사람들은 의학에 대한 지식이 부족하고 의료계 내부에 대한 이해가 부족하기 때문에 홍보담당자가 되기 위해 상당한 공부를 해야 한다. 병원들은 비교적 낮은 수준에 있는 임금체계를 변화시키고, 우수한 인력을 확보하는데 힘써야 할 것이다.

(4) 병원홍보의 인식부족

홍보업무를 마케팅 차원으로 이해하고 있는 사람들이 아직도 많이 있고 병원들이 가지고 있는 한계성 때문에 병원경영자들이 병원홍보에 대하여 인식이 매우 부족한 상태에 있다.

① 병실에 환자가 완전히 들어차고 입원하려는 환자가 대기상태에 있는데 굳이 홍보를 해야 하는 것인가 의문을 갖는 경영자가 많이 있다. 또, 품격을 지키고 의사의 윤리를 준수해야 할 의사가 신문이나 방송에 얼굴을 내리는 것은 바람직하지 못하다는 생각을 하는 사람도 아직 많이 있다.

② 홍보업무에 대한 기본적인 인식부족이 개선되어야만 원만한 병원의 홍보활동이 수행될 수 있을 것이다.

(5) 병원홍보의 방법

병원의 홍보는 신발이나 치약과 같은 상품, 또는 호텔과 같은 서비스 업종처럼 다른 상품이나 서비스업과 견주어서 그 수월성이나 차별성을 광고로 선전할 수 없다. 일반적으로 홍보를 통한 경쟁이 심화되는 것은 바람직하지 않다.

과대광고는 병원계의 상호불신과 비협조를 초래하고 나아가 일반대중의 불신을 심화시킬 우려도 있다. 일반대중의 불신은 곧 의료계 전체의 불신으로 연결되기 때문이다.

(6) 병원홍보의 전략적 목표

모든 의료기관은 지역주민과 밀접한 관계를 유지하기 위해 노력한다. 의료사회화를 실시하고 있는 서구와 호주 병원의 주요 사업목표에는 병원 프로그램이 큰 부분을 차지하고 이를 전담하는 기구를 설치했다. 심지어 민간인이 병원시설과 투자를 촉진시키기 위하여 영리법인을 허가하고, 마케팅 부서를 두어 계획적이고 조직적으로 병원 PR을 수행하고 있다. 병원이 일반 영리조직과 구별되면서 특별히 지역사회에 기여할 소재를 선정하고 이를 전략적으로 PR화해야 효과적이다.

1) 비영리 법인의 성격

영리법인은 상업적 수단을 동원하여 투자에 대한 이윤의 추구를 궁극적인 목표로 하고 그 이윤을 투자자들에게 배분하지만, 비영리 법인은 이윤의 추구보다는 지역사회와 주민의 편익을 우선으로 하며, 이윤이 발생할 경우에도 이를 새로운 의료시설에 투자하여 보완함으로써 결국은 그 이윤이 지역사회와 주민에게 환원되는 것이 된다.

2) 조직적인 기술 집약체적인 성격

의료기관이 진료소나 의원과 같은 소단위 의료기관과 비교되는 점은 진단과 치료의 종합기능 및 구급진료 체제를 갖추기 위하여 전문의사, 전문간호사 및 치료사, 의료시설의 첨단기기와 이외에도 조직적이고 종합적인 의료기능을 수행하기 위한 기술의 축적과 집약적인 요청이 병원의 특성이다.

3) 과학적인 적정 진료를 제공

전문의사는 새로운 의료전문지식을 해외연수와 국내학회를 통한 연구활동을 계속할 뿐만 아니라, 전문학술지를 통한 최신 의료정보를 함양하여 환자에게 가장 적합하고 적정한 진료를 제공하는 기관이 병원이다.

4) 인도성과 공익성의 이념을 실천

의료기관은 영리단체와 같이 이윤이 보장될 때만 활동하는 것이 아니고 사람의 고통과 생명유지를 최우선으로 하는 곳으로 헌혈운동을 통해 구급환자에게 혈액을 공급하는 등 경제성을 초월한 인술을 지역주민에게 제공하는 인도적인 공익사업을 수행하는 곳이 의료기관이다.

5) 연중 진료체제를 유지

의료기관은 일반 업체의 종사자와 같이 공휴일이라고 문을 닫고 쉴 수 있는 곳이 아니다.

① 질병이나 생명을 위협하는 사고들이 근무시간에 맞추어 발생하는 것이 아니기 때문에 주말, 공휴일에도 진료를 요구하므로 병원은 환자가 있거나 없을 경우에도 연중무휴의 진료체제를 갖추어야 한다. 현재 우리나라 근로기준법은 정상 근무시간의 근무자에게 초과근로수당을 별도로 지불하도록 규정하고 있다.

② 의료기관은 직원의 개인휴가와 휴식의 기회를 제한하면서 새벽이나 공휴일까지 연중 진료체계를 유지하는데, 희생적인 사회적 기능은 표면적으로 잘 드러나지 않을 뿐만 아니라, 대중으로부터 중요하게 인식되지 못하고 대체로 직업적이고 현상적인 문제가 부각되기 쉬우므로 모든 의료기관과 관계인들은 병원의 희생적인 노력에 대하여 정당한 가치를 인식시켜야 할 것이다.

6. 홍 보

홍보를 일반적으로 공중관계라고 한다. 기업들이 행하는 홍보활동에는 2가지가 있다. 하나는 **비촉진적**인 것으로서 보도 전에 의해 신문이나 TV 등에 보도하는 기업에 관한 뉴스이다. 다른 하나는 **촉진적**인 것으로서 이는 기업측에서 촉진활동의 일환으로 보도진에게 뉴스가 될 정보를 제공하는 활동이다. 따라서 기업과 공중 간에 바람직한 관계가 형성되어야 하며 양호한 관계가 형성되어 있는 경우에는 이를 지속적으로 수행하게 된다.

(1) 홍보의 대상

사업의 방향과 내용에 따라 대내적 홍보와 대외적 홍보로 구분된다. **대내적 홍보**는 병원의 구성원들에 대한 홍보이고, **대외적 홍보**는 고객들에 대한 홍보활동이 된다.

1) 대내적 홍보

병원 외부의 고객들에게 홍보는 의료인과 직원들의 이해와 협조를 구하여 그들이 적극적으로 홍보활동에 입할 수 있도록 하여야 한다.

① 의료인과 직원이 병원을 신뢰하고, 병원은 그들을 신뢰하는 가운데 병원홍보에 적극성을 띠고 홍보활동을 하게 되고 그들의 업무에도 긍지와 보람을 갖게 된다.

② 의료인과 직원들에 대한 홍보활동의 매체로서 병원보, 안내게시판, 강연회 직원연수회 등이 있다. 이들 매체를 통해 병원장은 리더십을 발휘하며 인화단결과 화목을 유지하여 병원의 발전을 도모해야 한다.

2) 대외적 홍보

병원 자체의 프로그램에 의해 수행되거나 병원단체나 병원협회에서 대행한다.

① 병원 외부의 고객에 대한 홍보활동이 효과적으로 이루어져야 병원과 지역주민과의 인식의 격차를 줄일 수 있다.

② 주민은 병원의 공식적인 대외적 활동을 이해하고 지원하게 되며, 병원이 어려움에 처할 때 병원을 도와주게 된다. 만일, 주민이 병원의 대외적 활동을 이해하지 못하고 부정적 생각을 하게 될 경우에는 병원은 지역주민들로부터 소외받게 된다.
③ 대외적 홍보활동의 내용으로 진료에 대한 궁금증과 특수 클리닉 등이 있다. 특수 클리닉은 홍보활동이 비교적 잘 이루어지고 있으나 고객의 궁금증에 대한 홍보는 전혀 이루어지지 않고 있다.
④ 진료에 대한 주요한 고객의 궁금증으로 진료와 입원 시의 비용, 의료인의 인적, 질적 능력 및 설비 정도 등이 있다.

(2) 홍보활동의 유형

병원의 장래성이나 이미지를 향상시키기 위한 홍보활동에는 다음의 여러 유형이 있다. 의료기관이 홍보활동을 강화하기 위해서는 매체를 적절히 이용할 수 있어야 한다. 이를 위해서는 전국적인 관점에서 기사거리가 될 만하고 의료구매자와 의료기관들에 의학정보 제공자로서 역할을 수행할 수 있어야 한다.

1) 공중에 대한 논설

공중에 대하여 효과적으로 연설할 수 있는 기회를 찾는 동시에 많은 잠재적 고객들에게 읽힐 수 있는 잡지에 좋은 내용의 논문을 싣도록 한다.

2) 세미나 개최

공중이 관심을 갖는 주제에 대하여 세미나를 개최한다.

3) 공중여론

병원에 대한 호의적인 사회여론이 형성되도록 병원과 관계를 가지는 모든 공중과 좋은 관계가 형성 유지되도록 하려는 활동이다. 즉 환자와 의료인, 지역주민들과의 좋은 관계의 형성유지를 위한 장학금의 지급과 보수의 고유 및 전문적 훈련 프로그램의 후원 등은 공중이 병원에 대하여 호의적인 관심을 갖도록 한다.

4) 커뮤니케이션

지역주민과의 커뮤니케이션은 병원의 이미지 형성에 도움을 준다. 이를 위해 건강에 관한 책자를 발행하며 원내 환자의 만족도를 실시하고, 환자의 조언을 들으며 지역활동에 적극적으로 참여를 한다.

(3) 홍보활동의 기능

홍보활동이 효과적이기 위해서는 공중들인 입법기관, 대중매체, 금융기관, 의료기관 등의 유관기관과 같은 구체적 청중들을 명확히 하여야 한다.

① 의료서비스의 사용자 및 의료기관에 영향을 미칠 추세의 흐름을 파악할 필요가 있다.

② 홍보활동을 담당하는 기능으로 다음 사항들이 있다.

㉠ 의료인의 자격을 실무, 산업, 정부 및 교육에 있어 가장 바람직한 자질로서 홍보한다.

㉡ 해당 의료인에 대한 호의적이고 긍정적인 이미지를 구축한다.

㉢ 해당 의료인이 제공하는 서비스에 대한 인지도를 제고한다.

㉣ 해당 의료인의 객관성 및 한계에 대해 교육한다.

㉤ 해당 의료인의 공적 이익보호를 위한 자율적 규제를 대중에게 이해시킨다.

㉥ 정부 및 규제기관에의 긍정적이고 공헌적인 관계를 유지한다.

(4) 효과적인 홍보활동

의료서비스의 홍보활동을 위한 대상은 고객, 대중매체, 정부, 지역사회로 분류되는데 이를 중심으로 효과적인 홍보활동의 방안을 살펴본다. 세계경제의 불황과 더불어 병원 경영의 어려움으로 인해 의료광고를 허용하자는 주장이 강화되고 있다(그림 4-12).

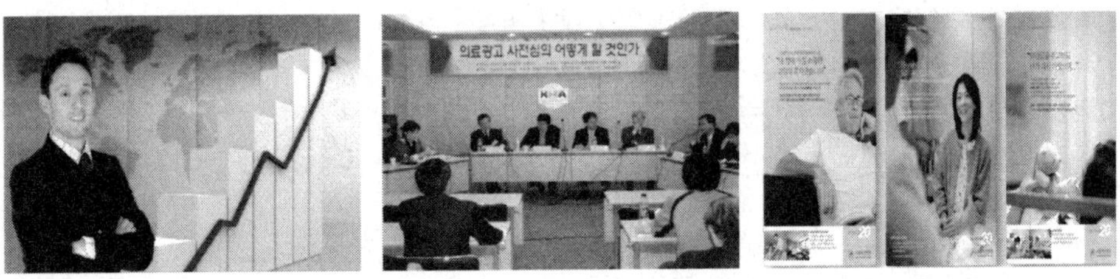

(a) 홍보효과의 단계적인 특성 (b) 의료광고 관련법 개정을 위한 사전심의 협의 (c) 의료광고와 홍보활동

[그림 4-12] 의료광고의 규제허용의 목소리

1) 대중매체의 이용

고객의 입장에서 대중매체는 비교적 객관적이어서 제3자에게 신뢰성을 줄 수 있다. 효과적인 대중매체를 이용함으로써 홍보목표의 달성이 가능하다. 대중매체를 호의적으

로 유지하기 위해서는 인터뷰와 좌담회의 참석, 뉴스 배포, 강연회참석 등이 있다.

2) 정부기관

서비스 기업의 좋은 홍보기관이 될 수 있다. 정부기관은 전문서비스에 관련된 법규제정이나 규제활동의 수행 등을 통하여 청중의 권익보호를 담당하여 청중들이 정부기관의 활동을 가장 신뢰하기 때문이다. 호의적 정부관계의 유지를 위해 정부기관의 움직임에 민감해야 하며 입법기관에도 적극적인 로비가 필요하다.

3) 지역사회 이용

① 지역사회에의 홍보를 위해 유예자원의 기능을 담당하는 주요 인사들과의 긴밀한 관계유지, 강연회 개최, 지역봉사활동 등이 있다. 이외에도 종교단체, 시민단체, 전문인 협회 등과의 관계유지도 중요하다.

참고 의료마케팅 적용사례

삼성서울병원은 환자들이 병원을 선택하는 과정을 첫째가 '문제인식'으로 병원방문의 필요성을 인식하는 단계이며, 그 다음이 주변인물들이나 매체를 통해 병원을 알아보는 정보탐색 단계, 그 다음이 후보병원 간 항목을 비교하게 되는 대안평가 단계라고 했다. 이어 환자들은 여러 검토과정을 거친 후 최종적으로 선택한 병원을 방문하게 되며, 진료 후에는 본인이나 가족에 의해 병원의 기대치와 만족도를 비교해 평가를 내리게 되는데, 만족환자보다 불만족 환자의 피해도가 크다고 했다.

삼성서울병원의 병원마케팅의 핵심 ⇨ 환자에 대한 배려

1) 환자만족도 제고가 병원마케팅 활동의 총체적 목표
2) 환자에 대한 배려는 환자의 요구나 불만에 대해 최대한 빠르고 정확히 대응해 충성도를 높이는 것이 필수요건
3) 의료서비스에 대한 요구정도를 사전에 파악해 미리 대응하고 이같은 활동이 널리 전파되도록 하는 것이 마케팅의 주 활동이라는 것
   ① 개원 전
      ㉠ 개원 2년 전 홍보조직구성 및 활동개시
      ㉡ 기존방식과 달리 개원 전 적극적 홍보를 통해 새로운 개념의 의료서비스 및 병원출현의 기대감제고
      ㉢ 수차례 기자간담회와 보도자료를 통해 개원 준비과정과 병원의 특징을 소개
      ㉣ 내부적으로 환자용의 홍보안내에 대한 규격과 내용을 해외 주요병원 샘플과 비교하며 준비
   ② 개원 당시
      ㉠ 개원식용 홍보영화 제작
      ㉡ 직원들에게 생생한 소식을 전달하기 위한 원내 소식지 창간준비
      ㉢ 국내 병원에 첫 원내방송 방송팀 구성, 스튜디오 공사
      ㉣ 초기 친절 서비스와 첨단 인프라에 초점을 맞춰 보도자료 배포

㉤ 원내 각종 최초 의료성과에 대한 의의에 설명을 맞춘 의료분야 보도자료 비중확대

③ 개원 후 홍보사례

㉠ 삼성서울병원은 개원 후 2011년까지 매년 2천여 건 이상 대외홍보를 기록해 병원업계 보도 실적 수위를 차지하는 왕성한 활동

㉡ 타깃별 정기간행물 발간, 건강교실 개최, 홈페이지 개선 등 다양한 홍보활동을 전개해 병원 이미지 제고에 기여

② [그림 4-13]은 병원과 의료기기 회사들의 전시회를 나타낸 예이며 최근에는 의료기기와 의료상품에 대한 전시회가 활발히 개최되고 있어 고객들이 정보를 습득하는 과정이 수월해지고 있다.

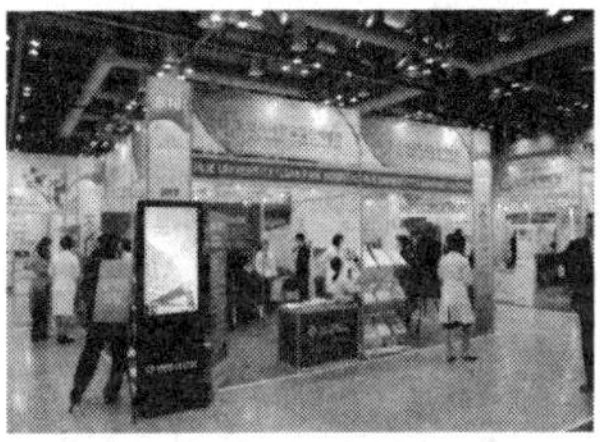

(a) 의료기기 전시회의 모습

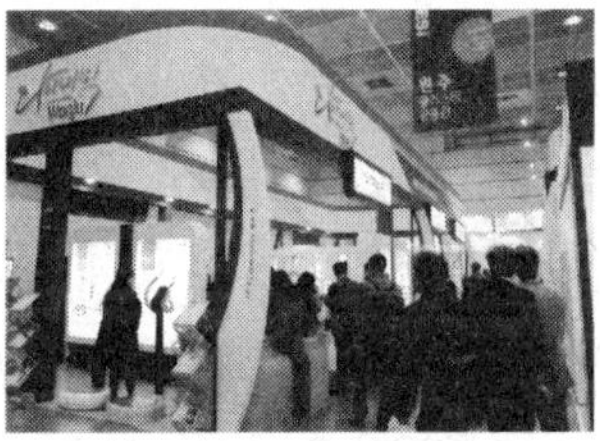

(b) 원주 의료기기 테크로밸리 클러스터 전시관

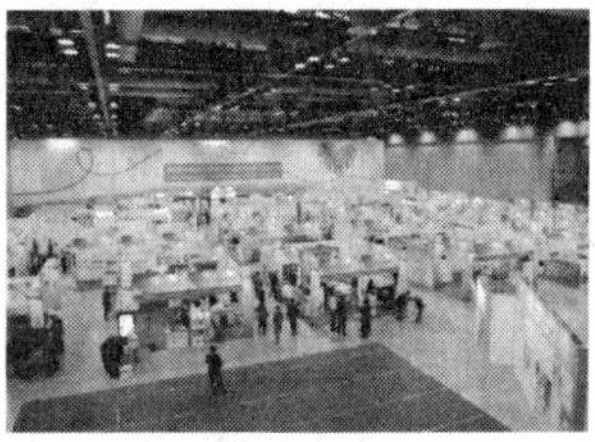

(c) 의료기기 전시장 전경

[그림 4-13] 병원 전시회, 의료산업 세미나 개최 및 인프라 홍보활동

참고 홍보활동의 실제

1) 캘린더성 보도자료 배포

각 언론매체의 시기별 건강특집 트렌드를 분석하여 특정 기일별 건강 관련 보도자료를 선 배포함으로써 참여기회를 확대한다. 가령 1월에는 새해 건강 캘린더, 산모건강관리, 겨울철 주부우울증 등을, 2월에는 낙상주의, 취학 전 아이 건강 체크, 독감 유행주의 등을, 3월에는 환절기 감기, 춘곤증, 아이 입학 후 건강 체크 등을 주된 테마로 하는 보도자료를 올린다.

2) 국내 최고 수준의 건강강좌개최

① 시민대상 직접 홍보를 위해 공동으로 건강교실 개최

② 참여 의료진의 자세한 설명과 교재 배포를 통해 참석자들의 이해도 증진

③ 50회, 100회 등 특정 기념강좌 시 이벤트 개최로 흥미 유발

3) 구독자별로 차별화된 정기간행물 제작

① 소식지 : 주간 원내의 행사소개

② 사외보 : 병원 주요 고객 및 오피니언 리더급 인사 대상

③ 원내보 : 삼성서울병원 산하 전 직원 대상 배포

④ 사외보 : 협진, 개원의, 실습교육참여 의대생 대상

4) 전시부스의 활용

① 내원객 대상 새로운 정보매체 구상

② 병원 본관 로비에 전시부스 설치, 2주 단위로 각 진료팀 및 주요 질환정보 게재

5) 언론 및 대외 이벤트 활동

언론 연계 이벤트 및 재해지역 의료봉사 등 병원 이미지 제고활동을 꾸준히 실시한다.

6) 견학

매년 1천명 이상의 국내외 방문단이 병원을 견학한다. 대규모 방문 시에는 무선 송수신기를 활용해 정확한 정보를 전달하는데 주력한다. 병원 인근 학교, 어린이집 이벤트 견학 등도 진행한다.

03 인적 판매와 판매촉진

인적 판매는 판매원이 고객을 대면해 자사의 제품에 관한 정보를 제공하고 그들이 제품을 구매하게 설득하는 일체의 활동이다. 인적 판매는 소비자들의 선호를 높이고 확신을 갖게 하므로 구매행동 단계에서 특히 중요한 촉진방법이다.

광고에 비교하면 인적 판매는 몇 가지 특성이 있는데, 먼저 두 사람 이상의 사람 사이에 의견의 교류가 일어나기 때문에 소비자의 욕구를 더욱 직접적으로 알 수 있으며 그에 대한 즉각적인 반응이 가능하다.

인적 판매를 통해서 소비자와 판매원 사이의 다양한 관계가 형성될 수 있다. 특히 산업재는 판매원이 고객과 장기적이고 돈독한 인간관계를 유지해야 할 경우가 많으며 이를 위해 적극적인 인적 판매가 필수적이다.

인적 판매를 통한 촉진의 경우 소비자는 광고의 경우보다 메시지에 더 주의를 기울이고 또 메시지에 반응하는 경향이 더 높다.

광고는 비교적 신속하게 양을 조절할 수 있지만 인적 판매의 경우 판매조직의 크기를 변화시키기 어렵기 때문에 기업입장에서는 상당한 비용이 고정비용으로 묶인다는 단점도 있다.

1. 인적 판매 및 촉진전략

인적 판매는 판매원과 고객과의 직접적인 대면을 통하여 이루어지는 촉진활동이다. 의료서비스의 판매에는 어떤 촉진수단들보다도 의사나 간호사가 큰 역할을 한다.

의료서비스는 서비스를 판매하는 의료인이 상품의 일부이고 의료인과 고객들과의 커뮤니케이션을 통하여 구매에 따른 불확실성과 위험 등을 줄일 수 있기 때문이다. 의료인을

통한 서비스의 판매는 고객들을 확신시키고 설득시킬 수 있는 중요한 수단이 되고 있다.

(1) 의료서비스의 판매

인적 판매는 매우 중요하다. 의료기관에서의 인적 판매는 판매원과 중간상을 통하여 이루어진다. 판매사원은 판매기능을 수행하고 그 대가를 받는 전문 판매요원으로 의료기관에 고용된 판매원이다.

1) 중간상

중간상은 의료서비스를 배달하는 과정에서 부수적으로 판매기능을 수행하는 의료인이나 의료집단이다. 보통 판매원에는 중간상이 포함되므로 흔히 인적 판매는 판매원에 의한 판매를 지칭한다. 일반적으로 의료서비스는 전문 판매요원보다는 의료인에 의하여 판매가 이루어진다,

2) 의료서비스

의료서비스는 무형상품이고 생산과 소비가 거의 동시에 이루어지기 때문에 인적 판매가 절실하다.

① 의료서비스는 서비스의 생산자인 의료인이 직접 판매하는 것이 효과적이다.

② 전문지 서비스에 있어서 인적 판매의 중요성은 매우 크다. 이를 요인에 따라 인적 판매의 중요성은 다음과 같다.

㉠ 의료서비스는 무형의 상품 : 의료인과 고객이 함께 한 자리에서 그들의 상호작용에 따라 서비스가 생산되고 소비된다. 고객참여가 이루어진 자리에서 의료인 고객의 상호작용에 따라 무형의 의료서비스가 제공된다. 그것을 소비자에게 널리 알리기 위해서는 인적 판매가 효과적이다. 의료서비스의 내용은 서비스의 생산자인 의료인이 가장 잘 알고 있어 그들이 직접 서비스의 판매를 행함으로써 효과적인 촉진활동이 이루어진다.

㉡ 서비스 생산에서 인적 판매의 중요성 : 의료서비스는 고도의 지식과 경험, 자격을 갖춘 전문가에 의해 생산된다. 전문가에 의한 의료서비스의 생산은 중요하다. 의료인들의 서비스 생산이 곧 서비스의 판매인 것이다. 그들은 의료서비스를 고객들에게 판매를 하면서 고객욕구의 충족을 위한 시장조사를 행한다.

시장조사에서 얻은 정보를 토대로 고객욕구가 충족될 수 있는 서비스를 생산한다. 의료서비스의 생산과 판매를 별도로 생각하지 말고 서비스의 제공이 서비스

의 판매로 이어지도록 해야 한다. 의료인이 서비스의 생산과 판매의 두 역할을 담당하고 있어 의료서비스의 생산에서 이들의 역할이 무엇보다도 중요하다.

㉢ 윤리강령의 변화 : 의료인의 윤리강령이나 행동강령의 규제로 아직은 활발한 마케팅 활동이 이루어지지 못하고 있는 상황에서 가장 효과적인 촉진수단은 의료인에 의한 인적 판매이다. 즉 의료인들이 고객들에게 병원을 다시 찾도록 권고하거나 또는 고객으로 하여금 만족을 느끼게 하여 그들이 잠재고객들에게 그 병원에 대하여 호의적인 말을 전하게 하는 것이다. 하지만 앞으로 윤리강령이 완화되어 자유로운 마케팅 활동이 가능하고 경쟁체제가 도입되어 새로운 의료서비스의 개발이 가속화되면 인적 판매는 더욱 효과를 발휘하게 된다.

3) 의료인의 시간배분

서비스 기업, 특히 의료기관에서는 의료인이 두 사람의 역할을 담당해야 하는 딜레마에 봉착한다. 즉 의료인은 주어진 임무를 수행해야 하는 동시에 서비스의 마케팅 활동을 수행해야 한다.

① 서비스의 생산자인 의료인은 서비스 제공자로서의 역할과 마케팅 담당자로서의 역할을 수행해야 하는 것이다. 의료인은 이 두 사람의 역할을 수행해야 하기 때문에, 주어진 시간을 적절히 배분하여 사용하지 않으면 안 되는 문제에 봉착하게 된다.

② 의료인들은 서비스의 마케팅 활동보다는 자신의 시간 대부분을 주어진 임무의 수행에 할당하는 것이 일반적인 현상이다.

㉠ 적절한 서비스의 제공도 중요하고 서비스의 판매도 중요하다.

㉡ 의료인이 서비스의 판매에만 집중하면 임무수행에 소홀하게 되어 전문성을 상실하게 된다. 반대로 의료인이 임무수행에만 치중한다면 서비스의 매출이 떨어져 경영수지의 적자현상을 초래할 수 있다.

㉢ 의료인은 서비스 제공자로서의 역할과 서비스 판매자로서의 역할을 동시에 수행하지 않으면 안된다.

③ 의료인들은 서비스를 생산하여 그것을 소비자에게 제공하는 데에는 문제가 없지만 그것을 소비자에게 판매하는 데에는 서투른 경향이 있을 수 있다.

㉠ 인적 판매는 아무나 할 수 있는 것이 아니라 판매원 훈련이나 경험 및 판매계획의 수립이 없이는 성공적으로 수행할 수 없기 때문이다.

㉡ 서비스의 판매에 서투른 의료인의 경우 자신의 시간을 적절히 두 역할수행에 배분하는 것이 중요하다.

㉢ 의료인은 자신의 시간을 항상 일정하게 서비스 제공자로서의 임무수행과 마케팅 담당자로서의 역할수행에 배분하여야 한다.

참고 전문가의 임무

전문가는 보통 다음의 5임무를 수행해야 한다.
1) 고객에 대한 서비스의 제공과 제공할 서비스에 대한 상세한 명세서를 작성한다.
2) 전문서비스에 대한 마케팅 활동을 수행한다.
3) 서비스의 개발 및 향상을 위하여 노력한다.
4) 교육 및 훈련 프로그램에 참여한다.
5) 서비스 기업의 관리도 담당해야 한다.

(2) 판매원의 자질과 확보

판매원인 의료인은 의료기관에서 중심적 역할을 한다. 의료인과 고객 간의 상호작용이 서비스의 구매에 영향을 미친다. 의료인과 고객 간의 상호작용을 통하여 서비스의 성공적인 판매가 이루어진다.

① 의료인이 생산된 서비스의 판매를 성공적으로 이끌어내기 위해서는, 판매원으로서의 자질이 있는 사람의 선발과 그들의 지속적이고 집중적인 훈련이 필요하다. 판매원의 자질로서 공감성과 자아동인을 들 수 있다.

② 환자가 생각하고 느끼는 것에 대하여 의료인도 환자와 동일한 감정을 공유하고 있음을 환자들이 느낄 수 있어야 한다. 이를 위하여 의료인은 환자가 느끼는 것을 거의 자동적으로 감지하는 능력이 있어야 하는데 이를 **공감대** 또는 **감정대입**이라고 한다. 의료인이 공감성을 가질 때 환자와의 상호작용이 잘 되어 성공적인 서비스의 판매가 이루어진다.

③ 의료인은 찾아온 환자에게 서비스를 성공적으로 판매하겠다는 강한 욕구를 가져야 한다. 의료인 스스로 서비스를 성공적으로 판매하고자 하는 욕구가 있으면 환자를 만족시키기 어렵다. 서비스의 성공적 판매를 위한 욕구가 있을 때 의료인은 환자를 만족할 수 있게 한다. 즉 환자의 만족을 위해서는 의료인은 스스로 판매를 위한 욕구를 가져야 하는데 이를 **자아동인**이라고 한다.

④ 서비스의 성공적인 판매를 위한 의료인의 자질은 표준의 판매기법을 전적으로 요구하지도 않으며 판매의 경험을 요구하지도 않는다. 판매의 경험은 없더라도 이해가 빠르고 자신감을 가질 수 있는 사람이면 의료인의 자질로서 충분하다고 할 수 있다.

⑤ 판매원의 확보 : 의료인이 마케팅 담당자로서의 역할을 성공적으로 수행하기 위해서는 판매경험을 가진 의료인의 확보가 필요하다.

㉠ 서비스의 판매에는 의료인의 판매경험이 반드시 필요한 것은 아니지만, 판매경험이 있으면 고객과의 상호작용을 보다 잘 할 수 있는 것은 사실이다.

㉡ 판매경험을 가진 의료인을 구할 수 없으며, 아무나 성공적인 판매원이 될 수도 없는 것이 현실이다. 따라서 판매경험이 중시된다.

㉢ 의료조직의 의학적 배경을 가진 사람을 판매원으로 고용하는 경우를 보면 대개는 임상의가 판매원으로 바람직하다고 여기지만, 의료 관련 상품의 판매경험을 가진 약사나 의료기기상들을 판매원으로 바람직하게 여기기도 한다.

㉣ 의료조직의 의학적 배경을 가지지 않은 사람을 판매원으로 고용하는 경우를 보면 이 경우에는 의료훈련 상품의 판매원으로서의 훈련이 필요하게 된다(㉮ 미국의 제약업자들은 그들이 판매하는 의약품과 그 의약품이 가지는 효능에 대하여 판매원들을 교육시킨다).

⑥ 판매원의 보상 : 의료인이 판매원의 자질을 구비하였고 훈련을 잘 받았다고 하여도 이들에 대한 보상이 제대로 이루어지지 못하면 판매성과를 기대할 수 없다.

㉠ 판매원의 보상은 유능한 판매원을 유인하고 판매를 자극하는 중요한 요인이다. 매력적인 보상계획의 개발을 위해 마케팅 관리자는 2가지 사항인 보상의 수준과 보상방법을 결정하여야 한다.

㉡ 판매원에 대한 보상은 시장의 일반적인 수준에 따라 결정되며 대개의 의료조직은 일반기업의 수준보다도 작은 보상을 실시하고 있다. 의료조직의 판매원에 대한 저수준의 보상은 유능한 판매원의 유인과 매출증대에 상당한 영향을 끼칠 수 있다.

㉢ 보상방법에는 고정급의 방식인 급여계획, 수수료에 의해 지불되는 철저한 수수료계획, 그리고 이들이 결합된 조합계획이 있다. 대부분의 산업이 조합계획을 실시하고 있다. 의료조직의 경우 대부분의 판매원은 철저한 급여계획을 적용하고 있으며 이러한 현상은 서서히 변화하고 있다.

2. 인적 판매의 지침

전문서비스의 효율적인 인적 판매를 위해 코웰(Cowell, 1984년)은 다음의 6가지를 지침으로 제시하고 있다. 이 6가지에 따라 의료서비스의 효율적인 인적 판매를 위한 지침을 살펴보면 다음과 같다.

(1) 고객과의 개인적 친분관계 형성

의료인이 서비스를 판매하기 전에 고객과의 개인적인 친분관계를 형성함으로써 상호간의 원활한 의사소통이 이루어지고, 고객욕구를 파악하여 그것을 충족시켜 고객만족을 가져올 수 있다.

(2) 전문가로서의 자질 함양

고객이 생각하기에 의료인 같다고 느끼는 태도, 용모, 지식, 기술 등을 갖춤으로써 고객에 대한 신뢰도를 형성하여 서비스의 판매가 용이해진다. 의료서비스의 구매는 곧 의료인의 선정에서 시작된다. 의료인이 고객에게 신뢰를 주지 못한다면 서비스의 판매는 불가능한 것이다.

(3) 간접판매 이용

의료서비스의 직접적인 판매도 중요하지만 간접적인 방법으로 구매를 유도하는 것도 필요하다. 의료서비스의 구매에 영향력을 행사할 수 있는 의견선도자나 추천장 등을 이용하거나 대중연설이나 모임참여 등을 통하여 의료서비스의 구매를 자극할 수도 있다. 또한 어떤 의료서비스를 받아야 할지 모르는 고객들에게 도움을 줌으로써 간접적인 서비스의 판매가 가능하다.

(4) 호의적 이미지 구축 및 유지

의료서비스의 구매에서 의료기관의 호의적인 이미지는 매우 중요하다. 의료서비스는 눈으로 확인할 수 없는 관계로 소비자의 주관적 판단, 인상, 명성 등이 그들의 구매결정에 영향을 미친다. 또한 그들은 구전의 영향을 받아 서비스를 구매한다. 구전이 서비스의 구매에 영향을 미침은 인적 정보원천에 대하여 신뢰성을 가지기 때문이다. 따라서 의료서비스의 구매에 영향을 줄 수 있는 호의적인 이미지를 구축하고 유지하는데 인적 판매를 활용해야 한다.

(5) 부가 서비스 판매

의료인은 핵심 서비스 이외에, 그것에 수반되는 부수적인 관련 서비스의 판매에도 노력해야 한다. 핵심 서비스를 판매하면서도 그것에 관련되는 서비스의 판매가 이루어지도록 주의를 기울여야 한다.

(6) 구매과정의 편리성 강화

의료서비스는 무형성과 동시성을 지니기 때문에 서비스의 전달과정, 즉 서비스의 구매과정이 매우 중요하다. 게다가 의료서비스는 구매회수도 빈번하지 않을뿐더러 구매 전에 두려움, 불확실성, 의심 등의 구매위험을 느끼게 된다. 그러므로 소비자들이 구매과정에서 위험을 인식하지 않도록 보다 편리하고 안락한 상황에서 서비스를 구매할 수 있는 여건을 갖추어야 한다. 그리고 이러한 여건이 구비되었음을 인적 판매로 활용한다.

3. 판매 인적 자원

판매의 주체인 인적 자원(유치기관 담당자, 정부기관 관계자 등)은 의료기관과 고객을 연결시켜주는 매개체로서 역할을 수행한다. 고객들은 판매자원을 통해 정보를 수집하고 의료기관의 브랜드와 이미지를 인식하게 된다.

주요 판매 인적 자원은 의료기관의 마케팅 담당직원 및 진료통역 담당자, 정부기관 관계자, 협력유치기관(에이전시)의 대표 및 담당자 등이다. 이들의 역할은 고객과 의료기관의 니즈와 욕구를 파악하여 기대와 요구사항을 잘 전달하고 상호 간 기대가 충족될 수 있도록 역할을 수행하는 것이다. 또, 고객과 의료기관과의 오해가 발생했을 때 해결사로서의 그 역할을 수행할 수 있어야 하며, 고객과 의료기관의 중간 매개체로서 끝까지 책임지고 협력하는 태도로 고객과의 신뢰를 형성해야 한다.

(1) 판매 인적 자원관리목표

판매 인적 자원은 마케팅 측면에서 영업과 홍보역할을 수행하는 사람으로서 의료기관의 전박적인 마케팅 전략을 이해하고 표적시장의 특성과 현지시장에서 의료관광상품이 판매될 수 있는지를 파악하고 고객을 유치할 수 있도록 업무를 수행해야 한다.

① 의료기관은 이러한 판매활동과 효과를 극대화하기 위해 마케팅 계획과 목표를 설정하고 관리함으로써 해외 환자를 유치할 수 있게 된다. 마케팅 목표는 객수를 결정하거나 새로운 시장에서 월 1명의 고객이 방문하도록 프로모션을 기획하는 등의 목표를 설정하고 관리해야 한다.

② 인센티브 또는 유치수수료 인상, 승급 또는 진급, 연봉인상, 포상, 실적에 근거한 계약조건 제시 등 유치실적에 근거한 적정한 보상제도는 의료관광산업의 정책결정 및 성과를 달성하도록 하는 인적 자원을 관리하는 방법 중의 하나이다.

(2) 판매 인적 자원의 조직구성

의료기관이 판매자원을 활용하는 마케팅 전략을 수립하였다면 인적 판매조직은 상품별, 지역별, 혼합형으로 다양하게 조직을 구성하고 유치계획을 수립하여 관리할 수 있다.

① 의료관광홍보마케팅 계획수립 시 이러한 인적 판매 네트워크와 목표에 근거하여 국내외 홍보활동을 연계하여 추진할 수 있다.

㉦ 22개 언어가 가능한 약 60명의 진료통역과 의사 1/3 이상이 미국의사자격증을 보유한 태국의 범룽랏병원은 인적 자원을 기반으로 차별화된 서비스를 제공하고 있다.

② 또한 병원직원이 여행 관련 자격증을 보유하고 있고, 고객 중심에서 고객이 원하는 의료와 관광서비스를 제공할 수 있어 비자연장, 수속, 여행상품 안내 등을 제공함으로써 코디네이터가 의료관광마케팅 활동을 병행하고 있다.

③ 범룽랏병원의 외국인환자 비중이 전체 환자수 대비 40[%] 이상인 것은 이러한 인적 판매자원 활용과 다양한 서비스 제공 때문이었고, 이로써 태국은 세계적인 의료관광국가로 거듭날 수 있었다. 〈표 4-6〉은 의료마케팅의 조직을 구성하는데 있어서 인적 판매 및 네트워크를 통한 활동을 구성하는데 영향을 미치는 요소들을 나열한 것이다. 의료관광마케터는 인적 판매 및 네트워크와 국내외 홍보활동을 연계하여 마케팅 전략을 수립해야 한다.

〈표 4-6〉 인적 판매조직 구성과 특징

구 분	특 징
지역형 (시장) 판매조직	타깃 지역별로 인적 판매 네트워크를 구성하고 해당 지역 내에서 의료관광상품을 판매할 수 있는 방법으로 지역의 특성에 맞는 의료관광상품의 판촉, 광고, 마케팅 전략 등을 고객 니즈에 맞춰 추진할 수 있으나, 담당자가 성과와 결과에 대해 전적으로 책임을 져야 한다.
상품형 판매조직	의료관광상품의 특성을 고려하여 고난이도 수술, 건강검진 등의 치료(상품)와 건강관리 분야를 나눠서 판매하는 것으로 인적 판매자원의 전문성이 요구된다. 그러나 고객이 다양한 의료서비스를 받는 경우 상품별로 인적 자원이 분산될 소지가 있어 자원낭비가 우려된다.
혼합형 판매조직	판매 인적 자원을 지역과 상품을 결합하여 복합적으로 구성하는 방법으로 주로 의료기관과 유치기관(에이전시) 협력 시 혼합형의 인적 판매조직이 구성된다.

(3) 판매 인적 자원의 성과관리

인적 자원의 성과달성은 유치실적에 따라 **금전적**(인센티브, 성과급 등) 또는 **비금전적**(승진, 칭찬, 재량권 부여, 정규직 등)으로 조직의 성과관리정책과 인적 판매자원의 요구에 따라 보상체계를 개발하여 관리할 수 있다. 의료기관의 입장에서 이러한 성과는 의료기관의 목표달성에 부합하고, 인적 자원의 사기를 진작할 수 있도록 관리되어야 한다.

1) 유치성과 결과

금전적 보상으로 고정봉급제와 성과급제, 혼합형이 있는데, 의료기관의 입장에서 인적 판매자원의 소속의 어디인가에 따라 성과보상방법이 달라진다. 그리고 보상범위와 측정방법은 장기적인 관점에서 인적 자원관리 정책적 결정이 필요하다.

① 의료기관 내에서 성과를 측정하고 보상하는 것이 의사에 국한되어 있고 일반 직원에게 보편화 되어 있지 않으며, 아직까지 원무부서 및 업무에 대한 인식과 이해도가 낮기 때문이다.

② 성과보상의 일환으로 유치기관의 실적에 따라 유치수수료가 지급되고 있으나 과열경쟁으로 인해 유치수수료를 과도하게 요구하는 사례도 종종 발생하고 있다.

2) 일부 건강검진 전문기관

영업활동에 대한 성과급을 영업직원에게 지급하는데 기관의 정책에 따라 성과급제 또는 혼합형으로 보상을 하고 있다.

① 판매 인적 자원의 성과관리의 종류 및 특징들을 〈표 4-7〉에 나타낸 것이다. 이러한 인적 자원의 판매성과는 의료관광 유치실적에 근거하여 평가되어야 한다.

② 평가는 주로 유치환자수와 유치수입, 증가율 등의 실적을 고려해야 하는데 유치기관(에이전시)의 경우 유치실적에 근거하여 유치수수료가 지급되며 유치실적은 총매출액에 근거하여 산정된다.

〈표 4-7〉 성과보상의 종류와 특징

보상종류	내 용
고정봉급제	• 정기적으로 고정금액을 월(봉)급으로 지불하는 방법이다. • 고정급 지급으로 심리적 안정감을 줄 수 있으나 적극적인 영업실적으로 유도하는데 어렵다.
성과급제	• 판매실적에 근거하여 보상금을 지불하는 방법이다. • 실적에 의해 성과급(또는 급여)이 변동하므로 판매인력의 입장에서 불안정적이다.
혼합형	• 고정봉급제와 성과급제의 장·단점을 보완해서 기본급을 고정봉급으로 정하고 성과에 의해 인센티브를 지불하는 방법으로, 주로 건강증진센터의 영업사원채용 시 흔히 적용하는 방법이다. • 영업실적에 따른 보상과 기본급으로 안정감을 줄 수 있다.

3) 유치실적이 높은 유치기관

유치실적 대비 수수료율의 차등적용을 요구하기도 하는데 이는 의료기관에서 마케팅 전략과 목표에 따라 정책적으로 결정해야 한다. 그러나 단기적 관점에서 유치실적에 급급하여 유치수수료를 인상하거나 차등 적용한다면 이후 고정비성 기타 지급수수료 증가로 인한 비용부담의 부작용을 고려해야 할 것이다.

4) 지속적인 성과관리

인적 판매자원의 평가는 정략적인 평가와 더불어서 고객만족도 조사 등의 정성적인 평가로 판매자원의 자질과 능력평가도 병행해야 한다. 이로써 판매인력에 대한 서비스 불만족으로 의료기관에 미칠 영향을 미연에 방지할 수 있으며, 비계량과 계량성과측정의 균형을 유지해야 한다.

5) 장기적 관점

의료기관은 지속적인 환자유치를 위해 고객의 만족도를 최대화하고 고객의 재방문을 유도할 수 있도록 고객관리체계를 마련해야 한다. 신환율과 재진율을 높이기 위해 신환자와 재진환자를 관리할 수 있는 성과측정 Tool을 개발해야 한다. 즉, 재진율관리를 통한 충성고객관리와 신환환자유치를 독려할 수 있도록 신환환자유치에 대한 평가 기준을 별도로 마련하는 등의 다양한 방법의 고객관리 및 성과관리체계를 만들어야 한다.

4. 인적 판매과정

인적 판매는 장기적 관점에서 고객과의 네트워크를 구축함으로써 판매를 극대화하기 위한 방법으로 준비과정, 설득과정, 거래 및 관리과정의 프로세스에 근거한다.

(1) 준비과정

판매담당자(마케터)는 고객과 대면하기 전에 타깃 시장의 잠재고객을 구별해 내어 고객이 원하는 정보를 수집하고 제공하여 고객의 욕구를 충족시킬 수 있도록 준비해야 한다.

1) 잠재고객의 수요예측

인적 판매의 효과를 극대화하기 위해서는 잠재고객을 정확하게 파악하고 찾아내는 것이 중요하다. 잠재고객을 예측하는 방법으로 기존 고정고객으로부터 잠재고객을 소개받는 연쇄법, 영향력 있는 사람을 통해 소개받은 오피니언 리더 활용법, 타깃 국가의 공공기관의 통계자료 등의 자료를 통해 잠재고객을 예측하는 방법 등이 있다.

2) 고객정보수집

잠재고객에 대한 자세한 정보는 고객을 인구통계학적 특성(남녀구성비, 연령구성비 등), 지불능력, 고객의 니즈 및 욕구, 성향, 의료관광 목적지, 주요 질환 등이 해당한다.

이러한 고객정보수집이 중요한 이유는 다음과 같다.

① 잠재고객에 대한 다양한 정보를 활용하여 보다 접근이 용이한 잠재고객군을 선별할 수 있다.

② 잠재고객 대상군별로 접근이 가능한 최적의 마케팅과 판매전략수립이 가능하다.

③ 타깃 의료관광시장에서 잠재고객에 대한 정보가 명확하고 구체적일수록 고객과의 의사소통이 용이해지기 때문이다.

(2) 설득과 이해과정

의료관광상품 판매를 위한 잠재고객 예측과 정보수집이 완료되면 잠재고객의 구매결정을 위한 설득을 수행해야 한다. 유치기관(판매자원)은 일단 의료관광상품, 즉 의료관광서비스를 고객의 니즈에 맞게 설명하고 선택할 수 있도록 권유하며, 고객의 입장에서 신뢰를 가질 수 있도록 효과적으로 응대해야 한다.

1) 접근방법

의료관광상품을 잠재고객에게 판매하기 위해서 고객의 관심을 이끌어내고 동기를 부여하여 의료관광상품을 선택할 수 있도록 이해시키는 과정이다. 이때 마케터는 최대한 좋은 인상을 남겨 고객이 이후에도 의료관광상품에 대해 지속적인 신뢰와 관심을 갖게 하도록 노력해야 한다.

2) 의료관광상품 소개

인적 판매의 핵심적인 단계로 의료관광상품 및 서비스의 우수한 질과 강점을 논리적으로 제시하고 고객이 최종적으로 선택할 수 있도록 하여 한국으로의 의료관광을 결정하는 데 영향을 미치는 단계이다. 이때 강점을 설명하기 위해 경쟁기관을 헐뜯거나 비하하는 발언은 자제하고 그보다는 의료기술과 서비스의 차이점, 제공할 수 없는 서비스에 대해서 솔직하고 설득력 있게 소개한다. 마케터는 고객의 입장에서 의료기관이 강점으로 하는 전문분야를 명확하게 설명해야 한다.

3) 고객과의 의견조절

의료관광상품을 소개하고 설득하는 과정에서 고객이 의문을 갖거나 반대하는 의견을 제시하는 경우 고객의 의견에 적절하게 대응하여 고객의 거부감을 해소하는 단계로, 고객이 가지고 있는 불신을 제거해야 한다.

① 고객이 의료관광상품을 선택함에 있어 심리적이 반감으로는 기존 의료관광상품의 유지(고수), 제안한 상품에 대한 무관심과 선입견, 판매자원(마케터 또는 의료기관)에 대한 거부감, 치료비에 대한 부담감, 의사결정회피 등이 있다. 그리고 논리적인 반감은 높은 치료비에 대한 불만, 의료기관 브랜드에 대한 불신, 사후관리 프로세스에 대한 불만, 기타 의료서비스에 대한 불만, 문화차이에 대한 거부감 등과 깊은 연관성이 있다.

② 판매자원은 잠재고객이 가질 수 있는 이러한 다양한 거부감을 해소시키기 위해 협상능력을 발휘하여 믿음과 신뢰의 자세로 객관적인 자료를 근거로 설득하여 고객의 감정이 상하지 않도록 하며 고객과의 논쟁을 피해야 한다. 고객이 잘못된 정보에 의해 의료기관에 대해 선입견과 불신을 가지고 있다면 논리적으로 오해를 풀도록 설득하는 과정이 필요하다.

③ 고객이 당장 구매의사를 표명하지 않더라도 이후에 다른 잠재고객에게 미칠 수 있는 부정적인 요인을 제거함으로써 또는 다른 잠재고객을 잃지 않게 노력하는 것이 중요하기 때문이다. 그러므로 고객과의 견해가 다르거나 오해가 있다면 정확하고 객관적인 정보로 이해를 시켜 납득시키는 것이 마케터의 중요한 역할이다.

(3) 판매거래 및 관리과정

인적 판매의 마지막 단계는 의료관광산업이 활성화되고 성장하기 위한 지속적 성장기반으로 고객이 재방문할 수 있게 유도하기 위한 고객관계관리 단계이다.

1) 권유과정

고객과의 상담 후에 고객의 질문, 표정이나 말투 등을 고려하여 간접적으로 선택의사를 파악하거나, 직접적으로 고객으로부터 의사결정 여부를 물어보는 단계로 시점이 중요하며, 자칫 마케터의 경솔한 태도로 인해 고객이 불쾌할 수 있다는 점을 고려해야 한다.

① 마케터는 고객의 태도에 따라 융통성 있게 적극적이고 또는 조심스런 권유가 이뤄지도록 융통성 있게 행동해야 한다.

② 마케터는 권유과정에서 고객으로 하여금 강요당한다는 생각이 들지 않도록 고객의 입장에서 권유하고 최종 결정은 고객이 할 수 있도록 해야 한다. 이는 전문적이고, 고가의 비용이 부담되며, 의료관광서비스 제공과 동시에 소멸되어 반품이 불가하며, 위험부담과 기대수준이 높은 서비스의 특성 때문이다.

2) 사후 고객관계관리

의료관광서비스에서 고객이 가장 중요하게 생각하는 요인으로 치료 후 고객관리 프로세스와 시스템에 관련된 사항이다.

① 국내에서 중증수술 또는 시술 후 귀국 후에 문제가 발생되면 의료기관에게 어떻게 고객을 관리하는지에 대해 관심을 가지고 있다. 이를 위해 국내 병원에서는 u-Healthcare 시스템 구축으로 지리적 접근성의 문제를 해결하고 고객과의 커뮤니케이션 통로를 마련하거나 타깃 국가의 병원과 협약을 맺고 해외의사 초청연수 프로그램으로 치료 후 발생할 수 있는 문제를 해결할 수 있는 국내외 의료진 간 인적 네트워크를 구축하는 등의 노력을 기울이고 있다. 이러한 다양한 네트워크 구축 및 사후 고객관계관리 시스템을 고객에게 납득시키고 설명할 수 있어야 한다.

② 의료기관은 고객의 특성을 고려하여 진료상담 및 관리 시스템을 구축하여 진료통역담당자와 유치기관과 고객과 24시간 Hot-line 시스템 구축으로 응급 시에 고객의 문제를 해결할 수 있도록 해야 한다. 이러한 사후 고객관계관리 시스템은 의료관광상품 선택 시 고객으로부터 높은 신뢰로 재방문을 유도하게 하고, 고객충성도를 높여 장기적 관점에서 매출증대와 잠재고객에게 구전효과를 기대할 수 있다.

3) 이탈고객 관리

기존 고객을 유지하는 것보다 이탈한 고객을 다시 고정고객으로 전환하는데 10배 이상의 에너지가 소비된다. 의료기관은 이탈고객관리를 위해서 고객의 이탈원인을 분석하여 이에 상응하는 고객유지 마케팅 전략을 수립해야 한다. 고객이탈을 되돌리는 데 소요되는 많은 시간과 비용을 고려하여 의료기관은 고객이탈이 발생하지 않도록 사전 및 사후관리를 철저히 해야 한다.

① 마케터는 한 명의 고객 뒤에 100명의 잠재고객이 있다는 점을 인지하고, 한 명의 고객이라도 이탈하지 않도록 노력해야 한다. 고객이탈을 방지하기 위해서는 불만고객관리와 고정고객관리 그리고 의료사고 등이 발생하지 않도록 의료진과 판매자원(마케터 및 유치기관)이 모두 협약해야 한다.

② 문제발생 시에는 반드시 의료기관과 협력하여 어떻게 대처하는 것이 고객의 불만을 최소화할 수 있는 방법인지에 대해 논의하고 신속·정확하게 행동하여 신뢰를 잃지 않도록 해야 한다.

5. 판매촉진 도구선정

판매촉진은 기업이 제품이나 서비스의 판매를 증가시키기 위해 단기간에 중간상이나 최종 소비자를 대상으로 벌이는 광고, 인적 판매, PR 이외의 모든 촉진수단이다. 판매촉진은 정보의 제공을 통하여 소비자와 판매업자를 동시에 자극, 설득함으로써 판매고와 이윤을 증대하려는 모든 기업활동을 의미하며, 그 내용에는 판매원활동, 광고, 판매촉진 등이 포함된다.

(1) 판매촉진

현재 제품차별화 및 가격결정과 함께 대기업의 경쟁활동의 3대 주요 영역의 하나로 되어 있다. 좁은 의미로는 접객판매와 광고를 종합한 활동을 가리키거나 접객판매와 광고를 지원 · 보완하는 활동만을 가리킬 때도 있다. 가장 넓은 의미의 판매촉진의 내용은 판매주체의 대외적 세일즈 프로모션과 대내적 세일즈 프로모션으로 나누어진다.

1) 판매주체의 대외적 세일즈 프로모션

① 대도매상 : 판매원 훈련, 판매 콘테스트, 도매광고 조언, 정보 · 자료제공 등이 있다.

② 대소매상 : 판매점 회의, 광고지도, 카탈로그 제공, 광고자재 제공 등이 있다.

③ 최종소비자(다이렉트 메일, 견본제공, 컨설턴트 서비스, 소비자 콘테스트, 기관지 공 등이 있다.

2) 대내적 세일즈 프로모션

① 세일즈 부문 : 판매원교육, 판매 콘테스트, 판매자재준비 등이 있다.

② 광고부문 : PR 광고 · 공동광고 등이 있다.

③ 기타 부문 : 조사 · 상품계획 등이 있다.

(2) 판매촉진의 가장 중요한 특징

구매시점에서 소비자의 구매동기를 강력하게 자극할 수 있다. 그러나 판매촉진의 효과는 단기적이어서 장기적인 상표충성도 증진에는 부적합하다.

① 기업이 촉진활동을 벌이는 데는 효과적인 촉진 믹스가 가장 중요한 요소이지만 마케팅 믹스의 다른 요소들도 매우 중요한 커뮤니케이션 수단이다.

② 기업은 일정한 목표를 달성한 효과적인 마케팅 커뮤니케이션 프로그램을 수립해야

하고, 이를 실행하여 성공하려면 촉진과 제품, 가격, 유통의 마케팅 믹스가 통합적으로 조화를 이룰 수 있게 섬세하게 주의를 기울여야 한다.

(3) 촉진도구 선정의 의의

촉진은 소비자가 직접 · 간접으로 구매결정에 영향을 미칠 수 있는 사람을 통하여 잠재적 구매자들에게 판매자가 자사상품에 대하여 우호적이고 설득적인 정보를 커뮤니케이션을 할 수 있는 모든 기법이다.

① 촉진의 목적은 먼저 판매자가 소비자들에게 자사상품을 알리고 우호적인 태도를 형성하는데 필요한 우호적 정보를 제공하는데 있다. 다음으로 자사상품을 구매하도록 설득할 수 있는 정보를 제공하는 데 그 목적이 있다.

② 촉진활동은 명확한 촉진활동과 함축적 촉진활동이 결합되어 수행되어야 한다. **명확한 촉진**은 촉진수단들인 광고, 인적 판매, 판매촉진, 그리고 홍보를 통한 촉진이고, **함축적 촉진**은 마케팅의 4P 중에서 촉진을 제외한 3P, 즉 제품, 가격, 유통경로를 통한 촉진이다.

③ 서비스 기업이 수행하는 **마케팅 믹스상의 촉진**은 촉진수단 이외에도 상품 자체, 가격 자체, 그 제품이 판매될 수 있는 유통경로 형태 또한 소비자에게 정보를 의사소통할 수 있어야 한다.

④ 현재 의료광고가 법률로서 규제를 받고 있는 실정이므로, 함축적 촉진을 중심으로 하여 촉진활동을 하되 의료광고에 대한 규제가 풀릴 경우를 대비하여 명확한 촉진을 위한 효율적 방안을 강구해야 한다.

(4) 촉진도구의 필요성

서비스의 특성인 **무형성**과 생산과 소비의 **동시성**으로 인하여 서비스 제공자(의료인)와 소비자가 함께 한 자리에서 그들의 상호작용 속에서 서비스가 생산되고 고객에게 전달된다. 따라서 서비스 질의 향상과 고객만족은 종업원의 태도, 능력, 노력 등의 영향을 받는다. 종업원의 서비스 판매활동이 중요하게 다루어져야 한다.

(5) 촉진도구 선정의 목적

서비스 촉진활동의 목적은 각 산업이나 서비스의 특성에 따라 상이하지만 궁극적으로는 정보전달, 설득, 기억을 통하여 판매를 한다는 점에서는 동일하다.

① 서비스 촉진활동의 목적을 구체적으로 표현하면 다음과 같다(Cowell, 1984년).

㉠ 서비스 상품이나 기업에 대한 지각이나 관심을 형성한다.

㉡ 경쟁사와 자사의 서비스 및 조직을 차별화한다.

㉢ 이용 가능한 서비스의 편익을 구체화하여 고객에게 전달한다.

㉣ 조직에 대한 이미지와 명성을 구축하고 유지한다.

㉤ 고객으로 하여금 서비스를 구매하도록 설득한다.

② [그림 4-14]에서 촉진활동의 도구 중 인적 활동요소를 나타내었다. 인적 네트워크를 통한 촉진방법은 신속하다는 장점과 환자 개개인을 밀착하여 마케팅 활동을 펼칠 수 있다.

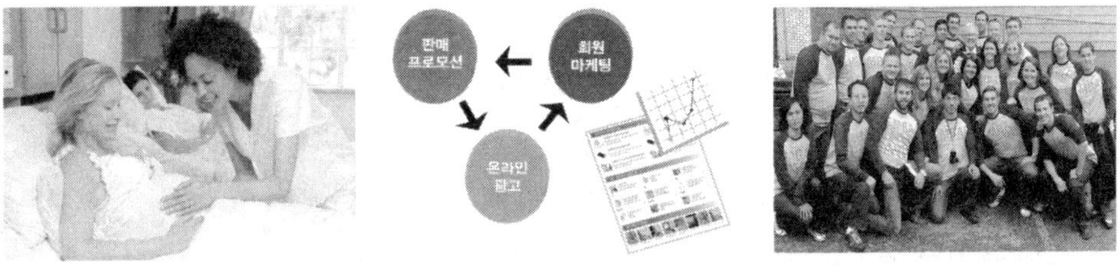

(a) 인적 활동요소의 촉진 (b) 촉진활동의 요소들 (c) 인적 네트워크

[그림 4-14] 촉진활동의 도구 중 인적 요소

(6) 촉진의 수단과 믹스

서비스 기업의 마케팅 관리자가 관리할 수 있는 촉진수단은 다양하지만 일반적으로 판매촉진, 인적 판매, 광고, 홍보의 4가지가 있다. 이러한 촉진수단의 효과는 소비자의 심리과정의 변화에 따라 다르기 때문에, 촉진수단들을 언제, 어떻게 사용하는 것이 가장 효과적인가를 고려하여 촉진 믹스가 이루어져야 한다.

① 잠재적 소비자를 설득적 커뮤니케이션을 통해 구매행동으로 이어지게 하려면 먼저 소비자에게 그 상품을 인지시켜 주의를 끈 다음 관심을 유발하고, 그 다음 구매하고 싶은 욕구를 자아내어 그것을 기억시켜 구매행동으로 이어지게 해야 한다.

② 소비자의 심리적 변화에 대한 촉진효과를 보면 상품에 대한 소비자의 주의를 끄는 데는 광고가 가장 효과적이고, 관심을 유발시켜 구매욕구를 자아내는 데는 입에서 입으로 전달하는 구전 커뮤니케이션이 효과적이고, 소비자의 경험 속에 기억된 것을 구매행동으로 이끄는 데는 인적 판매가 가장 효과적임을 알 수 있다.

(7) 촉진활동의 문제점과 전략

서비스업은 제조업과는 달리 무형의 제품을 대상으로 하는 만큼 일정한 마케팅 활동의 규칙을 만들어 낼 수가 없다. 서비스 중에서도 의료서비스는 그들 고유의 특성을 지니고 있어 촉진활동이 한정되고 사실상 어렵다. 의료서비스의 특성에 따른 문제점은 다음과 같다.

1) 의료서비스 특성의 문제점

의료서비스 특성의 문제점에는 마케팅의 능동성이 결여되어 있고, 전문가의 윤리규정, 의료기관의 영세성, 경재규제, 촉진활동의 한정된 지식, 의료서비스의 고유의 특성이 있다. 이것은 다음과 같다.

① 마케팅 능동성의 결여 : 제조업과는 달리 의료기관의 의료인은 서비스의 생산자인 동시에 판매자이다. 의료기관의 의료인들이 판매자로서 역할과 지식이 결여되어 있어 적절한 촉진활동을 수행하지 못한다.

② 전문가의 윤리규정 : 전문서비스에서는 그들 스스로 또는 집단적으로 윤리규정을 만들어 그들의 촉진활동을 엄격히 제한해오고 있다. 촉진을 하는 것에 대하여 의료인으로서의 품위를 떨어뜨리는 것으로 여기거나 일부는 금지해오고 있는 실정이다.

③ 의료기관의 영세성 : 대개의 의료기관들은 그것의 규모가 영세하여 촉진활동에 필요한 비용을 지불할 정도의 충분한 여유가 없다.

④ 경쟁규제 : 서비스업은 제조업처럼 경쟁이 치열해지고 있다. 하지만 의료서비스는 수요가 공급을 초과하는 실정이어서 촉진의 필요성을 실질적으로 인식하지 못하고 있다. 의료서비스는 단체를 통하여 그들의 공급능력을 규제해오고 있어 경쟁체제의 도입이 사라진 실정이다.

⑤ 촉진활동의 한정된 지식 : 의료서비스를 포함한 서비스 기업은 촉진수단으로 광고와 인적 판매만을 이용하는 경향이고, 이외의 촉진수단에 대한 충분한 지식이 없다. 일반적으로 의료기관은 다양한 촉진수단을 이해하지 못하고 한정된 촉진활동만을 고집하고 있다.

⑥ 의료서비스 고유의 특성 : 의료서비스 자체의 고유한 특성과 그 업종의 관습이 다양한 촉진활동을 억제하고 있어 촉진을 할 수 없는 경우가 많다.

2) 촉진활동의 전략

의료서비스의 효과적인 촉진활동을 위하여 소비자의 구매특성에 따른 전략이 필요하다. 의료소비자의 구매와 관련된 특성과 전략은 다음과 같다.

① 고(高)관여 구매행동 : 의료서비스의 구매자는 그것의 구매과정에 깊이 관여하는 고관여 행동을 보인다. 그 결과, 구매자들은 구매의 신중성을 보이게 되는 높은 수준

의 위험을 인식한다. 소비자들의 구매를 보다 용이하게 하고, 구매에 따른 위험을 줄이기 위하여 소비자들은 비(非)인적 정보보다는 인적 정보를 탐색하고 선호한다. 그것은 소비자들이 인적 정보에 대하여 보다 신뢰성을 보이기 때문이다. 따라서 효율적인 촉진을 위해서는 신뢰성을 확보해줄 수 있는 촉진활동이 필요하다.

② 높은 불확실성 : 전문서비스는 구매 전 뿐만 아니라 구매 후에도 높은 수준의 두려움, 불확실성, 의심 등을 느낀다. 의료서비스의 구매자들은 구매와 사용에 앞서서 제공되는 서비스를 평가할 수 없을 뿐 아니라, 구매 후에도 전문지식의 결여로 그것을 제대로 평가하는데 많은 어려움이 따른다. 따라서 의료기관들은 어떠한 서비스를 언제, 어떻게 구매해야 하는가를 알기 쉽게 전달하는 촉진활동이 필요하다.

③ 갑작스런 구매 : 의료서비스는 일반 서비스와는 달리, 예상하지 못한 경우의 갑작스런 상황에서 그것을 구매하는 경우가 많다. 서비스의 구매에 앞서서 비교 평가할 충분한 시간적 여유가 없다. 따라서 의료기관들은 구매시점에서 병원의 서비스를 연상할 수 있도록 지속적인 홍보활동과 이해의 구축이 필요하다.

④ 높은 충성심 : 소비자는 인적 정보에 대하여 신뢰성을 보이고 구매상황에서 높은 불확실성과 위험을 인식하는 관계로 전문서비스의 이용에서 충성도를 보인다. 충성도가 높은 경우, 의료기관의 마케팅 전략을 보면 광고나 선전을 통하여 고정고객을 확보할 필요가 있으며, 의료인에 대한 보다 적극적인 경로정책이 필요하다. 한 번 이용한 고객이 다시 찾도록 하고, 새로운 고객이 찾아오게 하기 위하여 의료인들에 대한 인센티브가 주어져야 한다.

⑤ 엄격한 윤리적 규제 : 전문서비스를 판매하는 전문인은 엄격한 윤리적 · 법적 사항을 준수하여야 한다. 고객의 욕구에만 치중하는 전문서비스의 제공은 있을 수 없다. 그러므로 의료기관은 고객의 수요창출과 고객에 대한 건전한 서비스의 교육을 위한 촉진활동이 필요하다.

6. 판매촉진 프로그램 개발

판매촉진을 위한 마케팅 기획 시 마케터는 목표설정과 소요예산, 의료관광시장의 특성, 경쟁상황 등을 고려하여 일관성 있고 체계적인 판매촉진 계획을 수립해야 한다. 그리고 효과적인 판매촉진 기획을 위해서는 판촉수준 결정 → 판촉대상 결정 → 판촉기간 결정 → 판촉 배포수단 결정 → 판촉시기 결정 → 판촉소요 예산결정의 6단계 의사결정 과정을 거쳐야 한다. 의료기관은 판매촉진 활동에 따라 판촉활동 이후에 의료관광산업에 미칠 영향과 효과를 감안하여 실행계획을 수립해야 한다.

(1) 판촉상품의 유치수준

판촉상품의 유치수준은 단기간에 유치환자 증가를 최대화하고, 판촉비용을 효율적으로 사용할 수 있는 최적의 수준에서 결정해야 한다. 의료관광산업에서 국내 의료기관들은 판촉도구로써 건강검진상품을 주로 활용하고 있다.

① 건강검진 프로그램은 타깃 시장의 현황과 시장규모에 맞춰 기본검진, 암검진, 심장정밀검진, 소화기정밀검진, 프리미엄 검진 중 어떠한 프로그램으로 판촉할지를 정하고, 판촉에 소요되는 건강검진권당 단가와 개수를 감안하여 판촉수준과 범위를 결정해야 한다. 건강검진센터에서는 비수기에 직원가족과 지인을 대상으로 인한 프로모션을 통해 매출을 유지하는 마케팅 활동을 수행한다.

② 비수기 프로모션은 일부 건강검진 프로그램의 특별 할인을 적용하는 방식으로 주로 12월~2월 중 비수기에 실행한다. 그러나 프로모션 판촉활동이 너무 빈번하게 비슷한 수준으로 행하여진다면, 판매촉진의 이미지가 퇴색되어 마케팅 효과를 얻기 어렵기 때문에 판촉수준을 결정할 때에는 판촉활동 전과 후에 미칠 영향과 마케팅 효과에 대해 반드시 고려해야 한다.

(2) 판촉상품의 제공 대상

판매촉진활동의 목적과 예산을 고려하여 타깃 시장의 판매촉진 대상과 범위를 넓게 선택할 것인지 좁게 선택할 것인지 결정해야 한다.

① 국내 의료기관들은 판촉대상으로 현지 의료관광시장의 오피니언 리더 또는 정부관계 부처의 장차관급 및 주요 인사 등을 주로 선정하고 있다. 이들은 한국의료체험행사에 초청받아 국내의 우수한 시설과 기술을 체험하고 알리는 역할을 수행한다.

② 의료기술을 알리는 목적으로 경제여건이 어려운 현지 환자 또는 치료가 불가능한 환자를 대상으로 선정하기도 한다. 이때 의료기관은 특화된 의료관광상품을 알릴 수 있는 대상을 선정한다.

(3) 판촉 지속기간

판촉기간은 판매촉진이 대상고객에게 전달되어 매출증대 효과를 가져올 수 있을 만큼 충분해야 한다. 그러나 판촉기간이 너무 길어 소비자들로 하여금 받은 혜택에 둔감해지지 않도록 판촉기간을 조절해야 한다.

① 의료관광상품에 따라 판촉기간은 다를 수밖에 없다. 의료관광상품에 따라 1회 평균 구매주기에 해당하는 기간으로 결정하거나, 판매촉진활동의 효과측정이 용이하

도록 1달 또는 1분기 등의 기간을 성정하기도 한다.

② 국내 의료기관에서 건강검진권을 판촉에 많이 활용하는 이유는 건강검진이 주기적(보통 1년)으로 행해지며, 건강검진을 통해 단시간에 한국의 최첨단 의료장비 및 서비스와 진단기술을 체험할 수 있고 건강검진은 건강관리 차원에서 일반인의 접근이 용이하기 때문이다.

③ 의료관광마케팅의 과정은 [그림 4-15]와 같고 이러한 판촉활동이나 마케팅 과정은 시장의 특성에 맞게 마케팅 계획을 수립해야 하며, 시간이나 소요예산 등을 분석하여 적합한 시장에 판촉활동을 투입해야 한다.

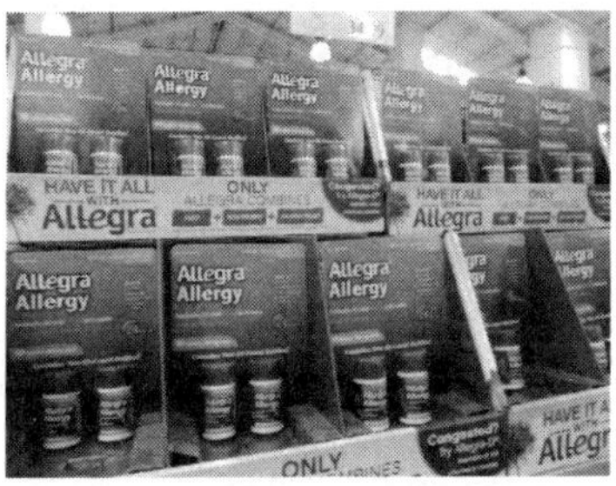

(a) 의약품 판촉활동

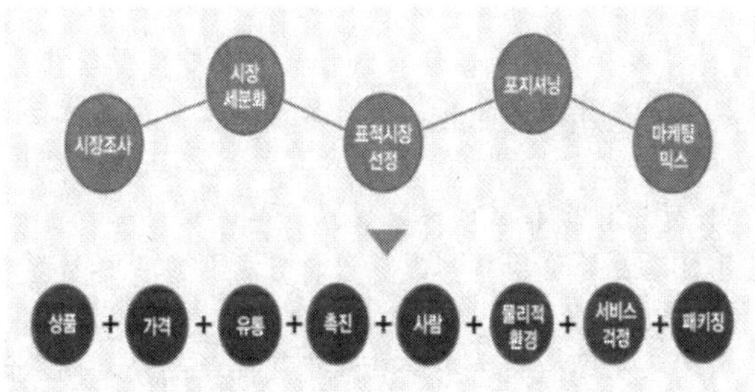

(b) 의료관광마케팅 과정

[그림 4-15] 판촉활동의 활용

(4) 판촉 홍보계획 수립

판매촉진 홍보계획에 따라 홍보방법, 소요예산, 도달범위 및 효과, 홍보시기 등이 달라진다. 의료기관은 타깃 국가의 현황에 맞게 신문, 우편, 인터넷, 이메일, 직접 전달, 세일즈콜 행사 시 사은품, SNS, 홈쇼핑 등의 다양한 방법을 활용할 수 있다.

(5) 판촉시기

다른 마케팅 촉진활동과 결합하여 동시에 실행할지, 순차적으로 실행할지 등의 계획과 유통방법 및 활동을 고려하여 결정해야 한다(예 중동지역을 타깃으로 하는 의료기관은 6월경에 시작되는 여름휴가 시즌을 겨냥하여 여행상품과 결합한 판매촉진 프로그램을 개발하기도 한다. 이는 여름철에 국외로 가족을 동반하여 장기 여름휴가를 떠나는 중동지역 고객의 생활패턴을 고려하여 판촉시기를 결정하고 추진하는 것이다).

(6) 판촉 예산계획

마케팅 활동의 효과를 최대화할 수 있는 수준에서 마케팅 촉진을 구성하고 적정한 판촉비용을 산정하여 예산계획을 수립해야 한다. 경우에 따라서는 홍보를 위해 판촉비용만 예산으로 편성하기도 한다(예 국내 의료기관은 국외행사를 통해 의료기관을 알리고자 할 때 신규시장에 진입하기 위해 세일즈콜 등의 행사에서 건강검진권 또는 무료시술(수술)을 판촉용으로 많이 활용하고 있다).

(7) 판촉 계획실행 및 평가

마케터는 판촉계획에 맞춰 실행 후 효과분석을 통해 의료관광시장에서의 판촉활동결과를 평가해야 한다. 이를 통해 의료기관은 다음 판촉활동 계획수립에 반영하고 투자예산 대비 효과분석을 해야 한다.

① 타깃 국가에서 특정 상품의 프로모션 기간 동안 판촉활동을 통해 얻는 샘플 또는 유치환자수 증가를 프로모션 결과로 분석해야 한다.

참고 서비스 판매촉진의 필요성과 한계 및 병원 홍보의 기본조건, 홍보실무

1) 서비스 판매촉진의 필요성 및 한계

의료서비스의 판매촉진은 일반 상품의 경우에서처럼 효과적일 수 있는데 특히 다음의 경우에 판매촉진을 실시하면 더욱 효과적이다.

① 새로운 의료서비스가 소개될 때, 기존 서비스상의 질적 개선이 이루어졌을 때
② 경쟁이 심할 때, 병원의 유통망을 확장시킬 때
③ 기존 서비스의 광고가 이미 이루어졌을 때

하지만 의료서비스의 판매촉진은 많은 한계점을 가진다. 먼저, 판매촉진은 반복사용이 어렵고 다른 촉진수단들과의 협조가 없이는 효과가 없다. 효과 또한 단기적이고 일시적이다. 지나친 판매촉진은 자사 상품의 이미지를 해친다. 따라서 의료서비스의 판매촉진은 제한적으로 신중히 이루어져야 한다.

2) 병원홍보의 기본조건

병원홍보의 기본조건은 다음 4가지를 들 수 있다.

① 병원홍보는 지역사회와 주민들의 활동과 밀접하고 합치되도록 공평하게 수행해야 한다.
② 다수인의 정서와 관심에 호소하되 소수의 지식인에 대하여 논리와 이성적인 이해를 얻어야 한다.
③ 홍보는 권위를 가지고 성실, 공정, 과학적이면서도 상식적이고 윤리에 기반을 두어야 한다.
④ 홍보는 상대방의 현재의 여건이 고려되어야 하며 현실적 요망사항에 민감하여야 한다.

3) 병원의 홍보실무

① 대내홍보
　㉠ 원내 뉴스레터의 발간, 지속적인 친절 캠페인 및 교육
　㉡ 제안 및 제언제도의 활성화, 원내 비전문인에 대한 전문상식의 보급
　㉢ 병원경영과 관련된 정보의 수집, 자료의 보존과 관리
② 대외홍보
　㉠ 원회 뉴스레터의 발간
　㉡ 병원소개책자, 팸플릿, 영화 및 비디오 제작 상영

② 인터넷의 발달을 통해 정보의 용이한 습득과 지식의 공유를 바탕으로 블로그 및 소셜 네트워크 서비스와 같은 마케팅 기법이 점점 확대되고 있다(그림 4-16).

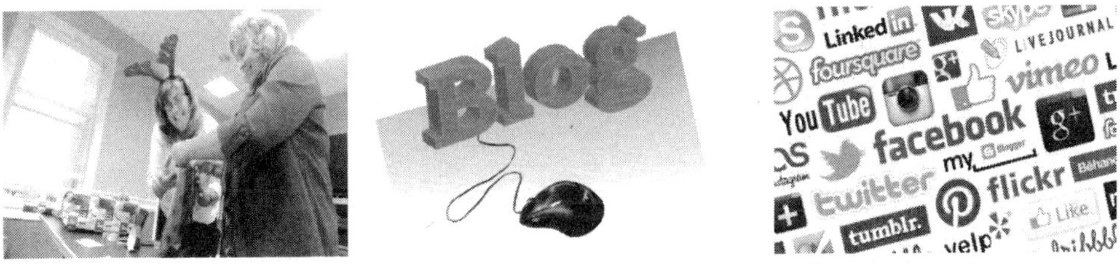

(a) 병원의 체험 마케팅 모습 (b) 마케팅에서의 블로그 효과 (c) 소셜 네트워크를 이용한 마케팅 활동

[그림 4-16] 체험 마케팅 및 인터넷을 활용한 마케팅 활동

04 마케팅 기법

소비자들의 비이성적인 선택들, 완벽하지 못한 모습들, 이런 비이성적인 행동들을 예측할 수 있게 된다면 좀 더 나은 마케팅 홍보를 할 수 있을 것이다. 소비자의 행동을 예측하고 분석하기 위해 여러 마케팅 기법들이 나오고 있다. 최근에는 복고와 최신의 결합이나 명품 마케팅과 같은 새로운 마케팅 기법들이 다양하게 개발되고 있다.

1. 마케팅 모델과 유형

오늘날 매체의 폭발적인 증가로 더욱 많은 기업들이 중간상의 도움 없이 자사의 제품과 서비스를 고객들에게 직접 판매할 수 있다. 기존의 매체들, 즉 인쇄물, 광고판, 카탈로그, 직접우편 등으로 인해 보충이 되고 있다. 기업들은 점차 기존고객들에게 직접 상품을 공급하고 또한 새로운 잠재고객을 확인·규명하기 위해서 이들 모든 매체를 이용하고 있다. 직접 마케팅으로 기업들은 자사의 상품을 집중할 수 있으며 또한 보다 정확하게 그 결과를 측정할 수 있다.

(1) 내부 마케팅

조직에서 내부 마케팅을 실행하기 위해서는 무엇보다도 직원들을 고객으로 인식하여야 한다. 직원을 고객으로 인식할 때, 고객으로서의 직원의 중요성을 다시 인식하게 된다.

① 직원의 중요성이 인식될 때, 조직은 그들에게 효과적인 교육훈련과 동기부여를 제공하며, 모든 지원서비스를 제공하게 된다.

② 서비스 기업의 경우, 고객만족을 이끌어내기 위해서는 직원의 역할이 매우 중요하다. 직원들이 고객지향적 사고를 이해하고 실천에 옮길 때, 양질의 의료서비스를 일관되게 제공할 수 있다.

(2) 구전(입소문) 마케팅

의료서비스의 특성상 의료관광을 선택하는 고객은 친구들과 가족의 추천을 가장 신뢰한다. 또한, 인터넷과 스마트폰 사용이 증가함에 따라 온라인을 통한 고객의 의견과 평가가 중요시되면서 구전 마케팅이 가장 효과적인 방법으로 인식되고 있다.

① 구전 마케팅은 의료관광상품과 서비스에 대해 소비자와 소비자 상호 간의 커뮤니케이션을 활용하므로 상품에 대해 부정적인 영향을 감안해서 효과적으로 활용해야 한다.

② 상품이 다양화되면서 기업에서는 입소문 마케팅 기법으로 "소비자의 구매결정권이 여자에게 있다"는 점에 착안하여, 능력을 겸비한 주부층의 우수인력을 활용하는 방법으로 '주부평가단의 무상제품평가'를 통한 마케팅 전략을 수립하기도 한다.

③ 의료분야에서도 집안의 대소사를 책임지는 주부의 역할이 커짐에 따라 의료기관의 선택결정권이 여성에게 있음을 감안하여 여성고객을 타깃으로 한 건강강좌 또는 세미나로 병원의 브랜드를 알리는 방법을 채택하고 있다.

(3) 직접 마케팅

장소에 상관없이 측정 가능한 반응이나 구매에 영향을 미칠 수 있는 1개 이상 광고매체를 사용하는 쌍방향 마케팅을 의미한다.

① 국내 의료법상 의료기관에서 고객 유인을 목적으로 한 마케팅 활동은 제한되어 있다. 이러한 제약조건 때문에 의료기관에서는 홈페이지에 가입한 환자 또는 고객에 한해서 이메일 등을 통해 유용한 건강정보(병원보, 소식지 등)를 전달하는 방법을 활용한다.

② 이메일을 통한 마케팅은 우편에 비해 적은 비용이 드는 반면에 스팸 이메일로 여겨져 자칫 고객의 사생활 침해 문제를 일으킬 수 있는 문제점이 있다. 그러므로 이메일을 통한 마케팅을 하려면 국적별 담당자와 직접적으로 질의 응답할 수 있는 시스템이 구축되어야 한다.

이메일은 의료기관 홈페이지를 통해 고객이 직접 궁금한 사항을 질의하고 응답하여 모든 기록이 저장, 관리되어야 한다.

③ 마케팅 담당자가 변경되더라도 고객이 의료기관을 기억하고 올 수 있도록 홈페이지를 통해 직접적으로 병원직원과 상담 및 예약을 할 수 있는 인프라를 구축하여 의료기관이 직접 고객과 커뮤니케이션하는 시스템을 갖추는 것을 의미한다(예 싱가포르와 태국의 병원들은 이미 홈페이지를 통해 국외 고객이 의료관광에 관한 사항을 질의하고 직원이 응답할 수 있는 시스템이 마련되어 있다).

(4) 귀족 마케팅

상위 1[%]의 고객을 타깃으로 희소성의 가치를 부여하는 귀족 마케팅은 경제적 상황이 어려울 때(예 IMF 구제금융 시기) 오히려 효과적인 마케팅 방법으로 활용되고 있다.

① 산업혁명 이후 소수 신귀족층이 형성되면서 20[%]의 구매자가 물량의 80[%]를 소비한다는 20 : 80법칙(볼륨세그멘테이션 법칙)*에 근거한 전략적인 방법이다.

② 마케팅을 활용하는 것은 사회계층별 특성을 고려할 때 부유층은 소비 패턴에서 서비스 및 상품의 명성과 품질 등에 특별한 가치를 두기 때문이다. 이들은 가격에 별다른 영향을 받지 않으며, 가격변동에 의한 고객이탈률도 낮아 가격을 중시하는 일반소비계층의 소비형태와 차이가 있고 경기변화에 영향을 적게 받기 때문이다(예 귀족 마케팅은 하나은행의 프라이빗뱅킹, 롯데백화점의 애비뉴엘관, 아시아나항공의 오즈 쿼트라 스마티움** 등이 있으며, 의료기관은 호텔숙박 또는 CEO 대상 프리미엄 건강검진 패키지 프로그램 등이 있다).

(5) 공익 마케팅

의료기관(또는 기업)의 브랜드를 자선 및 공익활동과 연계하여 상호 이익을 추구하는 전략적 포지셔닝 도구이다. 의료기관은 공익 마케팅을 통해 브랜드 인지도 증대, 고객충성도 향상, 매출증대, 언론의 관심집중 등 여러 마리의 토끼를 동시에 잡을 수 있다.

① 의료관광시장 내 경쟁이 심화됨에 따라 소비자들이 의료기관의 브랜드와 이미지를 보여주는 것에 만족하지 않으며, 의료관광상품이 가지고 있는 고차원적 가치에 의미를 부여하기 때문이다.

② 의료기관은 상품이나 브랜드를 사회적인 이슈와 전략적으로 연계하여 마케팅 효과뿐만 아니라 공공성을 부여한 사회적 책임기업으로서의 이미지로 인식될 수 있도록 공동 관심 분야를 정해 자선단체와 전략적으로 제휴하거나, 의료기관 단독으로

---

* 볼륨세그멘테이션(volume segmentation) 법칙(20 : 80법칙) : 1명의 대량 구매자를 얻는 것이 16명의 소량 구매자를 얻는 것보다 이익이 되며, 이 경우 마케터는 대량구매자들이 판매에 기여하는 수준에 상응하는 서비스를 제공할 수 있다.

** 오즈 쿼트라 스마티움 : 비즈니스 클래스 오즈 쿼트라 스마티움(OZ Quadra Smartium)

직접적인 공익 마케팅을 진행한다.

③ 전략적 제휴나 단독 공공 마케팅은 결국 의료기관에 사회적 신뢰와 명성을 가져다 줌으로써 브랜드 인식이 좋아지고, 고객의 구매의사가 늘어나게 된다(예 기업과 의료기관은 E-mart 유기농 농장운영, 함소아한의원의 아천사프로젝트(저소득층 아토피 어린이 무료진료 서비스), 보건복지부 및 한국청소년활동지원센터와 함께 국내외 안면기형 청소년의 무료수술을 지원하는 사업, JK성형외과 JK안면기형지원센터의 새 얼굴 찾아주기 무료의료지원사업(NEW FACE NEW DREAM) 등이 있다).

④ 대표적인 기업광고로 유한킴벌리의 '우리강산 푸르게 푸르게' 공익광고 캠페인이 있으며, 최근 들어 많은 기업에서 공익을 표방하는 캠페인 광고를 전략적 마케팅 기법으로 활용하고 있다.

(6) 감성 마케팅

마케팅 커뮤니케이션에 있어 감성은 브랜드를 차별화하여 고객충성도를 이끄는 핵심요소로써 브랜드 가치를 의료기관상품의 특성이나 가격과 같은 객관적이고 이성적 요소 이외의 감성적 욕구에 호소할 수 있어야 한다.

① 감성 마케팅은 소비자의 감성을 최대한 자극하여 관심을 이끌어내고 고객의 경험과 체험을 제공하여 감동을 주는 마케팅 기법이다. 눈에 보이지 않는 인간의 감각과 감성을 자극하는 즉, 소비자의 감성을 통해 의료관광상품에 대한 긍정적인 반응을 얻고, 구매까지 연결하도록 하는 것이다.

② 감성을 활용한 마케팅 기법은 의료기관의 브랜드 이미지를 차별화하여 로열티를 강화할 수 있는 핵심적인 방법이며, 경쟁이 치열한 의료기관의 브랜드 이미지를 차별화하여 로열티를 강화할 수 있는 핵심적인 방법이며, 경쟁이 치열한 의료관광시장에서 지속적인 충성고객을 유지하기 위해 상품, 가격, 질보다 경험, 체험, 감동과 같은 감성적 가치를 통해 고객의 마음을 훔치는 것과 같이 고객과의 유대 관계를 강화하는 마케팅 기법이다(예 기업광고는 경동보일러, 초코파이의 정(情)을 들 수 있다. 의료기관의 환자이름 기억하고 알아주기 서비스나 해피콜 등이 고객에게 관심을 주어 감성을 자극하는 감성 마케팅의 일환이라 할 수 있다).

(7) 컨버전스 마케팅

인터넷이 발달함에 따라 소비자의 구매패턴과 요구도 변화했다. 이에 따라 생성된 새로운 개념의 컨버전스 마케팅 기법은 기존 소비자성향과 사이버적 소비자성향을 반영한 기법이다.

① 복합형 성향의 소비자를 유치하기 위해 의료기관(또는 유치기관)은 온·오프라인

으로 마케팅 전략수립이 필요하게 되었다.

② 온라인을 통해 정보를 수집하고 결정하는 고객, 우연한 기회에 의료관광을 경험하고 정보를 수집한 뒤 온라인을 통해 재방문을 예약하는 고객, 오프라인에서 보로슈어 등으로 정보를 수집하고 온라인 홈페이지를 통해 예약하는 고객, 온라인에서 정보를 수집하고 전화로 예약 및 상담을 의뢰하는 고객 등 다양한 경로를 통해 고객을 유치하는 것이 이에 해당된다.

(8) 브랜드 마케팅

의료관광상품을 결정할 때 소비자의 선택기준은 상품의 질에서 브랜드 이미지와 서비스까지 포함한다. 소비자는 의료관광상품에 국한되는 것이 아니라 브랜드도 포함한다는 것을 의미한다(예 명품 브랜드는 고객의 입장에서 상품 그 이상의 자산으로 축적되고 인식되어 고객에게 지속적인 상품의 부가가치를 부여한다).

① 브랜드 마케팅은 고객에게 상품 그 이상의 브랜드 가치를 창출하고 부여하는 것을 중요시하는 마케팅 기법이다. 다양하고 새로운 마케팅 기법이 경쟁하고 있는 의료관광시장에서 의료기관의 목적달성을 위한 구체적인 전략과 전술은 곧 의료기관의 높은 브랜드 이미지와 의료기술과 서비스의 명성을 대변하는 브랜드의 인지도 확보와 국내 의료기술의 세계화에 달려 있다(예 건강증진센터 프로그램에서 종합병원급과 건강검진전문기관의 검진항목에는 큰 차이가 없다. 다만 서비스 질과 정도관리, 전문인력, 고가장비 보유, 진료연계 서비스 등의 차이가 있다).

② 종합병원급과 건강증진전문센터의 가장 큰 차별화는 검진결과 질병발견 시 전문진료과목 진료연계 서비스 제공과 응급상황발생 시 응급처치 및 수술가능 여부에 달려 있다.

③ 종합병원급 건강증진센터의 건강검진상품은 해당 의료기관의 브랜드 인지도에 따라 건강검진가격에 상관없이 소비자에게 의료관광상품 가치가 다르게 부여된다. 그래서 일부 진료예약이 어려운 의료기관은 진료연계 서비스를 강점으로 내세워 마케팅 활동을 하기도 한다.

(9) 로열티 마케팅

의료기관에서 새로운 고객(신환자)을 창출하는 것보다는 기존고객(재진환자)을 유지하는 전략이 효과적인 마케팅 전략이다. 이는 기업에서도 마찬가지이다. 경쟁이 심화되면서 기업에서는 기존고객 충성도를 평가하고, 고객관계구축 및 유지전략으로 다양한 로열티 관리 프로그램을 개발하여 마케팅 활동을 하고 있다.

① 소비자가 다양한 욕구와 니즈를 가지고 있기 때문에 고객이 원하는 니즈를 파악하고 분석하여 제공하는 의료관광상품과 서비스를 개발하고 판매해야 하기 때문이다. 그러므로 마케팅 활동이 가능한 기업에서는 다양한 고객 로열티 관리를 위해 포인트제(마일리지)를 개발하고 있다(예 OK캐시백 서비스, 항공사의 항공마일리지, T멤버십 서비스 등이 대표적인 포인트를 활용한 로열티 마케팅에 해당한다).

② 의료관광 대표국인 태국은 의료기관과 주변 관광지가 협력하여 병원을 이용한 고객이 관광지를 이용할 때 할인 서비스를 제공하고 있다. 국내에서도 중국 의료관광객을 대상으로 한국관광공사, 호텔, 의료기관, 유치기관 등이 협력하여 일정금액 이상의 수술 및 시술을 하였을 경우 공연을 무료로 관람할 수 있게 하거나 면세점 이용 시 할인혜택을 부여하는 로열티 마케팅을 하고 있다. 성형 · 미용 분야 의료관광객을 대상으로 재방문 시 방문회수에 따라 비용을 차등 적용하거나 감면해주는 것도 이에 해당한다.

(10) 체험 마케팅

고객의 경험과 감성에 초점을 두어 고객에게 직접 상품을 접할 수 있는 기회를 제공하여 고객의 감동을 이끌어 내는 마케팅 기법이다.

① 의료기관은 의료서비스를 제공할 뿐만 아니라 고객의 다양한 소비행동 변화와 니즈에 맞는 21세기형 마케팅 전략을 수립해야 한다. 기존의 마케팅 기법이 분석적이고 계략적인 반면, 의료관광상품이 다양하고 풍부해지면서 사전에 의료관광상품이나 서비스를 보고 느끼고 경험하는 체험 마케팅이 중요해지고 있다.

② 의료관광 체험 마케팅 상품으로 치과의 스케일링, 피부과의 마사지 등이 대표적이다. 의료기관은 이러한 체험 마케팅 사례를 활용하여 홍보에 적극 활용하며, 고객의 체험수기 또는 경험정보 공유를 통해 자연스런 홍보효과를 얻을 수 있게 된다. 이외에도 제조업에서는 제조과정 견학과 체험을 통해 고객이 기업과 제품에 대한 신뢰를 형성할 수 있도록 하고 있으며, 최근 한의원에서는 고객에게 약초재배지를 견학하게 하여 약초의 효능을 고객이 직접 체험할 수 있는 프로그램을 운영하고 있다.

(11) 스타 마케팅

한류열풍에 힘입어 의료관광시장에서 국내 성형 · 미용분야 의료기술에 대해 높은 신뢰도를 얻고 있다. 이렇듯 영화배우, 가수, 탤런트, 개그맨 등 인기 있는 스타가 가지는 영향력, 즉 홍보효과로 얻은 경제적 가치는 무궁무진하다. 이는 스타가 사회, 경제적인 가치를 가지고 있는 문화상품이기 때문이다.

① 스타는 막대한 파생상품을 만들어내기 때문에 때론 스타 한 명이 국가 이미지를 개선할 수도 혹은 먹칠할 수도 있다. 스타 마케팅은 대중 스타를 만들고 그들의 힘을 키워 체계적으로 관리하는 방법이다(예 김연아 선수의 스포츠 스타 마케팅, 싸이의 인기가수 스타 마케팅 등이 이에 해당한다).

② 의료관광시장의 경우 주요 타깃 국가의 유명한 원로 연예인을 초청해서 건강검진과 마사지를 체험할 수 있게 하는 방법이 있다. 최근 이러한 스타 마케팅을 활용한 다양한 방법에는 스타의 공항패션 따라하기와 스포츠스타의 수술 및 시술 등도 활용되고 있다(예 피겨스케이팅의 김연아, 축구의 박지성, 역도의 장미란, 선수 등이 부상 시에 치료했던 병원은 선수들의 치료결과를 활용한 마케팅 활동을 하고 있다).

(12) 디지털 마케팅

IT 정보기술이 발전하면서 디지털과 온라인 기술을 이용해 효과적인 마케팅 프로그램을 개발하기 위해 인터넷에 국한하지 않으며, 인터넷의 매체적 성향만을 강조하지도 않는 쌍방향 커뮤니케이션 기법이다.

① 의료관광시장 특성상 지역적 접근성을 감안하여 국내 의료기관은 인터넷을 기반으로 한 u-Healthcare 시스템으로 더 많은 잠재고객의 정보를 수집하고, 고객이 원하는 곳에서 언제, 어디든지 상담서비스 제공을 통해 개별적 마케팅으로 쌍방향 커뮤니케이션을 제공할 수 있는 강점을 가지고 있다.

② 2011년부터 보건산업진흥원과 한국관광공사는 국외 현지병원과 국내병원 간 커뮤니케이션을 위한 '글로벌 u-Health 확산사업'의 일환으로 미국, 러시아, 몽골, 필리핀, 레바논, 중국, 베트남, 우즈베키스탄, 카자흐스탄, 카타르, 아랍에미레이트, 오만 등의 타깃 국가에 u-Healthcare 시스템 구축사업을 추진하고 있다. 정보통신의 발달로 인해 온라인을 이용한 마케팅 기법이 있다(그림 4-17).

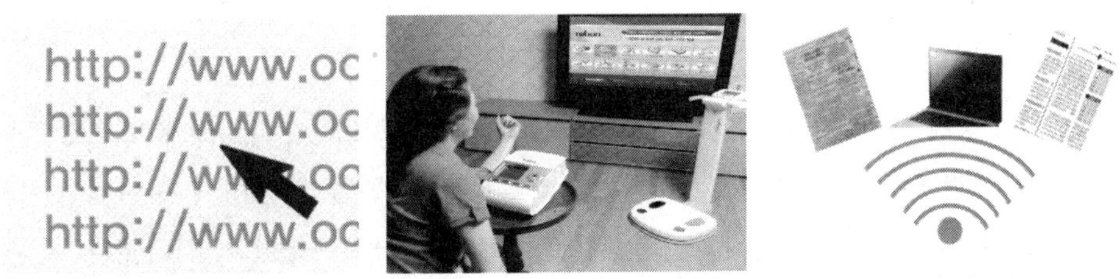

(a) 웹사이트를 통한 마케팅 (b) u-Healthcare 시스템 (c) 정보수집의 간편함

[그림 4-17] 온라인을 이용한 마케팅 활동

2. 웹사이트 구축

인터넷에서 사용자들이 정보가 필요할 때 언제든지 그것을 제공할 수 있도록 웹서버에 정보를 저장해 놓은 집합체이다. 인터넷에 들어가는 관문으로 간략히 사이트(site)라고도 하며, 흔히 홈페이지 주소로 되어 있다.

주제별로 원하는 사이트 목록들을 나열한 사이트들이 많은데 이를 **인터넷 포털사이트**(portal site)라고 한다. 포털사이트들은 정보검색 서비스나 커뮤니티와 같이 사용자가 정기적으로 이용할 수 있는 서비스를 제공함으로써 고정 방문객을 확보하여 인터넷 비즈니스로 연결된다.

(1) 웹사이트를 개설

방문자를 끌어 모을 수 있는 것은 아니다. 웹사이트를 구축하고 나면 이를 알리고 방문자들이 찾아올 수 있도록 해야 한다. 아무리 좋은 제품이라고 하더라도 고객이 사이트를 찾지 못한다면 제품을 구입할 수 없다.

① 한 사이트의 성공을 가늠하는 기준은 방문자가 얼마나 자주 사이트를 찾느냐 하는 것이다. 인터넷에는 이미 무수히 많은 사이트가 있고 매일 새로운 사이트가 쏟아지고 있다. 이처럼 많은 사이트 중에서 자신의 사이트를 어떻게 알릴까 고민하고 분석해야 하는 것이 의료관광마케터의 큰 고민거리이다.

② 의료관광마케터는 사이트 구축 후에 가장 먼저 사이트가 많이 알려지고 활성화되도록 해야 하는 상황에 직면한다. 웹사이트에 많은 이용자들이 찾아오고 매출과 수익에 도움이 되도록 하는 모든 활동이 '웹사이트 마케팅'이다. 사이트의 인지도를 높이고 브랜드를 강화하며 고객을 확보해 나가는 일련의 과정이다.

③ 매출을 위해서는 방문자가 많아야 하고 이를 위해 홍보와 마케팅은 중요한 역할을 한다. 세계적인 경영자들은 인터넷 비즈니스에서 기술보다는 경영과 마케팅 전략의 중요성을 강조하였다.

(2) 전자상거래

직접 마케팅에 대한 가장 최근의 경로는 전자식 경로이다. 전자상거래라는 용어는 전자식 자료 상호교환, 거래를 하기 위해 팩스 및 전자우편을 사용하여 자금을 용이하게 하고, 또한 디지털식으로 현금을 받기 위해 스마트카드를 이용하고 인터넷과 온라인을 이용함으로써, 공급업자에게 구매주문을 보내는 것과 같이 여러 다양한 전자식 플랫폼을 이용한다. 전자식 사업은, 즉 디지털화와 상호 통신능력의 바탕을 이루고 있다.

① 웹사이트는 다양한 의견을 가진 고객을 대상으로 복합적인 메시지를 전달할 수 있다. 동일한 웹사이트에서도 언어, 세대, 연령, 성별에 따라 차별화된 페이지를 구성하여 다양한 마케팅 활동을 할 수 있다. 전체 환자의 50[%]가 의료관광을 목적으로 방문하는 태국의 범룽랏병원의 경우 13개 국가별 웹사이트를 개발하여 마케팅 활동을 하고 있다.

② 인쇄광고물(브로슈어*, 리플릿** 등)에 비해 정보변경과 업데이트에 비교적 적은 비용이 소요된다, 즉, 인쇄물의 경우 가격변경이나 정보오류가 있을 때 폐기처분하고 새로 제작할 수밖에 없지만 웹사이트는 정보를 수정 · 보완하여 관리할 수 있다는 장점이 있다. 잠재고객 및 기존고객과 웹사이트, e-mail 등의 의사소통을 통해 재방문을 유도할 수 있다. 정기적인 뉴스레터 발간 및 발송으로 전문적으로 유용한 건강정보를 정기적으로 전달할 수 있다.

③ 의료기관은 웹사이트를 통해 홍보하며 PR을 위한 수단으로 활용하기도 한다. 의료기관은 잠재고객이 원하는 정보를 제공함으로써 고객의 신뢰를 얻고 고객을 유치한다. 또한 의료기관의 브랜드 인지도에 따라 웹사이트 구축효과와 영향력은 달라진다.

④ 웹사이트 구축으로 의료기관은 웹사이트를 홍보수단으로 활용할 수 있지만 웹사이트 하나만으로 프로모션을 할 수는 없으며, 마케팅 전략을 실행하기 위해서는 광고, PR 등의 요소를 의료관광상품과 마케팅 전략에 맞게 적절하게 믹스하여 활용하는 방안을 모색해야 한다.

(3) 웹 홍보사이트 디자인

웹을 활용한 홍보사이트의 디자인은 의료기관의 특징과 의료관광상품의 특징을 잘 홍보하고 고객에게 유용한 정보를 제공할 수 있도록 설계되어야 한다. 인터넷이 발달하면서 소비자들은 웹사이트를 통해 다양한 정보를 쉽게 접할 수 있다. 웹을 활용한 홍보를 위해 웹사이트는 접근하기 쉽고, 의사소통이 가능하며, 고객의 정보를 저장할 수 있어야 한다.

1) 접근성(Addressabillity)

인터넷과 IT기술이 발달하고 정보검색이 용이해짐에 따라 소비자들은 의료관광 결정 전에 웹사이트를 통해 정보를 수집하게 되었다.

* 브로슈어(brochure) : 선전 따위를 위하여 만든 얇은 책자이다.

** 리플릿(leaflet) : 설명이나 광고, 선전 따위의 내용을 담은 종이쪽이나 얇은 책자, 팸플릿보다 더 간략한 것을 말한다.

① 의료관광에 관심이 있는 고객은 의료관광 결정을 위해 의료기관 관련 정보를 웹사이트에서 얻을 수 있는데, 웹사이트로의 접근가능성과 웹사이트의 정보제공능력이 있으면 접근성이 용이하다. 의료기관은 웹사이트를 통해 잠재고객에게 유용한 정보를 제공함과 동시에 사이트 가입유도를 통해 고객데이터를 수집할 수 있다.

② 의료기관은 수집된 고객정보를 추출하고 분석하여 고객과 커뮤니케이션이 가능하도록 특정 고객 대상 마케팅 전략을 수립하고 프로모션을 하는 데 활용한다. 즉, 의료기관의 웹사이트가 고객이 쉽게 접근할 수 있도록 개발되면 의료기관은 홍보효과와 더불어 웹을 통해 유용한 정보를 고객으로부터 제공받고 활용할 수 있다.

2) 상호 대화성(Interactivity)

고객과 의료기관이 원활하게 의사소통할 수 있는 능력을 의미한다. 의료기관은 웹사이트에서 고객이 필요로 하는 정보에 응답하는 기능을 원활하게 수행해야 한다. 그리고 웹사이트는 정보를 제공하는 역할수행과 동시에 체험후기나 사진 콘테스트(예 신생아 사진 콘테스트) 같은 체험의 즐거움을 주는 재미요소를 제공할 수 있다. 의료관광 고객의 체험수기는 관심사가 동일한 고객에게 객관적이고 정확한 정보로 고객의 공감대를 유도할 수 있는 장점을 가지고 있다.

3) 저장(기억 : Memory)능력

의료기관은 잠재고객이나 기존고객의 정보를 웹사이트에 보관하여 고객들의 주요 관심사와 질의를 바탕으로 미래의 잠재고객들에게 고객 중심의 필요한 정보를 제공할 수 있다.

① 웹사이트 설계 시에 저장된 정보를 분석하여 상담내역(관심질환, 일정 등), 후속조치(follow-up) 안내, 감사편지, 카드 등을 고객에게 보내 원활하게 피드백을 할 수 있도록 디자인되어야 한다.

② 타깃 국가에 따라 해당 국가의 언어와 문화, 관심분야와 주요 질병 등을 고려하여 콘텐츠 구성 및 색상 등을 결정하여 디자인해야 하는데, 이때 고객과의 원활한 의사소통을 위해 현지 인터넷 환경과 검색속도 등도 웹디자인 기획 시 고려해야 한다. 〈표 4-8〉은 의료관광의 홍보를 위해 웹사이트를 이용할 시 설계 및 접근방법들에 관한 내용들을 나타낸 것이다. 관심도와 상호작용 등을 고려해서 마케팅 전략을 수립해야 한다.

〈표 4-8〉 웹 홍보사이트 설계 시 고려해야 할 사항

특 성	내 용	사 례
접근의 용이성	관심도가 높은 초기 의료시장에서 잠재 고객을 유인할 수 있는 능력	웹사이트 방문고객에게 다양한 방법의 보상혜택 부여 (㉾ 검진예약 시 검진비용 감면)
상호작용	고객과 의료기관과의 직접적인 의사소통 가능	웹사이트를 통해 실시간으로 질의 응답할 수 있는 기능부여(㉾ 실시간 1 : 1 상담 코너)
저장능력	잠재고객 또는 기존고객의 정보를 획득하여 저장하는 능력	고객이 입력한 정보(이름, 연락처, 국정 등)를 저장하여 획득된 고객정보를 분석 및 관리(㉾ CRM 프로그램)

(4) 웹사이트 디자인의 구성요소

의료기관의 웹사이트는 의료기관이 선정한 타깃 국가의 잠재고객에게 정보를 제공하여 의료관광을 결심하는 데 도움을 줄 수 있어야 한다. 이때 의료기관은 현지에서 의료관광상품과 브랜드를 알릴 수 있도록 웹사이트를 설계해야 한다.

① 타깃 국가의 인터넷 환경과 문화를 고려하지 않고 국내 현실에 입각하여 웹사이트를 개발할 경우 현지사정에 따라 웹사이트 열람이 불가하거나 (㉾ 인터넷 환경에 따라 플래시 등을 포함한 경우 속도가 느려짐) 방문객이 저조하여 마케팅 활동이 미미할 수 있음을 고려해야 한다.

② 현지 시장에 맞춰 고객에게 제공하고자 하는 정보의 범위와 의사소통 채널, 의료기관의 이미지 등 웹사이트의 역할과 기능에 따라 구성요소를 설계할 수 있다. 〈표 4-9〉는 의료관광 홍보의 수단이 되는 웹사이트의 역할과 기능을 나타낸 것이다. 웹사이트의 디자인이 되는 구성요소들을 분석하고 그게 적절한 방안들을 모색해야 한다.

〈표 4-9〉 웹사이트 디자인의 구성요소

구성요소	역할 및 기능
Home	① 웹사이트를 처음 방문했을 때 첫 번째 접하는 페이지 ② 기본페이지, 정보를 손쉽게 찾아다닐 수 있음
About Us	① 의료기관을 소개하는 페이지 ② 고객에게 의료기관의 성과, 우수기술, 브랜드, 실적 등 공식적이고 객관적인 정보제공
Contact Information	① 의료기관을 방문하기 위해 문의하거나 연락할 수 있는 정보를 알려주는 페이지 ② 의료관광을 희망하는 고객과 유치기관(에이전시) 담당자가 의료기관에 직접 문의하거나 방문할 수 있도록 주소, 약도, e-mail, 연락처, 담당진료 통역 등을 제공 ③ 1 대 1 의사소통을 희망하는 고객을 위해 언어별 전담상담 서비스 안내 등의 정보제공
FAQ	① 고객이 자주 하는 질문에 대한 답변 페이지 ② 고객의 주로 하는 질문에 대한 질의응답을 사전에 정리해서 찾아 볼 수 있도록 정보제공(㉾ 비자발급 지원, 진료예약증 발급, 픽업서비스, 통역지원 여부 등)
Contents Page	① 의료기관의 주요한 정보를 제공하는 페이지 ② 의료관광 특화상품, 우수의료기술, 논문, 진료절차 및 정보, 의료진, 병원시설, 인증(JCI 등), 의료기관 소식 등 다양한 정보제공 ③ 타깃 국가의 타깃 고객, 마케팅 전략에 따라 내용구성이 달라지며 정보제공 범위설정이 요구됨

③ 의료관광시장에서 웹사이트가 고객이 의료기관을 인식하고 만나는 첫 번째 홍보매체임을 감안할 때, 타깃 국가의 문화를 반영한 디자인(색상, 폰트, 콘텐츠 등)과 정보제공방법 등을 고려하여야 한다. 이를 위해서 마케터는 타깃 국가의 웹페이지 분석을 통해 웹페이지를 개발하거나 현지 개발자에게 용역을 주는 것도 고려해야 할 것이다.

제5장

고객만족도 관리

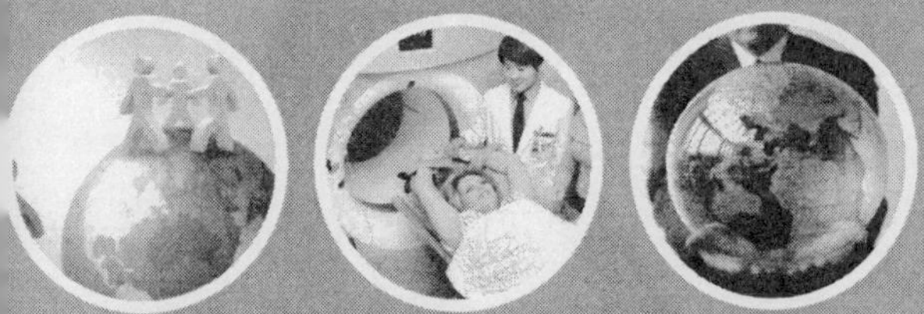

01 고객만족도 조사

고객이 어느 상품을 구입했을 때 구입한 상품과 서비스에 어느 정도 만족하고 있는가를 중요시하는 마케팅 수법으로 상품에 대한 고객의 만족도, 또는 소비자 만족도라고 한다. 상품의 품질과 성능만이 아니라 종업원의 서비스, 애프터서비스 등도 포함된다. 종합적인 의미로는 상품의 공급부터 고객이 기대한 만족도, 실제로 느낀 만족이 어느 정도 높은가 하는 것이다. 고객만족도(Customer Satisfaction Taste : CST)가 높으면 고객에 의한 동일 상품의 구매율도 높아진다. 미국에서는 고객만족의 정도를 수치화해서 CST(고객만족도)라고 하는 형태로 복수의 상품비교가 행해지고 있다(예 미국의 J.D 파워사가 매년 조사하고 있는 자동차업계의 CST 랭킹이다).

고객은 회사나 기관, 상점 등 제품의 구매하거나 서비스를 이용하는 주체이다. 회사의 입장에서 고객의 의향과 선호도는 상당히 중요한 요소인데, 이는 회사의 경제적인 이득과 직결되며 결과적으로는 회사의 성장과도 맞물려 있기 때문이다.

회사에서는 정기적으로 고객만족도를 조사하게 되며, 고객만족도 조사결과에 따라 회사의 전체적인 마케팅 전략 및 방향도 수정되거나 새롭게 마련되기도 한다.

회사의 제품이나 고객의 만족 정도를 파악하기 위하여 실시하는 것이 고객만족도 조사표이다. 고객만족도 조사표에서 가장 중심적인 내용은 실문 질문이며, 고객이 직접 기입할 수 있도록 구체적으로 기록하여 놓은 것이 고객만족도 조사표의 특징이다. 고객 개인마다 작성하게 되며, 구매한 제품 혹은 서비스에 대한 평가를 하게 된다. 이 내용을 기록하게 되며, 이와 같은 평가를 내리게 된 이유 또한 함께 작성할 수 있도록 기록하도록 한다.

1. 조사 · 계획 수립

우리에게 누군가가 고객이 누구인가?라고 묻는다면 아마 대부분 '상품이나 서비스를 구매하는 자' 혹은 '가치를 소비하는 자'인 최종 소비자(환자)만을 떠올릴 것이다. 그러나 이는 고객의 범주에 있어 가장 좁은 의미에 속한다.

의료기관에서는 아픈 사람, 즉 환자를 고객으로 인식하였던 예전 개념에서 건강한 사람, 혹은 건강을 오래 유지하고 싶은 사람까지 고객의 범위는 확대되었고, 또한 내부고객인 직원과 지원업체를 포함하여 이제는 광의의 개념으로 인식되고 있다. 결국 고객은 의료기관이 존재하는 기반이며 그들에게 제품과 서비스를 제공하는 것이 아니라 의료기관으로 하여금 제공할 수 있는 기회를 주는 혜택의 제공자라 할 수 있다.

(1) 고객만족의 개요

고객만족은 고객의 욕구를 파악하고 이에 따른 서비스 제공이 만족을 이끌어 낼 수 있을 때 실현가능해진다(예 최고급 호텔 레스토랑에서 식사할 때와 평범한 식당에서 식사할 때 사람들이 기대하는 서비스는 다르다).

① 고급 호텔에서 식사를 하는 고객의 기대는 매우 높기 때문에 최고라고 생각하는 서비스를 제공하지 못한다면 아마도 고객은 만족하지 않을 것이다. 만족은 사전적 의미를 살펴보면 'Satis(충분) + Facere(만들다)'라는 라틴어에서 유래되어 '성취하거나 무엇을 채우다'란 뜻으로 해석할 수 있다.

② 우리나라는 1992년부터 '고객만족'을 기업의 새로운 경영이념으로 도입하기 시작하였고 각 기업들은 이미지를 위해 이미지 광고를 실시하여 이미지 제고에 노력하고 있다. 〈표 5-1〉은 고객만족 요소 중 하드웨어적인 면과 이에 대비되는 소프트웨어적인 요소들을 비교 설명한 것이다.

〈표 5-1〉 고객만족 요소

하드웨어적 요소	소프트웨어적 요소	휴머니즘 요소
병원건물, 진료장비, 주차장, 부대시설 등	진료절차, 예약, 대기시간, 병원정보, 사회공헌정도 등	직원들의 복장, 언행, 친절, 업무처리능력 등

(2) 고객만족경영

미국의 굿맨 박사는 "고객만족경영은 고객의 기대와 요구에 부응하여 그 결과로서 상품, 서비스의 재구입이 이루어지고 그 기업에 대한 고객의 신뢰감이 연속되는 상태"라고 하였다.

① 고객만족을 위한 경영이 기업의 중요한 이념으로 도입되면서 기업은 최우선적으로 고객서비스를 핵심요소로 고려하게 되었고, 기업의 목표 또한 고객지향적인 제품 생산으로 방향이 바뀌게 되었다.

② 우리나라의 의료서비스는 현대나 삼성과 같은 대기업들이 병원경영에 기업의 고객만족 경영을 도입하면서 질적으로 많이 향상되었으며, 또한 고객들의 의식변화가 의료 환경의 질적 변화를 가져오게 만든 중요한 요소로 작용하게 되었다. 고객의 수준과 소득이 높아지면서 의료서비스에 대한 기대수준과 의료서비스에 대한 요구수준이 과거에 비해 상당히 높아졌다.

③ 존스 홉킨스 진료부 데이비스 헬만 박사는 "환자 없이 세계 최고의 기술이 존재하지 않으며, 의사들이 기술에 자만할 때 세계 최고는 물거품이 된다."라고 강조하면서 의료서비스의 중심은 고객(환자)임을 전하고 있다.

(3) 고객만족의 평가요소

고객만족도 개념은 상당히 다면적이고 복합적인 속성들을 가지고 있음을 알 수 있다. 따라서 이러한 복잡한 속성을 제대로 반영할 수 있는 고객만족도를 측정하는 것은 매우 중요하고도 어려운 문제라고 할 수 있다.

① 고객만족도의 총괄 지표로서 의료기관에서 받은 서비스에 대해 전반적인 만족도를 측정하는 경우가 많은데, 이런 형태의 지표는 타당성과 유용성이 낮다고 알려져 있다.

㉠ 사람들이 전체적인 만족도를 평가하는데 있어 모든 요소를 고려하여 평가하기 보다는 고객에게 의미있게 인지된 일부 요소에 의해 판단하는 경향이 있으므로 총괄지표에 의한 만족도 측정은 타당한 것이라고 보기 어렵기 때문이다.

㉡ 전체적인 만족도를 측정하기 보다는 서비스 항목별로 만족도를 측정하는 것이 더 정확하고, 미래에 만족도를 높이기 위한 대안을 모색하는데 유용하게 이용할 수 있다.

② 의료기관에서 제공하는 서비스는 다양한 차원의 속성들을 가지고 있으며 많은 연구자들이 이러한 속성들을 범주화하여 고객만족도 평가요소를 제시한 바 있다. 이들 연구들을 종합하면 평가요소들을 구조적인 측면에서 시설과 접근과정의 편이성, 과정적인 측면에서 기술적인 능력과 친절한 태도, 결과로서 진료 후 상태나 지속성 등으로 크게 구분될 수 있다.

③ 고객만족도를 구성하는 요소들을 정하는 문제 외에도 동일한 구성요소라도 측정하는 항목에 따라 차이가 있을 수 있기 때문에 의료기관의 규모나 특징에 따라 탄력적으로 선택하여 측정할 수 있다. 〈표 5-2〉는 각 연구자들에 따라 그에 맞는 고객만족도 구성요소들을 나열한 것이다. 의료기관의 특성과 상황에 맞게 구성요소들이 달라지는 것을 확인할 수 있다.

〈표 5-2〉 고객만족도 평가요소

연구자	고객만족도 구성요소
Hall & Doman (홀, 도먼)	시설, 접근성, 친절성, 사회・심리적 문제에 대한 고려, 의료의 질, 결과, 의료의 지속성
The health policy advisory unit (보건산업 자문기관)	의료와 정보시설, 무형적 환경, 식품의 양, 간호서비스, 예약진료
Steiber & Krowinski (슈타이버, 크로빈스키)	접근성, 편의성, 자원의 유용성, 쾌적한 주변환경, 친절성, 정보수집, 정보제공, 의료의 지속성
Strasser & Aharoni (스트라서, 아하로니)	구조(물리적 환경, 접근성, 경제성) 과정(기술능력, 적정성, 친절성 : 인간적인 상호관계, 태도, 응답)
Ware et al	물리적 환경과 유용성, 접근성, 편리성, 경제성, 기술적인 질, 결과, 지속성

(4) 고객만족 평가에 대한 접근방법

고객만족을 평가하는데 가장 일반적으로 활용해온 방법은 〈표 5-2〉에서 구성요소 항목들에 대한 고객들의 평가수준을 점수화하는 방법이라고 할 수 있다.

1) 평 가

리커트 척도를 사용하거나 100점 만점의 점수로 환산하여 절대적 수준을 비교하였다. 그러나 이 방법은 측정이 용이하다는 장점이 있으나, 기대이론에 입각한 고객의 기대를 반영하지 못하고 있으며, 상대적 평가의 성격을 갖기 때문에 측정된 만족도만으로는 고객들의 의료서비스에 대한 평가이유를 파악하기 어렵고 지나치게 단면적이라는 제한점이 있다.

2) SERVQUAL* 모형

기대와 지각 수준 간 차이가 큰 분야 중심으로 개선의 노력을 집중하는 등 대안의 우선순위를 결정하는데 유용하기 때문에 서비스 산업에서 활발하게 활용되고 있으며, 의료기관에서도 점차 활용이 늘어날 것으로 전망된다. 다음과 같은 차원으로 구성되어 있으며 Babacus 등이 의료기관에 적용하면 다음과 같다.

① 시설, 장비, 인력 등 외형적 차원 : 의료기관의 장비, 시설외형, 직원들의 외모가 있다.
② 서비스에 대한 신뢰성 차원 : 약속된 서비스 시간의 준수, 환자에게 문제가 생겼을 때 대처태도, 진료비 청구의 적절성이 있다.
③ 고객에게 즉각적인 서비스를 제공하는지에 대한 반응성 차원 : 직원들이 예정된 서비스를 미리 환자에게 알려주는지 여부, 즉각적인 서비스 제공, 환자에 대한 적극적 지원이 있다.
④ 직원들의 예의바른 태도와 능력을 묻는 보장성 차원 : 환자의 안락함 정도, 직원들의 지식, 태도, 근무여건이 있다.
⑤ 고객에 대해 주의를 기울이는 정도로서 동정심 : 직원들의 환자에 대한 관심도, 최선을 다하는 태도이다.

2. 자료의 수집 및 분석방법

고객만족도를 조사하는 목적과 목표에 따라 조사내용과 방법이 달라질 수 있기 때문

* SERVQUAL(서브퀄 : 서비스 품질측정) : 제이탐, 파라수라만 & 베리에 의해서 1980년대 중반 개발되었다. 이는 원래 서비스 품질의 10개의 측면에 대해 측정하는 것이다.

에 이를 명확히 설정하는 것이 필요하다. 조사목적과 목표를 정하는 단계는 다음의 질문에 대한 답을 명확히 함으로써 구체화할 수 있다.

참고 자료조사의 방법에 쓰이는 질문들

자료의 조사목적과 목표를 정하는 단계의 질문들은 다음과 같다.
1) 누가 고객인가?
2) 이 조사를 통해 얻고자 하는 것은 무엇인가?
3) 이 조사를 통해 고객들이 얻을 수 있는 것은 무엇인가?
4) 이 조사의 책임자는 누구이고 이 조사결과는 누가 이용하게 되었는가?
5) 이 조사는 우리 기관의 어느 분야에 활용될 수 있는가?

(1) 조사방법 결정

목표가 명확해지면 이 목표를 달성하기 위한 자료수집 방법을 결정하여야 한다. 조사방법으로는 다양한 사회의 조사방법들이 활용될 수 있으나, 조사의 정확성과 효율성을 높이기 위하여 예비조사 및 분석을 통해 미리 정보를 파악하고 이를 토대로 본 조사를 계획하는 것이 바람직하다.

각 서비스 과정들에 대한 현재의 만족 수준을 파악하고자 할 때에는 다수의 고객을 대상으로 설문조사를 할 수 있다. 반면 만족 또는 불만족의 원인 등에 대해 심층적으로 파악하고자 할 때에는 일부 고객들을 대상으로 초점 집단조사를 적용할 수도 있다.

(2) 자료수집 계획수립

자료수집방법이 결정되면 이에 대한 수집계획을 세우게 되며 이 과정에는 자료수집 시점, 조사대상자 범위와 규모, 조사요원 모집, 조사표 개발 등이 포함된다. 자료수집을 설계하는 단계에서 다음과 같은 사항들을 고려할 필요가 있다.

1) 상황적 변이

조사환경의 쾌적성 등과 같은 환경적 변수들에 따라 응답수준이 달라질 수 있기 때문에 가능한 보편적 상황을 평가할 수 있는 시점을 선택하며 응답내용 역시 일반적 수준을 감안하여 응답하도록 유도한다.

2) 응답자 편견

조사를 받는 고객의 상황에 따라서 응답내용이 달라질 수 있다. 즉 환자가 치료를 받고 고통스런 상태에 있거나 정서가 불안정한 상태에 있을 경우 응답내용의 신뢰성이 떨어질 수 있다.

① 설문항목이 너무 많을 때에도 피곤해진 환자가 응답을 성실하게 하지 않을 수 있기 때문에 이러한 사항들을 배려하여 설문대상자 선정과 설문지를 구성하여야 한다.

② 직원이 직접 면접조사를 실시할 경우 환자의 다양한 반응을 직접 관찰할 수 있다는 측면에서 장점이 있으나, 한편으로 환자가 직원을 의식하여 솔직한 답변을 하지 않는 경우가 많으므로 조사자 선정에도 세심한 주의가 필요하다.

(3) 자료수집과 저장

실제로 조사를 실시하고 수집된 자료를 저장하는 과정이다. 자료수집 과정에서 특히 주의할 점은 충분한 조사시간과 신뢰성 있는 답변이 나올 수 있도록 환경을 배려하는 것이 필요하다. 자료의 저장은 지속적으로 주기적으로 고객만족도 조사를 실시할 것이라는 전제하에 체계적인 데이터베이스를 구축하고 다른 경영정보와 연계하여 저장, 관리하는 것이 바람직하다.

(4) 자료분석과 결과정리

자료분석은 기술분석 중심으로 정리한 후 각종 도표, 막대그래프, 원그래프, 산포도 등을 이용하여 나타내고자 하는 사실을 강조한다. 시간에 따른 추이를 살펴보는 것이 매우 중요하며 이를 위해 가능한 보고양식을 고정시키고 동일한 지표들을 추적하는 노력이 필요하다.

(5) 자료결과의 해석과 대안수립

조사결과가 정리되면 결과가 시사하는 바를 토의하고 이중 개선해야 할 과제들을 사안의 심각성에 따라 담당부서별, 소요재원별, 소요기간별로 분류하여 사업 우선순위를 정한 뒤 실행계획을 수립하여 실천한다. 이러한 자료수집방법으로 다음과 같은 다양한 방안들이 강구되고 있다.

1) 정량적인 방법

고객들을 대상으로 구조화된 설문지를 이용하여 자료를 수집, 분석하는 방법으로서 일반적으로 사회조사방법에서 사용되는 설문조사방법과 비슷하다고 할 수 있다. 이들 방법들은 자료분석과 결과를 판단할 수 있는 객관적인 척도가 있기 때문에 정보해석이

용이하여 가장 일반적으로 쓰이는 방법들이다. 그러나 조사도구인 설문지의 신뢰성이나 조사방법의 타당성이 제대로 확보되지 않는 한 결과의 의미가 떨어질 수 있다는 문제점이 있다. 정량적인 조사방법은 설문조사방식에 따라 다음과 같이 구분할 수 있다.

① 자기기업식 설문조사 : 설문지를 배포한 후 고객이 직접 설문을 읽고 작성하는 방법으로 고객의 솔직한 의견을 수렴할 수 있다는 장점이 있는 반면, 설문지 작성요령과 내용을 이해할 수 있는 대상자에게만 가능하다는 단점이 있다. 또한 설문내용을 이해하는 과정에서 고객 개개인의 주관성이 개입되어 원래 의도와는 다른 응답이 나올 수 있는 점도 제한점의 하나이다.

② 면접 설문조사 : 조사자가 고객을 직접 면회하면서 설문지에 포함된 내용을 조사하는 방법이다. 설문내용을 정확히 이해시킴으로써 설문작성의 주관성을 극복할 수 있고 설문의 완결성도 높일 수 있으나, 조사자가 직원일 경우 이를 의식하여 실제 평가보다 긍정적인 방향으로 답변하는 응답의 왜곡을 초래할 수 있다.

③ 우편전화 설문조사 : 의료서비스 이용 후 귀가한 고객들에게 우편 또는 전화로 이용에 대한 만족도를 조사하는 방법으로 역시 고객의 솔직한 의견을 수렴할 수 있다는 장점이 있으나, 설문작성의 주관성과 관련된 문제가 야기될 수 있고 다른 조사방법에 비해 응답률이 낮을 가능성이 있다.

2) 질적인 방법

의료기관 이용에 대한 의견을 서면이나 구두로 물어 보는 것으로서 계량적인 척도를 사용하지 않고 일정한 틀 없이 자유롭게 의견을 표현하게 함으로써 심층적이며 솔직한 의견을 수렴할 수 있다는 장점이 있다.

① 질적인 방법은 의료이용에 대한 부정적인 견해를 정량적인 방법보다 잘 반영할 수 있는데, 실제로 양적인 조사에서 만족도가 높게 측정된 경우도 질적인 방법으로 조사하면 다소 낮을 수 있다. 그 외에도 질적인 연구방법은 고객의 경험을 실제상황 그대로 파악할 수 있으며, 고객이 느끼는 감정적, 인지적 반응을 정확하게 전달할 수 있기 때문에 적극적으로 활용할 필요가 있다.

② 의료기관에서 고객만족도를 측정하기 위해 활용할 수 있는 질적인 조사방법은 다음과 같다.

㉠ 직접 관찰, 참여자 관찰 : 제3자 또는 서비스 제공자가 서비스 제공과정에서 고객의 행동을 관찰함으로써 고객의 서비스 평가태도를 간접적으로 파악하는 방법이다.

㉡ 개방형 설문조사 : 개방형 설문을 통해 고객이 서비스 평가를 직접 기술하도록 하거나 고객의 의견을 면접조사를 하여 정리한다.

㉢ 사건 중심의 면접조사 : 서비스 제공과정에 문제가 생겼거나 고객이 제기하는 문제를 의료기관 차원에서 검토할 필요가 있을 때 관련 고객들에게 심층면접조사를 하는 방법이다.

㉣ 불만사례 분석 : 불만창구 또는 고객불만 신고함에 접수된 불만사례들을 모아 분석하는 방법이다.

㉤ 초점집단 조사 : 질적인 조사방법 중 비교적 체계적이고 심층적으로 정보를 수집하는 방법으로서 많이 활용되고 있는 방법이다.

ⓐ 초점집단에 의한 방법은 대상 의료기관을 이용한 경험이 있는 고객과 보호자 중에서 일정수를 선발하여 6~8명의 소집단을 구성한 후 미리 준비된 조사항목에 의해 참석자들의 의견을 자유스럽게 듣는 방법이다. 일반적으로 4~8개 집단을 운영하며 각 집단의 의견을 종합하여 의료기관에 대한 고객들의 만족도를 평가한다. 이때 각 집단은 고객의 특성을 고려하여 구성하며 진행촉진자가 각 집단의 모임을 이끌게 된다.

ⓑ 초점집단에 의한 방법은 표본선정의 대표성이 없으므로 그 결과를 일반화하기 어렵다는 제한점이 있으나, 질적인 조사가 갖는 장점을 모두 내포하고 있으므로 의료기관 이용에 대한 고객들의 의견을 탐색하거나 의료이용과 관련된 가설을 유추하는데 매우 유용하다.

3. 고객만족도에 영향을 미치는 요인

고객만족도는 다양한 요소들로 구성되며 자극을 인지하고 평가하는 과정에 다양한 요인들이 영향을 미칠 수 있다. 이러한 요인들에 대한 이해는 고객만족도 조사결과의 정확한 의미를 파악하고 개선대안을 마련하는데 유용한 정보가 된다. 고객만족도에 영향을 미치는 요인에 대해서는 많은 연구들이 진행되었으며 고객의 사회·인구학적 요인, 육체적·정신적 상태, 의료에 대한 태도와 기대, 의료를 제공하는 조직의 구조적 특성, 의료의 기술적 측면, 의료의 결과로 구분하여 설명하였다.

(1) 고객의 특성

장사나 사업에서 고객의 유형과 특성을 파악하고 이해하는 것은 매우 중요하다. 이것은 비즈니스에서 성공 여부를 판가름하는 단서가 되며, 마케팅의 가장 기본지식에 속한다고 할 것이다. 천차만별인 사람들의 다양한 개성을 일일이 알아내는 것은 불가능하겠지만, 대체로 비슷한 유형으로 나누어 그 일반적인 특성을 알아내고 이에 적절한 마케팅 활동을 할 수 있다. 미리 고객에 대한 사전지식을 수집하고 이를 분석하여 마케팅 전략을 수립해야 한다.

1) 사회 · 인구학적 특성

의료서비스에 대한 만족도와 가장 밀접한 관계를 보인 변수는 연령과 성이다. 많은 연구에서 연령과 의료서비스에 대한 만족도는 비례하지만 간호서비스에 대한 만족도와는 유의미한 관계가 없다. 그 외에도 교육수준, 가족규모, 소득수준, 결혼상태, 사회계층 등의 특성들에 따라 만족도에 차이가 있으나, 이 역시 연구에 따라 다른 결과를 보이는 등 일관된 관계를 보이지는 않았다. 이와 같이 사회 · 인구학적인 특성과 의료서비스에 대한 만족도 사이에 일정한 관계를 보이지 않는 이유는 여러 가지가 있겠으나 조사방법상의 문제점으로서 무응답자로 인한 편견을 제시하고 있다.

2) 육체적 · 정신적 건강상태

건강상태의 변화는 의료서비스를 이용함으로써 나타난 산출물이라고 할 수 있다. 그러나 의료서비스를 받기 전의 건강상태가 의료서비스에 대한 만족도를 판단하는 과정에서 매우 중요한 영향요인이기 때문에, 고객만족도를 해석하는 데 건강상태의 차이를 고려할 필요가 있다. 고객의 건강상태와 의료서비스 만족도와의 관계를 연구한 논문들을 검토한 결과, 연구마다 고객의 만족도에 대한 개념과 만족도를 측정하는 방법들이 다르고 대부분의 연구들이 단일 변량분석만 제시하고 있어 건강상태와 만족도간의 관계를 정확히 설명하기는 어려웠으나 건강상태가 좋을수록 의료서비스에 대한 만족도는 높았다.

3) 의료서비스에 대한 태도와 기대

일반적으로 의료서비스에 대한 고객들의 기대수준이 만족도에 미치는 영향은 크지 않다. 그러나 기대수준이 낮았던 고객일수록 만족도가 높았으며 비현실적인 기대수준을 가진 고객은 만족도가 낮았다. 고객의 의료서비스에 대한 기대는 복합적인 속성을 가지고 있으며 고객의 개인적 특성, 과거의 의료이용경험, 고객의 사회 · 문화적 가치관 그리고 의료서비스를 받는 상황에 따라 기대수준이 달라질 수 있기 때문에 기대와 고객만족도와의 관계를 규명하는데 있어 이들 요인들이 고려되어야 한다.

(2) 의료의 구조적 특성

의료기관의 특성과 의료비를 조달하는 방법에 따라 의료서비스에 대한 만족도가 달라질 수 있으며, 특히 외래서비스의 경우 그 영향력이 크다. 의료서비스를 제공하는 의료기관의 특성과 의료기관의 환경이 고객들의 만족도에 간접적으로 영향을 미친다. 자율적이고, 다른 의료기관들과 의사소통이 원활한 의료기관에서 진료를 받는 고객들의 만족도가 높으며, 특히 자율성이 보장되는 의사로부터 의료서비스를 받을수록 만족도가 높다. 작은 규모의 의료기관에서 진료를 받는 경우가 큰 규모의 의료기관에서 보다 고객들의 만족도가 높다.

그러나 의료기관의 크기와 만족도와의 관계는 고객의 특성에 따라 다른 양상을 보였는데, 교육과 소득수준이 높은 고객들은 큰 규모의 의료기관에 대한 만족도가 낮은 반면, 교육과 소득수준이 낮은 고객들은 큰 규모의 의료기관에 대한 만족도가 비교적 높다.

① 의료공급자의 특성과 고객만족도 간의 관계를 보면 많은 연구에서 간호서비스에 대한 만족도가 재원기간 동안의 전체적인 만족도와 깊은 관계가 있었으며, 간호서비스에 대한 만족도가 높을수록 입원진료에 대한 만족도가 높다고 하였다. 또한 의사에 대한 만족도도 의료서비스에 대한 전반적인 만족도의 중요한 결정요인이었다.

② 의사와 간호사에 대한 만족도 중 간호사에 대한 만족도가 입원고객들의 전체적인 만족도에 더 큰 영향을 미친다. 그리고 입원절차, 식사, 청소상태 등의 보조적인 서비스에 대한 만족도도 입원고객들의 만족도에 영향을 미치지만 그 영향 정도는 크지 않다.

③ 의료에 대한 접근성과 지속성은 많은 연구에서 고객만족도는 의료에 대한 접근성, 이용가능성 그리고 편리성과 양의 관계에 있다. 일정한 주치의가 있는 경우에 고객들의 만족도가 높았던 사례나 과거 동일한 의료기관에 입원했던 경험이 있는 고객들에게서 만족도가 높았던 사례들은 진료의 지속성 측면이 만족도와 관련이 있음을 보여주고 있다. 또한 입원고객들을 대상으로 재원기간과 고객만족도와의 관계는 2주 미만 입원한 고객들이 2주 이상 입원한 고객들보다 만족도가 높았으며 산부인과 고객들의 경우에서 재원기간과 만족도 사이에 유의한 관계가 있다.

참고 고객만족도 조사의 유용성 및 국내 고객만족도 조사현황 및 당면과제, 고객관계관리

1) 고객만족도 조사의 유용성 및 당면과제

① 의료서비스 이용자를 대상으로 의료서비스에 대한 의견을 조사하는 것은 무엇보다도 소비자 중심으로 변한 의료시장에서 소비자의 욕구와 의료서비스에 대한 만족도를 파악함으로써 경쟁우

위 확보에 필요한 자료를 얻을 수 있다. 그러나 한편으로는 고객의 의견을 듣는 것에 대해 다음과 같은 문제점이 제기될 수 있다.

㉠ 고객들은 의료인의 기술적인 능력을 평가할 수 있는 전문적인 지식이 부족하기 때문에 의료서비스를 정확하게 평가하기 어렵다.

㉡ 고객들은 의료서비스의 과학적 타당성보다 고객을 다루는 의사의 태도나 시설의 편이성 등 비의료적인 요소에 의해 더 큰 영향을 받는다.

㉢ 고객들은 진료를 받는 과정에서의 의사에 대한 의존성 때문에 부정적인 의견을 얘기할 경우 불이익을 받을까 두려워 솔직한 의견제시를 피하거나 실제 자신의 평가와는 다른 의견을 제시할 수 있다.

㉣ 고객들은 의료의 모든 과정을 정확하게 기억하지 못하며 고객들의 객관적인 판단을 조사할 수 있는 방법이 제한되어 있다.

② 환자가 의사와 원만한 관계를 이루고 신뢰를 가질 경우 진료결과에도 긍정적인 효과를 미칠 수 있기 때문에 환자의 의견을 조사하는 것은 유용하다고 지적하고 있다. 또한 만족도가 높은 고객은 서비스에 대한 충성심이 강하며 앞으로도 같은 의료기관의 서비스를 이용하게 되고 불만족스러운 내용을 주위에 이야기함으로써 부정적인 이미지를 전파하게 된다. Strasser(슈트라서) 등은 고객만족도 조사의 유용성을 다음과 같이 제시하였다.

㉠ 마케팅 정보를 얻을 수 있는 중요한 기회로 활용할 수 있다.

㉡ 불만으로 인해 생길 수 있는 의료분쟁을 미연에 예방할 수 있다.

㉢ 고객들의 긍정적, 부정적 지적은 직원들로 하여금 좀 더 나은 서비스를 제공하려는 유인으로 활용될 수 있으며 결과적으로 책임의식을 고취시키고 성과를 높일 수 있다.

㉣ 고객을 만족시키는 서비스를 제공한 직원을 파악하여 보상함으로써 고객 지향적인 조직문화를 개발할 수 있다.

㉤ 고객만족도를 높임으로써 궁극적으로 서비스 질을 향상시키고 진료수익을 높일 수 있다.

③ 고객들의 요구를 파악하여 서비스 질을 개선하고 부족한 분야를 보완하려는 노력으로서 고객만족도 조사는 여러 가지 측면에서 병원경영에 유용한 정보를 제공해줄 수 있다.

2) 국내 고객만족도 조사현황 및 당면과제

① 최근 국내 종합병원들의 고객만족도 조사실태를 조사한 연구에 의하면 20병상 이상의 종합병원 중 62[%]가 고객만족도 조사를 실시하고 있었으며, 실시하지 않는 병원들이 의외로 많았다. 또한 고객만족도 조사자는 행정팀이나 간호사가 주로 맡고 있으며 전담조직이 있거나 전담직원이 지속적으로 조사를 담당하는 경우가 20~30[%] 수준이었고 그 외 병원에서는 필요에 따라 연관된 부서에서 일시적인 업무로 처리되고 있었다.

② 고객만족도에 대한 정보의 활용도는 더욱 증가할 것으로 전망되며 따라서 고객만족에 대한 정보의 타당성 확보가 시급한 과제로 대두되고 있다. 정보의 타당성과 신뢰성을 확보하기 위해서는 합리적이고 신뢰성 높은 설문도구의 개발과 조사방법의 타당성을 높이는 작업이 필요하다고 할 수 있다. 조사고객의 범위에 있어서도 전통적인 대상인 고객 외에 고객의 인지과정에 영향을 미치는 가족이나 내부 고객을 포함하는 등 대상 범위를 넓힐 필요가 있다.

③ 양적인 방법에 의존하던 방식을 탈피하여 다양한 질적 접근방법을 병행하여 활용함으로써 정보의 원천을 넓히는 것이 바람직하다. 충분한 예비조사를 통해 사용되는 도구의 신뢰성과 타당성을 확보하도록 하며, 조사과정에서 발생할 수 있는 다양한 편견을 줄일 수 있도록 세밀한 조사계획이 수립되어야 할 것이다. 무엇보다도 중요한 것은 이러한 정보를 지속적으로 관리, 유지하며 실제 경영에 활용할 수 있도록 제도적 여건을 마련하는 것이라 할 수 있다. 이를 위한 가

장 기본적인 접근은 조사담당자의 전문성을 높이려는 노력이라고 할 수 있다.

④ 고객만족도 조사는 고객들의 다양한 심리적 욕구와 태도를 측정하고 그 심층적 의미까지 해석할 수 있는 전문지식과 숙련된 경험을 필요로 하는 업무이며, 전담직원을 두어 책임감과 업무의 지속성을 유지할 수 있도록 의료기관에서의 정책적인 지원이 필요하다.

3) 고객관계관리

① 과거의 마케팅은 기업이 상품을 만들어 특별한 고객정보나 분석 없이 상품에 대한 홍보 및 광고가 주류를 이루었다. 하지만 상품에만 국한된 마케팅 활동으로는 기업의 수익향상에 한계가 있었고, 새로운 접근방식의 마케팅 활동의 필요성이 제기되었다. 그래서 오늘날은 고객에 대한 이해를 바탕으로 한 마케팅 활동이 필수적이 된 것이다.

② 고객관계관리는 사전적으로 소비자들을 자신의 고객으로 만들어 이를 유지하고자 하는 경영기법이며, 기업들이 고객과의 관계를 관리, 고객확보, 그리고 고객, 판매인, 협력자의 내부정보를 분석하고 저장하는데 사용하는 광대한 분야이다. 즉, 고객과의 관계를 지속하면서 기업의 경쟁력을 높이는 고객관리(Customer Relationship Management : CRM) 시스템으로 가장 기본은 고객에 대한 정보의 수집이다.

④ 고객관계관리(Customer Relationship Management : CRM)에 대한 기본적인 분류와 방법들을 〈표 5-3〉에 나타내었다. 3가지 큰 분류에서 나오는 세부적인 항목들을 분석하여 마케팅 전략을 수립해야 한다.

〈표 5-3〉 CRM에 대한 기본적인 분류

분 류	세부적인 항목들을 분석
분석(Analytical) CRM	영업, 마케팅, 서비스 측면에서 고객정보를 활용하기 위해 고객 데이터를 추출, 분석하는 시스템이다. 이를 통해 사업에 필요한 고객시장 세분화, 고객 프로파일링, 제품 컨셉 결정, 캠페인 관리, 프로모션 계획 등의 기획 및 방법에 대한 아이디어가 도출될 수 있다. 고객 데이터의 과학적인 분석을 위하여 데이터 마이닝 기술이 매우 중요한 이슈로 부각된다.
운영(Operational) CRM	CRM의 구체적인 실행을 지원하는 시스템이다. 기존의 ERP(Enterorise Resource Planning) 시스템이 조직 내부의 관리효율화를 담당하는 시스템임에 반하여 operational CRM은 조직과 고객 간의 관계 향상, 즉 조직의 전 방위업무를 지원하는 시스템이다. 이것은 주로 영업과 서비스를 위한 시스템이다.
협업(Collaborative) CRM	1990년대 후반부터 인터넷을 기반으로 한 비즈니스의 성장 및 오프라인 기업의 온라인화가 가속화되면서 인터넷에 대응하는 신개념의 CRM이다. 협업은 분석과 운영 시스템의 통합을 의미한다. ㉔ e-비즈니스 환경에서 각 고객별로 차별화된 서비스를 제공하는 웹 개인화 서비스 시스템이다.

(3) 기업의 고객관계관리

기업은 병원보다 더 일찍 고객관리의 중요성과 필요성을 인식하여 시스템을 구축해 왔다.

① 1980년대 이후 글로벌화 개념에 입각하여 다국적 기업들의 등장으로 인해 공급자 중심의 경영개념에서 고객 중심, 고객지향적 개념으로의 변화가 시작되었다.

㉠ 엔지니어링 전문가인 마이클 해머는 고객과 변화, 그리고 경쟁의 '3C'가 우리들을 위협하고 있다고 하였다. 이는 기업이 고객을 바라보는 관점의 변화를 가져오게 하였고 고객의 요구파악을 통한 마케팅이 기업의 성장을 보장받는 약속이 되었다. 즉 명확한 전략의 수립과 전사적인 지원 그리고 CRM 추진주체를 적절하게 조정하고 통합하는 활동이 필요하게 되었다.

㉡ 통계에 따르면 고객이탈을 줄일수록 기업의 수익은 늘어난다고 하였다. 즉 고객이탈이 5[%] 감소하면 은행수익은 85[%], 보험은 50[%], 자동차 서비스는 30[%] 수익이 늘어나는 것으로 나타났다.

② 기업의 경우 신규고객 획득에 소요되는 비용이 기존고객 유지비용의 5~6배 정도로 예상된다. 즉 합리적인 고객관리는 신규고객 창출을 위해 노력하는 것보다 기존고객관리에 투자하는 것이 훨씬 더 효율적이라 할 수 있다.

(4) 병원의 고객관계관리

오늘날 의료기관의 경영개념은 과거의 전통적인 경영개념에서 벗어나 고객과의 장기적 관계형성을 중시하는 쪽으로 그 방향이 변화하고 있다.

① 신규고객을 반드는 일보다 기존고객을 잘 관리해서 충성도 높은 고객으로 만들고 그 고객으로 인해 또 다른 신규고객이 창출되도록 하는 것이 경제적인 경영전략이다.

② 고객관계관리(CRM)의 성공적인 도입을 위해서는 의료기관산업 특성에 맞는 다양한 채널로 고객과의 의사소통을 하고 고객의 기호, 가치, 요구사항, 문제점 등에 대해 적절한 서비스제공으로 고객이 병원 평생가치로 보답하도록 유도해 내야 한다.

③ CRM에서 가장 중요한 것은 고객이다. 고객의 요구에 부합하지 않는 병원은 시장에서 그 존재의 필요성을 가지지 않는다. 고객은 눈높이가 맞지 않은 병원의 CRM은 병원의 선택사항이 아니라 생존을 위해 취해야 하는 필수적인 경영방식인 것이다. 성공한 의료기관이 되기 위해서는 고객과의 관계를 통합적으로 관리하는 CRM 시스템을 구축하는데 아낌없는 지원을 해야 할 것이다.

참고 고객관계관리의 효과

1) 신규 고객과 기존 고객을 유지시켜 매출의 증가와 이익을 창출한다.
2) CRM(고객관계관리) 전략의 매력은 비용에 대한 절감효과이다.

3) 구전 효과를 통한 무료 광고효과가 높다.
4) 초우량 고객인 애호 고객을 세분화하여 확보할 수 있다.
5) CRM(고객관계관리) 전략의 성공은 종업원의 유지효과가 가능하다.

④ 고객관계관리 중에서 고객만족도를 조사할 방법의 3가지 원칙에 대한 설명은 〈표 5-4〉와 같다.

〈표 5-4〉 고객만족도 조사의 3원칙

원 칙	3가지 원칙에 대한 설명
계속성의 원칙	• 고객의 만족도를 시간대별로 비교 가능해야 한다(과거, 현재, 미래를 비교할 수 있어야 한다). • 고객의 요구는 주변 환경에 따라 항상 변하고 만족도 또한 제품의 향상, 에프터서비스 향상 등에 따라 달라지기 때문이다.
정량성의 원칙	• 항목들 간 비교가 가능하도록 정량적인 조사가 이루어져야 한다. • '성능은 좋은데 디자인이 맘에 들지 않는다.' 등등 문자열로 된 데이터로는 항목 간 비교가 불가능하다. 따라서 고객의 의견을 수량적 데이터로 점수화시키는 것이 필요하다.
정확성의 원칙	• 정확한 조사와 정확한 해석이 필요하다. • 설문조사의 경우 조사목적에 맞춰서 정확한 답변이 나올 수 있도록 신중하게 설계해야 할 필요성이 있고, 해석에 있어서도 가급적 주관적인 생각을 배제해야 한다.

4. 결과해석 및 보고서 작성

고객만족도 조사분석 결과보고서는 의료관광산업의 성공적인 마케팅 전략수립을 위한 방향을 제시할 수 있다. 그러므로 고객만족도 조사는 궁극적으로 의료기관이 지향하는 목표의 달성과 의사결정에 기여할 수 있도록 결과를 도출해야 한다.

분석된 고객만족도 정보는 효과적으로 활용될 수 있도록 조사결과의 적용 가능성(고객만족 서비스 개선 및 개발)을 고려하여 타당성과 신뢰성이 확보되어야 한다. 국내 의료기관 대부분의 시스템은 국민건강보험제도에 근간을 두고 있어 전체 환자 1~2[%] 미만인 외국인환자를 위한 별도의 시스템을 구축하는 데 한계가 있다. 그러므로 의료관광사업을 추진하려는 의료기관의 마케팅 담당자는 이러한 현실을 감안하여 전략적으로 고객의 요구도와 불만사항 등 고객만족도 조사결과를 병원 내부 관련 부서의 담당직원들이 인식할 수 있게 고객의 입장에서 객관적인 데이터로 제시하고 활용해야 한다.

고객만족도 조사결과, 고객의 요구사항이나 불편사항이 조사되면 그 결과를 토대로 의료관광서비스 개선계획수립과 실행이 가능하다. 의료기관은 이러한 조사결과를 바탕으로 외국인환자를 위한 다양한 서비스 개선 및 인프라 구축 등을 할 수 있다. 이렇듯 고객의 요구사항은 의료기관에서의 피드백을 통한 서비스의 개선으로, 고객만족과 질 관리 및 개선과 연결된다. 내부고객(직원)들의 여론을 얻기 위해서는 의료관광사업을 추진하는 해당 부서에서 주장하는 것보다 만족도 조사결과로 고객의 눈을 통해 보이는 의료기관의 모습이 오히려 내부고객(직원)을 설득하는 데 효과적이다. 즉, 고객의 실질적인 요구 정도를 파악할 수 있어 고위관리자의 의사결정에 영향을 미치기 때문이다.

(1) 고객만족 개념의 이론적 근거

최근 소비자 주도 경제시대를 맞이하여 고객만족의 개념은 중요하게 강조되고 있다. 따라서 서비스 기업들은 기업의 경쟁우위를 확보하기 위하여 고객만족에 영향을 미치는 마케팅 믹스를 규명하기 위한 많은 노력을 기울이고 있다.

1) 마케팅 근시(Marketing Myopia)*의 재인식

오늘날 마케팅은 고객의 욕구와 필요를 충족시키고 구매자의 좋은 반응을 연속적으로 창출하는 데 있다.

① 시장조사를 통한 소비자 행복분석을 하여 고객의 욕구에 합치되는 제품을 제조·생산·판매하여야 한다. 또한 부단한 연구개발과 마케팅이 결합되어져야 하며 회사 내의 제품 경쟁분석인 내부 마케팅과 외부 마케팅 전략수립을 병행하여야 한다.

② 종전의 시장점유와 매출증대를 위한 판매촉진전략인 광고전략에서 소비자의 구매동인을 정확히 파악하여 마케팅 프로그램 설정에 유용한 정보로 반영한다.

③ 과거에는 의외로 제품지향적 기업이 많았다. 그러한 기업은 시장과 소비자가 요구하는 요인들을 간과했기 때문에 기업성장의 둔화를 초래하였던 것이다. 그러므로 제품의 일차적 욕구인 제품 자체뿐만 아니라 이차적 욕구의 속성인 기쁨, 만족, 가치 등을 결합하여 소비자 욕구에 부응하여야 한다.

④ 시장의 상황분석과 고객의 구매동인을 정확히 파악하여 마케팅 전략의 수렵에 반영하지 않으면 기업은 사양화된다. 또한 제품의 일차적 욕구만 강조한 나머지 이차적 욕구의 중요성을 간과해서는 기업이 시대변화에 적응할 수 없을 것이다.

이와 같은 행동은 유리창 밖을 주시할 때 거울을 너무나 바라보고 있는 격이 된다. 즉 근시안적 사고에서 원시안적 사고로 전환해야 한다.

---

* Marketing Myopia : 레빗 교수에 의해 주창된 개념으로 기업이 자사의 제품시장 영역을 협소하게 규정지어 경쟁자의 범위를 파악하지 못하는 오류를 범하는 것이다. 일명 마케팅 근시라고도 한다.

2) Thedore Levitt의 마케팅 매트릭스 이론

1969년 Thedore Levitt(시어도어 레빗) 교수는 기업성장을 위한 방법인 〈마케팅 모델〉이라는 논문에서 마케팅 매트릭스 이론을 밝혔다. 종전에 잘 만들면 판매문제는 상관없다는 판매자 위주의 시장체제에서 사전의 시장조사를 통하여 소비자의 욕구, 즉 소비자가 무엇을 원하고 필요로 하고 좋아하는가를 제품계획 시에 반영함으로써 팔릴 수 있는 제품을 만들어내야 한다는 것이 오늘날 구매자 시장으로의 전환이다.

① 종전의 판매자 위주의 시장체제에서 오늘날 구매자 위주의 시장제체로 바뀌었다. 판매가 없이는 기업이 존재가치를 찾을 수 없으며, 연속적인 자사제품의 구매와 수용을 창출하지 않으면 기업의 유지 · 존속이 어려운 것이다. 나아가 수익성 있는 고객을 창조 · 유지 · 만족시키는 것이 기업의 기능이고, 이는 곧 기업성공이라는 목적을 달성하기 위한 수단이 되는 것이다.

② 시장지향적 · 고객지향적 · 고객감동적 기업경영체제가 시대적으로 요청되고 있다.

③ 오늘날 새로운 마케팅을 지향하는 바가 고객지향주의, 고객만족주의, 그리고 고객창조주의이다. 특히, 고객지향적이어야 한다는 이 이념을 실현하기 위해서는 전체 회사의 전종업원이 공정부문에 걸쳐서 고객이 무엇을 원하고 필요로 하며, 선호하는가를 파악하여 고객의 욕구에 합치되는 제품을 제조 · 생산 · 판매해야 한다는 전사적 마케팅 이념의 실천이 그 전제가 되어야 한다.

3) Swan(스완)과 Combs(컴스)이론

제품은 기업을 대표하는 얼굴이라고 할 수 있다. 그러므로 제품관리는 마케팅 믹스 전략의 첫째 요소가 된다. 제조업자의 손에 있을 때 제품이라고 하며, 유통업자의 손에 있을 때는 상품이라고 한다. 상품화 전략은 경쟁적 · 차별적 독립성을 확보하는 관건이라고 할 수 있다.

① 제품에 관련된 여러 정보와 가치를 발견해야 한다. 제품은 구매자 내지 잠재적 소비자가 가치를 부여하는 일체의 요소가 통합된 것이라고 할 수 있다. 따라서 제품의 일차적 욕구인 제품 자체뿐만 아니라 2차적 욕구의 속성들도 결합하여 소비자 욕구에 부응해야 한다.

② 고객의 만족은 주로 주변기능에 관련이 있고, 불만을 중심기능의 결여와 관계가 깊다. 즉 고객이 얼마나 만족하느냐는 중심기능을 최저 허용수준까지 올려놓고 그 다음에 주변기능을 얼마나 충실히 하느냐에 달려 있다. 또한 한 기능에 속하는 속성들의 뛰어난 점이 다른 기능에 속하는 속성들의 모자라는 면을 만회할 수 없다. 즉, 주변

기능이 아무리 충실해도 중심기능이 최저수준에 못 미치면 고객은 불만을 느낀다.

③ 고객만족을 위해서는 중심기능과 주변기능을 동시에 향상시켜야 된다. 그리고 소비자는 다음과 같은 경우에 주로 가격을 품질평가의 기준으로 사용하는 경우가 있다.

㉠ 경쟁제품들 사이에 상당한 품질의 차이가 있다고 느낄 때와 제품에 대한 지식이나 경험이 없을 때와 사회적 위신이나 체면에 관계가 있을 때 그리고 제품평가에 불확실성이나 위험을 느낄 때에 가격이라는 정보요소가 제품품질평가에 영향요소로 작용한다.

㉡ 종전에는 성능과 기능, 품질 및 가격 이러한 한 가지의 정보요소가 제품품질평가에 정보요소로서 이루어져 왔으나, 오늘날에 있어서는 이것 외의 상표명, 상점의 이미지, 제품평가보고서 등의 여러 정보요소가 제품품질평가의 기준으로 사용되고 있다.

02 고객관계 구축

고객관리를 효율적으로 하기 위해 고객을 관리하는 데 필수적인 정보를 모두 정리해 질 높은 서비스를 제공하는 경영방법으로 장기적인 고객과의 관계상화를 통해 기업의 수익성을 최대화한다. 고객의 성향 및 특성들을 분석하여 통합한 데이터베이스를 구축하고 효율적인 마케팅 계획을 수립한다.

1. 고객 데이터베이스 구축

고객은 누구라고 생각하는가? 이 질문에 대해 최종 소비자, 즉 제품이나 서비스를 구입하는 사람이라고 답하면 이는 좁은 의미의 고객에 속한다. 고객을 확대적인 개념으로 보면 고객은 가치생산적 고객인 사내고객, 가치전달적 고객인 중간고객, 가치구매적 고객인 최종고객의 3가지로 세분할 수 있다. 고객만족경영은 최종고객에게 만족을 주는 것을 목표로 하지만 그렇게 되기 위해서는 중간고객과 내부고객의 만족이 선행되어야 한다.

(1) 내부고객

미셀 롭슨은 '사내고객제'에서 전(前)공정의 고객은 후(後)공정이며 후(後)공정의 고객은 차후 공정이 된다 는 내용이다.

① 후(後)공정이 고객이 된다면 전(前)공정의 작업자는 고객에게 불량품을 넘겨서는 안 되는 것이다. 이러한 원리를 적용시키면 회사 내에 있는 모든 사람은 서로 간에 고객이 된다.

② 나의 다음 공정에 있는 사람이 내 고객이 되고 내 상사나 부하직원도 고객이 될 수 있는 것이다. 기업 내부에 있는 사람들이 가치를 생산해 주어야 그 가치를 고객이 구매할 수 있기 때문에 사내고객을 가치생산적 고객이라고도 한다.

③ 내부고객의 만족이 고객만족의 출발점이 되므로 사내고객은 가장 먼저 만족시켜야 할 고객이 된다. 불만족한 사원이 고객에게 좋은 서비스를 제공하며 고객을 만족시키기가 힘들기 때문이다.

④ 사원을 내부고객으로 대우하고 만족시켜 사기를 높여주면 최종고객인 소비자를 낮은 기업들의 공통점으로 내부고객 만족도가 낮다는 점은 바로 이 사실을 확인해 준다.

⑤ 고객의 기대를 충족시키자면 사원이 고객을 위해 당연히 해야 할 일을 하도록 사원의 사기를 관리하고 지원해야 한다.

(2) 중간고객(협력고객, 매개고객)

소비재 생산기업은 최종고객을 직접 상대하기보다는 대부분 판매점을 두고 거래하고 있다. 따라서 판매점은 기업과 소비자 사이에서 가치를 전달하는 중간고객이 된다.

① 중간고객, 즉 가치전달 고객에는 판매점이나 대리점 외에도 원료공급원 내지 협력업체를 포함시킬 수 있다.

② 중간고객의 중요성은 바로 이들을 만족시키지 못하면 결국 최종고객인 소비자를 만족시키기 힘들다는 데에 있다.

(3) 최종고객

오늘날은 소비자혁명의 시기라고 해도 과언이 아닐 만큼 최종고객인 소비자들이 중요한 시대가 되었다. 개별적 소비자들이 모여지면 커다란 힘으로 작용하여 기업의 변화를 주도하는 원천이 된다.

① 만족한 고객이 모아지면 그 기업은 성장하게 되지만 불만족한 고객이 모아질 경우에는 어려움에 처하게 될 것이기 때문이다. 소비자는 사용자라는 가치사용고객에 해당된다. 기업은 고객이 가장 중요한 존재라는 것을 깨달아야 한다.

㉠ 고객은 기업에게 이윤을 안겨주는 존재이다.

㉡ 고객이 기업에 의존하는 것이 아니라 기업이 고객에게 의존하는 것이다.

㉢ 기업은 고객을 위해 존재하는 것이다.

㉣ 기업이 고객에게 서비스를 베푸는 것이 아니라 고객이 서비스할 기회를 제공해 줌으로써 호의를 베푸는 것이다.

② 과거에는 구매자와 판매자의 관계가 대립적인 관계로 형성되어 어느 한 편이 이득을 보면 다른 한 편이 손해를 보는 관계였지만 이제 이 관계는 동반자적 관계로서 상호 보완적인 관계인 즉, 고객과 판매자를 공동체로서 인식하도록 하는 것이 필요하게 되었다. 이를 위해서는 기업과 소비자 사이에 파트너십의 관계형성이 필요해진다. 판매자와 구매자가 모두 이들을 얻도록 하는 관계와 기업이 고객을 단순히 판매의 대상으로 삼는 것이 아니라 고객의 이해를 대변할 수 있는 고객만족경영이 요구되는 것이다.

2. 고객분석

전략수립을 위한 상황분석의 핵심부분은 제품구매 당사자인 고객을 분석하는 일이다. 따라서 고객분석은 고객의 구매행위에 대해 시장특성, 구매의사결정 형태, 구매의사결정에의 참여자, 구매의사결정에 영향을 주는 요인, 구매과정 등을 분석하는 일이다.

(1) 고객욕구의 이해

성공적인 고객만족경영이 되기 위해서는 고객의 욕구를 이해하는 것이 필수적인 일이다. 고전적인 사례로서 GM사가 포드사를 추월할 수 있었던 것은 포드사의 검정색 자동차에 식상한 소비자들이 검정색 이외의 다른 색깔의 자동차를 원하고 있는 GM사가 알아낼 수 있었기 때문이다.

① 고객지향적인 기업은 소비자와 항상 밀접한 관계를 유지함으로써 고객의 기호와 욕구변화를 알 수 있고, 고객이 원하는 것을 생산함으로써 고객의 기대를 충족시킬 수 있는 것이다. 어떤 기업들은 자사가 가장 잘 만들 수 있는 것을 제품으로 생산하여 판매해야 한다고 생각하고 있는데, 이것은 잘못된 생각이다.

② 많은 연구비를 들여 비싸게 생산할 좋은 제품이 시장에서 외면당하는 것은 바로 고객의 입장에서 생각해보지 않았기 때문이다.

㉠ 톰 피터즈*는 "영업 및 판매담당자는 최소한 자기 시간의 25[%] 이상을 현장에

* 톰 피터즈 : 세계적인 미국의 경영 컨설턴트를 설계하는 사람

서 보내야 한다."고 역설했는데, 이는 현장에서의 경험을 통해 자사제품의 문제점과 개선점, 고객의 요구사항 등을 알 수 있기 때문이다.

㉡ 최상의 기술과 최고의 품질로 만든 제품이라 할지라도 쓸모없는 것이라면 팔리지 않겠지만 고객의 욕구에 부합하는 것이라면 값이 더 비싸더라도 판매량은 증가할 것이다.

㉢ 고객만족을 추구하는 의료기관이라면 고객이 원하는 것이 무엇인가를 알아내고, '만들 수 있는 것'을 만들게 아니라 '의료이용자가 원하는 것'을 만들어야 하며, 의료관광마케터들은 현장에서의 다양한 경험들을 체험하고, 고객대응 능력을 향상시킬 수 있을 것이다.

(2) 고객불평관리

고객만족경영을 실천하는 데에 있어서 가장 신경 써야 하는 것 가운데 하나가 불만족한 고객의 소리이다. 일선 직원들은 불만의 소리를 듣는 일이 불편하겠지만 불만을 기업에게 토로하는 적극적인 고객의 불만에 대해 기업이 어떻게 대응하는가에 따라 기업의 이익은 결과적으로 크게 달라질 수 있다.

① 고객불평은 귀찮은 일이 아니라 문제를 일찍 파악하고 해결할 수 있게 하는 소중한 정보이다.

㉠ 미국 소비자보호청의 용역을 수행했던 존 굿맨은 "기업에게 있어서 고객의 중요성은 이들이 수익을 안겨준다는 점보다는 제품내용과 기업활동을 개선하는데 도움을 주는 정보를 준다는 점에 있다."라고 주장했다.

㉡ 미국의 고객지향적인 기업의 간부들은 고객과 개인적으로 접촉하는데 많은 시간을 할애해 가며 고객불만을 청취하고 있고, 휴일에도 자사제품이나 서비스를 직접 구매해 봄으로써 고객의 입장에서 자사제품의 문제점을 찾는 노력을 하고 있다.

② 문제는 대다수의 의료기관이 고객의 불만에 대해 적극적으로 해결책을 강구하기보다는 방어적인 자세를 보인다는 점이다.

㉠ 복잡하고도 까다로운 불만처리과정, 자칫 큰 의료사고로 인한 법정다툼, 생명과 관련된 업무의 특성상 의료기관에서의 불만접수는 일반기업들과의 불만접수와는 성격이 다르다고 할 수 있다.

㉡ 의료관광마케터는 보다 더 정직하고 진정성 있는 자세로 불만을 접수하는 의료이용자들의 의견을 들어주고 해결해주는 노력을 기울여야 한다.

(3) 내부고객의 만족

톰 피터스는 "직원으로부터 가능한 한 최선의 노력을 유도하기 위해서는 인간의 존엄성과 자존심을 손상시키지 않도록 유의해야 한다."고 언급했다. 고객만족경영의 실천에 있어서 또 하나의 과제는 바로 기업의 내부고객인 사원들을 만족시켜야 한다는 점이다. 이것을 내부 마케팅이라고 표현한다.

① 국내기업들마다 직장분위기와 기업문화를 보다 유연하게 바꾸기 위한 소프트화 운동이 일어나고 있다. 유니폼이 없어지고, 자유복장으로 출근하는 것뿐만 아니라 양복에 넥타이 차림의 출근복장을 완전히 자율화하는 기업들이 증가하고, 선택근무시간 근무제도를 실시하는 기업들도 늘어나고 있다.

② 고객의 기호가 다양화될수록 창의성과 유연성이 경쟁력의 원천이라는 이유 때문에 실시된 것이기도 하지만 그러한 변화를 원하는 내부고객들을 만족시키기 위한 이유도 포함되어 있다. 경북 창원 H병원의 경우, 몇 년 전부터 간호사의 흰색 유니폼과 캡이 환자들로 하여금 권위의식에 대한 거부감과 차가운 인상을 준다는 이유로 일정한 무늬를 넣은 평상복으로 대체되고 있는데 이러한 움직임은 전국 병원으로 확산되고 있다.

③ 고객만족적 경영을 잘 실천하고 있는 건물종합관리업체 FNK는 오디오시스템에서 비발디의 사계'가 흘러나오는 수술실, 주식투자를 하는 환자와 방문객들을 위해 주식단말기가 설치되어 있는 대기실, 환자가 특급호텔 고객처럼 대우받는 깨끗한 입원실이 있다. 의료시장 개방과 함께 병원은 불친절하다는 등식을 무너뜨리려는 노력들이 의료계에서 일고 있는 가운데 국내 의료시장에도 본격적으로 의료서비스 바람을 불어넣고 있다.

(4) 고객감동의 선행변수

고객들은 제공되는 서비스에 따라 여러 가지 상태의 만족을 경험하게 된다. 이러한 만족의 상태는 분노, 불만, 즐거움, 만족 등과 같은 감정으로 나타난다.

① 만족의 상태는 서비스 제공 전에 갖고 있던 기대와 비교한 서비스 제공 후의 고객인식에 의해 결정되어진다. 따라서 만족에 대한 여러 가지 상태들을 이해하는 것은 서비스 기업들로 하여금 왜 고객만족 이상의 것을 추구해야 되는지에 대한 이유를 알도록 해준다. 오늘날 경영환경이 급변하고 기업 간에 경쟁이 치열해지면서 단지 고객을 만족시키는 것만으로는 경쟁력을 재고시키기가 힘들어지고 있다.

② 서비스가 기대되거나 예상되는 수준에서 제공되었다면 만족상태는 '괜찮다' 정도가

될 것이다. 반면에 제공되는 서비스가 기대 이상으로 이루어졌다면 만족상태는 '즐겁다'라고 느낄 정도가 될 것이다.

③ 서비스를 제공받는데 즐거움을 느끼게 되는 고객들은 그 서비스에 대한 재구매 가능성이 훨씬 더 높아지게 된다. 만족도가 최고조에 다다른 상태가 '감동된 수준'인 것이다. 이 수준은 지각된 수준이 서비스의 희망수준을 넘어서 최고 수준에 접근하게 된다.

④ 만족상태를 가지고 있는 고객들은 재구매는 물론 다른 사람들에게도 자신이 받은 서비스에 대해서 적극적으로 구전활동을 하게 된다. 또한 그 서비스에 대해서 충성스러운 고객이 되며 다른 새로운 서비스 기업으로 전환하는 경우도 없게 된다.

⑤ 어떤 서비스가 예상수준보다도 낮게 지각되었다면 고객들은 '언짢은 상태'를 경험하게 된다. 이들은 미래에도 그 서비스 기업과 거래를 계속할지는 몰라도 진정으로 제공되는 그 서비스의 품질에 만족하는 것은 아니다. 확실한 대안이 없기 때문에 그냥 거래를 하는 경우가 대부분일 것이다. 이러한 수준의 서비스가 계속적으로 제공되어서 부정적인 경험을 지속적으로 하게 되면, 결국 고객들은 다른 서비스 기업을 찾아 나서게 된다. 또한 불만족도가 크면 클수록 그만큼 신속하게 경쟁의료기관으로 전환하게 될 것이다.

(5) 고객가치의 통합적 관리

고객들이 어떤 서비스에 대해서 만족해한다고 하더라도 경쟁기업이 보다 더 좋은 서비스를 제공하고 있기 때문에 전환행동을 보이는 경우가 있다. 이처럼 서비스에 대한 불만족 이외에도 여러 가지 다른 이유로 발생하고 있다.

① 미래 구매행동이 고객만족 이상의 그 무엇에 의해 결정되기 때문에 서비스 기업들은 보다 더 강력한 고객관계를 구축해 나갈 필요가 있다. 이를 위해서는 핵심적으로 고객가치를 개발하고 종합적으로 관리해야 한다. 고객가치에 관계되는 주요 요인들로서는 가격, 기술적 서비스 품질, 기능적 서비스 품질 그리고 기업 이미지들을 생각해 볼 수 있다.

② 고객은 자신들에게 최고의 가치를 제공하고 있는 기업들을 선호하게 마련이다. 그 가치 중 하나가 바로 저가격이라고 할 수 있다. 서비스 제공에 대한 가격이 높더라도 실제 혹은 인지된 기술적 서비스 품질이 우월한 경우 가치를 제공하고 있다고 느껴질 때에도 그 서비스 기업은 고객들에게 가치를 제공해 주고 있는 것이다.

(6) 고객유지의 이익

고객들은 다른 서비스 기업들과 비교해서 어떤 서비스 기업으로부터 상대적으로 보다 더 큰 가치를 제공받았을 때 그 기업에 대해서 충성도를 갖게 된다. 여기서 고객들은 가치를 인식하게 된다.

① 인지된 가치는 준 것과 받은 것의 인식에 근거해서 어떤 제품서비스의 효용에 고객의 전반적인 평가를 의미한다.

㉠ 가치는 '주고, 받은' 요소들 사이에서의 소비자들을 위한 어떤 기준점을 나타내 주고 있다.

㉡ 소비자들은 얻은 것(품질, 부족, 구체적 이익)이 주는 것(화폐적 및 비화폐적 비용)을 능가하는 관계에 보다 더 머무르고 싶어한다.

② 서비스 기업들이 고객의 관점에서 일관되게 가치를 제공하고 있을 때 고객은 혜택을 보게 되고 그 관계에 머물고자 하는 동기를 갖게 된다. 대부분의 사람들은 특성상 자기 주위에서 변화가 일어나는 것을 그다지 선호하지 않는다. 이는 어떤 관계에 상당한 투자를 행했을 경우 특히 더 그렇다. 고객들은 서비스를 제공받았을 때 별문제가 없는 한 기존 서비스 제공자를 바꾸는 것을 선호하지 않는다(예 만약 서비스 제공자가 나에 대해서 알고 있고 나의 기호를 알고 있으며 나의 니즈에 서비스 제공을 어떻게 맞출 수 있는가를 알고 있다면, 그 서비스 제공자를 바꾼다는 것은 새로운 서비스 제공자에게 이러한 사항들에 대해서 다시 교육시켜야 됨을 의미한다. 전환비용은 때때로 경제적 측면뿐만 아니라 심리적, 시간적 측면에서도 상당히 큰 경우가 있다).

③ 대개의 소비자들은 자기의 자금사정에 의해서 나름대로의 제약을 갖고 있으며 따라서 삶의 질을 개선하기 위해서 의사결정을 균형있게, 그리고 단순하게 할 수 있는 방법을 끊임없이 찾고 있다.

㉠ 어떤 서비스 제공자와 관계를 계속 유지하게 될 때 이들은 그만큼 나름대로의 제약에서 자유로워질 수 있을 것이다.

㉡ 고객이 사회적 지원시스템의 일부분이 될 수 있으며 이러한 관계에서 연유한 사회적 지원시스템은 제공되는 서비스 자체의 기술적 이익을 넘어서 고객들의 삶의 질 제고에 중요한 원인으로 작용하게 된다.

참고 고객유지전략

1) 모니터링

고객유지의 기본적 전략은 모니터링이라는 수단을 통해서 관계를 유지하고 시간이 경과함에 따라 관계의 질을 평가하는 것이다. 연중 정기적으로 실시하고 있는 고객여론조사나 고객만족도 조사는 이와 같은 모니터링 전략의 기초가 될 수 있다. 현재 고객들은 그들이 제공받고 있는 서비스의 인지된 가치, 품질, 만족도, 그리고 경쟁사와 비교한 현 서비스 제공자와의 만족도 등을 결정하기 위해서 당연히 조사대상이 되어야 한다. 또한 서비스 기업들은 그들의 최우수 고객들과는 직접 면담이나 전화상으로 정기적인 커뮤니케이션을 수행해야 한다. 경쟁이 치열해지면서 서비스 가치와 품질에 대한 기반이 없는 서비스 기업은 고객을 유지시키기가 어렵게 되어 가고 있다.

고객관계조사 외에 모니터링 전략의 또 다른 기초는 바로 고객 데이터베이스이다. 고객 데이터베이스는 서비스 기업의 현재 고객이 누구이고, 무엇을 하고 있으며, 그들의 구매형태는 어떠하고, 선호도, 그리고 라이프스타일이나 가치 등은 어떠한지에 대한 정보를 포함하고 있다. 그러고 나서 다시 활동적인 고객과 비활동적인 고객으로 분류하는 등 데이터베이스 내에 있는 정보를 갱신할 필요가 있다.

2) 3단계 전략

Berry(베리)와 Parasuraman(파라슈라만)은 고객유지를 이용한 마케팅 3단계로 이루어질 수 있으며 단계가 올라갈수록 서비스 기업과 고객과의 유대도 강화되어진다고 주장하였다. 그들은 또한 단계가 높아질수록 지속적 경쟁우위에 대한 잠재력도 증가하며 고객화, 개별화 정도로 더욱 증가하는 것으로 결론지었다.

④ 고객을 유지하기 위한 전략으로 3단계의 방법들은 〈표 5-5〉와 같다. 차별화 및 주요 마케팅 믹스 요소에 따라 고객유지전략을 상황에 맞게 대응해야 한다.

〈표 5-5〉 고객유지전략의 3단계

단 계	포함 요소	표적 그룹	맞춤화 정도	주요 마케팅 믹스 요소	차별화
1단계	재정적 요소	일반 고객	낮음	가격	낮음
2단계	재정적 요소/사회적 요소	단골 고객	중간	인적 커뮤니케이션	중간
3단계	재정적 요소/사회적 요소/구조적 요소	단골 고객	중간-높음	서비스 제공방법	높음

1) 1단계

고객은 대량 구매할 시 장기간 거래에서 가격할인 등과 같은 재정적 인센티브를 통해서 서비스 기업과 연결되어 있다(㉮ 항공사들의 마일리지 서비스이다).

2) 2단계

가격 인센티브 이상의 것을 가지고 서비스 기업과 고객을 묶어 주는 것이다. 가격이 여전히 중요한 요소이지만 이 전략은 재정적 요소 외에 사회적 요소를 가미시켜 장기적인 관계를 구축하는데 주안점을 두고 있다.

① 고객들은 그냥 일반적인 고객이 아니라 소위 단골고객들로서 서비스 기업들은 이들의 필요와 욕구를 어느 정도 알고 있고 나름대로 이해하고자 하고 있다.

② 제공되는 서비스는 고객이 니즈에 맞게 개별화되어 있고 서비스 기업, 또한 고객들과 부단한 접촉을 시도하고 있기 때문에 사회적 요소를 적용시켜 고객과의 유대를 강화시키고자 한다.

3) 3단계

3단계 전략은 고객과 서비스 기업 사이에 재정적 및 사회적 요소뿐만 아니라 구조적 요소까지 가미되어 있어서 서비스 기업이 일반적으로 따라하기가 매우 어렵다.

① 구조적 요소는 어떤 특정고객에 대해서 개별화 되어 있고 그 고객에게 제대로 전달될 수 있도록 고안되어진 서비스를 제공함으로써 창출될 수 있다.
② 구조적 요소는 기술에 근거를 둔 그리하여 고객들이 보다 생산적일 수 있도록 개별적으로 맞추어진 서비스를 제공하게 될 때 창출되는 것이다.

3. 구매연관성 분석

의료기관은 고객 데이터베이스를 활용하여 다양한 의료관광 의사결정요인(구매) 연관성을 분석하고 해외환자를 유치할 수 있는 의료관광마케팅 전략과 실행계획을 수립한다.

(1) 매출실적에 따른 분석

기업에서 주로 활용하는 방법은 고객별 매출실적에 따라 차별된 서비스를 세공하는 것이며, 마일리지 적립, 매출액 누적점수제 등이 이에 해당한다. 매출실적 분석결과는 기존 고객데이터와 연계하여 기초로 활용한다.

① 의료기관에서 매출실적을 고객정보로 활용하는 것이 의료분야에서 적절한 방법인가에 대해서는 논란의 소지가 있을 수 있으나, 합법적으로 인정되는 의료관광사업에서는 유치실적 증대를 위해 매출에 근거하여 마케팅 전략을 수립하는 것이 합당하다.
② 고객(환자)과 유치기관을 매출실적별로 등급화하고 분류하여 무료 건강검진권 제공, 감면율 또는 할인율 적용, 프로모션, 통역 및 부가 서비스 지원 등의 다양한 마케팅 방법을 도입할 수 있다.

(2) 고객정보분류 및 분석

고객의 기본정보를 활용하여 고객의 생일, 기념일 등에 전화, e-mail, 우편으로 축하 메시지를 보내거나, 고객에게 유용한 건강정보 뉴스레터 발행 및 발송 등 고객만족 서비스 제공과 고객관계구축으로 재방문을 유도할 수 있다.

① 제조업의 재구매와 의료기관의 재방문은 상이한 의미이므로 자칫 의료기관의 재방문을 재수술, 재입원, 재발 등의 의미와 동일하게 해석해서는 안 된다.

② 의료기관에서 재방문은 항암치료를 위한 재내원(입원) 또는 정기 건강검진을 위한 재검진, 외래재진 등이 해당되며, 이를 위해 의료기관은 고객정보를 활용하여 지속적으로 재진고객을 관리할 수 있도록 고객데이터를 분석 · 관리해야 한다.

(3) FRM 분석

의료관광산업의 고객대상은 고객(환자 및 보호자) 또는 유치기관(에이전시)으로 구분되는데 얼마나 자주 의료기관에 방문하는지, 최근에 의료기관에 방문하였는지, 한 번 방문 시에 지불한 비용이 얼마인가 등의 FRM(Frequency, Recently, Monetary) 분석을 통해 고객군별 차별화전략을 수립할 수 있다.

① 의료기관에서 쉽게 FRM 분석과 적용이 가능한 환자 또는 건강증진센터 수진자, 질병별 또는 진료과별 환자, 유치기관별 고객데이터 분석이다.

② FRM 분석은 의료기관 입장에서 일정기간 동안 높은 매출을 달성한 고객이 가장 가치가 있다는 점에 착안하여 분석하는 기법으로 **방문빈도수, 최근 방문시기, 방문당 지불금액** 등의 3가지 요소에 가중치를 부여하고 의료관광상품 개발 및 시장 세분화로 의료관광시장 규모를 예측하는 분석기법이다.

(4) 고객지향의 병원경영

지금 고객은 그들 스스로가 원하는 것을 제공받기를 원한다. 바로 이점에 의료제공자들이 환자고객을 끌어들이기 위해서 많은 시간과 노력을 들이고 있는 것이다.

① 환자는 임상적 절차나 결과가 성공이냐 실패냐 보다는 전체적으로 의료서비스를 받으면서 느끼는 결과가치에 더 많은 중요성을 부여한다.

② 입원이나 치료의 시작에서 환자의 평가가 시작되는 것이 아니라 광고나 외부에서 느끼는 이미지에서부터 환자는 한 의료기관을 평가하게 된다(예 한 의료기관이 고객을 만족시키는 주요 요소는 음식의 질, 의사와의 의사소통, 그리고 병원직원의 친절함일 것이다. 일단 이러한 요소들이 밝혀진다면 의료기관은 이 각 요소들을 강화하기 위해 자원과 시간을 배분하고 어떻게 고객의 만족을 향상시키는지를 정확히 알게 될 것이다. 즉 고객의 서비스를 위해서 의사와 직원을 교육, 훈련시켜야 한다).

(5) 대기시간 관리

뛰어난 서비스 기관은 서비스를 제공하기 위해 투여하는 자본과 서비스를 받기 위한 고객의 대기시간을 중점적으로 경영하고 있다. 어떻게 효율적으로 대기시간을 관리하느냐 하는 것은 심리학적으로 그리고 양적인 접근이 필요하다.

1) 양적인 접근

대기시간을 줄이는 데에 도움을 준다. 기다리는 것에 대한 심리는 설명할 수 없고, 불쾌하고 그리고 불편한 기다림이라는 것을 알게 한다.

① 서비스 기관들은 대기시간에 대한 이유를 고객에게 설명함으로써 고객은 이 시간을 가능한 즐겁게 기다릴 것이다.

② 양적인 투입으로 대기시간을 가능한 짧게 할 수 있다.

③ 기다리는 시간동안 오락적인 요소, 음악이나 오락기구, 편안한 요소, 안락한 의자를 동원함으로써 대기시간을 즐겁게 할 수 있다.

2) 의료기관

직원들의 편의성을 생각하기보다 환자의 대기시간을 줄이는 방안에 대해서 고심해야 하며, 환자가 대기시간을 길게 가져야 할 상황이 온다면 그 시간동안 환자만족과 임상결과를 최상으로 만들어야 할 것이다.

(6) 매력적인 서비스

환자가 기대하는 환경의 창출이다. 성공적인 고객서비스를 제공하는 기관은 이들의 내부기관을 인테리어 장식, 고객 서비스 등의 다양한 전략을 통하여 고객을 만족시킨다.

① 고객은 자신이 위치한 위치에 대한 불안감, 혼란, 그리고 스트레스의 감정을 최소화할 수 있게 된다. 의료기관에서도 의료환경의 영향에 대한 인식은 어떻게 환자들이 의료의 질과 가치를 보는가를 알게 한다. 즉 의료환경은 고객에게 많은 영향을 끼친다.

② 연구조사에 의하면 환경은 소리, 냄새, 색깔 그리고 환경을 둘러싸고 있는 조건들은 환자에게 여러 가지 영향을 끼친다.

③ 일반병실에서의 소독냄새와 수술실에서의 소독냄새는 같은 환자가 나타내는 반응이 다르고 침대의 조명등은 환자를 편하게 할 수도 있지만 우울하게 만들 수도 있다.

4. 유형별 고객관계 구축전략

의료관광을 선택하고 결정하기 전에 고객들은 치료에 대한 불확실성, 낮은 신뢰도 및 인지도, 두려움 비용부담 등으로 인해 의사결정 시 위험부담을 인지하게 된다. 그러므로 의료기관은 의료관광 잠재고객에게 고객관계관리를 통해 고객들이 원하는 정보를 구체적으로 제공해야 한다. 의료기관에서 고객이 원하는 정보를 제공함으로써 치료에 대한 불확실성을 낮추고 신뢰를 얻은 방법은 다음과 같다.

(1) 구전효과의 활용

의료기관은 고객에게 신뢰를 높이기 위한 최선의 방법으로 기존고객의 경험(또는 체험)을 구전효과로 활용해야 한다.

① 의료기관에 방문했던 고객들로 하여금 자신의 경험담을 잠재고객에게 이야기를 하도록 유도함으로써 의료서비스에 대한 고객의 신뢰를 높일 수 있다.

② 의료관광서비스에 만족한 고객들이 자신의 경험담을 가족, 친지, 이웃들에게 전파할 수 있도록 의료기관은 다음과 같은 노력을 끊임없이 해야 한다.

㉠ 의료관광서비스에 만족한 고객으로 하여금 잠재고객에게 자신의 체험담을 달리는 성향을 이용한다.

㉡ 잠재고객이 기존고객과 접촉할 수 있는 연결고리를 마련한다(예 감사편지, 치료휴가 및 사진 게시 등).

㉢ 타깃 시장의 오피니언 리더들을 통한 캠페인 및 프로모션 프로그램을 강화한다.

(2) 선정기준의 제시

의료관광서비스의 고객은 대체적으로 의료관광상품을 선택 전과 후에도 두려움, 불확실성, 의심 등의 위험을 느끼며, 의료서비스를 받기 전과 후에 서비스의 질을 평가하는데 어려움을 겪는다.

① 의료관광 서비스를 선택하고자 하는 고객의 의료기관선정의 어려움을 해결해 줌으로써 의료기관은 고객을 관리할 수 있게 된다.

② 고객들은 경험하기 전에 어떤 의료기관에서 어떤 자료를 받을 것인가에 대한 기준과 어떻게 선택하는지에 대해 알 수 없기 때문이다.

③ 의료기관은 고객이 의료관광서비스를 받을 의료기관을 선정할 수 있도록 다음과 같이 노력해야 한다.

㉠ 의료관광상품의 선정기준이 무엇인지 제시한다.

㉡ 의료관광상품의 선정기준이 언제, 어떻게 적용되는지 인지해야 한다.

㉢ 어떤 경우에 어떤 의료관광상품을 선택할 것인지 고객의 입장에서 정확한 정보를 제공해야 한다.

(3) 고객만족관리 시스템 구축

미국의 제퍼슨 대학병원은 [그림 5-1]과 같이 조직화된 고객관계 프로그램으로 의료기관의 환자만족관리(Patient Satisfaction Management System : PSMS) 시스템을 운영, 신환자를 창출하고 의료기관과 소비자의 관계를 호의적 · 지속적으로 유지할 수 있게 해줌으로써 고객의 만족과 충성도에 중요한 영향을 미친다고 했다.

① 제퍼슨 대학병원은 입원환자를 대상으로 입원환자관리 시스템을 도입(1989년)하였고 도입 전(1986년)에 비해 입원환자가 증가하였다.

② 제퍼슨 대학병원은 환자만족 시스템의 필수적인 구성요소로 다음의 4가지 요소들이 프로그램에 어떻게 통합되는가에 따라 고객만족의 성패가 달려있다고 한다(Fisk, Barara Naftal, 1990년).

㉠ 정확하고 반복적이며 유용한 우선순위에 대한 조사를 한다.

㉡ 환자만족 문제를 서비스 질의보상 메커니즘과 맞물리게 할 수 있는 관리자가 있다.

㉢ 불만과 만족 문제의 관계에 대한 관심과 분석을 통한 개선을 한다.

㉣ 환자의 욕구와 관심사에 우선순위를 두고 반응하는 고객관계의 구축을 위해 노력을 한다.

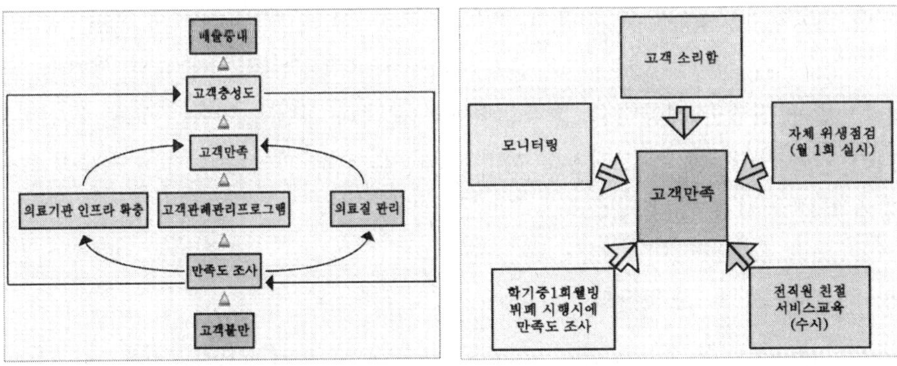

(a) 고객만족 프로세서 (b) 고객만족을 위한 방안들

[그림 5-1] 고객만족 프로세서

(4) 결정적인 고객관계관리

의료관광서비스에 대해 고객의 인식은 고객이 의료관광서비스 질에 대한 인식이 이뤄지는 결정적인 순간(Moment of Truth : MOT), 즉 접점의 순간에 이루어진다.

① 의료관광서비스 질은 의료기관인 제공자와 고객이 대면하는 순간 인식되며, 서비

스 제공자와 고객이 만나는 순간 상호작용에 의해 이뤄진다.

② 고객은 의료관광서비스에 대한 기대와 실제 경험이 교차하는 순간에 희비가 엇갈리는데, 경험이 기대에 미치지 못할 때에는 실망하기도 하고, 만족하여 충성고객이 되면 의료기관을 알리고 재방문하게 된다.

③ 의료기관에서 일어날 수 있는 고객접점의 결정적인 순간은 예약, 접수, 병원도착, 입원실 입실, 진료실, 입·퇴원수속, 진료비정산, 기타 절차 등이다.

④ 의료기관은 이러한 결정적인 순간에 고객유형별(검진, 입원, 외래)로 고객이 접하는 접점에서의 고객만족을 유도할 수 있도록 접점에서 일하는 직원들이 고객(환자 또는 보호자)에게 정확한 정보를 제공할 수 있어야 한다.

⑤ 고객은 자신의 정보를 정확하게 제공받을 수 있도록 접점직원(통역, 코디네이터, 유치기관 담당자 등)들에게 정확한 정보를 제공해야 한다.

(5) 의료관광서비스 사이클

의료기관은 고객들에게 보다 나은 의료관광서비스 제공을 위한 고객접점에서의 서비스 사이클을 분석하기 위해 먼저 의료관광서비스를 받은 시점부터 완료까지를 정리하여 고객유형별로 발생할 수 있는 불만을 고객의 입장에서 분석해야 한다(예 의료기관에서는 건강증진센터 직원(간호사, 기사, 의사 등의 서비스 제공자)의 업무 프로세스에서 제공하는 서비스 사이클을 분석하여 고객이 만족할 수 있는 의료관광서비스를 개선할 수 있다).

이러한 서비스 사이클 분석은 고객의 입장에서 고객 중심의 주관적인 서비스 질을 파악할 수 있는 방법을 제공하고, 고객접점에서 고객의 경험과 만족 정도를 확인하고, 이에 따른 의료서비스 개선, 고객만족 서비스 제공을 위해 관리해야 하는 고객별 특성파악 등의 유익한 정보를 준다.

(6) 치료(귀국) 후 고객관리

고객의 불만을 어떻게 정의내리고 해석하는가에 따라 문제해결능력과 정도가 달라진다. 즉 고객의 불만을 협의로 해석하기보다는 광의의 개념으로 정의하여 가능한 많은 원인과 문제를 파악하는 것이 중요하다.

1) 고객의 불만

기대에 부응하지 못하는 서비스에 대한 고객의 생각과 의견으로 이러한 불만을 토대로 의료기관은 의료관광서비스의 문제점을 파악할 수 있다. 그러나 대체적으로 불만고객들은 잘 표현하지 않기 때문에 의료기관에선 고객의 상담실 또는 VOC(고객의 소리)를 운영하고 있다(예 미국의 설문조사 기관인 TARP의 조사결과에 의하면, 60~70[%]의 고객이 문제를 파악해도 이 중 50[%]의 고객은 공급자에게 불만을 전혀 표시하지 않으며, 45[%]는 고객담당자에게만 알리기 때문에 기업이 불만을 파악할 수 있는 고객은 결국 5[%]에 지나지 않는다).

2) 불만고객

문제를 적어도 10명의 다른 사람에게 이야기하기 때문에 의료기관에서 고객의 불만을 제대로 처리하지 않으면 10명의 잠재고객까지 잃게 된다.

① 의료기관에서는 한 명의 불만고객이 부정적인 영향을 미치지 않도록 고객관계관리 시스템 구축을 해야 한다.

② 불만고객은 부정적인 메시지를 확산시키는 은밀한 네트워크를 형성하므로 의료기관은 문제점을 조기에 파악하여 문제가 확산되기 전에 신속하게 해결해야 한다.

③ 고객은 언제든지 다른 경쟁국가를 선택할 가능성이 높고, 해당 국가에 부정적인 이미지가 형성될 경우 해당 의료기관뿐만 아니라 국가 전체에 영향력을 미친다는 점을 인지해야 한다.

(7) 고객 데이터베이스 구축

고객에게 제공되는 서비스 수준은 고객이 예상하는 기대치를 충족할 때 이를 고객만족이라고 한다. 고객에게 만족을 주는 의료서비스 마케팅을 실시함으로써 의료서비스에 대한 재구매율을 향상시켜 의료서비스 제공자는 매출을 증가시키고 서비스 상품이 유지 발전하게 된다.

1) 고객만족의 핵심

고객에게 있다. 고객만족을 위한 마케팅은 의료기관의 이익을 달성하고 수익구조를 확보하는 중요한 수단이 된다.

① 의료마케팅은 신규고객의 창출과 충성고객확보의 정책목표를 달성할 수 있어야 한다.

② 단골고객을 확보하기 위해서는 고객의 성향을 파악하고 대응하며 고객의 욕구를 충족시킨다면 제공 의료서비스에 대한 충성도가 발현되어 확보 가능하게 된다.

③ 고객들은 구매를 한 후 더 좋은 대안이 없다고 생각하면 그 제품에 대한 지속적인 관계를 형성하고 기억하여 재구매 시 선택하게 된다.

2) 신규고객

의료서비스를 이용할 때 정보의 제한, 이용의 불편성 등으로 마케팅 활동만큼의 성과를 조기 달성하기에 어렵다. 따라서 이용할 때의 장애요소가 무엇인지를 예측 판단하여 제거하거나 최소화함으로써 상품구매율을 향상시키도록 노력해야 한다. 의료마케팅으로 고객의 만족을 향상시키고 결과를 반영한 효율적인 글로벌 마케팅 전략을 수행하기 위한 몇 가지 마케팅 기법은 다음과 같다.

① 고객경험관리(Customer Exprience Management : CEM) 마케팅은 제공되는 서비스의 의료라는 특수성을 활용한 마케팅으로서 내용은 광범위하지만 최종목표는 기존 고객유지를 통한 고객만족경영에 있으며 고객 개개인의 요구와 성향에 맞춘 차별화된 서비스를 제공함으로써 고객의 기대수준에 부응하여 로열티 고객을 창출하기 위한 마케팅 전략이다. 의료는 경영학에서 얘기하는 고(高)관여 제품으로서 의료의 특성상 주변인의 추천(준거인 집단의 영향력)이 매우 큰 영향력이 있으므로 고객관계, 경험관리에 노력해야 한다.

② 데이터베이스 마케팅 : 의료마케팅에 있어서 매우 중요한 기법으로 고객의 정보를 수집, 분석, 가공하여 향후 필요한 전략을 수립하는 마케팅이다. 이를 위해서는 고객정보의 수집이 필요하며 수집하는 과정 및 경로도출은 전산 데이터베이스화로 진행되어야 활용가치가 높으며 도출된 결과는 시장 세분화, 상품 차별화 전략을 위해 활용된다. 데이터베이스 마케팅은 쌍방향 커뮤니케이션을 실시하는 특성이 있으며 e-mail 마케팅이 대표적인 사례이다.

③ VIP 마케팅 : 고품격 의료서비스를 원하는 고객을 대상으로 고객의 니즈를 최대로 충족시켜 줌으로써 고부가가치의 수익 및 고객과 기업 상호간 브랜드 가치를 높이는 마케팅이다.

㉠ 병원의 VIP실이나 특실에 양질의 서비스를 제공하는 형태가 있다.

㉡ 몇 가지 마케팅 기법은 상품화된 글로벌 의료서비스를 효율적으로 수행하여 지속적인 고객유치와 신규고객을 창출하기 위한 실질적인 내용으로 수행하기 쉬우면서 할 수 있는 마케팅 기법을 채택한다면 좋은 결과를 도출할 수 있다.

(8) 전략적 마케팅

Schendel(쉔델)과 Hatten(아탕)은 전략경영을 "조직목표를 설정하여 환경과 조직 간의 관계를 결정하고 동시에 조직과 부서에서 업무가 효율적이고, 효과적으로 수행될 수 있도록 자원을 할당함으로써 이 관계가 바람직하게 유지되도록 하는 모든 과정"이라고 정의하였다.

① Quin(퀸)은 "전략은 조직의 중요한 목표, 정책과 일련의 활동을 하나의 덩어리로 통합하는 형태 혹은 계획이다. 좋은 전략은 상대적인 관점에서 내부의 역량과 단점을 평가하고, 예상되는 환경변화, 경쟁자에 의한 뜻하지 않은 위기 등의 분석 결과에 근거하여 고유하고 경쟁력 있는 조직의 위치를 찾아 조직의 자원을 집결하고 할당하는데 결정적 역할을 한다."고 하였다.

② 전략경영은 "기본적인 조직의 사명, 목적과 목표를 형성하고 이것들을 달성하기 위한 정책, 프로그램 전략을 수립하며 조직의 궁극적인 목적을 달성하기 위해 전략이 수행되는 과정과 방법"이라고 하였다.

③ 다양한 전략의 측면과 정의를 종합하면 "전략은 조직의 성과를 유지 혹은 개선하기 위한 조직 내에 자원배분의 양상으로서 좋은 전략은 조직의 강점을 이용하고 약점을 피하면서 환경적 위협을 줄이고 기회를 활용하는 전략이며, 전략경영은 전략을 선택하고 실행하는 과정"으로 정의할 수 있다.

1) 본질적인 개념의 기본요소

① 영역 : 조직이 현재와 미래에 환경과 상호작용하는 정도이며 조직이 선택하는 사업영역이다.

㉠ 사업구조적인 측면에서 볼 때 조직의 성장을 가져다 줄 사업에 진출하는 것이 조직에게 가장 중요한 결정이라는 것은 분명하다.

㉡ 사업영역의 선택은 조직의 최고경영자에 의해 이루어지며 전략적 의사결정의 핵심이다.

② 핵심 역량 : 조직이 가지고 있는 가장 중요한 능력으로서, 자원과 기술수준에서 다른 조직에 비해 차별적으로 우수한 역량을 가졌을 때 차별적인 핵심 역량이라고 한다. 핵심 역량은 경쟁 환경에서 경쟁우위를 확보함으로써 조직 성장을 이루게 하는 가장 중요한 요소이다.

③ 경쟁적 우위 : 성장성 있는 사업영역과 차별적인 핵심역량을 통해 경쟁자와 비교하여 경쟁우위를 점하는 위치를 가져야 한다. 이는 전략이 추구하는 바이며 조직 성장과 발전의 열쇠이다. 이것을 이루지 못하면 발전의 한계를 경험할 수밖에 없다.

④ 상승효과 : 핵심 역량을 갖는 사업영역이 다른 사업이나 분야에 긍정적인 영향을 미치는 것이다.

㉠ 조직이 성장하기 위해서는 사업영역을 확장해야 하며 이는 조직의 가장 중요한 전략 대상이다.

㉡ 조직이 소유하고 있는 핵심 역량을 활용하여 상승효과를 갖는 사업영역으로 진출하는 것이 다각화의 열쇠이다. 따라서 상승효과는 전략의 중요한 기본요소이다.

2) 전략과 마케팅과의 관계

마케팅은 조직 전략경영의 핵심 기능이다.

① 시장에서 경쟁우위를 확보하기 위한 수단이 **전략**이며 이것을 이루기 위한 관리과정이 **전략경영**이다.

② 시장경쟁의 원천은 고객이다.

㉠ 조직의 경영자와 구성원이 고객을 만족시키고 고객을 계속 창조하면 경쟁에서 이기는 것이다.

㉡ 고객이 원하는 것을 충족시키는 것이 경쟁우위를 위한 최선의 방법이며 고객을 만족시키기 위해 조직 내 자원을 배분하는 기능이 **마케팅 관리**이다.

㉢ 마케팅 관리는 전략경영의 핵심을 이루는 기능이라 할 수 있다.

③ 마케팅 관리를 전략경영과 관련하여 설명하면 고객의 가치를 높이기 위해 수행되는 모든 제품 서비스 개발 및 생산, 판매 서비스를 포함하는 일련의 과정이라고 할 수 있다.

㉠ 과정은 조직의 사명 및 목표를 성공적으로 달성하기 위해 조직이 수행해야 할 사업을 결정하는데 필요한 정보를 제공한다.

㉡ 마케팅 과정이 효과적으로 이루어졌을 때 조직은 경쟁우위를 갖게 된다. 그러므로 마케팅은 조직의 전략경영에서 매우 중요한 기능이며 마케팅과 전략경영은 분리해서 생각하기 어려울 만큼 밀접한 관계에 있다.

④ 의료기관도 마찬가지이다.

㉠ 고객의 욕구를 만족시키기 위한 일련의 **서비스 활동**이 마케팅이며 이 기능은 의료기관에서 경쟁우위를 확보하는데 가장 핵심적인 역할을 하기 때문에 마케팅과 전략은 상호 간에 절대적인 관련성을 갖고 있다.

㉡ 의료기관의 전략수립 시 마케팅 정보는 필수적이며, 수립된 전략은 의료기관 내에서 마케팅이 수행해야 할 역할을 정의하고 마케팅 활동의 틀을 제공한다.

㉢ 성공적인 조직은 빠르게 변화하는 시장에 적응하기 위한 대응방법을 지속적으로 연구하고 터득하는 조직이다. 즉 시장지향적 전략경영을 실행하고 있는 조직이라고 할 수 있다.

⑤ 시장지향적 전략경영은 변화하는 시장기회에 적합하도록 조직의 목표와 기술 및 자원 등의 핵심 역량을 유지하고 발전시키기 위한 관리과정이다.

(9) 관계마케팅

고객이 해당 의료기관에 대해 갖고 있는 충성도에 따라 고객을 구분한다면 장차 고객이 될 가능성이 있는 미래 고객인 잠재고객에서부터 실제 해당 의료기관을 이용한 경험이 있는 고객, 이용빈도가 잦은 단골고객, 심정적으로 해당 의료기관에 긍정적인 인식과 태도를 갖는 지지자, 해당 의료기관을 적극적으로 홍보하고 이용을 권유하는 옹호자에 이르기까지 다양한 층이 있을 수 있다.

1) 관계마케팅 구축

의료기관을 찾는 고객들이 단골고객, 나아가선 지지자와 옹호자가 될 수 있도록 의료기관과 고객과의 긴밀한 관계를 구축하려는 노력이다.

① 관계마케팅이 고객과의 관계를 강조한다면 기존의 마케팅은 조직과 고객 간에 발생하는 거래에 중점을 두기 때문에 거래 중점의 마케팅이라고 할 수 있다.

② 관계마케팅을 기존의 거래 중심 마케팅 개념과 대비해 보는 것은 관계마케팅의 개념을 보다 명확하게 이해하는데 도움이 될 수 있다.

2) 거래 중심의 마케팅

고객과의 거래발생에 관심을 두기 때문에 시장점유율의 증대와 같은 단기적이고 직접적인 이익이 목표가 되며 이러한 목표를 달성하는데 필요한 수준 내에서 고객관계에 관심을 갖는다.

① 관계마케팅은 고객유지에 관심이 있기 때문에 거래순간을 포함하여 다음 거래까지의 기간 동안에도 고객에게 관심을 갖는다.

② 지향목표 역시 장기적으로 고객관계를 얼마나 제대로 유지하였는지에 두기 때문에 이를 위해 적극적으로 고객과 접촉하고 모든 단계에서 고객의 기대에 부응하려고 노력한다.

3) 관계마케팅의 기본적인 특성

고객과의 관계에 있어 상호 의사소통에 의한 파트너십을 강조한다.

① 조직의 투자개념에 변화를 부여하는 것으로서 단기적인 이익사업 범주를 넘어 관계에 대한 투자의 중요성을 강조한다.

② 고객과의 긴밀한 관계를 유지하기 위해서 세분시장의 고객집단 내에서도 각 고객에 대한 개별적인 서비스를 제공하고 차별화해 나가는 노력을 강조한다.

③ 조직과 고객 간에 관계의 강도와 연속성을 지속적으로 감시, 분석한다.

④ 외부고객과의 긴밀한 관계를 유지하기 위하여 내부고객의 준비와 노력을 강조한다.

⑤ 이상의 노력들을 효율적으로 수행하기 위해서 전체 조직이 고객지향적 사고와 체계를 갖추어야 함을 강조한다.

4) 서비스 편익의 증대

고객(환자)이 한 의료기관을 선택한 후 계속적으로 이용한다는 것은 경쟁 의료기관이 제공하는 서비스 편익보다 높은 편익을 제공한다는 것을 의미한다.

① 서비스 편익은 고객이 제공받은 서비스 가치를 인지하는 정도와 이를 제공받기 위해 고객이 지불한 비용의 차이에 대한 평가이다.

② 평가결과 한 의료기관을 이용한 서비스 편익이 다른 의료기관을 이용함으로써 얻게 되는 편익보다 크거나, 의료기관을 변경하는데 소요되는 비용보다 크다면 고객은 이 의료기관을 계속적으로 이용하려고 할 것이다.

③ 의료기관은 고객과의 지속적인 관계를 유지하기 위해 가능한 다른 의료기관보다 높은 서비스 편익을 제공하려 노력할 것이며 그 결과고객은 관계유지를 통해 기본적인 서비스 편익의 확대효과를 누릴 수 있다.

④ 관계마케팅을 설정하는데 있어서 거래 중심 마케팅이 상호간에 어떤 영향을 미치는지를 〈표 5-6〉에 나타낸 것이다.

⑤ 고객과의 거래발생에 대한 단기적인 이익 및 시장점유율을 분석하고 이러한 것이 고객들에게 어떤 관계를 설정할 수 있는지 파악해야 한다.

〈표 5-6〉 거래 중심 마케팅과 관계마케팅의 관계

특 성	거래 중심 마케팅	관계마케팅
주요 관심대상	판매에 초점을 둔다	고객유지에 초점을 둔다
교환수단	마케팅 믹스	관계
관계지속기간	단기적	장기적
지향목표	단기적 이익보장	장기적 성과 인정
이익창출수단	시장점유율	고객과의 관계 강화
고객관계	한정적, 제한적 고객접촉	적극적, 포괄적 고객접촉
서비스 전략	서비스 특성에 주안점을 두고 고객서비스에 대한 관심이 적다.	• 서비스의 효과에 주안점 • 고객서비스 강조
서비스 품질	생산단계의 품질에 대한 관심	생산에서 이용, 이용 후까지 모든 단계의 품질에 관심

5) 거래의 안정감과 생활의 질향상

일반적으로 고객(환자)은 의료기관을 선택하기 전 단계에서는 대안탐색 노력을 하지만 일단 선택하게 되면 이러한 노력을 종결짓고 가능한 서비스 제공자를 바꾸려 하지 않는 경향이 있다.

① 서비스가 복잡하고 개인적인 정보와 관련된 경우이거나 관계를 형성하는데 많은 투자가 필요할수록 강하며, 의료서비스는 이러한 특성을 모두 포함하고 있다. 따라서 의료기관을 방문한 고객은 가능한 현재 선택한 의료기관과 의사를 바꾸고 싶어하지 않는 경향이 있다.

② 의료서비스는 전환비용이 높은 서비스에 속한다. 특히 수술이나 침습적 서비스인 경우, 이를 다시 반복하기 어려우며, 만성질환으로 오랫동안 진료를 받은 경우에도 전환비용이 크므로 고객들은 더욱 보수적인 의사결정을 할 수밖에 없다.

③ 해당 의료기관이 충분한 서비스 편익을 제공하여 고객과 의료기관이 지속적인 관계를 유지한다면 고객의 입장에서는 부담스러운 전환비용을 다시 지불하지 않고 안정적인 치료계획 하에서 진료를 받게 되는 편익이 있다.

④ 복잡한 현대사회에서 소비자들은 가능한 의사결정을 단순화하는 경향이 있으며 의료서비스를 이용하는데 있어 안정적인 관계가 유지된다면 이로 인한 스트레스가 감소하고 그 결과 생활의 질이 향상될 수 있다.

6) 사회적 지원확보

의료기관과 지속적인 관계를 유지하는 것은 관계의 친밀성을 높일 수 있으며 이로 인해 사적인 지원까지 받을 수 있다(예 환자는 단골의사로부터 자신과 가족의 건강에 대한 정보나 조언을 추가적으로 얻을 수 있으며 그 외에 사적인 도움도 받을 수 있다. 사회 전반적으로 이러한 관계 형성은 사회지원 시스템을 강화시키고 소비자의 삶의 질에 영향을 미칠 수 있다).

7) 관계 유지비용의 감소

의료기관에서는 광고를 할 수 없기 때문에 일반 기업처럼 신규고객 확보를 위한 초기비용이 많이 지출되지는 않지만 신규고객이 방문하면 이에 대한 정보수집과 관계구축을 위해 일정 비용이 소요된다. 고객이 계속적인 관계를 맺게 되는 경우엔 이러한 비용은 점차 낮아지게 되며 서비스 내용이나 의료기관에 대한 이해 정도가 향상되어 문제나 갈등의 소지도 적어지므로 유지비용도 감소한다.

8) 구전을 통한 홍보

지속적인 관계를 통해 해당 의료기관을 이용한 고객들이 서비스를 수동적으로 받는 고객수준을 넘어서 지지자, 옹호자의 수준으로 변화할 경우 이들이 다른 소비자들에게 권하는 경험적인 충고는 강력한 홍보효과를 갖는다. 특히 의료서비스는 이용경험이 있는 환자의 의견이 의료기관 선택에 큰 영향력을 미치므로 이들의 평가와 이용에 대한 권유는 유료광고보다 강력한 신뢰성과 설득력을 갖게 된다.

9) 내부 구성원 유지

고객과의 긴밀한 관계는 내부고객으로서 조직구성원의 직무만족에 영향을 줄 수 있으며 그 결과 구성원유지가 보다 용이해질 수 있다.

① 사람들은 고객이 기뻐하고 선호하는 조직에서 일하기를 원한다.
② 고객이 사랑하는 조직에서는 내부 구성원도 일하는 긍지를 갖게 된다.
③ 신규고객 확보에 소요되는 심리적 부담감을 줄일 수 있다면 기존고객과의 관계를 깊게 하는데 많은 노력과 시간을 사용할 수 있으며, 그로 인해 고객만족도 향상뿐만 아니라 구성원의 업무 스트레스도 감소될 수 있다.

10) 고객(환자)의 수명가치

고객과의 관계를 지속적으로 유지함으로써 얻게 되는 일정기간 동안의 금전적 수익을 가치화한 개념이 '고객의 수명가치'이다. 이러한 가치를 제대로 평가해낼 수 있다면 고객과의 관계가 재산적 중요성을 지닌다는 것을 보다 명확히 할 수 있다. 그러나 실제로 이를 평가하기는 용이하지 않다.

5. 관계구축 전략

고객관계에 대한 정보체계를 수립하고, 고객과의 효과적인 관계를 유지하기 위해서는 고객이 원하는 욕구를 파악함과 아울러 의료이용결과에 대한 고객의 평가를 지속적으로 모니터링이 필요하다.

(1) 고객관계를 위한 정보탐색 노력

고객관계를 위한 정보탐색 노력은 다음과 같다.

1) 고객 데이터베이스 구축

고객의 기본적인 인적 사항 외에 의료이용과 관련된 개별사항을 기록하여 다음 서비스 제공 시 활용한다면 보다 고객의 욕구에 부합하는 서비스를 계획할 수 있다.

① 의료기관의 경우 고객에 대한 정보는 인적 사항 외에 의무기록의 건강과 관련된 사항, 원무기록의 진료비와 관련된 사항이 기본적인 구성내용이다. 그러나 이들 정보조차도 주로 의무기록정보가 진료를 위해 제한적으로 활용되고 있을 뿐 이용행태에 대한 정보로까지는 활용되지 못하고 있는 실정이다. 그 동안의 의료이용 횟수나 이용내역을 모아서 정리하면 해당 환자의 의료수요나 경향을 알 수 있으며 미래의 필요 수요를 추정할 수 있다.

② 고객의 라이프스타일이나 가치, 개성 등에 대한 정보까지 데이터베이스화한다면 고객을 보다 폭넓게 이해할 수 있으며 이는 고객에게 보다 개별화된 서비스를 제공할 수 있는 토대가 된다.

③ 개별화된 서비스 프로그램 개발을 위해서는 각 서비스 제공자가 제공과정에서 얻는 개별적인 정보를 잘 정리하는 것이 효율적이며 정리도구로서 기존의 의무기록을 활용하되 정보를 포괄하는 방법을 고려해 볼 수 있다.

2) 고객관계 모니터링

고객과의 관계가 제대로 유지되고 있는지를 지속적으로 파악하고 부족한 점을 개선하려는 노력은 고객유지를 위해 필수적인 사항이다.

① 고객관계를 모니터링하는 작업은 고객의 기본적인 인적 정보와 이용사항에 대한 고객 데이터베이스를 구축하는 것은 물론이고, 주기적으로 고객의 평가와 태도를 조사하는 것을 포함한다.

② 가장 대표적인 고객관계 모니터링 활동은 정기적인 **환자만족도 조사**라고 할 수 있다. 의료서비스를 이용한 환자들에게 주요 서비스 과정에 대한 평가, 불편사항 등을 조사하고 이를 토대로 서비스 개선노력을 기울인 후 다시 조사하여 실제로 얼마나 개선효과가 있는지를 추적하는 것이다.

③ 이탈고객이 얼마나 되는지, 이탈이유는 무엇인지에 대해 조사하거나, 고객충성도에 대한 조사, 불만조사 등도 고객관계 모니터링에 포함되어야 할 내용들이다.

④ 고객의 소리를 경청하는 방법으로는 초점집단 면접법, 1 : 1 면접, 고객모니터 제도 등이 다양하게 활용될 수 있다.

(2) 관계유지 전략

Berry(베리)와 Parasuraman(파라슈라만)은 고객과의 관계를 유지하는 수준을 다음과 같이 3단계로 분류한 바 있으며 이들 수준이 높아질수록 고객과의 관계가 강화되고 전환비용을 높일 수 있다.

1) 재무적 유대

재무적 유인을 통하여 고객과 관계를 유지하는 전략으로서 많은 양을 구매하는 고객이나 오랫동안 거래한 고객에게 가격할인을 해주는 것이 이에 해당한다(㉾ 항공업이나 호텔 등에서 자신의 기업을 자주 이용하는 고객에게 재무적 인센티브를 제공하는 '상용고객 우대제도'가 있으며, 최근 이동통신사업자들이 고객을 유인하고 이탈을 방지하기 위해 장기 이용자들을 위한 '포인트 적립' 제도나 가격할인 제도를 마련하는 것 역시 이러한 전략의 실제이다).

① 의료기관의 경우 가격이 의료수가제도에 의해 규제되고 있기 때문에 활용범위가 제한되겠으나 장기 이용자들을 대상으로 기업에서 적용하고 있는 포인트 적립제도를 활용하는 방안을 적용하는 것도 좋은 방법이다.

② 재무적 유인이 중요할 수 있지만 경쟁자가 쉽게 모방할 수 있으며 재무적 유대관계만으로는 확고한 고객충성도를 유지하기 어렵다는 측면에서 초보적인 관계유지 전략이라는 제한점이 있다.

2) 사회적 유대

재무적 유대 단계를 넘어서 고객과 보다 친밀한 사회적 유대를 마련하는 것이 고객관계를 유지하는 강력한 방법이 될 수 있다.

① 고객의 개별적인 특성과 욕구를 파악함으로써 동일한 유형의 서비스를 제공하더라도 이러한 고객의 취향을 반영한 서비스를 제공하도록 노력하는 것이다(㉾ 고객의 결혼기념일이나 생일 등 자신만의 특별한 기념일에 축하카드를 보낸다거나 고객과 개인적인 정보를 교환하는 활동 등이 있다. 특히 개별적인 관계 속에서 서비스를 제공하거나 전문적이고 사적인 정보를 주고받아야 하는 서비스 분야에서 중요한 의미를 가지며 의료서비스는 이러한 분야에 속한다).

② 의사가 진료하면서 환자의 가족관계에 대한 정보를 공유하고 가정사에 대해 관심을 가져 주거나 개인의 생활에 대해 기억해주고 관심을 표현해 준다면, 많은 환자들은 의사에게 친밀감과 신뢰를 느끼게 되고, 의사와 환자와의 관계는 공식적인 관계 이상으로 가까워질 수 있다.

③ 사회적 유대관계를 효과적으로 갖기 위해서는 고객 데이터베이스가 제대로 갖추어져야 하고 고객에 대한 정보가 정리되어 서비스 제공자가 손쉽게 활용할 수 있어

야 한다.

④ 사회적 유대관계는 재무적 유대관계보다 고객유지의 효과가 강력하고 경쟁자가 모방하기 어렵다는 점에서 재무적 유대와 병행하여 활용할 경우 유용하다.

⑤ 사회적 유대관계는 서비스 제공자의 능력이나 성격, 동기요인에 따라 달라질 수 있기 때문에 제공자의 개별성에 따라 가변성이 높고 임의적이라는 제한점이 있다.

3) 구조적 유대

재무적 유대나 사회적 유대보다 좀 더 강력하고 효과적인 고객유지 전략으로서 구조적 유대를 강화하는 방법이 있는데 이는 고객에게 개별적인 욕구를 충족시켜 줄 수 있는 서비스 제공체계를 제도적으로 마련하는 방안이다.

① 사회적 유대관계가 재무적 유대관계에서 제공하지 못한 정서적 가치와 친밀성을 제공할 수 있는 장점이 있다면 구조적 유대는 사회적 유대관계의 가변적이고 임의적인 서비스 제공방식을 구조를 통해 항시적으로 전환한다는 장점이 있다.

② 박서 헬스케어사는 의료기관에 소모품을 제공하는 회사인데 의료기관에 공급하는 물품을 배송하고 청구하는 과정에서 특정 의료기관에 해당하는 것을 쉽게 식별할 수 있는 시스템을 개발하였다.

③ 각 의료기관들이 요구하는 물품을 요구하는 방식대로 시간에 맞추어 제공함으로써 개별 의료기관들의 만족도를 지속적으로 높이는데 성공하였다(예 의료서비스의 경우 전화예약제를 통해 환자들이 의료기관을 직접 방문하여 예약하거나 당일 진료 때 진료신청을 함으로써 발생하는 대기시간이나 불필요한 방문비용을 줄이고 환자만족을 높인다).

④ 구조적 유대를 제대로 갖추기 위해서는 전체 조직차원에서 고객서비스 개선을 위한 체계적인 노력이 있어야 한다.

⑤ 최근 많은 의료기관들이 관심을 갖고 있는 질향상 활동체계를 이용하여 구조적 유대를 강화할 수 있다.

⑥ 의료기관들은 이러한 활동 등을 통해 고객만족을 높이기 위해 개선해야 할 서비스 분야를 찾아내고 제도적인 과정의 개선을 통해 서비스를 향상시킬 수 있다.

⑦ 질향상 활동을 통해 외래 대기시간의 단축, 각종 절차의 간편화, 퇴원절차의 간소화와 퇴원대기시간의 단축, 응급실 진료체계의 개선 등 다양한 분야에서 구조적 유대를 강화시킬 수 있다.

(3) 관계강화 전략 : 고객접점 관리

고객과 지속적인 관계를 유지할 뿐만 아니라 관계강화를 통해 고객의 충성도를 높이려는 노력이 관계마케팅의 중요한 실천전략에 속한다. 관계강화를 위해서는 서비스 개선 차원을 넘어 고객을 감동시키는 수준이 되어야 하며 이러한 노력의 대표적인 예가 고객접점의 '진실의 순간' 관리라고 할 수 있다.

1) 의료기관에서 진실의 순간(Moment Of Truth : MOT)

고객접점은 다시 '인간적인 접점'과 '인간 외적인 접점'으로 나누어 볼 수 있다.

① 고객이 의료기관 구성원과 직접 접하게 되는 순간으로 의료기관의 경우 환자가 의료기관을 방문하여 얼굴을 대하게 되는 안내직원이나 수납창구의 직원, 접수창구의 직원, 진찰실의 의사 등과 만나는 순간이다.

② 인간 외적 고객접점은 건물자체, 내부 인테리어, 조명, 자동화 시스템 등의 시설 및 환경이 의료기관 외래진찰실의 위치와 구조, 대기실의 의자, 청소상태 등이 이에 해당된다.

③ 고객의 만족을 결정하는 다양한 서비스 순간들을 의료기관에서의 실제사례는 다음과 같다.

㉠ 병원에 전화하여 진찰에 대한 문의를 한다.
㉡ 병원에 도착하여 주차를 한다.
㉢ 병원안내에서 진찰접수증을 기입한다.
㉣ 접수증을 가지고 원무과에서 수납을 한다.
㉤ 진찰받고자 하는 과의 접수창구에 접수를 한다.
㉥ 자신의 차례가 될 때까지 진찰대기실에서 기다린다.
㉦ 차례가 되면 의사의 진찰실로 들어가서 의사의 진찰을 받는다.
㉧ 처방된 약, 검사 등의 설명을 듣는다.
㉨ 다시 원무과의 수납창구에 가서 약과 검사에 대한 수납을 한다.
㉩ 약국 앞에서 자신의 약이 나올 때까지 기다린다.
㉪ 자신의 약이 나오면 약사로부터 복용에 대한 설명을 듣는다.
㉫ 병원 문을 나선다.

④ 나열된 각 과정에서 의료기관의 안내직원, 원무과 직원, 간호사, 의사들은 매일 수많은 환자와 보호자와 접하고 비슷한 업무를 수행하므로 일상적이고 타성에 젖은 태도를 취하게 된다.

⑤ 외래진료서비스를 이용한 고객들이 만족하는 부분을 〈표 5-7〉은 인간적인 면과 외적인 면을 비교한 것이다. 단순한 외래진료에서도 이처럼 여러 가지 고객접점의 순간이 발생하게 된다.

〈표 5-7〉 외래진료서비스에 만족한 고객접점의 예

인간적 접점	구 분	인간외적 접점
문의전화를 받는 직원이 친절하게 전화를 받고 질문에 자세히 대답하였다.	진료문의 전화	전화가 즉시 연결되었다.
• 주차장 관리인이 친절하였다. • 안내에서 진료하고자 하는 과와 담당의사에 대해 친절히 상담해 주었고, 접수용지의 작성을 도와주었다.	병원방문	• 병원이 넓고 깨끗하며, 주차장을 찾기 쉬웠다. • 접수용지는 알아보기 쉽고 작성하기에 편리하게 인쇄되었다.
• 접수/수납 창구의 직원이 친절하였다. • 진료비 내역에 대해 즉시 자세히 설명해 주었다.	접수/수납	• 접수/수납을 위해 오래 기다리지 않았다. • 여러 곳을 거치지 않고 한 곳에서 처리되었다.
• 의사는 친절하게 대해주었고 질문에 알아듣기 쉽고 성실하게 답해 주었다. • 간호사는 검사 및 예약절차에 대해 자세히 설명해 주었다.	진찰	• 진찰 대기시간이 짧았다. • 대기실의 의자가 편안했다. • 검사실 등이 찾기 쉬웠다.
약사는 처방된 약의 복용방법과 부작용 등에 대해 자세히 설명해 주었다.	약국	• 약이 나오기까지 오래 기다리지 않았다. • 약이 나오는 예상시간을 알 수 있었다.

2) MOT 관리의 실제

각 서비스에는 중요한 순간들이 있다. 그러므로 이 순간들의 의미와 고객이 기대하는 바를 정확히 파악하여 그에 맞는 서비스를 개발하고 실행하는 것이 MOT 관리의 기본이라고 할 수 있다.

① MOT의 모든 순간이 중요하지만 특히 중요한 것은 고객과 접하는 최초 15초의 순간에 대한 관리이다. 대부분의 경우 고객만족이 결정되는 것은 이 짧은 첫 순간이며, 이 순간이 그 의료기관 전체의 이미지를 결정한다. 그러므로 이 순간에 고객으로 하여금 이 의료기관을 선택한 것이 최선의 선택이었다고 느끼도록 해야 한다.

② 100번의 고객접점 중 99번을 만족시켰어도 단 한 번의 불만족이 발생하면 고객의 종합만족도는 0이 되는 것이다. 따라서 모든 MOT의 빠짐이 없는 규명이 매우 중요하다.

참고 MOT 관리과정

1) 고객이 처음부터 끝까지 경험하는 실제과정을 염두에 두고 그 과정을 각 단계로 나눈다.
2) 고객만족에 영향을 미치는 부분을 중요성에 따라 빠지는 거 없이 나열한다.
3) 과정의 매 단계에서 고객기대를 충족시킬 수 있는 아이디어를 모은다.
4) 과정의 매 단계에서 고객이 스스로 중요한 존재라고 느끼게 하는 방법을 개발한다.
5) 각 방법에 대해 매뉴얼을 만들고 직원들을 지속적으로 교육한다.
6) 각 접점에서의 서비스에 대한 고객의 반응을 모니터링을 실시하여 개선해 나간다.

③ 방사선과 방사선기사가 환자의 X-선을 찍을 때는 아무런 느낌없이 촬영을 할 것이다. 그러나 환자의 입장에서는 이 사진을 찍는 목적이 무엇인지, 부작용은 없는지 등 짧은 한 순간에도 수많은 의문과 불안감을 갖게 될 것이다. 만약 방사선과 방사선기사가 환자 입장을 이해하고 이 순간을 중요한 MOT로 인식한다면 다음과 같이 행동할 수 있을 것이다.
㉠ 환자에게 간단한 자신의 소개를 한다.
㉡ 정확한 환자의 이름과 검사항목을 확인한다.
㉢ 검사가 어렵지 않으며 부작용이 없음을 친절하게 설명해준다.
㉣ 검사의 절차와 방법을 자세하고 알기쉽게 설명한다.
㉤ 숨을 들이쉬고 참는 방법을 알려준다.
㉥ X-선 촬영기 앞으로 안내하고 자세를 바로잡아 준다.
㉦ 주의깊게 검사를 하면서 검사가 완전히 끝났음을 알린다.
㉧ 검사결과가 언제 나오며 외래진찰실에서 알 수 있음을 설명한다.
㉨ 환자의 상태를 확인하고 검사실에서 완전히 나갈 때까지 주의를 기울인다.

④ 방사선과 방사선기사가 자신의 일상적인 업무에서 MOT를 인식하고 실천할 때 고객은 비로소 신뢰감과 편안함을 느낄 수 있을 것이다.

⑤ 의료기관을 방문하는 대부분의 환자나 보호자는 불안감과 불편함을 느낀다. 의료기관에서의 서비스는 즐겁고 기대되는 것이 아니라 고통이 수반되는 느낌의 불편한 것이다. 그러므로 약간의 불친절과 무관심이 더욱 그런 감정을 크게 느껴질 수 있다.

⑥ 의료관광마케터는 고객의 입장을 배려하면서 서비스를 제공하고 실제 서비스 현장에서 고객을 대면하면서 직면하게 되는 다양한 문제들을 실수 없이 잘 처리해 나가야 할 것이다.

6. 데이터베이스 마케팅

고객에 관한 데이터베이스를 구축, 필요한 고객에게 필요한 제품을 직접 판매하는 것으로, 원투원(one-to-one) 마케팅*이라고도 한다. 즉 어느 고객이 무엇을 얼마나 자주 구매했는지, 어느 매장에서 어떤 유형의 제품을 구매했는지, 언제 재구매·대체구매를 할 것인지 등과 같은 데이터를 가지고 고객의 성향을 분석, 향후 필요한 마케팅 전략을 수립하는 것이다.

* 원투원(one-to-one) 마케팅 : 개별고객의 데이터베이스 분석을 통해 서비스와 제품을 고객의 필요에 맞게 제공해 고객을 유치하고 장기적으로는 경쟁력을 확보하기 위한 마케팅으로서 1 대 1 마케팅 또는 개별 마케팅이라고도 한다.

(1) 데이터베이스 마케팅의 정의 및 개념

데이터베이스 마케팅에 대한 정의는 사람마다 다르다. 일반적으로 "조직 내부 또는 외부에 존재하는 모든 자료를 이용하여 마케팅 노력을 강화하고자 하는 활동"이라고 정의할 수 있다.

① 고객 및 잠재고객의 명단 및 특성을 파악하고 그들에게 각종 정보를 우편물이나 전화 등을 통해 발송함으로써 직접, 간접으로 조직의 매출 및 수익을 증대시키고자 하는 마케팅 노력을 의미한다.

② 조직 내외의 자료를 이용하여 소비자 개개인의 자료파일을 만들고, 이를 하나의 개체로 인식하여 이들에 대해 마케팅 활동을 전개한다는 개념이다. 이런 개념 속에는 고객들의 개별자료를 만든다는 개념은 데이터베이스를 강조한 반면, 이를 이용하여 개인을 대상으로 개별 마케팅을 전개한다는 개념은 개별고객을 대상으로 하는 직접 마케팅 활동을 강조하고 있다. 이러한 의미에서 데이터베이스 마케팅과 직접 마케팅을 혼용하여 사용하기도 한다.

③ 데이터베이스는 전산시스템의 활용이 필수적이다. 의료기관에 존재하는 수많은 자료를 수작업으로 처리할 수 없기 때문이다.

④ 데이터베이스 마케팅은 의료기관의 많은 자료를 전산파일로 만들고 이를 이용하여 필요한 정보를 얻는 것을 전제로 한다. 이러한 의미에서 데이터베이스 마케팅은 정보시스템을 기본으로 하는 마케팅 개념이라고 할 수 있다.

(2) 데이터베이스 마케팅의 필요성과 의미

데이터베이스 마케팅이 점차 많이 사용되는 이유는 다음과 같다.

① 경쟁이 심화됨에 따라 단순히 전체 대중을 대상으로 하는 일반 마케팅으로서는 더 이상 효과를 기대할 수 없기 때문이다. 따라서 보다 더 정확하고 세분된 마케팅 영역을 구축할 필요가 있는데 이를 위해서는 데이터베이스 마케팅이 필수적이다.

② 고객들이 보다 나은, 그리고 정확한 서비스를 받기 원하기 때문이다. 이를 위해서는 고객 개개인에게 접근하여 그들의 욕구를 정확하게 파악할 수 있어야 하는데, 데이터베이스 마케팅은 이를 가능하게 해준다.

③ 마케팅 예산 등 자원이 점차 증가하여 이러한 자원을 잘못 사용하면 크게 손해가 나므로 이를 방지하기 위한 최적의 마케팅 활동이 계속 요구되고 있기 때문이다.

④ 마케팅의 투자수익률을 강조하면서 마케팅 투자에 대한 효과를 정확하게 측정하기를 원하기 때문이다.

참고 - 데이터베이스 마케팅의 전제조건

데이터베이스 마케팅을 적용하기 위해서는 다음과 같은 인식이 전제되어야 한다.
1) 고객을 더 잘 알려고 노력해야 한다.
2) 고객을 중요한 가치창출의 대상으로 평가해야 한다.
3) 가치있는 고객과 가치없는 고객을 구분해야 한다.
4) 고객에게 보다 더 나은 서비스를 제공해야 한다.
5) 마케팅 활동을 위해 목표시장을 보다 주의깊게 설정하여야 한다.

⑤ 데이터베이스 마케팅이 고객 개별적인 욕구를 완전하게 만족시켜 줄 수 있는 것은 아니지만 일반 마케팅이 가지는 대량이라는 개념에 의해 해결할 수 없는 많은 문제점을 어느 정도 해결시켜 줄 수 있는 도구로 활용된다는 점에서 중요하다.

⑥ 데이터베이스 마케팅은 현재의 순간적인 욕구를 기존의 개별적인 데이터와 적절히 연결시킴으로써 보다 나은 마케팅 활동을 체계적으로 지원해 줄 수 있다. 단순히 컴퓨터의 마우스를 누름으로써 마케팅에 필요한 개인에 관한 정보를 즉시에 정확하게 알 수 있고, 이를 기초로 최적의 마케팅 활동을 가능하게 해준다.

(3) 데이터베이스 마케팅의 유용성

데이터베이스 마케팅은 마케팅 개념을 다른 차원에서 접근할 수 있도록 하였으며 마케팅 활동을 변화시키는 중요한 역할을 하고 있다.

① 데이터베이스 마케팅은 조직의 마케팅 활동에 새로운 인식을 심어 줄 수 있다.

㉠ 고객의 데이터베이스가 조직의 자산임을 인식시켜 준다. 이는 고객의 자료를 의료기관의 중요한 자산으로 관리함으로써 고객 위주의 개념을 일상화시키고 의료기관에 편익을 주는 실제적인 자산으로 전환시킬 수 있다.

㉡ 각 고객에 대한 개인화가 가능하다. 원하는 메시지를 일반 대중이 아닌 특정한 표적 고객에게 전달함으로써 고객을 하나의 개인으로 볼 수 있게 해준다.

㉢ 고객과의 관계를 지속적으로 유지할 수 있다. 의료기관에서 의료서비스의 완결이 유대관계의 끝이 아니라 시작이라는 인식을 심어 줌으로써 내원 고객을 끊임없이 보살피려는 마음을 심어 줄 수 있다.

㉣ 광고, 홍보 및 판촉비를 절감할 수 있다. 일반 대중에 대한 광고 및 홍보는 그 투자액에 비해 효과가 그리 크지 않은 것으로 평가되고 있다. 즉, 일반 대중을 위한 일반 홍보보다는 개인을 대상으로 한 직접적인 접촉이 더 비용이 더드나

효과적이라고 할 수 있다.

ⓜ 고객에 대한 정확한 정보를 제공해준다. 각 고객을 개별적으로 파악하기 때문에 내원 고객의 특성을 보다 명확히 알 수 있으며, 그들의 욕구를 정확히 파악하여 조직에 활용할 수 있다.

② 데이터베이스 마케팅은 의료기관 전산화의 빠른 증가 추세와 더불어 점차 그 중요성이 점점 부각되고 있으며, 기존의 마케팅 활동에 비해 다음과 같은 유용성이 있다.

ⓖ 데이터베이스 마케팅은 현재의 고객에 초점을 맞추어 최적의 마케팅 활동을 하기 때문에 가장 경제적이며 효율적인 마케팅 활동을 가능하게 한다.

ⓛ 고객들의 충성도를 높임으로써 의료기관과 고객과의 관계를 더욱 향상시킬 수 있다.

ⓒ 대부분의 데이터베이스 마케팅은 측정이 가능하다(㉠ '데이터베이스 마케팅에 100만원을 투자하면 투자 수익율 10[%]가 가능하다'라는 식의 이야기를 할 수 있다).

ⓡ 데이터베이스는 고객에 대한 가치있는 정보를 제공해 줌으로써 보다 나은 마케팅 활동을 계속적으로 구상할 수 있게 한다.

(4) 데이터베이스 마케팅 과정

데이터베이스 마케팅을 수립하는 단계는 의료기관마다 다를 수 있는데, 이는 각 의료기관의 전산화 현황 및 자료활용의 목적들이 다르기 때문이다.

1) 고객과 분석관점에 대한 정의

고객과 분석관점은 여러 가지 방법에 의하여 정의할 수 있다(예 환자이름으로 고객을 구분할 수도 있으나, 질병항목, 지역, 나이 등 다양한 관점에서 환자를 구분할 수 있다. 이렇게 구분하는 목적은 마케팅 대상이 되는 고객들의 특성을 명확하게 하기 위해서다).

고객이나 분석관점을 크게 구분하면 하나는 환자 중심의 관점이고, 다른 하나는 제공자 중심의 관점이며, 외부기관의 관점이다. 외부기관은 경쟁자, 의료보험기관, 정부 등이다.

2) 데이터베이스에 정보입력

데이터베이스의 가장 기본이 되는 과정으로 의료기관 내에 전산시스템이 잘 되어 있는 경우에는 진료과정을 통하여 입력된 자료들을 쉽게 활용할 수 있다.

① 전산화가 되어 있지 않는 의료기관에서는 필요한 자료를 별도로 입력해야 한다.

이때 어떤 자료를 입력할 것인가는 고객 또는 정보요구의 입장에서 따라 달라진다. 그렇지 않으면 자료를 입력하는데 시간과 비용이 많이 들기 때문이다.

② 일반적으로 환자진료와 관련된 전산자료가 데이터베이스 마케팅의 기본자료로서 많이 활용될 수 있다.

3) 데이터 보강

앞에서 입력된 자료로서 데이터베이스가 충분하지 못한 경우에는 새로운 자료를 추가로 입력해야 한다. 환자진료를 위한 자료에서 환자이름, 주소 등은 의무기록자료에 있으나 환자의 내원빈도, 재입원 이유, 불만사항 등 새로운 자료가 필요한 경우에 이들 자료를 추가로 수집하여 입력해야 한다. 내원환자들의 질병통계는 보건복지부에서 발간한 질병통계와 연결하여 사용하면 보다 의미있는 자료가 된다. 또한 외부 의료기관에서 진료한 자료가 있다면 이를 주민등록번호 등으로 연결하여 결합되나 자료를 사용함으로써 데이터베이스 자료를 강화할 수 있다.

4) 데이터 분석

데이터베이스에 어떤 정보가 있는가에 따라 얼마나 다양하게 자료를 분석할 수 있는지가 결정된다.

① 데이터들을 분석의 목적에 맞게 적절히 구분하고 집단화하여 분석하는 것이다㉮

내원 환자의 지역적 특성을 분석하고자 할 경우에는 환자의 주소를 분석관점으로 하여 주소를 집단화하고 이를 다시 크게 몇 가지로 구분할 수 있어야 한다. 또한 필요에 따라 주소와 질병항목을 함께 분석함으로써 지역에 따른 질병의 차이 등을 분석할 수도 있다.

② 분석 단계에서는 기존의 데이터베이스 마케팅 목적에 맞게 세분화함으로써 필요에 따라 자료를 심층적으로 분석하는 것이 필요하다.

5) 직접적인 의사소통 실시

분석결과를 기초로 각 개인 또는 정보요구 집단에 따른 세부적인 마케팅 활동이 필요하다. 각 고객별로 개별적인 접촉을 할 수 있을 뿐 아니라 고객의 특성에 따라 전화, 편지, 또는 면접 등을 시도할 수 있으며, 마케팅 관점에 따라서는 집단별로 세부적인 마케팅 전략을 세울 수도 있다.

① 세부집단에 따라 마케팅 활동을 실시할 경우에는 적절한 고객에 맞는 적절한 메시지를 제공하는 것이 중요하다.

② 모든 고객에게 공동으로 적용할 수 있는 메시지라고 하더라도 어떤 특정 고객집단

이나 마케팅 관점에 따라 특성이 있기 때문에 각각에 맞는 내용을 적절히 조절해야 한다.

③ 개인의 특성과 욕구에 맞는 개별화된 의사소통을 해야 한다.

6) 결과분석

데이터베이스가 유용하게 사용되는 중요한 이유는 수행된 마케팅 프로그램의 성과를 효과적으로 측정하고 분석할 수 있다.

① 마케팅 활동을 평가할 때 자칫 잘못하면 개별적인 고객 혹은 소규모 집단별로 개별화하여 평가되지 않을 수 있으나 이것은 마케팅 활동의 비효율성을 초래하는 중요한 요인이 된다.

② 개별적 또는 소규모 집단에 대한 마케팅 활동을 측정함으로써 개별고객 단위에 대한 효과를 평가하고 더 큰 집단에도 적용 가능한지에 대해 지속적으로 연구해야 한다.

③ 데이터베이스 마케팅은 다른 마케팅 접근방법과 달리 일방적인 커뮤니케이션이 아닌 쌍방 커뮤니케이션을 주된 방법으로 하기 때문에 돌아오는 정보를 검토하고 이를 통해 보다 새로운 마케팅 프로그램이나 커뮤니케이션 방법을 강구할 수 있어야 할 것이다.

7) 반복수행

데이터베이스 마케팅은 단순히 한 번에 끝나는 마케팅 활동이 아니고 끊임없이 계속되는 활동이기 때문에 지속적인 활동이 필요하다. 새롭게 고객이나 관점을 정의하고 이를 기존의 데이터베이스에 추가함으로써 데이터베이스를 보다 충실하게 하며 다양한 분석이 가능하도록 해야 한다.

참고 의료기관의 시설규격

1) 입원실

① 입원실은 3층 이상 또는 「건축법」 제2조제1항제5호에 따른 지하층에는 설치할 수 없다. 다만, 「건축법 시행령」 제56조에 따른 내화구조(耐火構造)인 경우에는 3층 이상에 설치할 수 있다.

② 입원실의 면적은 환자 1명을 수용하는 곳인 경우에는 6.3[m^2] 이상이어야 하고(면적의 측정방법은 「건축법 시행령」 제119조의 산정방법에 따른다. 이하 같다) 환자 2명 이상을 수용하는 곳인 경우에는 환자 1명에 대하여 4.3[m^2] 이상으로 하여야 한다.

③ 소아만을 수용하는 입원실의 면적은 위 "②"의 입원실 면적의 3분의 2 이상으로 할 수 있다. 다만, 입원실 한 개의 면적은 6.3[m^2] 이상이어야 한다.

④ 산모가 있는 입원실에는 입원 중인 산모가 신생아에게 모유를 먹일 수 있도록 산모와 신생아가

함께 있을 수 있는 시설을 설치하도록 노력하여야 한다.

⑤ 전염성 질환자의 입원실은 다른 사람이나 외부에 대하여 전염예방을 위한 차단 등 필요한 조치를 하여야 한다.

2) 중환자실

① 병상이 300개 이상인 종합병원은 입원실 병상 수의 100분의 5 이상을 중환자실 병상으로 만들어야 한다.

② 중환자실은 출입을 통제할 수 있는 별도의 단위로 독립되어야 하며, 무정전(無停電) 시스템을 갖추어야 한다.

③ 중환자실의 의사 당직실은 중환자실 내 또는 중환자실과 가까운 곳에 있어야 한다.

④ 병상 1개당 면적은 10[m²] 이상으로 하되, 신생아만을 전담하는 중환자실(이하 "신생아 중환자실"이라 한다)의 병상 1개당 면적은 5[m²] 이상으로 한다. 이 경우 "병상 1개당 면적"은 중환자실 내 간호사실, 당직실, 청소실, 기기창고, 청결실, 오물실, 린넨 보관실을 제외한 환자 점유공간[중환자실 내에 있는 간호사 스테이션(station)과 복도는 병상면적에 포함한다]을 병상 수로 나눈 면적이다.

⑤ 병상마다 중앙공급식 의료가스시설, 심전도모니터, 맥박산소계측기, 지속적 수액주입기를 갖추고, 병상 수의 10[%] 이상 개수의 침습적 동맥혈압 모니터, 병상 수의 30[%] 이상 개수의 인공호흡기, 병상 수의 70[%] 이상 개수의 보육기(신생아 중환자실에만 해당한다)를 갖추어야 한다.

⑥ 중환자실 1개 단위(unit)당 후두경, 앰부백(AMBU, 마스크 포함), 심전도기록기, 제세동기를 갖추어야 한다. 다만, 신생아 중환자실의 경우에는 제세동기 대신 광선기와 집중치료기를 갖추어야 한다.

⑦ 중환자실에는 전담의사를 둘 수 있다. 다만, 신생아 중환자실에는 전담전문의를 두어야 한다.

⑧ 전담간호사를 두되, 간호사 1명당 연평균 1일 입원환자수는 1.2명(신생아 중환자실의 경우에는 1.5명)을 초과하여서는 아니 된다.

3) 수술실 : 수술실은 환자의 감염을 방지하기 위하여 먼지와 세균 등이 제거된 청정한 공기를 공급할 수 있는 공기정화설비를 갖추고, 내부 벽면은 불침투질로 하여야 하며, 적당한 난방, 조명, 멸균수세(滅菌水洗), 수술용 피복, 붕대재료, 기계기구, 의료가스, 소독 및 배수 등 필요한 시설을 갖추어야 하고, 바닥은 접지가 되도록 하여야 하며, 콘센트의 높이는 1[m] 이상을 유지하게 하고, 호흡장치의 안전관리시설을 갖추어야 한다.

4) 응급실 : 외부로부터 교통이 편리한 곳에 위치하고 산실(産室)이나 수술실로부터 격리되어야 하며, 구급용 시설을 갖추어야 한다.

5) 임상검사실 : 임상검사실은 자체적으로 검사에 필요한 시설 · 장비를 갖추어야 한다.

6) 방사선장치

① 방사선 촬영투시 및 치료를 하는 데에 지장이 없는 면적이어야 하며, 방사선 위해(危害) 방호시설(防護施設)을 갖추어야 한다.

② 방사선 사진필름을 현상 · 건조하는 데에 지장이 없는 면적과 이에 필요한 시설을 갖춘 건조실을 갖추어야 한다.

③ 방사선 사진필름을 판독하는 데에 지장이 없는 면적과 이에 필요한 설비가 있는 판독실을 갖추어야 한다.

7) 회복실 : 수술 후 환자의 회복과 사후처리를 하는 데에 지장이 없는 면적이어야 하며, 이에 필요한 시설을 갖추어야 한다.

8) 물리치료실 : 물리요법을 시술하는 데에 지장이 없는 면적과 기능회복, 재활훈련, 환자의 안전관리 등에 필요한 시설을 갖추어야 한다.

9) 한방요법실 : 경락자극요법시설 등 한방요법시설과 특수생약을 증기, 탕요법에 의하여 치료하는 시설을 갖추어야 한다.
10) 병리해부실 : 병리 · 병원에 관한 세포학검사 · 생검 및 해부를 할 수 있는 시설과 기구를 갖추어 두어야 한다.
11) 조제실 : 약품의 소분(小分) · 혼합조제 및 생약의 보관, 혼합약제에 필요한 조제대 등 필요한 시설을 갖추어야 한다.

11의2. 탕전실

① 탕전실에는 조제실, 한약재 보관시설, 작업실, 그 밖에 탕전에 필요한 시설을 갖추어야 한다. 다만, 의료기관 내에 조제실 및 한약재 보관시설을 구비하고 있는 경우에는 이를 충족한 것으로 본다.
③ 조제실에는 개봉된 한약재를 보관할 수 있는 한약장 또는 기계 · 장치와 한약을 조제할 수 있는 시설을 두어야 한다.
③ 한약재 보관시설에는 쥐 · 해충 · 먼지 등을 막을 수 있는 시설과 한약재의 변질을 예방할 수 있는 시설을 갖추어야 한다.
④ 작업실에는 수돗물이나 「먹는물관리법」 제5조에 따른 먹는 물의 수질기준에 적합한 지하수 등을 공급할 수 있는 시설, 한약의 탕전 등에 필요한 안전하고 위생적인 장비 및 기구, 환기 및 배수에 필요한 시설, 탈의실 및 세척시설 등을 갖추어야 한다.
⑤ 작업실의 시설 및 기구는 항상 청결을 유지하여야 하며 종사자는 위생복을 착용하여야 한다.
⑥ 의료기관에서 분리하여 따로 설치한 탕전실에는 한의사 또는 한약사를 배치하여야 한다.
⑦ 의료기관에서 분리하여 따로 설치한 탕전실에서 한약을 조제하는 경우 조제를 의뢰한 한의사의 처방전, 조제 작업일지, 한약재의 입출고 내역, 조제한 한약의 배송일지 등 관련 서류를 작성 · 보관하여야 한다.

12) 의무기록실 : 의무기록(외래 · 입원 · 응급 환자 등의 기록)을 보존기간에 따라 비치하여 기록 · 관리 및 보관할 수 있는 서가 등 필요한 시설을 설치하여야 한다.
13) 소독시설 : 증기 · 가스장치 및 소독약품 등의 자재와 소독용 기계기구를 갖추어 두고, 위생재료 · 붕대 등을 집중 공급하는 데에 적합한 시설을 갖추어야 한다.
14) 급식시설

① 조리실은 식품의 운반과 배식이 편리한 곳에 위치하고, 조리, 보관, 식기세정, 소독 등 식품을 위생적으로 처리할 수 있는 설비와 공간을 갖추어야 한다.
② 식품저장실은 환기와 통풍이 잘 되는 곳에 두되, 식품과 식품재료를 위생적으로 보관할 수 있는 시설을 갖추어야 한다.
③ 급식 관련 종사자가 이용하기 편리한 준비실 · 탈의실 및 옷장을 갖추어야 한다.

15) 세탁물 처리시설 : 「의료기관세탁물관리규칙」에서 정하는 적합한 시설과 규모를 갖추어야 한다.
16) 시체실 : 시체의 부패 방지를 위한 냉장시설과 소독시설을 갖추어야 한다.
17) 적출물 처리시설 : 「폐기물관리법 시행규칙」 제14조에 따른 시설과 규모를 갖추어야 한다.
18) 자가발전시설 : 공공전기시설을 사용하지 아니하더라도 해당 의료기관의 필요한 곳에 전기를 공급할 수 있는 자가발전시설을 갖추어야 한다.
19) 구급자동차 : 보건복지부장관이 정하는 산소통 · 산소호흡기와 그 밖에 필요한 장비를 갖추고 환자를 실어 나를 수 있어야 한다.
20) 장례식장 : 종합병원 · 병원 · 요양병원 및 한방병원의 장례식장 바닥면적은 해당 의료기관 연면적의 5분의 1을 초과하지 못한다.

부 록

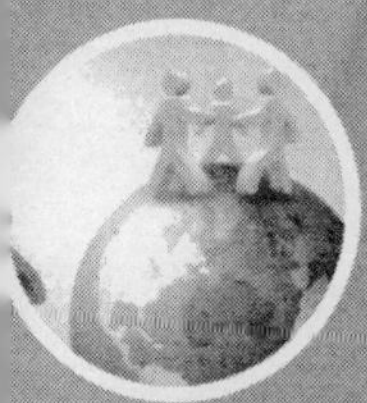
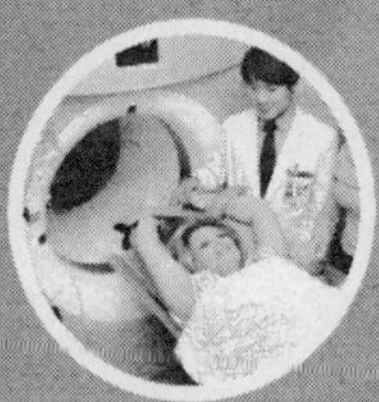
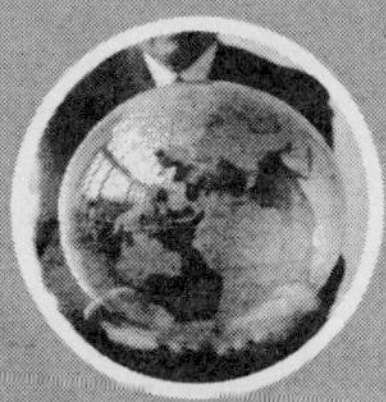

1. 관광 관련 약어와 해설

	약어(용어)	해 설
A	ABC(World Airways Guide)	정기항공시간표를 알려주는 정기 간행물이다.
	ABC(Asiana Bonus Card)	아시아나항공 상용고객 우대제도이다.
	AFT(Actual Flying Time)	실제 비행시간
	AD(Agent Discounted Fare)	대리점 할인운임 : 여행대리점의 사원이 연수를 목적으로 항공여행을 할 때 각 항공사가 IATA인가 대리점의 한 점포에 대하여 연간 2회에 걸쳐서 통상운임의 75[%]를 할인한 항공권을 발행해 주고 있으며, 발행된 항공권의 유효기간은 3개월이다.
	Add-on	다른 상품의 구매로 여행이나 크루즈, 항공요금 등에 부과되는 비용이다.
	ADT Fare(Adult Fare)	성인. 만 12세 이상일 경우 전 부문에 걸쳐 성인 요금적용(만 12세 이상 관광자에게 적용되는 항공요금)한다.
	Agency Commision	대리점이 판매한 관광자의 항공권이나 화물의 판매에 대하여 지불되는 IATA 소정의 수수료이다.
	AUTH(Authorization)	티켓 발행 시 항공사에서 조건을 승인한 것이다.
	Agent	여행업계에서는 일반적으로 여행업자(Travel Agent) 또는 IATA 공인대리점(Approval Agent) 의미로 사용되고 있으며, 한편 이러한 대리점들이 항공권을 판매한 대가로 항공사로부터 지불받은 수수료가 Agent Commission이다.
	Airline Code	IATA에서 지정된 각 항공사별 Two Letter Alphabet Code 항공회사를 나타내는 문자이다.
	Airline Sticker	항공예약을 변경할 경우에 항공권에 변경내용의 새로운 사항을 기재하여 첨부하는 딱지표이다.
	Airport Code	전 세계 공항명을 알파벳 세 글자로 약호화한 것이다.
	Air Tax(Airport Tax)	국가에 따라서는 Airport Embarkation Tax, Airport Service Charge라고도 한다.
	American Breakfast	미국식 아침식사(유럽식 식사+계란 추가)이다.
	AP(American Plan)	호텔숙박요금 형식의 일종인데, 숙박료에 매일 2식이 포함되는 경우이다. 식사는 통상적으로 Tableof hotel 또는 Full pension이다.
	APEX Fare (Advanced Purchased Fare)	사전구입 회유운임이다. 이 운임은 해외에서 체제일수가 보통 25일에서 45일까지(항공사 차이가 있음) 사이에 이르는 비교적 장기간 해외여행을 하는 개인 여객에게 판매되는 할인운임으로서 보통 운임보다 약 35[%] 정도 저렴한 수준의 항공운임이다.
	ATM(Automated Ticket Machine)	자동 발권기
	ATR(Air Ticket Request)	대리점 : 여객 대리점 중 담보능력의 부족으로 항공권을 자체적으로 보유하지 못하고, 승객으로부터 요청받은 항공권을 해당 항공사 발권 Counter에서 구입하는 대리점이다.
	Attendant	동반자
	Auth	여행사 카운터나 영업부 직원이 항공사 직원에게 항공요금 승인을 받는 경우이다.

약어(용어)		해 설
B	B&B(Bed and Breakfast)	객실료와 영국식 또는 콘티넨탈 아침식사(English or Continental Breakfast)를 제공하여 호텔숙박료를 계산하는 제도. 이는 영국과 유럽 전역에서 통용되고 있다.
	Baggage Check	항공권의 일부로서 여객이 예탁수하물의 운송을 약속하고, 그 여객의 수하물에 대하여 항공회사가 발행하는 수하물증이다.
	Bsiness Class	퍼스트 바로 뒤에 위치한 우등석이다.
	Belt	짐을 찾는 곳을 표시한다.
	Baggage Claim Tag	짐에 부치는 항공경로가 표시된 표, 짐분실 시 신고하는 표, 짐을 부친 영수증 수탁수하물의 식별은 용이하게 하기 위해 항공회사가 발행하는 증표로 수하물에 붙어 있는 물표와 교환하도록 만든 꼬리표이다.
	Block	여행사가 자리를 미리 항공사로부터 받아놓은 것, 호텔의 객실과 항공기의 좌석 등을 한꺼번에 예약하여 확보해 두는 것이다.
	Boarding Pass	탑승권, 비행기 좌석이 표시된다. 탑승권. 공항에서 탑승수속 시 항공권과 교환하여 관광자에게 주는 탑승표로써 비행기편명, 관광자성명, 좌석번호, 목적지, 탑승시간, 탑승게이트 등이 적혀 있다.
	Boarding Time	비행기 탑승하는 시간, 출발시간이 아니다. 항공기 출발시간 전 승객이 기내에 탑승할 수 있는 시간. 항공편 예약승객은 이 시간 이전까지 각 항공사 카운터에서 항공권을 탑승권과 교체 후 CIQ를 통과하여야 한다.
	Brochure	인쇄홍보물
	BSP(Bank Settlement Plan)	항공사와 여객 대리점 간의 업무 간편화를 위해 도입된 제도로 다수의 항공사와 다수의 대리점 사이에 은행이 개입하여 중립적인 항공권 양식 배포, 판매대금 및 판매수수료의 결제 등의 업무를 담당하는 제도이다.
C	Cabotage	한 국가영토(연안) 내의 상업적인 운송규제이며, 원칙적으로 타국 항공사는 타국가 내에서의 국내구간에서만의 운송이 금지되고 있다.
	Cancellation Charge	취소료는 항공사에 예약된 좌석을 이용하지 않거나 또는 호텔의 예약된 객실을 예정대로 고객이 사용하지 않는 것에 대하여 부과는 요금이다.
	Carrier	항공회사
	Charter Tour	전세여행
	CHD Fare(Child Fare)	소아운임. 만 2세 이상 12세 미만의 여행자에게 적용되는 항공요금으로서 성인요금(Adult Fare)의 50[%] 수준이다.
	Child	만 2세~만 12세 미만이다.
	City Code	전세계 각국 도시를 알파벳 3자로 약호화한 것이다.
	C.I.Q(Customs Immigration Quarantine)	세관, 출입국 심사, 이민국, 검역 : 출국 또는 입국 시에 공항에서 관할 관서가 행하는 제반 수속절차이다.
	CNCL(Cancel)	이미 예약된 항공좌석과 호텔객실 등을 취소할 때 사용된다.
	Coach	항공기의 여행자 클래스(할인된 요금)를 의미하고 전세버스를 지칭한다.
	Cabin Crew	승무원
	Code-Sharing Agreement	특별한 항공기에 동일한 이름과 carrier code를 사용하도록 한 두 항공사 사이의 협약이다.

약어(용어)		해 설
C	Combination Fare	합성운임 : 항공운임이 항상 단일구간에 대한 운임으로 표시되어 있지 않으므로 해서 복수이상의 운임을 결합하여 작성하는 운임이다.
	COMM(Commission)	여행상품을 타 여행사가 판매한 판매액에 대해 일정률의 금액을 지불하는 것이며, 이 금액은 판매대상에 따라 상이할 뿐만 아니라 적용률도 변동적이다.
	COMP(Complimentary)	무료로 제공되는 호텔객실 등이다.
	Complaint	판매한 여행상품에 대해 불편하거나 일정상에 차질이 생겨 손님이 회사에 항의하는 행위이다.
	Conducted Tour (Escorted Tour)	단체여행으로 출발부터 도착까지 Tour Leader가 함께 숙박하며 안내하는 여행이다.
	Confirmation Slip	호텔이나 지상수배에 대한 예약확인서이다.
	Connection Traffic	한 항공기편으로부터 여정이나 노선상의 중간지점에서 내려 동일 항공사나 타항공사의 다른 항공기편으로 갈아타고 계속 여행하는 여객이나 운송되는 화물이다.
	Connection Time	어떠한 지점에 도착한 항공기에서 연결 항공편으로 갈아타는 데 필요한 시간이다.
	Continental Breakfast	유럽식 아침식사(커피, 빵, 우유 등 간단한 식사)이다.
	Convetion Tour	국제회의 시작 전이나 회의가 끝난 후에 실시하는 각종 회의참석자들에 의한 여행이다.
	CPN(Coupon)	① Agent Coupon : 여행사 보관용 ② Flight Coupon : Boarding Pass와 바꾸는 TKT ③ Passenger Coupon : 승객의 영수증명
	CCCF(Credit Card Charge Form)	지불수단이 발권 항공회사가 인정하는 Credit Sales에 의하여 발권하는 경우에 사용된다.
	CRT(Cathode Ray Tube)	컴퓨터에 연결되어 있는 전산장비의 일종으로 TV와 같은 화면과 타자판으로 구성되어 있으며, Main Computer에 저장되어 있는 정보를 즉시 디스플레이해 보거나 필요시 In-put도 할 수 있다.
	Cruise	정기 노선을 가지고 있지 않은 선박회사나 여행업자가 포괄요금으로 여행자들을 모집하여 운항하는 호화스러운 여객선인데, 카리브해를 중심으로 매우 번창하고 있다.
	Charter	여객인원이 늘어남에 따라서 비행기를 추가로 늘리는 비정규 노선이다.
	Check In	탑승수속 일부 중에 하나로서 짐을 부치고, 탑승권을 받는 것이다.
	Check In Counter	Check In하는 장소이다.
D	DATO(Do All Possible)	항공좌석의 확보가 어려울 때 여행사가 항공사에 최선의 노력을 다해서 좌석을 확보해 달라고 요청할 때 사용된다.
	DEBIT	항공권 발권을 잘못하였을 경우 해당 항공사에서 여행사로 ADM(Agent Debit Memo)을 발송한다.
	Declare Custom	세관신고서
	Delation Of Indemnity (Letter Of Indemnity)	동반자 없는 소아 관광자, 환자, 기타 면책사항에 관한 항공회사에 만일의 경우에도 책임을 묻지 않는다는 요지를 기입한 보증서이다.

약어(용어)		해 설
D	Deposit	공탁금, 예치금 : 항공사가 여행사에 항공권을 배포하는 경우에는 매상금지연 납입과 같은 문제에 미리 대비하기 위하여 일정금액을 보증금으로서 예치하도록 요청하고 있다.
	Destination	목적지 : 관광여행의 최종목적지가 되거나 또는 관광여행의 완료지점으로서 왕복 또는 순회 여행인 경우에는 목적지와 출발지는 동일한 지점이다.
	Deposit Reservation	호텔예약 시 객실사용일 수에 구분 없이 적어도 하루 객실요금을 미리 받아두는 예약제도로서 이 때는 고객이 늦게 도착하더라도 1일 사용분의 객실은 남겨 놓아야 한다.
	Domestic Travel	모두 국내, 외 2개 지점간에 걸쳐서 여행을 하는 것으로 출발지, 도착지 그리고 경유지가 모두 동일한 국내에 한하는 여행이며, 이는 여행의 국내구간은 국내여행의 부문이다(=Domestic Tour : 내국인에 의한 국내여행이다).
	Dom	Domestic의 약자
	Duty Free	해당 나라에서 생산되지 않는 물건에 세금을 부과하지 않는 것이다.
	Double Booking	이중예약 : 동일한 여객이 동일노선 1회의 여행에 대하여 두 번 이상 중복하여 예약을 하거나 또는 동일한 투숙객이 객실을 2회 이상 동일한 호텔에 대하여 예약을 하는 경우에 해당되는 용어이다.
	DSR(Daily Sales Report)	항공권 판매에 관한 일일 판매보고서이다.
	DUPE(Duplicated Booking)	동일한 여객이 특정한 항공편에 2중으로 예약되어 있거나 또는 상이한 항공편에 각각 동일한 여객의 이름이 예약되어 있을 때 사용된다.
E	E/D Card(Embarkation Disembarkation)	출입국 신고서, 해외여행자가 출입국 시에 자신의 신분에 대하여 자세히 기입한 후 이를 공항이나 항구에 소재한 출입국 관리사무소에 제출하는 출입국 신고서이다.
	Endorsement	항공회사간에 항공권의 권리를 양도하기 위한 것으로서 항공권의 지정된 탑승구간을 다른 항공사로 옮기는 것이다.
	Entry Visa	입국사증. 보통 비자라고 하는 이것은 나라에 따라서는 출국사증(exit visa)의 취득을 요청하는 경우도 있으므로 이를 구분하기 위하여 입국사증이라는 용어가 사용된다.
	Escort	Tour Guide 또는 Tour Conductor라고 한다. 관광 그룹에게 여행과 이용시설을 지원하기 위해 동행하는 사람이다.
	ETA(Estimated Time of Arrival)	도착예정시간
	ETD(Estimated Time of Departure)	출발예정시간. 운송기관이 발행하는 시간표(time table)에 표시되어 있는 출발시각은 모두 ETD로 표시되어 있으며, 도착시각도 ETA(Estimated Time of Arrival)에 의거하여 기록되어 있다. 실제 항공기의 출발시각을 ATD(Actual Time of Departure)라고 하며, 실제의 도착시각은 ATA(Actual Time of Arrival)라고 한다.
	Eurail Pass	지정된 기간동안 Eurail Trains으로 무제한의 철도여행을 할 수 있는 표이다.
	Economy Class	일반석 좌석
	EP(European Plan)	숙박요금제도의 하나로서 식사가 따르지 않는 객실료만 계산하는 제도이다.
	Excess Baggage	초과 수하물. 이는 무료 수하물 허용량(free baggage allowance)을 초과하는 수하물을 지칭할 때 사용되며, 초과된 수에 대해 여객이 운송기관에 지불하는 요금을 초과 수하물운임이다.

	약어(용어)	해 설
E	Excursion Fare	보통의 항공운임보다 저렴한 조건에서 항공여행을 할 수 있는 방법으로 개발된 항공운임인데, 여기에는 항공권의 유효기간과 행선지 등이 한정되는 조건이 많이 따른다. 이 항공권은 항공권의 유효기간을 단기간으로 제한하고, 또 일정한 구간의 여정으로 한정하는 대신에 아주 저렴한 운임으로 고객에게 제시하는 판매촉진용 운임의 일종이다.
	Extra Section / Flight	정기적으로 운항되지 않고 필요 시마다 설정, 운항되는 부정기 항로편이다.
F	Fam Tour (Familiarization Tour)	여행전문가들이나 대리점의 관계자들에게 판매인의 상품과 서비스를 친숙하게 하고, 판매를 증진시키기 위해 제공하는 패키지 여행이다.
	Family Plan	어린이를 동반한 부부손님에 대하여 추가요금을 적용하지 않는 특별객실요금이다.
	Flight Ticket	비행기표
	First Class	비행기 좌석에서 가장 앞쪽에 위치한 특등석(퍼스트가 없는 비행기도 많이 있다)이다.
	Ferry Flight	항공기를 운용하기 위해서 또는 기체를 정비기지로부터 이동하기 위해 기지로 항공기를 회항시키기 위한 비행편이다.
	FIT(Foreign Independent Travel)	항공요금과 숙박시설과 같이 두 개 또는 그 이상의 요소들이 포함된 패키지 여행. 본래는 외국을 혼자 여행하는 것이다(9인 이하의 개별여행이다).
	FOC(Free Of Charge)	무료
	FTBS(Frequent Traveller Bonus System)	대한항공 상용고객 우대제도이다.
G	Gastronomla	식여행 : 각지의 포도주를 마셔가며 식사를 즐기는 식도락여행이다.
	GIT(Group Inclusive Tour)	단체 포괄여행 (10인 이상의 단체여행)
	Go Show	예약을 하지 않았거나 또는 예약이 확인되지 않은 여행자가 여행출발 당일에 직접 공항에 나가서 대기 중 예약이 확약된 고객이 여행예정을 변경해서 출발 시까지 예약을 취소하거나 또는 출발시간이 되어도 탑승수속을 하지 않는 노쇼우 여행자가 발생하여 이때 남는 좌석을 배정받아 항공여행을 하는 것이며, 이때 공항에서 대기하는 여행자를 Go show passenger 또는 Standby passenger라고 한다.
	Grand Tour	16세기 중기부터 1670년경 사이에 영국의 귀족계급이나 왕족의 자녀들이 교육목적을 위해 유럽대륙으로 여행한 것. 후에 문인도 대거 참여하였으며 유럽의 해외여행의 출발지이며, 유럽의 귀족 - 시인 - 문호들이 지식과 견문을 넓히기 위하여 유럽의 여러 나라를 순방하는 것이다.
	GSA(General Sales Agent)	총판매대리점. 항공사가 해외의 항공시장에서 지점이나 영업소를 개설하여 판매활동을 적극적으로 전개하기 힘들다고 판단될 때, 다른 항공회사나 여행사 등과 같은 기업들을 총판매대리점으로 지정하여 해당 국가 또는 해당 지역 내에서 대리점을 감독하고 홍보 및 선전활동을 전개하는 한편, 당해국 정부와의 교섭창구로 활용하는 경우이다.
	GTO (Government Tourist Office)	정부관광기구
	GATE	항공기가 대기하고 있는 장소이다.
	GMT	영국 그리니치 표준시간, 영국이 세계표준시간이다.

약어(용어)		해 설
G	GTR(Government Transportation Request)	정부 및 산하단체가 항공사와 특별계약을 맺어 특별요금을 적용시키는 것으로 이때 여행사는 끼어들 수 없다.
	GV-GIT(Group Inclusive Tour)	운임을 적용하는 경우에 항공권면에 표시하는 코드인데, 만약 GV25라고 한다면 이는 25명을 최대 필요인원으로 하는 GIT 운임이다.
H	Hand Carry Baggage	출국수속 시 부치지 않고 기내에 여행객이 가지고 탑승할 수 있는 수하물 제한이 있으므로 반드시 탑승수속 시 카운터 직원에게 문의한다.
	Hat rack	선반
	Holding(HLDG)	현 상태를 진전 없이 그대로 유지할 때이다.
I	I.C.T(Inclusive Conducted Tour)	안내원이 인솔하는 포괄여행 또는 Escort가 여행의 전 여정에 따라 다니며 여객의 안내, 기타 필요한 서비스를 공유하는 포괄여행 형태이다.
	I.I.T(Inclusive Independent Tour)	개인 포괄여행이라 하며, 관광지에서 안내원이 서비스만을 행하고 그 외에는 관광객 단독으로 즐기는 관광. 일명 Local Guide System이라고도 한다.
	Immigration	법무부. 여행자의 출입국 관리를 총괄적으로 담당하는 정부기관이다.
	Iata	국제항공운송연합회
	Inbound	외국인의 국내여행을 알선하는 것을 의미한다. 반대로 한국인의 해외여행을 맡아보는 일을 Outbound라고 한다.
	Incentive Group Charter	차터 계약자가 보상여행과 판매촉진을 위하여 차터의 케이스로 이때에는 One Use Charter의 형태를 갖는다.
	Incentive Travel	회사가 성과에 대한 격려의 의미로 직원에게 제공하는 패키지 여행이다.
	Inclusive Tour	청부여행 : 여행 알선업자에게 필요한 총경비를 전액 지불하고 여행안내를 청부하는 것이다.
	Infant	유아 만 2세 이하, 자리배정을 받지 못한다.
	Int	International의 약자이다.
	Infant Fare	유아운임 : IATA 규정에는 2세 미만의 유아에게 적용되는 운임으로 성인요금의 10[%] 수준에서 결정한다.
	Inteline Tour	항공회사가 가맹 Agent를 초대하여 실시하는 여행이다.
	IT(Inclusive Tour)	포괄여행. 여행자가 항공여행수배, 지상수배를 일괄해서 행하고, 일반대중에게 팜플렛 등에 의해 선전, 모집, 판매하는 여행형태이다.
	ITN(Internet Travel Network)	인터넷 여행망
L	Land Arrangement	관광여행자들이 외국의 여행목적지에 도착하여 그 나라를 떠날 때까지 Tour operator에 의해서 제공된는 모든 서비스를 의미한다.
	Land Operator	일반적으로 현지 제반수배사항을 대행하는 여행사이며, Out-Bound 입장에서 현지 여행사를 바라본 입장이며, 일부는 국내인이 현지 법인여행사 설립 후 국내 연락사무실을 개설 국내시장을 공략하는 경우가 많다.
	Late Cancellation	호텔이나 항공회사가 규정해 놓은 시간보다 늦게 이루어진 예약취소이다.
	Local Time	표준시(GMT)에 대한 현지지방의 시간으로 모든 운송기관, 즉 관광여행자의 운송에 참여한 교통기관이 발간하는 시간표에 게재되어 있는 출발시각과 도착시각은 모두 현지시간으로 기록되어 있다.

약어(용어)		해 설
M	MCO(Miscellaneous Charges Order)	특별한 사람에게 교통편이나 여행서비스를 제공할 수 있도록 여행사 또는 유통업자에게 발행이 허용된 문서이다.
	MCT(Minimum Connecting Time)	연결 항공편 사이의 최소 허용시간이다.
	Meal Plan	하루에 한 번 또는 그 이상의 식사를 제공할 것인가에 대한 계획이다.
	Minimum Group Size	단체를 구성하는 최소한의 인원 수이다.
	Monitor Tour	개발기관 또는 개발 주최회사가 특정의 관광지를 소비자에게 관람토록 하여 관광지개발에 도움이 되는 의견을 구하기 위한 목적으로 만들어지는 여행계획이다.
N	NTBA(Name To Be Axised)	예약 시 명단을 주지 않았으나 추후에 명단을 통보하겠다는 의미이다.
	Non Endorsable	변경불가. 항공사가 항공권을 발행할 때 항공권편이나 타 항공회사 항공편으로 변경불가, 즉 타 항공사 항공기로 탑승할 수 없도록 조치한 것이다. 이러한 제한이 가해지는 항공권을 할인이 된 경우이며, 만약 이를 허용하는 경우에는 발행항공사가 운송항공사에 해당 운항구간에 해당하는 정상요금분을 전액 지급하므로 큰 손실이 일어난다.
	NON REF(Non Refundable)	발권용어로는 환불을 금지하거나 제약하는 취지의 표시로서 항공권면의 Form of Payment 란에 이를 기입한다. 이는 주로 할부방식 등과 같이 환불을 하는데, 제약이 있는 지불수단에 의해서 항공권이 발행되거나 운임 자체가 대폭 할인되어 있어 환불을 금지하고 있는 경우에 사용된다.
	Non Stop	무착륙 또는 도중 기항하지 않는 항공운항이다. 즉 목적지까지 중간 기항지 없이 비행하는 것이다. 이와 같은 운항 스케줄을 가진 특정한 항공편은 특히 비즈니스 여행자가 즐겨 이용하는 경향이 있는데, 이는 시간절약적인 면에서 장점이 있나.
	NOREC(No Record)	항공권상에는 예약 필이라고 기입되어 있으나 탑승지 운송지점에서는 ⊥ 여객에 관한 예약기록이 없는 상태이다.
	Normal Fare	보통운임 : 1년간 유효한 운임으로서 특별운임(special fare)에 부수되는 제반 제한적인 조건이 일체 적용되지 않는 운임이다.
	No-Show	손님이 공항에 나오지 않은 상태, 항공좌석을 사전에 예약했다가 예약취소 통보 없이 탑승하지 않은 상황이다.
	NSST(No-Smoking Seat)	금연석에 앉아 항공여행을 하려할 때 사용한다(반대는 Smoking Seat : SMST).
	NTO(National Tourist Office)	국가관광기관
O	OAG(Official Airline Guide)	모든 항공사의 리스트를 포함하고 있는 비행스케줄의 메인 가이드이다.
	Off Season Fare	비수기 운임 : 여행비수기에 관광사업체들이 여행자를 확보하기 위해 제공하는 할인운임이다.
	OP(Operator)	수배담당자
	Open	항공권 발권상의 용어로 탑승구간만 정해져 있을 뿐 탑승편과 일시에 관한 예약이 행하여져 있지 않은 상태이다.
	Open Ticket	예약이 되어 있지 않은 항공권이다.
	Operation	수배는 크게 항공수배와 지상수배로 나눌 수 있고, 일반적으로 지상수배를 의미. 지상수배에서 다루는 부분은 5가지가 있다. ① 현지 협력사 선정

약어(용어)		해 설
O	Operation	② 지상조건 확정(호텔, 식사, 가이드, 관광일정, 차량 등) ③ 행사요금 조정 ④ 행사진행 시 안내원을 통한 현지의 행사준비 사항점검 및 원활한 행사진행 유도 ⑤ 행사종료 후 고객의 고충사항 처리 등
	Option Tour	선택관광 : 임의관광으로서 미리 정하지 않고 필요에 따라 정하는 관광이다.
	ORG(Official Railway Exchange)	세계의 철도시각표
	Organizer	숙박과 지상교통기관을 수배하고 이들 여행부품에 대한 구입비를 사전에 지불함과 동시에 팜플렛 등을 통해서 여행을 선전해서 이를 보고 여행에 참가하려고 하는 고객을 모집하여 이 단체를 왕복 또는 주회 여행으로 기획하고 조직하는 개인(IATA 가맹회사 및 IATA 대리점을 포함)이다.
	Over Booking	호텔이나 항공회사가 예약상태가 이미 만원임에도 불구하고 다소 취소가 있을 것으로 예상하여 그 수용가능한 객실과 좌석수의 예약을 접수하거나 판매하는 것이다.
	Over Land Tour	통과 상륙여행 : 동일 국가 내의 어느 기항지로부터 타 기항지에 항해할 동안 통과 상륙의 허가를 얻어 행하는 15일 내에서의 여행이며, 동일 선박에 재승선할 때이다.
P	Package Tour	주체여행 : 교통편, 숙박시설 그리고 관광활동 등과 같은 요소들의 조합이 미리 결정된 여행이다.
	Passenger Coupon	국제선 항공권은 최종 백지페이지로서 여행종료 후 또는 교환발행의 경우에도 이것만은 항상 여객에게 남게 된다. 따라서 이것은 여행의 기록으로서도 사용될 수가 있으며, 또 여객의 운송계약의 증거서류로서도 이용될 수가 있다.
	Passport Control	여권검사대
	Pocket a Tour	모험여행
	Pata	아시아항공 운송연합회
	PNR(Passenger Name Record)	항공예약상태를 나타내는 것, 승객들의 예약 데이터가 저장된 기록이다.
	PTA(Prepaid Ticket Advice)	항공운임을 지불하는 사람과 실제로 탑승하는 여객이 지리적으로 떨어져 있는 경우에 지불인으로부터 항공요금을 영수한 항공회사가 탑승여객이 있는 지역의 항공회사에 다 항공권을 여객에게 넘겨주도록 의뢰하는 통지이다.
R	Reconfirmation	재확인 : 여행자가 항공여행 도중 어느 지점에서 72시간 이상 체류할 경우에는 늦어도 항공기 출발 72시간 전까지는 복편 또는 연속편에 대한 좌석예약을 재확인하여야 한다.
	Refund	환불 : 항공권 구입자에게 사용하지 않은 운송 또는 서비스에 대하여 전체나 부분의 운임, 요율 및 요금을 되돌려 주는 것이다.
	Reissue	재발행 : 적용운임상에 변경이 있을 경우 또는 여정변경, 항공사 변경, 좌석등급 변경 등의 사유로 차액을 징수하거나 차액을 지불하여 항공권을 재발행하여 주는 행위이다.
	REN(Refund Exchange Notice)	승객이 티켓을 반납하고 돈의 재지불 요구를 대비해서 준비해둔 문서이다.

약어(용어)		해 설
R	Retailer	여행소매업자 : 여행도매업자의 브랜드를 판매하기 위한 단순한 대리인 역할을 하는 업자이다.
	Reconfirm	다시 예약상황을 확인하는 것, 각 항공사 규정에 따라서 반드시 해야 하는 항공사가 있다.
	Retailer	여행소매업자 : 여행도매업자의 브랜드를 판매하기 위한 단순한 대리인 역할을 하는 업자이다.
	RQST(Request)	항공좌석이나 호텔객실 그리고 투어예약을 신청할 때 이렇게 표현한다.
	Rooming List	누가 누구와 객실을 공유할 것이라는 것을 나타내는 호텔 고객리스트이다.
	Round Trip	한 곳의 단기 체류지를 가지는 왕복여행이다.
	Routing	노선의 두 지점간 항공사에 의해 인가된 노선상의 비행로이다.
S	Safety Box	호텔 내에 비치된 귀중품 보관금고이다.
	Sending Service	출입국 절차를 대행해주는 서비스이다.
	Series Tour	동일한 형, 목적, 기간, 코스로서 정기적으로 실시되는 Tour이다.
	Shore Excursion	기항지 상륙여행 : 선박 또는 항공기가 그 항구나 도시에 도착한 후 출발할 때까지의 기간을 이용하여 일시상륙의 허가를 얻은 여행객이 그 부근 도시와 명승지 등을 관광하는 여행. 일명 일시 상륙여행이다.
	Str	지상교통기관이다.
	Stop Over	중간 경유지에 잠시 쉬었다 가는 것이다.
	Stand By	항공자리가 없어서 기다리고 있는 상태이다.
	Shuttle Service	예약을 접수하지 않고 근거리 지점간을 빈번하게 왕복하는 열차나 버스 서비스이다.
	S.I.T(Special Interest Tour)	특별 기획여행으로 단순한 관광여행이 아니라 손님의 관심을 끌기 위하여 특별한 테마를 갖고 기획, 운영되는 여행이다.
	Special Fare	항공운임 가운데 보통운임 이외의 것을 일반적으로 특별운임이라 하지만, 엄격한 의미에서 보면 보통운임과 할인운임 이외의 운임을 특별운임이라고 한다.
	Stopover	도중체류 : 여객이 항공사의 사전승인을 얻어 출발지와 도착지간의 한 지점에 상당기간(국내선 4시간, 국제선 24시간 이상)동안 의도적으로 여행을 중지하는 행위이다.
	STPC	당일 항공편 연결이 안될 때 주 노선 항공사가 승객의 숙식을 제공하는 것이다.
	Surface	항공일정 중에서 중간에 항공을 이용하지 않고 다른 교통수단을 이용하는 경우이다.
T	Tariff	공포된 항공요금 또는 항공요금이 포함된 책자이다.
	Transit Card	통과여객을 구분을 위한 카드이다.
	Through Check in	여행자가 항공기 운항 스케줄상으로 인해 한 항공편으로는 여정을 종료할 수 없이 여러 항공편을 이용하여야만 목적지에 도착할 수 있는 항공 스케줄에서는 공항에서 수하물 수속 시에 여객이 자신의 수하물을 최종 목적지에서 찾을 수 있도록 요청할 수 있다. 이때 여객이 수하물을 최종 여행목적지까지 부치는 것을 두루 체크인이라고 한다.

약어(용어)		해 설
T	Through boarding	중간 경유지 탑승권을 처음 출발지에서 미리 받는 것. 중간 경유지 체크인을 미리 마치는 것이다.
	TKTL(Ticketing Time Limit)	항공예약은 마쳤으나 항공권을 구입해야 할 시한을 설정할 때 사용한다.
	Transit Room	통과여객 대합실이다.
	Transfer	이동. 주로 공항이나 역에서 호텔까지 가는 이동이며, PATA의 정의는 이를 여행업자가 어느 도시에 도착 또는 출발하는 경우에 제공되는 서비스, 즉 여행자를 공항터미널, 부두 또는 철도의 역으로부터 호텔까지의 교통편을 제공하는 등의 서비스를 규정하고 있다.
	Tax free	그 나라에서 생산된 물건에 세금부과를 하지 않은 것이다.
	Transit	항공편에 있어 어느 출발지에서 특정 목적지로 이동 시 중간의 어느 지점을 경유하여 계속 여행 시 경유지에서 잠시 머물렀다 이동하는 상태이다.
	Transfer	비행기를 타고 가다 중간 경유지에서 다른 비행기로 바꿔서 타고 가는 것이다.
	Traveller's Check	여행자수표 : 해외여행 시에 많은 외화를 현금으로 소지하고 다니면 분실하거나 도난을 당할 우려가 많기 때문에 이러한 사고를 막기 위해 사용되는 일종의 수표이다.
	Transit	같은 비행기를 중간에 잠시 경유해서 가는데 그 곳에서의 업무절차이다.
	Turn Away	빈 객실이 없어 예약하지 않고 찾아온 손님을 거절하는 일. Over Booking을 한 호텔에서 다른 호텔로 예약을 해주는 것이다.
	TWOV(Transit Without Visa)	여행객이 경유지국의 비자를 소지하지 않고 경유하려 할 때 적용된다.
U	Up Gracling	낮은 등급의 좌석에서 높은 등급의 좌석이용으로 옮겨져 좋은 서비스를 받도록 조치하는 것을 의미하는데, 이의 반대 경우가 Down Grade이다.
V	VAT(Value Added Tax)	몇몇 나라에서 상품과 서비스 구매에 적용하는 외국인 세금이다.
	Void	항공권이나 여권을 무효화시키는 경우이다.
	Voucher	여행사나 투어오퍼레이터가 숙박시설, 식사, 관광 또는 다른 여행상품에 대해 미리 지불하기 위해 발행하는 문서이다.
W	Waiting	항공자리나 예약상태를 나타내고 자리가 없어서 대기하거나, 예약확정을 받지 못한 상태에서 대기하는 것이다.
	Waiting Close	항공권 예약 시 좌석상태가 이미 초과되어 더 이상의 예약이 불가한 상황이다.
	Whole-saler	여행도매업자 : 항공기, 버스, 선박, 호텔, 레스토랑, 가이드 등의 여행 구성요소를 효과적이고 생산적으로 수배, 기획을 행하여 완제품으로서 대량으로 Tour를 설정하여 타 여행업자 또는 소매업자에 판매하는 업자이다.

2. 관광 · 여행 관련 용어와 해설

용 어	영문용어	해 설
가이드 할인요금	Discount of Guide Rate	고객과 동행하는 안내자 및 직원에 대해 숙박요금을 할인하는 제도이다. 일반적으로 여행사가 모집한 관광여행자들을 여행사 직원이 동반하여 여행할 때 그 여행사 직원에게 적용하는 할인 숙박료이다.
가족할인요금	Family Plan	가족동반 할인요금
가족호텔	Family Hotel	자녀들과 함께 여행하려는 사람들의 요구에 응하여 공간과 서비스 그리고 가족적인 분위기를 갖춘 상업숙박시설이다.
간이식당	Diner	자동차나 기차여행을 하는 사람들을 위해서 고속도로변이나 기차 내 또는 역주위에 설치한 간단하고 값싼 음식을 파는 식당이다.
게이트	Gate	관문도시, 일정지역을 방문하는 방문객에게 중요 입국경로의 역할을 하는 도시이다.
겨울철 휴양지	Winter Resort	겨울철의 휴양지
결론의 비약	Jumping to Conclusion	소비자의 관광행동에 있어 개인이 지각을 왜곡시키도록 하는 요인 중 하나이며 소비자들은 관련 자료를 모두 알아보지도 않은 채 나름대로의 결론을 내리는 경우를 지칭한다.
경유	Transit	통과, 경유, 여행의 목적지까지 가는 동안에 교통기관이 도중 들어가는 지점이다.
경치	Scene	경치, 풍경
공동관광선전기관	EATA(East Asia Travel Association)	일본국제관광진흥회의 제창에 의해서 1966년 동경에 설립되었다. 지역 내의 회원 각국간에 상호 협력함으로써 선전활동의 촉진과 시설의 충실을 기하여 관광사업을 진흥시키자는 데 그 목적이 있다. 홍콩, 일본, 한국, 마카오, 필리핀, 대만, 태국 등 7개국의 공적 관광기관을 회원으로 하는 공동관광선전기관이며 사무국은 동경에 있다.
공장시찰 여행	Pant Tour	미국에서 사용하고 있는 Industrial Tourism. 산업관광 또는 공장견학이다.
관광	Sightseeing	일정지역 내의 가벼운 형태의 여행이다.
관광	Tourism	관광, 관광사업, 관광산업, 관광왕래, 관광객이다.
관광 루트	Off Beaten Track	관광객이 잘 이용하는 관광 루트(우리나라에서는 서울/경주와 같은 루트)에 대해 그다지 관광객이 잘 이용하지 않는 관광 루트이다. Unbeaten Track이라고 한다.
관광객 등급	Tourist Class	1st Class에 대해서 통상 아래 클래스의 싼 운임등급이며, Tourist Class의 호텔이라고 하며, 격이 낮은 싸구려집(숙박소)과 같은 느낌이 있어 사용상 주의를 요한다.
관광객 안내소	Tourist Bureau	여행업자를 알려주고 관광지를 설명한다.
관광객 종합	Tourist Complex	갖가지의 관광객용 시설을 종합적으로 묶어서 만들어 놓은 건물 또는 지역이다.
관광객 서비스	Tourist Service(s)	관광객의 대우. 관광기업이 관광객에 대해서 제공되는 각종 서비스(숙박시설, 레스토랑, 토산품점, 환전소, 가이드, 여행업자, 투어, 각종의 할인 혹은 면세제도, 특별한 기획(잔치프로그램), 극장, 유형 · 무형의 모든 서비스)이다.

용 어	영문용어	해 설
관광객수	Tourist Arrival	관광지에 있어서의 방문자수이다.
관광객용 시설	Visitor Plant	PATA의 정의에 의하면 모든 숙박시설, 열차, 버스, 공원 등 여행목적지에 있는 시설이다.
관광객용 전화 서비스	Tele-Tourist Service	관광객용 전화안내 서비스이다.
관광 메뉴	Tourist Menu	어느 관광지를 찾아오는 고객을 위하여 그 지역의 독특한 요리를 맛볼 수 있게 하기 위한 메뉴 또는 관광객용으로 비교적 싼 요금으로 서비스용으로 만들어진 메뉴이다.
관광배경요소	Background Tourism Elements	관광자원분류에 있어 Basket 컨셉을 적용하여 바구니는 관광배경요소를 바구니에 담긴 제품은 관광시설과 교통에 해당된다고 분류하고 있다.
관광 버스	Motor Coach	관광 버스
관광산업	Tourist Industry	관광사업, 관광산업, 관광업계
관광수입	Tourist Income	어느 나라가 타국의 관광객으로부터 얻는 외화수입. Tourist Receipts 쪽이 더 잘 사용된다.
관광수입	Tourist Receipts	관광수입
관광숙박소	Tourist Home	관광객에게 숙박시설을 제공하는 소형 개인소유 숙박소로서 호텔이나 모텔보다 요금이 저렴하며, 시설면에서 미비한 점이 많다. 가족적인 분위기를 즐길 수 있다. Guest House로서도 알려져 있다.
관광시장	Tourist Market	보통은 관광객을 송출하나 때로는 관광객 수입시장을 의미하는 수도 있다.
관광안내	Tourist Information	여행안내이다. Travel Information이라고도 한다.
관광안내원	Guide	관광안내원
관광왕래	Tourist Flow	관광객의 유동
관광용 선박	Cruise	① 관광용 선박 ② 비정기 노선의 선박을 이용한 유람형 여행이다.
관광지 선전업자	Destination Promoter	소비자가 해당 관광지를 선호하고 관광토록 유도하는 관련 업자를 지칭한다. 관광대리점, 여행사무소, 컨벤션 기관 등이 이것에 포함된다.
관광지출	Tourist Expenditures	관광지출. 관광객소비액. 국민이 해외여행에 소비하는 금액 또는 어느 나라를 방문하는 관광객이 그 나라에서 숙박, 식사, 선물(토산품)구입, 구경(관광), 국내교통비 등에 소비하는 금액을 그 나라에서 보면 관광수입이 된다.
관광호텔	Tourist Hotel	관광객의 숙박에 적합한 구조 및 설비를 갖추어 이를 이용하게 하고 음식을 제공하는 자동차, 여행자호텔, 청소년호텔, 해상관광호텔, 휴양콘도미니엄 등의 숙박시설 등이 있다.
관광호텔등급	Tourist Hotel Classification	유럽 여러 나라에서는 별로 호텔의 등급을 표시하는데, 별 5개의 호텔은 특급, 별개의 호텔은 일반용을 나타낸다. 우리나라에서는 관광사업법 제24조 및 령 제4조에 의거 관광호텔업의 등급을 특1급, 특2급 및 1급, 2급, 3급 등으로 나누고 문화체육관광부장관이 결정한다.
관광회사	Sightseeing Company	지방의 관광 또는 시내관광을 운영하고 있는 여행사이다.
광고모집여행	Advertised Tour	광고선전을 통한 모집여행. 기획여행 상품판매에 있어 특히 광고에 의한 마케팅을 활용하는데 이를 Advertised Tour이라 한다.

용 어	영문용어	해 설
국가관광기관	NTO(National Tourism Organization)	각국의 국가관광기관, 한 국가의 관광정책을 수행하는 국가기관으로서 국가들간에 폭넓게 관광정책들을 결정하고 실행하는 권한을 갖고 있다. 보통 대외관광선전이라든가 외국인 관광객의 유치사업을 하고 있는 국가관광기관이다.
국내로의	Inbound	외국인의 국내여행
국내여행업자	Domestic Agent	국내여행업자
국내외 여행	Business Tourism	사업을 목적으로 한 관광을 포함하는 국내외 여행이다.
국립공원	National Park	국립공원
국적	Nationality	국적
국제관광기구	WTO(World Tourism Organization)	제2차 세계대전 후 국제관광사업의 급진적인 발전에 따라 1947년 영국여행휴가협회의 제창에 의해 파리회의에서 정식으로 발족된 국제관광기구이며, 이것은 세계 최초의 국제관광기구이다.
국제관광연맹	ITA(International Touring Alliance)	1898년에 International League of Touristic Associations의 명칭으로 설립된 세계에서 가장 오래된 관광관계 단체의 하나로 1919년에 ITA(International Touring Alliance)로 개칭하였다. 국제관광의 진흥을 목적으로 하고, 각국의 touring club, automobile club, cycling club, 수상 club, 도보 club, 여행대 association을 회원으로 하고 있다.
국제관광연맹센터	IFTC(International Federation of Tourist Centers)	1948년 모나코에 설립한 유럽의 관광기관, 관광안내소장의 연결기관 주 목적은 정보교환, 연결협조를 도모하는 데 있다. 회원수는 9개국, 본부는 프랑스의 리옹에 두고 있다(Federation Internationale de Centres Touristiques : FICT).
국제여행업자	International Agent	해외관광과 관련한 제반 업무를 처리할 수 있는 여행업자이다.
국제여행 제한규정	Exit Restrictions	국외여행 억제를 위한 제한규정이다.
스테킹	Stacking	카지노게임 Roulette의 기본동작으로 흐트러진 Chips를 세우는 동작이다.
스페인국철	RENFE	스페인국철. Reseau National des Chemins de Fer Espagols이다.
슬롯머신	Slot Machine	슬롯머신은 투입구에 동전을 넣고 투기의 수단으로 관광호텔에서 오락을 하는 것이다. 세계 최초의 슬롯머신의 이름은 '리버티 벨'로 1805년 미국의 Chals Pay가 만들었다. 이것은 모방이 아니라 구술을 사용하는 구술치기의 일종이다.
승객	Passenger	여행, 승객, 운송기관의 승객이며, 여행업계에서는 고객(여행자)을 가지고도 Passenger라고 한다.
시내관광	City Excursion	시내관광
시차	Time Difference	시차
시찰여행	Fam Tour	여행 관련자를 초청하여 관광지, 관광시설, 관광코스 등을 시찰하게 하는 여행이다.
식당차	Dining Car	열차의 식당차이다.
신분증	ID Card	Identification Card의 약자이다.
싱글챠타	Single Charter	ITC라든가 TGC와 같이 백 투 백(back to back)으로 일정기간 계속적으로 운항하는 챠타에 대해서 단발적으로 운항하는 챠타이다.

용 어	영문용어	해 설
공인여행상담원	CTC	Certified Travel Counselor 약자이다.
안내브로셔	Confidential Tariff	일반적으로 매년 1회 발행되는 여행중개업자용 판매 안내브로셔이다.
안내소	Information	안내. 관광안내소이다.
알 씨 아이	RCI(Resort Condominium International)	미국 인디아나 폴리스에 본사를 둔 세계적인 휴양지 시설교환업무를 대행해 주는 전문적인 콘도미니엄 조직회사이다.
왕복여행	RT	Round Trip의 약자이다.
세계일주	RTW	Round The World의 약자이다.
어랜징	Arranging	카지노게임 Roulette의 기본동작으로 금액 및 Setting Stack의 Color별 정리 Pay Off이다.
에소닉관광	Ethnic Tourism	색다른 문화와 인종·생활방식 등을 관광하는 이국적 관광이다.
여행인솔자	Escort	관광안내를 하는 Guide와 구분된다.
에약수행부서	Reservation Department	고객의 예약상황을 신속하고 정확한 응답기능을 수행하는 부서로서 새로운 예약을 위한 정확한 데이터를 수집하고 보존하여 원활한 예약을 수행한다.
에어텔	Airtel	항공편과 호텔숙박만을 결합한 여행상품이다.
여행대리점할인	AD	Agent Discount의 약자이다.
에이프런	Apron	카지노게임 Roulette의 기본동작으로 딜러가 Chips를 Sweeping한 다음 Chpping하는 장소 또는 Helper가 있는 곳이다.
에프씨티	FCT	해외여행 인솔자가 포함된 해외여행. Foreign Conducted Tour의 약자이다.
개인여행자	FIT	Foreign Independent Tour의 약자이다.
엘르센트릭	Allocentric	모험적이고 진취적인 관광자의 성격유형이다.
엠아이피	MIP	Most Important Person의 약자로 VIPVery Important Person보다 한 단계 중요한 고객이다.
여정 플레이트	Routing Plate	여정을 미리 각인하여 발권할 때에 임프린터(imprinter)의 좌측에 설치시키고 인자하기 위해서의 플라스틱 플레이트. 단체여객의 경우와 같이 동일여정의 대량 발권에 편리하다.
여정안	Suggested Itinerary	여정안
여정의 변경	Rerouting	여정의 변경이다.
여행그룹 챠타	TGC(Travel Group Charter)	1972년 미국에서 탄생한 챠타로 불특정 다수 시장을 대상으로 한다.
여행기간	Duration	여행기간
여행담	Travelogue	최근에는 슬라이드나 영화 등을 사용하여 여행지의 소개나 경험담을 하여 집객을 도모하는 일이 잘 행해지고 있다.
여행도매업자	Educational Tour	항공사, 여행도매업자, 각국 관광청 등이 여행업자를 위해 실시하는 연수여행이다.
여행보험	Travel Insurance	여행 중에 일어날 수 있는 사고를 위해 안전장치이다.
여행비용	Travel(ing) Cost	여행 중에 필요에 의해서 쓰는 경비이다.

용 어	영문용어	해 설
여행사 경영자	Agent Manager	여행업자이며 여행의 운영자이다.
여행사 외상매출 계정	Agent Account	여행사가 지불을 보증하는 외상매출계정이다.
여행사 원장	Agency Ledger Adjustment	여행사와의 거래를 별도로 취급하는 미수금 원장 중의 하나이다.
여행산업	Travel Trade	여행업계
여행성향	Travel Attitude	일반사람들의 여행에 대한 생각 및 일반적으로 여행을 하는 습관이 있는 사람들의 경향이다.
여행수입	Travel Expenditure	여행자가 여행에 지출한 금액. 일반적으로는 수지표상의 용어이다.
여행수지차	Travel Gap	여행수지의 언밸런스. 미국의 여행수지가 대폭적인 적자가 되고 있어 그것이 미국의 국제수지의 악화와 더불어 커다란 문제로서 취급되게 되었다.
여행시설	Travel Plant	Tourist Plant를 사용하는 수도 있는 관광시설이다.
여행시장	Travel Market	통상은 여행자를 대량으로 송출하는 시장이다. 북미와 유럽이 세계의 2대 여행시장이며, 우리나라로서는 일본도 가장 비중이 무거운 큰 시장으로서 주목되어 왔었다.
여행신분증명서	Travel Documents	여행상의 필요서류로 일반적으로는 여권 또는 신분증명서이다. Yellow Book(예방접종증명) 기타 물품 등의 수입증명서(또는 허가서) 등도 포함된다.
여행안내책자	Guide Book	여행안내책자
여행업자	Travel Agency	여행업자
여행일정표	Itinerary	여행일정표
여행자금대부	Traveloan	할부여행
여행자보호 시스템	Default Protection Plan	공급자의 채무불이행 시 여행객과 여행업자를 보호하기 위한 시스템이다.
여행자 송출국	Travel Plant Country	여행자를 해외로 내보냄
여행자 수입국	Travel-Receiving Country	여행자가 관광지에 들어가는 나라이다.
여행자수표	Traveler's Check(T/C)	여행자가 가지고 다니면서 쓰는 자기앞수표와 같은 것이다. 여행자가 직접 현금을 지참하여 심적 위협을 느끼지 않도록 현금과 같이 사용할 수 있도록 했으며, 이것은 하나의 수표로서 현금을 주고 매입할 때 서명을 해서 쓰기 때문에 제3자는 사용이나 위조를 할 수가 없게 되어 있다. 따라서 두 번 서명하지 않는 것은 분실이나 도난 시에 타인이 사용할 수가 없다. 즉 여행자수표는 회사 및 은행에 의하여 발행되며, 보험에 가입한 특수수표이다.
여행장애	Travel Barriers	일반적으로 전염병이라든가 음료수, 근대적이고도 쾌적한 교통수단의 결여, 자연적 · 신체적인 위험보다도 정치분쟁에 의한 여행제한이나 비싼 운임, 공항세, 출국세, 언어장벽, 사회적 · 경제적 불안 등의 인위적인 장애이다.
여행 프로그램	Vacation Program	여행업자 등이 휴가여행자를 표적으로 삼고 조직하는 Tour Program 이다.

용 어	영문용어	해 설
염가여행	Budget Tour	일반적인 요금보다 저렴한 여행이다.
영국관광청	BTA(British Travel Authority)	1969년 정부명령에 의해 영국 여행휴가협회가 해산되고, 대신하여 BTA 및 English Tourist Board, Scottish Tourist Board, Wales Tourist Board 잉글랜드, 스코틀랜드, 웨일즈 관광위원회가 설립되었다. 같은 청의 주된 업무는 전 협회가 수행해 온 외객유치와 국내관광의 장려 및 국내의 숙박시설, 관광시설의 개선촉진에 있다.
영국여행업자협회	ABTA	Association of British Travel Agent의 약자이다.
예약업무	Arrangement	숙박 · 항공 · 교통 · 식사 · 관광 등에 관한 예약업무이다.
예정표	Schedule	표, 시간표, 예정표. 여행업계에서는 특히 일정표이다.
오그나이즈	Organizer	특별히 작성된 여정에 참가하는 단체여행자를 조직하는 자. 사전에 금액지불이 끝나고 팜플렛 등으로 선전되고 숙박 · 지상교통기관이 수배되어 IATA 가맹 항공회사의 편을 사용하며, 단체의 왕복 또는 Circle Tour를 기획 · 조직하는 게임(IATA 가맹회사 및 IATA 대리점을 포함)이다.
오더 포 크레딧	Order for Credit	Gaming, Chips, Coin, Plague 등을 Gaming Table로부터 Banker로 옮기기 위해 카지노 계장이 작성하는 Manual Credit System의 서식이다.
오리엔테이션	Orientation	여행출발 전이라든가 최초의 목적지에 있어서 여행업자가 여행자를 위해하는 설명출발도시와 목적도시. 항공권면상의 Origin, Destination난에 출발도시와 최종 목적도시명을 기입한다.
오버라이딩 커미션	Overriding Commission	특수한 판매노력을 필요로 하는 투어에 대해서 통상의 대리점수수료에 덧붙여서 지불되는 추가수수료이다.
오버랜드 패스	Overland Pass	그 나라의 출입국관리법에 기본을 두고서 배로 그 나라를 방문하는 외국인에 대해 그 배가 그 나라의 다른 항에서부터 출발할 때까지의 사이에 관광을 위하여 육로를 여행할 것을 희망하는 경우에, 신청에 의하여 발부되는 통과상륙허가증. 사증을 취득하고 있지 않더라도 일정기간의 체재가 허가된다. 단, 그 배는 입국관리당국으로부터 사전에 관광선의 지정을 받는 것이 통례이다. 기항지상륙 허가서하고는 다르다.
오버랜드 패신저	Overland Passenger	Overland Pass의 발부를 받고 입국한 외국인관광객이며 '통과관광객'이라 역하고 있다. 사증을 필요로 하는 '통과객'과 혼동하지 않도록 할 필요가 있다.
오토캠프	Autocamp	야외에서 숙박하는 일이나 또는 그 장소이다.
오픈죠 트립	Open-Jaw Trip	여객형태의 하나로 그냥 "오픈죠"라고 한다. 주유(周遊) 또는 왕복여행으로 출발지가 같고, 목적지에 있어서 항공기를 쓰지 않고서 2지점간을 이동하는 여행, 또는 출발지와 도착지가 다른 여행으로 각기 왕복운임을 쓸 수 있는 여행이다.
선택관광	Optional Tour	현지의 소여행. 미리(애당초부터) 여정에 짜여 넣어져 있지 않고, 여행자가 현지에서 자유로 선택할 수 있는 투어이다. 유료. 최근에는 자유여동형의 투어가 증가하여, 또 IT 챠타(ITC) 등의 운항에 따라 옵셔날투어의 중요성이 재인식되고 있다. 임의 관광이다.
국외여행	Outbound	외국으로 나가는 경우의 해외여행 및 그에 관계하는 업무이다.
외국인관광객	Incoming Tourist	특히 해외에서 입국한 외국인관광객이다.

용 어	영문용어	해 설
외국인등록증	Alien Registration Card	외국인등록증
워터 클로젯	Water Closet	화장실
유료 화장실	Pay Toilet	유료 화장실
인센티브 여행	Incentive Tour	보상여행 또는 포상여행이다.
인포메이션 클럭	Information Clerk	호텔 방문객 및 투숙객에게 여행정보를 제공하는 직원이다.
일반여행업대리점	Sub Agent	일반여행업자의 대리점이다.
일본관광협회	JNTO	일본관광협회 Japan National Tourist Association의 약자이다.
일본여행자협회	JATA	일본여행자협회 JATA(Japan Association of Travel Agents)이다.
일시방문객	Temporary Visitor	관광객에 대해서는 각국이 모두 사 중의 면세 혹은 각종 세금의 면세 등 우대조치를 청구하고 있는 것이 보통이나, 정의를 정하는 혹은 국제적으로 통일하는 일이 몹시 곤란하므로 여행자를 그 체재일수로 장기체재자와 단기체재자(90일 정도로 하자는 안이 있다)로 나누어 단기체재자에 대해서는 갖가지의 편의를 주려고 하는 생각에서 Temporary Visitor 사용되게 되었다.
일시방문자	Excursionist	한 국가나 지방에 1일을 숙박하지 않고 24시간 미만의 여행을 하는 일시방문객이다.
일용품	Personal Effects	신 일용품. 여행자가 여행 중에 개인적으로 사용하는 옷(의류) · 화장품 등의 물건(물품)으로 각국이 모두 면세수입을 이전하는 것이 보통이나 국제적 통일기준을 만들 필요성에 따라 1954년에 Convention Concerning Customs Facilities for Touring이 작성되어 많은 나라가 이 조약에 가맹하고 있다.
입장료	Admission Fee	입장료
	Entrance Fee	공연, 경기를 구경하기 위하여 장내에 들어가기 위해 내는 돈
자연자원	Natural Re출처	관광자원의 하나로서, 그 보호에 대해서 각국의 관광기관 · 관계단체는 갖가지의 노력을 기울이고 있다.
장거리전화	Long Distance Call	장거리전화
재환전	Reconvert	재환전
재환전	Re-Exchange(Reconversion)	비거주자가 입국하여 외국환을 원화로 환전한 후 사용하고 남은 원화 잔액을 출국 시 다시 외화로 환전하는 것이다.
저관여전략	Low-Involvement Strategy	소비자의 제품에 대한 관광수준이 낮을 때 이를 높은 관여전략으로 전환시키는 전략이다.
전망대	Observation Platform(Tower)	전망대
전망차	Observation Car	전망차
전망차	Vista Car	2층식 전차, 버스 등의 전망차이다.
접근성	Accessibility	관광의 세분화된 시장에 접근하여 활동할 수 있는 정도이다.
정기관광	City Tour	한 도시의 시내관광을 위한 정기관광 프로그램이다.
정킷	Junket	여행경비를 여행자 본인이 부담치 않는 시찰 · 답사 등의 여행이다.
정회원	Active Member	단체의 정회원이다. 준회원은 Allied Member라 한다.

용 어	영문용어	해 설
제3차 산업	Territory	관광사업을 포함하는 제3차 산업이다.
제비용포함 여행	All Expense Tour	포괄여행의 일종으로 식사, 관광, 세금, 기타 비용 등이 모두 포함된 여행이다.
조운트	Jaunt	하이킹 등 비교적 기간이 짧고 가벼운 형태의 여행이다.
조직여행	Organized Tour	여행사가 아닌 제3자가 기획하여 조직한 여행으로 통상은 단체여행이다.
좀비	Zombie	칵테일 이름으로 남태평양제도에서 Don이라는 백인에 의해 만들어졌으며, 그 뜻은 마법으로 죽은 사람을 되살아나게 한다는 초자연의 힘이나 그렇게 되살아난 사람을 의미한다.
종일관광	Wholeday Tour	전일(終日)관광. 여행일정상 사용한다.
종일여행	Full Day Excursion	종일여행
주회여행	Circle Trip	1개 이상의 여행목적지를 포함한 출발지로 다시 돌아오는 여행형태이다.
준비품	Outfit	준비품, 여행용품, 여행단체, (여행)준비(비)이다.
지브이	GV	단체여행객에게 적용되는 요금산정 시 최소인원을 표기하는 코드이다.
지아이티	GIT	단체여행자
지상수배부분	Land	지상수배부분
지상수배업자	Ground Operator	여행지에서의 운송 · 관광 · 숙박 등의 수배를 담당하는 현지여행업자이다.
직책수당	Position Allowance	Post Convention Tour 회의 후 여행. 회의의 종료 후 회의 참가자를 위해서 계획되고 만들어진 Organized Tour. 회의의 주최자 등 미리 계획을 세워 놓고 실시하는 관광이다.
짧은 여행	Trip	짧은 기간의 회유형 여행이다.
최종 일정표	Final Itinerary	출발 전에 확정된 최종적인 여행일정표이다.
최혜약관	Best Available	관광고객에게 제공 가능한 최선의 숙박시설과 서비스를 제공한다는 업자의 사전약속이다.
카운팅	Counting	카지노게임 Roulette의 기본동작으로 각 Zone Bet의 배수, 수치읽기이다.
컬러 칩스	Color Chips	카지노게임 Roulette의 기본동작으로 Play할 수 있는 Chips이다.
타이디 벳	Tidy Bet	카지노게임 Roulette의 기본동작으로 어수선하다고 느껴져 딜러가 인위적으로 단정하게 만든 것이다.
타이사이	Tai-Sai	Tai-Sai는 주사위 3개를 이용하여 고대부터 유명한 중국의 게임으로서 유리용기에 있는 3개의 주사위를 딜러는 3회 또는 4회를 진동시킨 후 뚜껑을 벗겨 3개의 주사위가 표시한 각각의 숫자 또는 구성되어 있는 거는 장소에 여러 종류의 Chips를 올려놓고 맞히는 게임이다.
탐사여행	Expedition	탐사 · 조사 등 특정한 목적을 가지고 하는 여행이다.
태국정부관광청	TAT	Tourism Authority of Thailand의 약자이다.

용 어	영문용어	해 설
태평양 관광협회	PATA-Pacific Area Travel Association	태평양 지역 각국이 세계 최대의 여행시장인 미국에서의 관광객 유치 및 지역 내 각국의 관광왕래의 촉진을 목적으로 하는 공동선전실시를 위하여 1951년 태평양 잠정여행협회로서 호놀룰루(Honolulu)에 설립하였고, 1953년 현재의 명칭으로 바꾸어 오늘에 이르고 있다. 출판물로서 Pacific Travel News(월간), 태평양 호텔 · 여행가이드(연간) 등을 발간하고 있다. 본부는 샌프란시스코에 있으며 회원은 57개국의 정부 관광기관, 교통기관, 여행업자, 호텔 등이 가맹하고 있다.
태평양 지구관광협회	Pacific ASIA Travel Association	1951년에 설립된 태평양지역의 정부관광기관, 항공회사, 여행업자, 호텔 등이 가맹하고 있는 공동관광선전기관이다. 회원은 1,000을 넘는다. 보통 PATA라고 한다.
태평양 항공운임	Trans Pacific Fare	태평양 항공운임
테이블 게임 윈, 로스	Table Game Win or Loss	게임에서 고객에게 이겨서 얻은 Cash Plague, Gaming Chips 등의 총액에서 고객에게 Loss한 Cash, Gaming Chips Plague 등의 총액을 제한 것이다.
테이블 게임드롭	Table Game Drop	Drop Box에서 Collect한 통화의 총액이다.
테이블 고객양식	Table Inventory Slip	Gaming Table에서 Game Chip Coin, Plague 등의 재고를 기록하는 데 사용하는 양식이다.
테크니컬 방문	TV(Technical Visit)	① 관광 이외의 목적, 즉 시찰을 목적으로 하여 상대방을 방문하는 것이다. ② 시찰을 목적으로 한 투어이다.
테크니투어	Technitour	Technical Visit와 같다.
텔레투어리스트 서비스	Tele-Tourist Service	관광객용 전화안내 서비스로 Automatic Service라고도 한다.
토마스 쿡	Thomas Cook	세계에서 가장 오랜 여행업자이며, American Express와 함께 세계 최대의 여행업자의 하나이다.
토마스 쿡 철도시간표	Thomas Cook Continental Timetable	토마스 쿡사에서 발행하고 있는 유럽을 중심으로 한 철도시간표이다.
통역	Interpreter	통역
동행안내	TC(Tour Conductor)	동행안내 T/C라고도 한다. 여행에 동행해서 현지에 있어서의 투어운영에 필요한 일절의 업무를 행하는 자이다.
동행안내요금	Tour Conductor's Fare	Tour Guide Fare라고도 한다. 항공운임의 경우는 보통 10명 이상의 단체의 인솔자에 대해서 적용되는 할인운임. 10명 이상 14명 미만의 단체의 경우는 11명째의 사람의 운임이 50[%] 할인이 되며, 재차 15명 이상인 단체의 경우는 16명째의 운임이 100[%] 할인이 된다. 단, 단체가 특수운임으로 여행하는 경우, 그 적용이 없는 경우 혹은 필요 구성인원 수가 다른 경우가 있다.
투어 가이드	Tour Guide	일반적으로는 소위 가이드이며, Tour Conductor, Tour Escort를 의미하는 경우 또는 가이드가 일을 겸해서 동행하는 경우가 있다. 우리나라에서는 가이드를 전업적으로 일하고 있는 사람의 특징은 여행업자의 전속으로 되어 있는 경우가 많아 Tour Conductor 혹은 Tour Escort의 일을 하기도 한다.

용 어	영문용어	해 설
투어 리더	Tour Leader	Tour Conductor
투어 매니저	Tour Manager	Tour Conductor와 같으며, 여행업자나 항공업자에게 Tour의 기획·판매·운영을 관리자로서의 주의를 기울이고 또한 수익상의 견지에서 컨트롤하고 지시하는 책임자를 두는 일도 있다.
투어 오그나이즈	Tour Organizer	PATA에서는 "특별하게 작성된 여정에 참가할 단체여행자를 조직하는 자. 투어 오퍼레이터하고의 구별은 Tour Organizer가 반드시 운임동맹의 지정을 받을 필요는 없으며, 또한 여행업자에게 커미션은 지불할 필요도 없는 점이다" 라고 정의를 내리고 있다.
투어 오퍼레이트	Tour Operator	우리나라에서 제각기의 목적지에 대해서 관광 버스, 레스토랑, 방문기업 등을 전문적으로 수배하는 업자. 현지의 일정과 정확하고 새로운 여행정보를 가지고 있다.
투어 호스트	Tour Host	Tour Conductor
트렁크 룸	Trunk Room	큰 가방이나 짐을 넣는 장기체류자의 수하물을 보관하는 방이다.
국외여행인솔자	TC	① Tour Conductor ② Traffic Conference ③ Traveler's Check 등의 약자이다.
티아이엠	TIM	Travel Information Manual의 약자 각국의 출입국수속(CIQ)에 최신의 규칙을 모아 놓은 것이다.
티지	TG	Tour Guide이다.
티피아이	TPI	Travel Press International의 약자. 국제여행업계전문지협회. 미국·영국·프랑스·일본(Travel Journal) 등의 대표지가 가맹이다.
판매원조물품	Sales Aid	Tour나 Destination을 판매함에 있어서 소용되는 물건으로 팜플렛은 물론 슬라이드, 영화, 포스터, 기타 Give-away(경품, 무료제공품)까지도 포함한다.
패이아웃	Payout	게임 테이블이나 Slot Machine에서 고객이 Win한 금액을 지급하는 것이다.
패키지	Package	여행에 필요한 교통·숙박·식사·팁·관광 등 일체의 경비를 포함하는 요금으로 여행구매자의 숫자에 의거 할인요금으로 판매된다.
패키지 투어	Package Tour	항공운임에 호텔요금·관광요금·식사요금(일부만의 경우도 있다) 등의 비용을 포함한 투어이다.
패티션	Petition	청원서. 사증(visa)의 신청에 필요한 서류로서 요구받는 수가 있다.
포괄단독여행	Inclusive Independent Tour	포괄단독여행이다.
포괄여행	All Inclusive Tour	숙박, 식사, 관광, 교통 등 여행의 제반 경비가 모두 포함된 여행이다.
포괄여행	Inclusive Tour	항공·관광·숙박·식사 등을 일괄 포함한 여행이다.
포괄전세여행	Inclusive Tour Charter	전세항공편에 의한 수송이 포함된 관광이다.
푸싱	Pushing	카지노게임 Roulette의 기본동작으로 40, 50, 60, 70, 80, 100, 120, 141개 등의 숫자로 Chips를 Rack에서 꺼내서 Set하여 Player에게 밀어주는 동작이다.

용 어	영문용어	해 설
풀 서비스 트레블 에이전시	Full Service Travel Agency	해외 · 국내 등 여행과 관련한 종합적인 서비스를 제공하는 여행사이다.
풍경의	Scenic	풍경의, 경치가 좋은
프레쥬어 트레벌러	Pleasure Traveler	Business Traveler와 대비시키는 경우의 관광객이다.
프린시펄	Principal	여행업계에서 대리자로서의 여행업자에 대한 본인의 의미로 항공회사, 선박회사, 철도회사, 버스회사, 호텔 등이다.
플라이 드라이브 패키지	Fly Drive Package	항공과 렌트카를 포함한 패키지 유형이다.
플랜트	Plant	시설의 의미로 잘 사용된다. Tourist Plant 등이다.
피크	Peak	산꼭대기를 두고 하는 말이나 여행업계에서는 Peak season을 줄여 Peak라고 말하는 일이 많다.
핀쿠션	Pin Cushion	바늘겨레. 여행자의 편의를 위해서 바늘 · 실 · 단추 등을 준비하고 있다.
필리핀관광협회	PTTA	Philippine Travel and Tourism Association의 약자이다.
학생할인	SD(Student Discount)	학생할인. 적용조건은 특례를 제외한다. ① 연간 수업을 행하는 학교의 12세 이상 26세 미만의 학생일 것이다. ② TC 3내, 또 TC 2의 여행에 한할 것이다. ③ 도중 항기(降機)는 인정하지 않는다 등. 보통운임의 25[%]할인. 신청은 항공회사 소정의 신청서에 학교장의 직인을 요한다.
한국관광공사	KNTO-Korea National Tourism Organization	한국의 관광산업발전 및 외화획득, 관광 서비스 개선 등을 목적으로 1962년 4월 24일 국제관광공사법이 제정되고, 그 해 6월 26일에 국제관광공사가 창립하여 운영되어 오다가 1982년에 12월 27일 한국관광공사로 그 명칭을 바꾸어 오늘에 이르고 있다. 1960년대에는 산하에 호텔, 여행사, 운수업체 등을 가진 영업체제였으나, 1974년 진흥체제로 전환하여 업체를 불하하고 현재까지 진흥, 개발, 교육훈련 업무에 주력하고 있다.
해피코트	Happi-Coat	외국인에 대한 Reception 등에 선물로서 제공되는 부인의 사교용 웃옷이다.
헬스 관광	Health Tourism	온천 및 휴양지와 연계한 건강증진 목적의 관광이다.
현지시간	Local Time	현지시간
현지여행업자	Local Agent	현지여행업자
현지지상수배	Land Arrangement	해외여행에 따른 현지 지상수배로 Land Operator에 의해 제공된다.
현지지상수배업자	Land Operator	현지관광의 지상수배를 전문으로 하는 여행업자이다.
홈 스테이	Home Stay	여행 시 현지의 가정을 방문하여 체재하는 것. 체류지역에 대한 생활문화를 습득할 수 있어서 새로운 여행영역으로 자리잡고 있다. 최근 국내에서도 이러한 홈스테이 상품이 개발 · 판매되고 있다.
환경관광	Environmental Tourism	자연적 경관이나 자원을 관광하는 환경적 관광이다.
회의 전 여행	Pre Convention Tour	회의 전 여행. 회의의 개최 이전에 가까이에 있는 관광지 또는 제법 먼 곳에 있는 관광지를 몇 곳 구경하고 회의개최지에 도착하도록 계획되어 만들어진 Organized Tour이다.

용 어	영문용어	해 설
후광효과	Halo Effect	소비자 관광행동에 있어 일반적인 인상이 다른 자극의 해석에까지 영향을 미치는 경우이다.
휠	Wheel	카지노게임 Roulette의 기본동작으로 Layout과 똑같은 번호가 있는 Ball이 돌아갈 수 있게 한 기계이다.
휴가별장	Vacation Home	특별한 계절동안에 비교적 단기간 사용되는 2차적인 거주지이다.
휴가여행객	Holiday Maker	휴가여행객
휴가의 조정	Staggering of Holiday	휴가의 조정. 유럽에서는 여름철에 사람들이 휴가를 모두가 한꺼번(일시)에 받아서 여행을 떠나기 때문에 그 혼잡완화가 커다란 문제로 되고 있다. 이와 같이 휴가여행자가 일시기에 집중하는 것을 조금이라도 방지하기 위해서 학교·공장·회사 등의 휴가를 계획적으로 변경·조정해서 받아 가도록 하자는 것으로서 유럽의 각국 정부에 있어서는 중요한 선책(旋策) 하나로 되어 있다.
휴양/레크리에이션	R/R(Rest and Recreation)	휴식(양)과 레크리에이션. 주로 미국 군인들의 휴가여행이다.
휴양지	Resort	휴양·보양지. 주로 바닷가(해변)나 산 등 경치가 좋은 곳이다.

3. 항공·운송 관련 용어와 해설

용 어	영문용어	해 설
2등 항실	Second Cabin	2등 항실
간선	Trunk Line	교통량이 많은 주요 노선이다.
간소화	Simplification	출입국수속의 간소화이다.
경유하여	Via	~경유
계기	Instrument	항공기의 계기
공시운임	Public Fare	운임표에 공시되어 있는 운임이다.
공시운임의 우선	Precedence of Published Fare	발권상의 용어로 여행출발지와 목적지의 두 지점 간에 여객운임이 직행운임(through fare)으로서 공시되어 있는 경우에는 비록 도중의 구간운임의 합산액이 이 공시운임을 밑도는 경우라도 이 싼 합산요금(운임)을 적용할 수 없으며, 공시 직행운임을 사용하지 않으면 안된다. 즉 A→B→C라고 여행할 때 AB+BC의 운임은 적용할 수 없다.
공유지역	Public Area(Public Space)	공유지역, 공공장소
공항세	Airport Tax	공항출국 시 징수되는 세금. 공항의 유지·보수 또는 세수확보, 해외여행 억제 등 여러 목적을 가지고 징수되는 목적세의 성격을 가지고 있다.
공항 코드	Airport Code	세계 각 도시의 공항을 구분하기 위하여 사용되는 3자리 문자. 1개 도시에 2개의 공항이 있는 경우도 있어 항공예약 시에 주의한다.
구간거리	Sector Mileage	국제선의 항공운임을 계산함에 있어서 마일리지 계산상 이 구간거리를 합계하여 Maximum Permitted Mileage와 비교한다.

용 어	영문용어	해 설
구두신고	Oral Declaration	세관검사 시에 서면으로 휴대품 등에 대해서 신고하는 일이 없이 세관직원의 물음(질문)에 구두로 답하는 것만으로 끝내는 검사제도이다. 세관의 간단화 · 신속화를 의해 각국에서 채택하고 있다.
구명 보트	Life Boat	구명 보트
구명 조끼	Life Jacket	구명 조끼
국내운송항공사	Domestic Airline	국내운송항공사
국내의	Inland	국내의
국영항공사	Flag Carrier	국가를 대표하는 항공사, 국영항공사
국영항공회사	National(flag) Carrier	각국의 국제항공회사. 국영항공회사라고 택하는 경우도 있으나, 반드시 완전한 국영(만)은 아니고, 민간자본이 들어가 있는 경우도 있다. 한 국가를 대표하는 항공회사이다.
국제민간항공운송기구	ICAO	International Civil Aviation Organization의 약자이다.
국제민간항공운송기구 알파벳	ICAO Phonetic Alphabet	국제민간항공운송기구에서 유선통신 시 정확한 알파벳 문자를 전달하기 위해 발음상 확실히 구분되는 단어를 지정 · 사용하도록 한 유선통화용 알파벳. 항공예약 시 승객의 이름, 예약 관련 단어 등 다양한 분야에 쓰이고 있다.
국제철도연맹	UIC	Union of International des Chemins de Fer의 약자이다.
국제특급열차	TEE(Trans-Europe-Express)	구주제국이 공동운항하고 있는 국제특급열차이다.
국제항공운송협회	IATA	International Air Transport Association의 약자이다.
금연석	Non-Smoking Seat	항공기의 좌석 중 금연석이다.
금연차	Non-Smoking Car	구미에서는 끽(흡)연차와 구별되고 있다.
기내 방송	Cabin Announcement	기내 방송이다.
기내 서비스	Inflight Service	항공기 탑승객에게 제공되는 유 · 무형의 기내 서비스이다.
기내 서비스 프로그램	Inflight Entertainment	영화 · 음악 등의 오락용 기내 서비스 프로그램이다.
기내식	Inflight Meal	기내식
기내의	Inflight	기내의. 비행 중의
기내 잡지	Inflight Magazine	기내 잡지
기장	Pilot in Command	항공기의 기장. Captain
기항지	Shore Pass	기항지. 상륙허가서이다.
기항지 상륙	Shore Excursion	선박의 승객. 승무원이 그들이 타고 있는 배가 항구에 정박(碇泊)하고 있는 동안에 상륙해서 구경(관광)을 하는 것이며, 일반적으로는 사증 없이도 선박 등의 장이 일괄해서 교부. 신청하는 shore pass로 상륙할 수 있다. 일정기간 이내의 상륙이 인정되고 있으나 행동범위에 대해서는 제한이 있다.
나사	NASA	National Aeronautics and Space Administration의 약자. 1958년 10월 1일에 발족한 미국의 각종 우주개발계획의 주요 기관이다.

용 어	영문용어	해 설
난기류	Turbulence	대기의 난기류이다.
평양 경유운임	South Pacific Fare	IATA 제1지구와 남서태평양에서 태평양 경유의 모든 운임이다.
네덜란드국철	NS	화란국철
노르웨이국철	NSB	노르웨이국철
노선 간의	Interline	노선 간의
니어 미스	Near Miss	항공기끼리 공중충돌할 뻔하는 등 위험한 상태이다.
단일주체 특허장	Single Entity Charter	단일의 단체, 회사 또는 개인이 일절의 비용을 부담하고 행하는 특허장. 우수세일즈맨의 보상초대 여행이라든가 스포츠 선수수송, 선원의 일괄수송 등에 이용되고 있다. Own Use Charter와 같다.
대기여객	Stand By Passenger	공항에서 취소되는 빈 자리를 기다리고 있는 대기여객이다.
대합실	Transit Room	통과객. 대합실
더블부킹	Double Booking	이중예약. 동일고객이 동일노선에 대하여 중복예약을 한 경우이다.
델리버리	Delivery	배달
도로표식	Road Sigh	도로표식
도움 카	Dome Car	천장이 유리로 되어 있는 전망용 차량이다.
동양항공회사 협회	OAA	Orientn Airlines Association의 약자로 이 협회의 전신은 1967년에 설립된 OARB로서 1970년 10월에 OAA로 개칭되었다. 동양에서 본거지를 갖는 지역항공회사가 가맹하고 있는 역내 항공운송사의 제문제의 협의를 위한 기구이다.
동체착륙	Belly Landing	항공기의 동체착륙이다.

4. 호텔 · 숙박 관련 용어와 해설

용 어	영문용어	해 설
3교대 근무	Graveyard Shift	3교대 근무
4인용 객실	Quad(Quadruple, Twin Double)	호텔의 객실형태로 4인이 이용할 수 있는 객실이다.
가니	Garni	식당이 없는 호텔이다.
가든파티	Garden Party	호텔의 레스토랑에서 개최하는 각종 축하연회를 호텔 또는 가정의 정원에서 개최하는 연회형식이다. 입식형식의 파티로서 돌아다니면서 음식을 먹는 것으로 연회장 중앙이나 한 쪽에 테이블을 놓고 그 위에 요리를 준비해 자기 식성대로 선택하여 먹도록 한다.
가스트하우스	Gast Haus	독일이나 프랑스의 여관이다.
국가용 객실상황	Room Inventory	객실조사라고 하는 것은 현재의 상황 점검하여 재실, 숙박연장, 객실변동, 고장난 객실, 가용객실 등을 하우스키핑, 예약, 영선실과 상호 연결시켜서 프론트 오피스(front office)에서 객실을 판매하는 데 있어서 아무 지장이 없도록 도와 주는 것이다.
개런티	Guarantee	서비스를 받게 될 사람의 수를 나타내는 것으로, 적어도 연회의 24시간 전에 연회기획 담당자가 계산해 산출한 고객의 숫자이다.

용 어	영문용어	해 설
개인욕실	Private Bath	개개의 객실에 달려 있는 욕실이다.
룸 메이드	Room Maid	객실에서 여러 가지 서비스를 담당하는 자로 객실의 청소 · 정비 · 정돈 등이 주된 업무이다. Room Attendant라고도 한다.
룸 서비스	Room Service	호텔의 객실에 손님의 요망으로 음료나 식사 등을 갖다 주는 것은 담당하는 계원 또는 그렇게 해서 호텔의 방에서 하는 식사. 통상 메뉴의 요금보다 10[%] 내지 15[%] 정도 비싼 요금으로 되어 있다.
객실 지배인	Room Manager	객실부분 담당의 지배인이다.
객실관리	Housekeeping	고객이 사용할 호텔, 모텔 등 숙박업소의 객실을 관리하는 작업으로서 객실의 정리정돈 및 비품을 관리하여 객실을 상품의 가치가 있도록 만드는 작업 또는 관리한다.
객실료	Room Rate	객실료
객실배정	Blocking Room	당일 도착할 고객의 객실을 사전에 배정하는 것이다.
객실배정	Room Assignment	객실배정은 개개의 예약에 대해 객실을 할당하는 것이며, 당일 예약된 고객이 도착하기 사전에 객실을 준비하여 도착 시 객실배정에 따른 시간을 단축시킴으로써 효율적인 업무를 수행함에 있다. 또 일정한 방법과 순서에 의하여 실시해야 하며, 주의사항을 숙지하여 차질이 없도록 하여야 한다.
객실번호	Room Number	호텔의 객실번호
객실변경	Change Room	고객이나 호텔의 사정에 의하여 객실을 변경하는 것이다.
객실예약원	Reservation Clerk	호텔 투숙객의 객실사용에 관한 예약업무를 담당하는 객실담당직원으로 대형 호텔의 경우는 룸클럭에서 독립되어 있으나, 작은 호텔은 룸클럭이 예약업무를 맡고 있다.
객실의 칸 수	Number of Rooms Unit	① 객실의 칸 수, 즉 객실이 단위수에 의해 계산되는 객실 수를 말한다. 물론 여기에는 호텔의 임원, 숙소나 창고 등으로 사용되는 House Use Room까지도 포함되는 객실 수인 것이다. ② 호텔기업이 보유하고 있는 객실 수를 대외적으로 공표하는 경우, 즉 호텔을 정부기관에 등록하거나 호텔의 판매촉진을 위한 선전과 광고 등에 있어서 유니트 객실 수를 공표하게 된다. 호텔의 객실 수가 호텔의 규모를 평가하는 기준이 되기 때문이다.
객실이용	Occupancy	객실이용률. 숙박시설의 경영에 있어서 시설의 가동상태를 가르키는 객실이용률의 지표이다. 산출방법은 실제로 사용된 객실 수를 그 호텔의 총객실 수로 나눈 값을 퍼센트로 나타낸다. 이것은 Room Occupancy이고, 베드를 단위로 나타내는 경우는 Bed Occupancy라고 한다.
객실이용인원	Number of Guests	객실이용인원 및 정원가동률을 계상한다.
객실점검자	Room Inspection Report	객실점검자(room inspector)에 의해 준비되는 객실상태의 점검기록장이다.
객실정비원	Room Inspection	객실정비원(room attendance, room maid)의 객실청소, 정리 · 정돈 후 고객에게 객실을 판매하기 전에 최후로 객실을 점검하는 것이다. 객실을 점검하는 직원을 Room Inspector이라 한다.
객실종류	Room Type	호텔 객실의 종류는 침대의 수와 크기에 따라 기본적인 4가지로 분류된다. ① Single Bed Room : 1인용 객실 또는 싱글 침대가 있는 1인실이다. 침대의 표준규격은 길이 195[cm] × 너비 90[cm] 이상이고, 담요규격은 길이

용 어	영문용어	해 설
		230[cm] × 너비 170[cm] 이상이어야 한다. 또한 기준면적이 13[cm^2] 이상이다. ② Double Bed Room : 더블 침대가 있는 객실로 두 사람이 사용할 수 있는 넓은 형태의 객실이다. 이 침대의 폭은 보통 싱글 침대의 1.5배이다.
객실청소담당	Maid	객실 청소 및 정리담당자이다.
갤러리	Gallery	화랑
게스트 레저	Guest Ledger	숙박고객에 대한 인적 사항을 기록한 숙박부이다.
경비	Security	절도와 파괴행위로부터 종사원이 고객을 안전하게 보호하는 업무이다.
고객수	Guest Count	투숙고객수, 즉 등록된 고객의 수이다.
고객숙력 카드	Guest History Card	고객이 과거에 여러 번 방문한 숙력기록을 보존하는 카드로 고객의 방문회수, 사용객실, 사용기간, 특별한 선호 등을 기록하여 기존 고객을 보다 효과적으로 관리하기 위해 사용된다.
고객일일숙박	Guest Night	고객이 한 호텔이나 모텔 기타 숙박업소에 당일 숙박을 한 후 익일당 숙박업소에서 정한 일일숙박 기준에 의하여 체크아웃된 고객이다.
고우 쇼우	Go Show	빈 객실을 기다리는 손님이다.
공표요금	Tariff	① 공표요금을 일반적으로 호텔이나 여관에서 공표한 정규 요금을 지정하고 있으며, 호텔 브로셔에 있는 요금표를 태리프(tariff)라 한다. ② 각종 운임 · 요금표, 관세표, 세율표 등을 두고 말한다. 통상 태리프라고 하면 항공회사의 그것을 말할 때가 가장 많다. 여행비용을 계산하기 위하여 가장 중요한 자료이다.
공항호텔	Airport Hotel	공항 근처에 건설되는 호텔이며, 이 종류의 호텔은 현재 세계 각국의 유행처럼 되어 항공사업의 발전과 함께 세계적인 경쟁사업의 하나로 확대 일로에 있다.
관광객 숙박소	Tourist Cabin	초기의 자동차여행자를 위한 숙박소이다.
균일요금	Flat Rate	단체가 호텔에 숙박하는 경우 실료가 다른 객실을 사용하는 일도 있지만 그것을 균일화하게 한 요금이다.
그랜드 마스터 키	Grand Master Key	호텔의 전 객실을 다 열 수 있는 공통의 열쇠로 보통 당직 지배인이 보관하고 있으며 안에서 잠그어 두는 것(double lock)은 예외이다.
금연지역	Non-Smoking Area	호텔의 로비, 레스토랑, 기타 부대시설에서 담배를 피우지 말 것을 위해 지정해 놓은 장소이다.
금일예약	Today's Reservation	(Daily Pick-Up Reservation) 당일에 예약을 통하여 호텔에 투숙을 원하는 고객은 일반적으로 예약부서에 통제하는 것이 아니라 프론트에서 가능한 한 객실에 한하여 예약을 받는 것이다.
기본요금	Rack Rate	호텔경영진에 의해 책정된 호텔객실당 기본요금이다.
나이트 까운	Night Clothes	잠옷(Night Dress, Night Wear, Night Gown), 즉 잠을 잘 때 입는 옷이다.
나이트 스프레드	Night Spread	담요를 보호하고 각 고객에게 청결한 커버를 제공하기 위해 밤에 침대에 사용하는 가벼운 덮개이다.
나이트 캡	Nihgt Cap	여자들이 머리에 쓰고 잘 수 있도록 제공되는 위생적인 모자이다.
나이트 테이블	Night Table	객실의 침대 머리쪽에 있는 작은 테이블로 전화나 전기스탠드, 재떨이 등이 놓여 있고, 취침 시에 침대에 누워서 손이 닿는 범위에 라디오, 전기스위치, 보이(boy)나 메이드(maid)를 부르는 버튼 등이 설치되어 있다.

용 어	영문용어	해 설
난방시스템	Heating System	호텔의 난방은 에너지를 사용하며, 이것은 건물 전체를 통하여 각 객실에 더운 열을 공급하는 하나의 난방시스템이 된다. 이러한 시스템은 공기를 덥게 하는 데 사용되며, 찬 공기를 더운 공기로 바꿀 수 있는 온도조절장치로 되어 있다.
노 쇼우	No-Show	고객이 예약을 해놓고도 예약날짜에 아무 연락도 없이 나타나지 않는 무단취소 고객이다.
노벨티	Novelty	노벨티는 호텔이용객에게 제공하는 호텔측의 선물인 동시에 호텔광고를 목적으로 한 판촉물. 호텔이용객에게 제공하는 노벨티의 종류로는 볼펜·메모지·재떨이·달력·수첩·전화번호부·우편엽서·편지봉투를 이용한 것이 있다.
뉴메틱 튜브	Pneumatic Tube	① 호텔 내의 각 영업장에서 발행하는 모든 전표 또는 청구서를 Front cashier에다 신속히 보내주는 기계로서 운송기이다. ② 영업현장부문과 Front cashier 사이의 업무연락수단으로 고객이 서명한 계산서를 원통에 넣으면 공기압축에 의해 신속히 전달되는 장치이다.
뉴스레터	News Letter	호텔에서 주별·월별·계절별 등으로 발간하는 호텔의 사업홍보와 광고, 사내 뉴스를 내용으로 하는 책자이다. 호텔사업에 있어서 뉴스 레터는 전문성을 지니고 있으며, 그 내용이 정보제공의 역할을 하여야 하며, 기존고객과 잠재고객을 끌여들일 수 있는 마케팅 도구로서 널리 이용되고 있다. 특히 호텔의 부대시설과 새로운 모델상품 소개에 널리 이용된다.
다이렉트 빌	Direct Bill	영업장에서 손님이 계산할 때 후불로 처리한 계산서이다.

5. 식음료 관련 용어와 해설

용 어	영문용어	해 설
가루얼음	Shaved Ice	가루얼음, 깍아낸 얼음, 간 얼음, 즉 빙수용으로 쓰는 얼음과 같이 눈처럼 곱게 빻은 가루얼음이다.
가르반죠	Garbanzo	병아리콩. 건조시켰거나 통조림으로 가공한 것을 구입할 수 있다.
가리비	Scallop	조개의 일종으로 껍질은 넓으며, 뚜껑이 되는 부분은 붉고 평평하나 반대쪽은 움푹하다.
가부르	Garbure	스프의 일종으로 스튜를 오븐에 넣어 조리하든가 걸쭉한 양배추나 잔 돼지고기를 넣은 것이다.
가블리트	Goblet	글라스의 일종으로 Stem이 달린 Tumbler라고 생각하면 된다. 물, 맥주, Soft Drinks나 Curshed Ice를 듬뿍 사용하는 Cocktail 등에 사용된다.
가우다 치즈	Gouda Cheese	네덜란드 남부에 위치한 가우다 근교에서 200여년 전부터 만들어진 것으로 Edam Cheese와 유사하나 지방함량이 높으며, 외피는 적색으로 염색한다. 이 치즈는 살균시키지 않은 우유를 가지고 만든 Sweet Curd Cheese로서 Semi-Soft에서 Hard Cheese까지 있다.
가토	G teau	케이크 과자이다.
가프롱	Gaperon	프랑스산 연질치즈로 압착하여 만든다. 지방함량은 30[%]이고, 소형의 돔형이며 원료는 버터밀크나 탈지유, 마늘향이 있다.

용 어	영문용어	해 설
간식	Callation	간식
갈릭 브레드	Garlic Bread	프렌치 브레드를 두께 1cm 정도로 얇게 자른 다음, 버터에다 마늘을 찧어 넣고, 실파 등을 썰어 만든 것을 발라서 오븐에 파삭파삭하게 구운 빵이다.
갈비등심 스테이크	Prime Rib of Beef	갈비등심 스테이크이다.
거르긴	Gherkin	달콤하거나 시큼한 작은 오이피클이다.
건강식 아침식사	Healthy Breakfast	비만증과 각종 성인병을 염려하는 고객을 위해 각종 미네랄과 비타민이 풍부하고 고단백, 저지방인 식품으로 구성한 것으로 생과일 쥬스, 플레인 요구르트와 과일, 빵, 커피로 구성된다.
검 페이스트	Gum Paste	슈거 파우다와 코스타치에 물을 붓고 반죽한 후 아라빅 검, 즉 건조 고무를 녹여 반죽한 것. 검이 없을 때는 젤라틴을 녹여 넣는다.
검보	Gumbo	닭고기 국물, 양파, 샐러리, 녹색고추, 오크라, 토마토 그리고 쌀로 이루어진 쿠레올 형태의 걸쭉한 수프이다.
게이트웨이 시티	Gateway City	조식용 과자. Waffle이다.
게임	Game	사냥하여 잡은 짐승이나 야생조류 혹은 그 고기이다.
게토스트	Gjetost	노르웨이산 경질치즈, 웨이를 부드러운 덩어리가 될 때까지 바짝 졸여서 만든다. 그동안에 유당이 카라멜화하므로 색깔은 갈색이 되고 맛이 달라진다. 원료유는 우유에 크림과 우유의 10[%] 이상의 염소젖을 섞은 것이다. 지방함량은 38[%] 정도이다.
게펄러 피시	Gefullter Fisch	인기있는 유태인의 앙트레. 생선 필렛살에 같은 생선혼합물을 채우고 데친 것이다.
경식	Collation	간단한 식사나 간식이다.
계피	Cinnamon	중국, 인도네시아, 인도차이나가 원산지로 상록수 잡목과 비슷하며 높이는 9[m] 정도이다. 가장 얇은 외피를 가진 것이 우수품종이며, 두께가 굵어질수록 상품가치가 떨어진다. 이 껍질의 향은 아카시아 나무보다 순하며 붉은 색을 띠고 있다.
고르곤졸라 치즈	Gorgonzola Cheese	Roquefort Type의 Blue Cheese에 대한 이탈리아 명칭이다. 세계에서 가장 오랜 이름으로 알려진 이 치즈는 이탈리아의 알프스 산맥기슭에 위치한 Gorgonzola 마을 이름에서 유래되었다. 푸른곰팡이 치즈로 중이형의 원주형이다. 지방함량은 50% 정도이고 속은 부드럽고 크림모양이다.
고프레	Gaufr	조식용 얇은 과자로 Waffle이라고도 한다.
과일 케익	Fruit Cake	과일을 사용하여 만든 케익이나 파이 종류이다.
굴	Huitre	굴
굴라시	Gourlash	Hungarian Goulash라고도 하는 파프리카 고추로 진하게 양념하여 매콤한 맛이 특징인 헝가리식 쇠고기와 야채의 스튜(stew)이다.
그레이프 후루츠	Grape Fruit	자몽이라 하며, 아열대 지방에서 자라는 밀감과의 과일이다.
그린 빈스	Green Beans	일명 줄콩으로, Hot Vegetables에 사용된다.
그린 치즈	Green Cheese	가염처리된 생치즈이다.
그린 캐비지	Green Cabbage	양배추의 한 종류로, 잎들은 초록색이고 매우 꼬불꼬불하고 엉켜 있다.
그린 피스	Green Peas	둥글고 작은 초록색의 완두콩의 일종으로 Soup, Hot vegetables에 사용된다.

용 어	영문용어	해 설
그릿츠	Grits	거칠게 갈아서 구운 옥수수이다.
극피동물	Sea Cucumber	해삼류에 속하는 극피동물. 몸길이는 40[cm] 가량, 몸은 보통 밤색과 갈색이 서로 엇갈리어 얼룩얼룩한 무늬를 이룬다. 입둘레에는 많은 촉수가 있고, 무르고 연한 외피 속에는 자디잔 골편이 있음. 살은 식용하는 데 맛이 좋고 영양가도 좋다.
글라세	Glac	아주 진한 스톡(stock)이다.
글라세 드 비이얀드	Glac De Viande	고기스톡을 졸인 진한 고기 육즙이다.
글라스	Glace	설탕을 졸여 글라스 형태로 투명하게 보일 수 있도록 하는 것이다.
글라스러 치즈	Glassler Cheese	치즈공 대신에 치즈 덩어리에 틈새가 생긴 경우와 조직이 유연하지 못하여 틈새가 생긴 치즈이다.
글라시 치즈	Glassy Cheese	Glassler Cheese
글루타메이트	Glutamate	단백질에서 추출한 글루탄산의 나트륨염으로 음식의 맛을 향상시키는 조미료이다.
까망베르 치즈	Camembert Cheese	Soft Cheese의 일종으로 프랑스의 Normandy 지방의 Vimoutiers 근교의 Camembert 마을에서 처음 만들어졌으며, 먹을 때 외피를 벗겨 먹는 것이 보통인데, 이것은 자극적인 냄새가 너무 강하고, 과숙한 경우에는 Ammonia 냄새도 나기 때문이다.
깻잎	Sesame Leaf	참깨과에 속하는 1년생 식물로 밭에 심어 가꾸는 농작물이다. 인도 또는 아프리카가 원산이라 하는데, 우리나라, 중국, 북미, 미얀마, 터키, 일본 등지에서 자란다. 씨는 참깨라 하여 볶아서 깨소금을 만들어 양념에 쓰이며, 기름으로도 짜서 요리에 쓰고, 이린 잎은 식용으로 쓴다.
꼬냑	Cognac	프랑스의 꼬냑 지방의 포도주가 맛이 빨리 변하기 때문에 오래 저장할 수가 없어서 증류했던 것이 오늘의 우수한 브랜디로 평가받는 꼬냑이 된 것이다. 프랑스에서는 국법으로 꼬냑 지방에서 만든 브랜디만을 꼬냑이라고 부르게 하고 다른 지방 것은 그냥 브랜디라고 한다.
꼬뜨 뒤 론느	C tes du Rhone	Vinne에서 Avignon까지 Rhne 강을 따라 이어지는 포도밭으로 약 200km의 길이로 길게 북에서 남으로 포도밭이 있어 기후와 토질이 남부와 북부가 조금 달라 재배되는 포도품종도 12~13가지 종류나 된다. Red, Rose, White Wine을 다 생산하는데 주로 Red Wine을 생산한다.
꽃상추	Endive Witloof	꽃상추로서 샐러드 등에 쓰인다.
나바린	Navarin	당근과 순무를 곁들인 갈색 양고기 스튜이다.
나폴레옹	Napoleons	퍼프페이스트의 층을 크림퐁당으로 분리하고 퐁당아이싱을 씌운 프랑스의 패스트리이다.
나폴레옹 꼬냑	Napoleon Cognac	꼬냑 브랜디는 나폴레옹 1세가 가장 즐겨 마신 술로서 100년 이상 저장·숙성시킨 코냑제품에 대한 별칭으로서 나폴레옹이란 이름이 붙여지고 있다. 그러나 나폴레옹이란 명칭이 붙은 것은 전부 100년 이상된 것인지는 확실하지 않다. Napoleon이라고 표시되어 있는 것은 그 제조회사에서 생산되는 제품 중 최상품이다.
날계란	Plain Eggs	생계란(raw eggs), 날계란이다.
냉각음료수	Chilled Water	냉각된 음료수이다.

용 어	영문용어	해 설
너트메그	Nutmeg	인도네시아 몰루카스섬이 원산지이고, 서인도제도 반다섬과 파푸아에서 재배된다. 평균 높이가 9~10[cm], 열매는 복숭아와 비슷하며 속살이 많고 껍질과 핵 사이에 불그스레한 황색으로 덮여 있다. 육두구는 그 열매의 핵이나 씨를 말한다. 또한 Aspic 파이, 스프, 야채, Chicken fricassee, 송아지이다.

6. 호텔 · 카지노 관련 용어와 해설

용 어	영문용어	해 설
메이킹	Marking	카지노게임 Roulette의 기본동작으로 플라스틱 또는 금속으로 된 Marker로 표시하는 동작이다.
모빌 홈	Mobile Home	일반 가정의 모든 시설, 장비가 갖추어져 있어 여행에 편리하며 또한 일상 거주형태로 비교적 쉽게 이동할 수 있는 이동식 주거형태이다.
모빌리지	Movillage	자동차(Mobile)와 마을(Village)을 하나로 묶은 신조어로 자동차 이용 여행자를 위해 계획된 캠프장이며, 그의 목적을 위해 특별히 설치된 시설을 오토캠핑장(Autocamping)이라고 한다.
목적지	Destination	목적지
몬틸라	Montilla	Montilla는 Jerez에서 내륙으로 약 100마일쯤 들어가 Cordoba 근처에 위치한다. Sherry Wine에 눌려 빛을 못보던 지역이지만 좋은 와인이 나오는 알코올 도수 16도까지 천연적으로 되며 강화시키지 않고 출고시킨다.
무사증통과	TWOV(Transit Without Visa)	무사증통과. 나라에 따라서 다르나, 일정한 기간 내로 관광 등의 목적이면 사증 불요(不要)로 하고 있다.
무사증통과	TRWOV	Transit Without Visa의 약자이다.
무형 관광자원	Invisible Tourism Re출처s	무형 관광자원
미국 상무성 관광국	USTS	United States Travel Service의 약자이다.
미국 소매여행업자협회	ARTA	Association of Retail Travel Agents의 약자이다.
미국 여행기관협회	NATO	National Association of Travel Organizations의 약자이다. 국내관광사업의 진흥, 외국에서 미국으로의 관광왕래 증대를 위하여 1941년 워싱턴에 설립, 본 협회는 미국 내의 각종 운수업자, 호텔 · 모텔업자, 레스토랑, 출판사 등 여행에 관계있는 업자를 회원으로 하고 있다.
미국 여행작가협회	SATW	Society of American Travel Writers의 약자이다.
미국의 택시	Yellow Car	미국의 택시. Yellow Cap이라고도 하며, 전체를 노랗게(황색으로) 칠하고 있다.
미드 센트릭	Medcentric	관광자의 성격 중 Allocentric과 Psychocentric의 중간형태의 성격으로 모험적이지도 보수적이지도 않은 중간형태의 성격이다.
미상의원 관광협의회	STC	관광에 관한 법률을 제정하는 과정에서 자문역할을 하기 위한 미국 상원의 연합체이다. Senate Tourism Caucus의 약자이다.

용 어	영문용어	해 설
미주여행업협회	ASTA	미주여행업협회. American Society of Travel Agents의 약자이다.
미팅	Meeting	입국여행자를 마중하는 것이다.
버스 보이	Bus Boy	손님에게 직접 서비스를 하지 않는 종업원이다.
번호통화	Station(-to-Station) Call	번호통화
보이지	Voyage	장기간형태의 여행이다.
보통열차	Way Train	각 역 정차의 열차이다.
보통전보	OT(Ordinary Telegram)	보통전보
보험증서	Policy	여행업자에 있어서는 정책이다.
복수비자	Multiple Visa	해당 국가에 일정기간 내 자유롭게 입출국할 수 있는 비자이다.
볼거리	Point of Interest	관광의 볼만한 것(곳)이다.
봄베	Botanical Garden	식물원. 주요 관광자원으로 활용되고 있다.
부두	Pier	방파제이다.
부적절한 자극	Irrelevant Cues	소비자 관광행동에 있어 지각적 판단이 어려울 경우 부적절한 자극을 따르는 경우를 칭한다. 기능보다 색 · 외형 등을 따르는 경우이다.
비수기요금	Off Season Fare	비수기에 적용되는 할인운임이다.
빌라	Villa	부호나 유한계급의 별장에서 유래된 피서, 피한, 휴양, 야외 레크리에이션 활동 등을 위한 휴양지의 숙박시설이다.
사적	Landmark	사적. 유적
사증	Visa	여행자를 받아들이는 나라가 여행자에게 주는 입국인정서. 영사에 의해 발행된다.
사증신청	Visa Application	재한국 외국대사관, 영사관에 신청을 하는 것이다.
사증신청서	Visa Application Form	각국이나 도항목적에 따라서 신청서의 양식이 다르다.
사파리	Safari	수렵, 사냥. 근간 동아프리카를 중심으로 하여 수렵여행(카메라 사파리를 포함)이 성행하고 있다.
산업관광	Industrial Tourism	산업관광. 산업현장 및 관련 대상물 관광을 주요 목적으로 하는 관광이다.
산업관광	Technical Tourism	산업관광
상용여행업자	Commercial Agent	기업체의 상용거래를 취급하는 여행업자이다.
상해보험	Accident Insurance	최근에는 보험사의 고객서비스 강화에 따라 Insurance를 Assistance로 사용하기도 한다. 즉 보험금의 보상에 한정한 서비스가 아닌 각종의 부가서비스를 강화하여 종합적인 고객 서비스를 제공하는 보험들이 많이 만들어지고 있다.
설명변수	Explanatory Variables	관광수요예측과 관련한 설명변수이다.

용 어	영문용어	해 설
성수기	High Season	수요가 급증하는 시기로 각종의 원가가 높게 책정되며, 여행을 위해서는 사전예약이 필요한 시기이기도 하다.
세계 레저 레크리에이션 협회	WLRA(World Leisure and Recreation Association)	관광레저 레크리에이션의 연구, 교육, 홍보를 통해 국민생활의 질적 향상을 기하고 관광부문에 대한 자문 및 국가간의 협력증진을 도모하며 관광전문지를 발간하고 있다. 1956년 필라델피아에서 국제 레크리에이션 협회(International Recreation Association)로서 설립되어 1973년에 현재의 명칭으로 변경됐다. 회원은 미국·영국·일본 등 80개국의 개인과 120개국의 관계단체로 구성되며, 본부는 뉴욕에 있고, 주네브에 지부가 있다. 한국관이다.
세계관광 자동차협회	WTAO(World Touring and Automobile Organization)	1947년에 국제관광연맹(ITA : International Touring Alliance, AIT : Alliance International de Tourism)과 국제자동차연맹(IAF : International Automobile Federation, FIA : Federationale de i'Automobile)에 의해 1950년 설립되었다. 이 협회의 목적은 양기관의 조정적 역할을 수행하는 데 있으며, 양기관의 공동이익을 수호하고 자동차교통, 국제적 단체이다.
세계관광기구	WTO(World Tourism Organization)	관광분야에 있어서 중심적인 역할의 수행을 목적으로 한 국제기관이다. 전신은 관설 관광기관 국제동맹(IUOTO)이지만 1970년의 IUOTO 멕시코 총회에서 구성 및 조직의 개정안이 채택되어 1975년 1월에 설립됐다. 경제적 발전, 국제간의 이해, 평화와 번영에 기여하기 위하여 관광을 진흥·발전시키는 일에 목적을 두고 있다. 조직은 가맹국, 준가맹국 및 찬조가맹원으로 구성되어 세계 102개국의 정부가 가맹, 2보호령이 준가맹하고 있다.
세계관광수입	Global Tourist Earnings	세계관광수입
세계여행업자 협회	WATA(World Association of Travel Agencies)	여행업자로 구성된 민간관광기구이며, 회원업자의 권익보호, 여행거래질서의 확립, 여행요금 산출방법의 개선, 여행자보호에 관한 공동대책의 수립 및 협의를 주된 업무로 하고, 세계의 관광왕래촉진을 목적으로 하여 1949년 설립되었다. 제네바에 본부가 있으며, 1도시 1여행업자가 가맹하고 있고, 회원은 100여개국 이상에 걸쳐 있다. 세계 각국의 여행사·호텔에 관한 현황, 요금, 자료를 수집한 《Moster Key》(연보)를 매년 발간하고 있다.
소더스트 조인트	Sawdust Joint	규모가 작고, 품위없는 Gambling 시설로 이용자형태를 작은 금액으로 Play하는 고객을 유치, 그들이 단골로 애호하는 Gaming Style로 시설투자 및 여러 경비부담을 경감하는 효과가 있으나 삼류라는 이미지를 벗어나기 힘들다.
소매여행업자	Retail Travel Agent	호올셀러가 만든 여행상품(패키지 투어)을 일반객에게 판매하는 것을 주된 영업내용으로 하고 있는 여행업자이다.
손님접대	Hospitality	손님을 친절하게 접대하는 것이다.
수상 보트	Hovercraft	수상 보트

참고 및 인용문헌

01. 관광학개론, 미학사, 2003
02. 관광학 내부강의록, 변상록, 2012
03. 관광법규론, 임주환 · 조찬호, 현학사, 2008
04. 관광학원론, 김병용, 한올출판사, 2010
05. 관광학원론, 김홍일 외, 새로미, 2011
06. 관광학원론, 이정학, 대왕사, 2010
07. 관광산업의 서비스, 안성연 · 이희천 공저, 남두도서, 2008
08. 관광자원론, 박종찬 · 김성동, 남두도서, 2009
09. 광광상품론, 신도길 · 박성규 · 노윤구, 남두도서, 2012
10. 관광학개론의 이해, 최복수 · 김성동, 남두도서, 2009
11. 국내병원 외국인환자 진료계약서, 출입국관리국
12. 국제 의료관광 코디네이터, 박문각, 2013
13. 국제 의료관광 코디네이터, 보건의료관광 마케팅, (주)시대고시기획, 2012
14. 의학용어 및 질환의 이해, 나승권, 도서출판 상학당, 2013
15. 국외여행 인솔자 가이드북, 이현동, 남두도서, 2009
16. 국회 보건복지위원회, 수석전문위원, 의료분쟁조정 관련 심사자료, 2007
17. 고품격 관광서비스 실무론, 김영호, 남두도서, 2009
18. 고객만족 요럴땐 요렇게, 강희선, 영진미디어, 2007
19. 금융환경변화에 따른 우체국의 리스크 관리 방안, 이홍재 이범진, 2001
20. 마케팅 관리론, 김원수, 경문사, 1989
21. 모든 고객을 VIP로 …, 홍원상, 문화예술 마케팅, 조선닷컴, 2012
22. 소비자상담의 이해, 김영신, 시그마프레스 2005
23. 소비자행동의 이해와 마케팅 응용, 김소영, 형설출판사, 2008
24. 수술 · 임상 · 검사 의료기기, 나승권, 도서출판 상학당, 2014
25. 생리해부학 및 생체물성학, 나승권, 도서출판 상학당, 2013
26. 의료마케팅, 박주희, 현문사, 1987
27. 의료관광 구조와 실제, 범문에듀케이션, 2013
28. 여행사 경영실무, 서철현 · 이현동, 남두도서, 2009
29. 여행사 경영과 실무, 윤병국 외, 새로미, 2012
30. 의료기관 평가지침서, 보건복지가족부, 한국보건산업진흥원, 2008
31. 의료경영학회, 병원경영개론, 서원미디어, 2010
32. 의료보장론, 유승흠 · 박은철 신광출판사, 2009
33. 인터넷 관광정보론, 김영호, 남두도서, 2008
34. 의료서비스마케팅, 조우현, 퇴설당, 1999
35. 병원 마케팅의 이해, 박창식 펴냄, 대학서림, 2002
36. 외식산업 경영과 창업, 전영직 외, 백산출판사, 2008
37. 재활 · 피부미용 · 비만 의료기기, 나승권, 도서출판 상학당, 2015
38. 진찰 · 진단 의료기기, 나승권, 도서출판 상학당, 2014

39. 치료의료기기, 나승권, 도서출판 상학당, 2014
40. 커뮤니케이션, 커뮤니케이션북스, 2012
41. 2013 한국의료관광총람, 한국관광공사, 2013
42. 한국보건산업진흥원, 국제진료서비스 교재, 2009
43. 한국관광학회, 관광학총론, 백산출판사, 2009
44. 한국문화관광연구원, 글로벌 리더로서 관광을 말하라, 대왕사, 2008
45. 호텔실무경영론, 이호길 · 김미경 · 신형섭, 남두도서, 2011
46. 호텔서비스실무론, 김춘호 외, 새로미, 2007
47. 호텔프로젝트 실무, 이희천, 남두도서, 2010
48. 호텔관광서비스 마케팅 실무, 신형섭, 남두도서, 2013
49. 환자중심의 의료 커뮤니케이션, 박용익, 백산서당, 2010
50. 헬스커뮤니케이션 연구의 접근방법, 이병관, 2009
51. 헬스커뮤니케이션의 역사, 정의, 과제, 박동진 · 정의철, 2009
52. 현대 기초의학 및 의공학, 나승권, 도서출판 상학당, 2009
53. 현대 의용전자공학, 나승권, 도서출판 상학당, 2009
54. 현대 의료기기, 나승권, 도서출판 상학당, 2009
55. 현대 의용기계공학, 나승권, 도서출판 상학당, 2009
56. 현대 의료안전 · 법규 및 정보, 나승권, 도서출판 상학당, 2014
57. 현대 의공실무, 나승권, 도서출판 상학당, 2014
58. 한 종합검진센타 이용자의 만족도와 서비스 요구분석, 강상권, 연세대 보건대학원, 석사 학위논문, 1991
59. 병원입원 진료관리에 대한 고객의 만족도 조사연구, 박원필, 경희대 행정대학원 석사 학위논문
60. The Rise of Medical Tourism, 2009 Grail Research

[인터넷 홈페이지]

http : //www.mcst.go.kr(문화체육관광부)
http : //www.knto.or.kr(한국관광공사)
http : //www.kata.or.kr(한국여행업협회)
http : //www.ktri.re.kr(한국관광연구원)
http : //www.hotelkorea.or.kr(한국관광호텔업협회)
http : //www.happycampus.co.kr(해피캠퍼스자료실)
http : //www.naver.com(네이버 자료실)
http : //www.mest.kr(메스타임즈 : 관광경영론)
http : //www.metro.seoul.kr(서울특별시)
http : //www.metro.pusan.kr(부산직할시)
http : //www.metro.incheon.kr(인천광역시)
http : //www.metro.daegu.kr(대구광역시)
http : //www.metro.daejon,kr(대전광역시)
http : //www.metro.ulsan.kr(울산광역시)
http : //www.metro.kwangju.kr(광주광역시)
http : //www.provin.kyonggi.kr(경기도)
http : //www.provin.kwangwon.kr(강원도)
http : //www.provin.chunngnam.kr(충청남도)
http : //www.provin.chungbuk.kr(충청북도)
http : //www.provin.cheonbuk.kr(전라북도)
http : //www.provin.cheonnam.kr(전라남도)
http : //www.provin.kyungbuk.kr(경상북도)
http : //www.provin.kyungnam.kr(경상남도)
http : //www.provin.cheju.kr(제주)

찾아보기

■ 저자약력 ■

■ 나 승 권

- 서울청량초등, 경희중, 한양공업고등학교 전기과 졸업
- 한국폴리텍대학 동부산캠퍼스 전기, 전자과 2년 수료
- 한국폴리텍대학 인천캠퍼스 전기과 기능장과정 졸업
- 세명대학교 대학원 전기전자학과 졸업(의공학 및 전력전자응용전공, 공학박사)
- 삼육의료원 부산(한방)병원 전기 및 의공기사 7년 근무
- 한국수자원공사 전기기사 7년 근무
- 의공기사, 의공산업기사, 병원코디네이터(Hospital Coordinator)사, 의료정보관리사
- 의료기기상품기획사, 전기 · 전자기술지도사, 전기기기기능장, 전기공사기능장, 산업안전기사
- 전기공사특급기술자, 한국전력기술인특급기술자, 한국전력기술인특급감리사
- 한국전력기술인설계사 면허, 전자산업기사 이외 20개의 자격증과 면허취득
- 한국폴리텍대학 강릉캠퍼스 교수(현)
- 한국산업인력공단 의공(산업)기사, 의료전자기능사 이론, 실기(출제, 검토, 채점)위원(현)
- 한국보훈복지의료공단 감사자문위원 및 평가위원(현)
- 식품의약품안전처 의료기기자문위원 및 평가위원(현)
- (재)원주의료기기테크노밸리 의료기기자문위원 및 평가위원(현)
- 한국산업단지공단 원주단지혁신클러스터추진단 기술과제 평가위원(현)
- 국가직무능력표준(NCS) 기반의 훈련과정 편성 주강사(현)
- 직업능력개발훈련 사업심사평가위원
- 강원도산업경제진흥원 강원지식재산전문위원 및 평가위원(현)
- 강원테크노파크 기술개발사업선정(의료기기) 평가위원(현)
- 한국방송통신전파진흥원 강원본부 ICT산학동반성장협의회 위원(현)
- 메디칼디바이스저널 기술편집자문위원(현)
- 강원일보, 메디저널, 의약정보 의료기기기술 및 포럼기고(현)
- ㈜메디아나, ㈜씨유메디칼시스템, ㈜리스템, ㈜태연메디칼, ㈜대화기기, ㈜ED, ㈜메디칼써프라이, ㈜바이오프로테크, ㈜조양디엠, ㈜메디코넷 의료기술자문위원(현)
- TUV Korea Ltd. TUV Suddeutschland Group(Medical-Health-Service부서) 의료기기자문(현)
- ISO9001:2008 국제심사원, (사)키캄연구소 한국서비스품질우수기업인증 전문위원 및 평가위원
- 대한의용생체공학회 교육이사, 한국모바일학회 총무부회장, 한국컴퓨터정보학회 이사, 한국통신학회 학술이사, 대한의공협회, 한국의료정보교육협회, 대한전기학회, 한국산업기술재단, 대한전력전자학회, 한국산학기술학회, 한국항행학회 회원

보건의료 관광마케팅

2017년 1월 10일 1판 1쇄 발행

저 자 나 승 권
발행인 남 승 우

발행처 도서출판 상尙 학學 당堂

서울시 동작구 사당로9가길 6(사당동)
TEL : 02) 595-1692~4
FAX : 02) 595-1394
E-mail : namdoo6@unitel.co.kr
신고 : 2-155호 (1968. 11. 29)

정가 30,000원

ISBN 978-89-6587-092-0 93510

〈디자인〉 편집 엄해숙 / 표지 나아기획